孙耀军 邹建 孙莉 主编

营养师

速查手册

（第二版）

U0194442

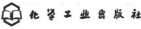
化学工业出版社

·北京·

本书提供了各种数据供查询,不仅详细介绍了近200种食物的营养特点、性味归经、烹调应用、饮食宜忌以及注意事项等,并对照食物成分表,计算出各类食物的主要营养素NRV值,便于读者对各种食物有客观的认识。本书还汇总了主要营养素的生理功能、常见营养素缺乏病、生化测定方法和评价指标、体格测量方法和主要指标、营养素推荐摄入量参考值等;同时将新版膳食指南、膳食平衡宝塔等收录其中。本书是营养师日常工作必备的工具书,也可作为广大居民的营养知识普及读本。

图书在版编目(CIP)数据

营养师速查手册/孙耀军,邹建,孙莉主编.—2版.—北京:化学工业出版社,2019.12(2024.6重印)
ISBN 978-7-122-35368-9

Ⅰ.①营… Ⅱ.①孙…②邹…③孙… Ⅲ.①营养学-手册 Ⅳ.①R151-62

中国版本图书馆CIP数据核字(2019)第224451号

| 责任编辑:邱飞婵 | 文字编辑:焦欣渝 |
| 责任校对:刘 颖 | 装帧设计:关 飞 |

出版发行:化学工业出版社
　　　　　(北京市东城区青年湖南街13号　邮政编码100011)
印　　装:北京科印技术咨询服务有限公司数码印刷分部
787mm×1092mm　1/32　印张18　字数503千字
2024年6月北京第2版第4次印刷

购书咨询:010-64518888　　　售后服务:010-64518899
网　　址:http://www.cip.com.cn
凡购买本书,如有缺损质量问题,本社销售中心负责调换。

定　　价:49.80元

编写人员名单

主　编　孙耀军　邹　建　孙　莉

副主编　余秀菊　陈　莹　史精娜

编　者　（以姓氏笔画为序）

马永生　王　标　史精娜　吕胜娇　孙　莉

孙耀军　李　磊　杨盛茹　何东东　余秀菊

邹　建　陈　莹　胡　燕　袁晓晴　莫宏涛

黄小涛

前　言

《营养师速查手册》第一版由化学工业出版社于 2013 年 6 月出版发行。截至 2019 年，累计重印 10 次，销售量突破 27000 册，得到了广大读者的认可，也收到许多意见和建议。

伴随着社会发展和营养知识的更新，为了更好地服务广大读者，应出版社之约，本书于 2019 年 3 月起，开始修订。修订后的《营养师速查手册》保持和第一版基本相同的结构和知识体系，本次修订的主要内容有：一是针对 NRV 值的计算，补充了第一版中部分缺失的数据；二是修订部分表述不准确的观点；三是增加 40 余种食物，使得本书提供食物速查条目近 200 条；四是全面修订中国居民膳食指南部分，将 2007 版《中国居民膳食指南》和膳食平衡宝塔及应用，更新为 2016 版《中国居民膳食指南》及膳食平衡宝塔、膳食平衡餐盘和膳食算盘；五是更新中国居民膳食营养素参考摄入量数据，由第一版中使用的中国营养学会 2003 版中国居民膳食营养素推荐摄入量更新为 2013 版中国居民膳食营养素推荐摄入量，同时也是中华人民共和国卫生行业标准。

本次修订除了原编写人员以外，又新增部分编者，吸收他们在各自领域的专业特长，以利于本书编写科学、实用。特别感谢蔡舒洁对本书第二版数据的核对、计算与处理；一并对为本书修订做出贡献的人士表示衷心的感谢。

本书行文力求言简意赅，客观表述，但资料浩瀚，难免有疏漏之处。恳请各位前辈、同仁、读者不吝赐教，提出宝贵意见，以使本书进一步完善。

目 录

第一章　食物功效速查 / 1

第一节　谷薯类及其
　　　　制品 ………… 1
一、小麦 ……………… 1
二、大米 ……………… 3
三、小米 ……………… 7
四、大麦 ……………… 9
五、荞麦 ……………… 10
六、燕麦 ……………… 12
七、高粱米 …………… 13
八、玉米 ……………… 14
九、薏米 ……………… 16
十、马铃薯 …………… 18
十一、红薯 …………… 19
第二节　豆类及其制品 … 21
一、黄豆 ……………… 21
二、豆腐 ……………… 23
三、豆浆 ……………… 24
四、腐衣和腐竹 ……… 26
五、豆腐干 …………… 27
六、绿豆 ……………… 29
七、赤小豆 …………… 30
八、豌豆 ……………… 32

九、蚕豆 ……………… 33
十、白扁豆 …………… 34
第三节　蔬菜类 ……… 36
一、白萝卜 …………… 36
二、胡萝卜 …………… 37
三、四季豆 …………… 39
四、刀豆 ……………… 40
五、豆角 ……………… 42
六、毛豆 ……………… 43
七、青椒 ……………… 45
八、黄豆芽 …………… 46
九、藕 ………………… 48
十、洋葱 ……………… 49
十一、菠菜 …………… 51
十二、芹菜 …………… 52
十三、韭菜 …………… 53
十四、油菜 …………… 55
十五、生菜 …………… 56
十六、大白菜 ………… 58
十七、小白菜 ………… 59
十八、卷心菜 ………… 61
十九、空心菜 ………… 63

二十、山药 …………… 64

二十一、芦笋 …………… 66

二十二、竹笋 …………… 67

二十三、百合 …………… 69

二十四、芋头 …………… 70

二十五、苋菜 …………… 72

二十六、茭白 …………… 73

二十七、莴苣 …………… 75

二十八、荸荠 …………… 76

二十九、冬瓜 …………… 78

三十、丝瓜 …………… 79

三十一、苦瓜 …………… 81

三十二、南瓜 …………… 82

三十三、西葫芦 …………… 84

三十四、瓠瓜 …………… 85

三十五、茄子 …………… 87

三十六、佛手瓜 …………… 88

三十七、黄瓜 …………… 90

三十八、花椰菜 …………… 91

三十九、西蓝花 …………… 93

四十、西红柿 …………… 94

四十一、辣椒 …………… 96

四十二、香菜 …………… 98

四十三、葱 …………… 99

四十四、大蒜 …………… 101

四十五、黄花菜 …………… 102

四十六、香椿 …………… 104

四十七、鱼腥草 …………… 106

四十八、茼蒿 …………… 107

四十九、蕨菜 …………… 108

第四节 菌藻类 …………… 110

一、白蘑菇 …………… 110

二、北风菌 …………… 111

三、香菇 …………… 113

四、木耳 …………… 114

五、羊肚菌 …………… 116

六、金针菇 …………… 117

七、草菇 …………… 118

八、竹荪 …………… 120

九、茶树菇 …………… 121

十、松口蘑 …………… 123

十一、鸡腿菇 …………… 124

十二、鸡枞 …………… 126

十三、银耳 …………… 127

十四、石花菜 …………… 128

十五、海带 …………… 130

十六、裙带菜 …………… 131

十七、紫菜 …………… 132

第五节 水果类 …………… 134

一、甜瓜 …………… 134

二、木瓜 …………… 135

三、西瓜 …………… 137

四、苹果 …………… 138

五、梨 …………… 140

六、大枣 …………… 141

七、柿子 …………… 143

八、香蕉 …………… 144

九、杏 …………… 146

十、李子 …………… 147

十一、桃 …………… 148

十二、樱桃 …………… 150

十三、山楂 …………… 151

十四、无花果 …………… 153

十五、石榴 …………… 154

十六、芒果 ……………… 156

十七、杨梅 ……………… 157

十八、荔枝 ……………… 159

十九、桂圆 ……………… 160

二十、橘子 ……………… 161

二十一、柚子 …………… 163

二十二、桑葚 …………… 164

二十三、猕猴桃 ………… 165

二十四、菠萝 …………… 167

二十五、柠檬 …………… 168

二十六、橄榄 …………… 169

二十七、草莓 …………… 171

二十八、橙 ……………… 172

二十九、沙棘 …………… 174

三十、葡萄 ……………… 175

第六节 坚果、种子类 … 177

一、松子 ………………… 177

二、核桃 ………………… 178

三、白果 ………………… 179

四、杏仁 ………………… 181

五、栗子 ………………… 182

六、榛子 ………………… 183

七、花生仁 ……………… 185

八、腰果 ………………… 186

九、芝麻 ………………… 187

十、开心果 ……………… 190

十一、葵花子 …………… 191

十二、西瓜子 …………… 193

十三、南瓜子 …………… 194

十四、莲子 ……………… 195

第七节 畜禽肉类 ……… 197

一、猪肉 ………………… 197

二、牛肉 ………………… 198

三、羊肉 ………………… 200

四、猪肝 ………………… 202

五、牛肝 ………………… 203

六、猪肚 ………………… 205

七、猪蹄 ………………… 207

八、驴肉 ………………… 209

九、狗肉 ………………… 210

十、兔肉 ………………… 212

十一、鸡肉 ……………… 213

十二、乌鸡 ……………… 215

十三、鸭肉 ……………… 217

十四、鹅肉 ……………… 218

十五、鹌鹑 ……………… 219

十六、鸽肉 ……………… 221

第八节 奶、蛋及其制

品类 …………… 222

一、牛奶（鲜）………… 222

二、羊奶（鲜）………… 224

三、酸奶 ………………… 226

四、奶酪 ………………… 227

五、鸡蛋 ………………… 228

六、鸭蛋 ………………… 230

七、咸鸭蛋 ……………… 231

八、鹅蛋 ………………… 232

九、鹌鹑蛋 ……………… 234

第九节 鱼虾蟹贝类 …… 235

一、青鱼 ………………… 235

二、草鱼 ………………… 237

三、鲢鱼 ………………… 238

四、鲈鱼 ………………… 239

五、鲫鱼 ………………… 241

六、鲤鱼 …………… 242
七、鳜鱼 …………… 244
八、黄鱼 …………… 245
九、带鱼 …………… 247
十、泥鳅 …………… 249
十一、鳝鱼 ………… 250
十二、牡蛎 ………… 252
十三、海蜇 ………… 254
十四、海参 ………… 256
十五、河蟹 ………… 258
十六、虾 …………… 259
十七、龙虾 ………… 261
十八、田螺 ………… 263

十九、蛤蜊 ………… 264
二十、鲍鱼 ………… 265
二十一、鱿鱼 ……… 267
二十二、梭子蟹 …… 268
二十三、墨鱼 ……… 269
第十节　油脂、糖类 …… 271
一、猪油 …………… 271
二、芝麻油 ………… 272
三、花生油 ………… 273
四、大豆色拉油 …… 275
五、橄榄油 ………… 276
六、葵花籽油 ……… 277
七、蜂蜜 …………… 278

第二章　营养素功能速查 / 280

第一节　蛋白质的生理功能 …………………… 280
第二节　脂类的生理功能 ……………………… 281
第三节　碳水化合物的生理功能 ……………… 283
第四节　维生素的生理功能 …………………… 284
一、维生素 A 的生理功能 …………………… 284
二、维生素 D 的生理功能 …………………… 285
三、维生素 E 的生理功能 …………………… 286
四、维生素 K 的生理功能 …………………… 287
五、维生素 B_1 的生理功能 ………………… 288
六、维生素 B_2 的生理功能 ………………… 288
七、维生素 PP 的生理功能 ………………… 289
八、维生素 B_6 的生理功能 ………………… 289
九、叶酸的生理功能 ………………………… 289
十、维生素 B_{12} 的生理功能 ……………… 290
十一、维生素 C 的生理功能 ………………… 290
第五节　矿物质的生理功能 …………………… 292

一、钙的生理功能 ··· 292

二、磷的生理功能 ··· 293

三、铁的生理功能 ··· 293

四、碘的生理功能 ··· 294

五、锌的生理功能 ··· 294

六、硒的生理功能 ··· 295

七、铜的生理功能 ··· 296

第三章　营养素缺乏病速查 / 299

第一节　蛋白质-能量营养不良症 ································· 299

第二节　维生素缺乏病 ··· 301

一、维生素 A 缺乏病 ··· 301

二、维生素 D 缺乏病 ··· 301

三、维生素 B_1 缺乏病 ··· 304

四、维生素 B_2 缺乏病 ··· 305

五、烟酸缺乏病 ··· 305

六、维生素 C 缺乏病 ··· 307

七、叶酸缺乏病 ··· 308

八、维生素 B_{12} 缺乏病 ··· 309

第三节　矿物质缺乏相关疾病 ······································· 309

一、碘缺乏病 ·· 309

二、缺铁性贫血 ··· 309

三、钙缺乏病 ·· 311

四、锌缺乏病 ·· 312

五、硒缺乏与克山病 ··· 312

第四章　生化测定方法和评价指标速查 / 313

第一节　宏量营养素测定 ··· 313

一、蛋白质营养状况评价指标 ··· 313

二、脂类营养状况评价指标 ·· 314

第二节　微量营养素测定 ················· 315

　　一、铁营养状况评价指标 ················· 315

　　二、钠和钾营养状况评价指标 ············· 317

　　三、钙、磷、镁营养状况评价指标 ········· 318

　　四、维生素 A 营养状况评价指标 ··········· 319

　　五、维生素 D 营养状况评价指标 ··········· 321

　　六、维生素 E 营养状况评价指标 ··········· 321

　　七、维生素 B_1 营养状况评价指标 ·········· 322

　　八、维生素 B_2 营养状况评价指标 ·········· 323

　　九、维生素 B_6 营养状况评价指标 ·········· 324

　　十、烟酸营养状况评价指标 ··············· 325

　　十一、叶酸营养状况评价指标 ············· 326

　　十二、维生素 C 营养状况评价指标 ········· 327

第五章　体格测量速查 / 328

第一节　儿童体格测量方法 ············· 329

　　一、年龄别身长/身高 ··················· 329

　　二、年龄别体重 ······················· 331

　　三、身长别体重 ······················· 333

　　四、身高别体重 ······················· 333

　　五、年龄别体重指数 ··················· 333

　　六、年龄别头围 ······················· 334

　　七、年龄别上臂围 ····················· 335

　　八、年龄别三头肌皮褶厚度 ············· 335

　　九、年龄别肩胛下角皮褶厚度 ··········· 335

第二节　成人体格测量方法 ············· 336

　　一、身高 ····························· 336

　　二、坐高 ····························· 337

　　三、体重 ····························· 338

　　四、上臂围 ··························· 338

五、皮褶厚度 ⋯⋯⋯⋯⋯⋯⋯⋯⋯⋯⋯⋯⋯⋯⋯⋯⋯⋯⋯⋯⋯ 339

六、腰围 ⋯⋯⋯⋯⋯⋯⋯⋯⋯⋯⋯⋯⋯⋯⋯⋯⋯⋯⋯⋯⋯⋯⋯ 341

七、臀围 ⋯⋯⋯⋯⋯⋯⋯⋯⋯⋯⋯⋯⋯⋯⋯⋯⋯⋯⋯⋯⋯⋯⋯ 342

八、胸围 ⋯⋯⋯⋯⋯⋯⋯⋯⋯⋯⋯⋯⋯⋯⋯⋯⋯⋯⋯⋯⋯⋯⋯ 342

第六章　营养素推荐摄入量参考值
与食品标签营养素速查 / 344

第一节　营养素推荐摄入量参考值 ⋯⋯⋯⋯⋯⋯⋯⋯⋯⋯⋯ 344

一、中国居民膳食能量需要量（EER） ⋯⋯⋯⋯⋯⋯⋯⋯⋯ 345

二、中国居民膳食蛋白质参考摄入量（DRI） ⋯⋯⋯⋯⋯⋯ 348

三、中国居民膳食碳水化合物、脂肪酸参考摄入量（DRI） ⋯ 349

四、中国居民膳食常量元素参考摄入表（DRI） ⋯⋯⋯⋯⋯ 350

五、中国居民膳食微量元素参考摄入表（DRI） ⋯⋯⋯⋯⋯ 350

六、中国居民膳食脂溶性维生素参考摄入表（DRI） ⋯⋯⋯ 350

七、中国居民膳食水溶性维生素参考摄入表（DRI） ⋯⋯⋯ 350

八、中国居民膳食微量营养素平衡需要量（EAR） ⋯⋯⋯ 350

九、中国居民膳食矿物质推荐摄入量（RNI/AI） ⋯⋯⋯⋯ 350

十、中国居民膳食维生素摄入量/适宜摄入量（RNI/AI） ⋯⋯ 350

十一、中国居民膳食微量营养素可耐受最高摄入量（UL） ⋯ 350

十二、中国居民膳食宏量营养素可接受范围（AMDR） ⋯ 350

十三、中国居民膳食营养素建议摄入量（PI） ⋯⋯⋯⋯⋯ 369

十四、中国居民膳食水适宜摄入量（AI） ⋯⋯⋯⋯⋯⋯⋯ 369

十五、中国成人其他膳食成分特定建议值（SPL）和可耐受
最高摄入量（UL） ⋯⋯⋯⋯⋯⋯⋯⋯⋯⋯⋯⋯⋯⋯⋯ 370

第二节　中国食品标签营养素参考值 ⋯⋯⋯⋯⋯⋯⋯⋯⋯ 371

一、定义 ⋯⋯⋯⋯⋯⋯⋯⋯⋯⋯⋯⋯⋯⋯⋯⋯⋯⋯⋯⋯⋯ 371

二、适用范围 ⋯⋯⋯⋯⋯⋯⋯⋯⋯⋯⋯⋯⋯⋯⋯⋯⋯⋯⋯ 371

三、使用方式 ⋯⋯⋯⋯⋯⋯⋯⋯⋯⋯⋯⋯⋯⋯⋯⋯⋯⋯⋯ 372

四、标示和计算 ⋯⋯⋯⋯⋯⋯⋯⋯⋯⋯⋯⋯⋯⋯⋯⋯⋯⋯ 373

第七章　膳食指南及膳食平衡宝塔速查 / 374

第一节　一般人群膳食指南 ·········· 374

　一、食物多样，谷类为主 ·········· 374

　二、吃动平衡，保持健康体重 ·········· 376

　三、多吃蔬果、奶类、大豆 ·········· 376

　四、适量吃鱼、禽、蛋、瘦肉 ·········· 378

　五、少盐少油，控糖限酒 ·········· 379

　六、杜绝浪费，兴新食尚 ·········· 381

第二节　特定人群膳食指南 ·········· 381

　一、中国孕妇、乳母膳食指南 ·········· 382

　二、中国婴幼儿喂养指南 ·········· 387

　三、中国儿童少年膳食指南 ·········· 392

　四、中国老年人膳食指南 ·········· 396

　五、素食人群膳食指南 ·········· 398

第三节　中国居民平衡膳食宝塔、餐盘及儿童膳食算盘 ·········· 401

　一、中国居民平衡膳食宝塔 ·········· 401

　二、中国居民平衡膳食餐盘 ·········· 406

　三、中国儿童平衡膳食算盘 ·········· 407

第八章　食物交换份及常见食物血糖指数速查 / 410

第一节　食物交换份法 ·········· 410

　一、各类食物每单位中的营养成分含量 ·········· 410

　二、各类食物每单位交换物重量 ·········· 411

　三、不同热能供给量的食物交换份数 ·········· 413

　四、食物交换份法编制营养食谱 ·········· 415

第二节　食物血糖生成指数速查 ·········· 416

附录 A　常用公式速查 / 425

　一、体重指数 ·········· 425

二、体质指数 ·· 425

三、Kaup 指数 ··· 426

四、Rohrer 指数 ······································· 426

五、Vervaeck 指数 ···································· 426

六、比胸围 ··· 427

七、皮褶厚度 ·· 427

八、上臂肌围 ·· 428

九、腰臀比（WHR）·································· 428

附录 B　常用标准速查 / 429

一、0～5 岁体重标准表（WHO 儿童生长标准 2006）········· 429

二、0～5 岁身高标准表（WHO 儿童生长标准 2006）········· 434

三、0～5 岁头围标准表（WHO 儿童生长标准 2006）········· 440

四、0～5 岁 BMI 标准表（WHO 儿童生长标准 2006）········· 445

五、0～2 岁身长别体重标准表（WHO 儿童生长标准 2006）····· 450

六、2～5 岁身高别体重标准表（WHO 儿童生长标准 2006）····· 462

七、0～2 岁体重生长速度标准表（WHO 儿童生长标准）······· 472

八、0～2 岁身高生长速度标准表（WHO 儿童生长标准）······· 481

九、0～2 岁头围生长速度标准表（WHO 儿童生长标准）······· 489

十、5～10 岁身高标准表（WHO 成长参考 2007）·············· 495

十一、10～19 岁身高标准表（WHO 成长参考 2007）··········· 500

十二、5～10 岁体重标准表（WHO 成长参考 2007）·········· 509

十三、5～10 岁 BMI（体重指数）标准表（WHO 成长
　　　参考 2007）···································· 514

十四、10～19 岁 BMI（体重指数）标准表（WHO 成长
　　　参考 2007）···································· 519

附录 C　中国 7 岁以下儿童生长发育参照标准 / 528

一、7 岁以下男童身高（长）标准值（cm）·············· 528

二、7 岁以下女童身高（长）标准值（cm）·············· 531

三、7岁以下男童体重标准值（kg） ‥‥‥‥‥‥‥‥‥ 534

四、7岁以下女童体重标准值（kg） ‥‥‥‥‥‥‥‥‥ 537

五、7岁以下男童头围标准值（cm） ‥‥‥‥‥‥‥‥‥ 540

六、7岁以下女童头围标准值（cm） ‥‥‥‥‥‥‥‥‥ 542

七、45～110cm身长的体重标准值（男） ‥‥‥‥‥‥‥ 544

八、45～110cm身长的体重标准值（女） ‥‥‥‥‥‥‥ 547

九、80～140cm身高的体重标准值（男） ‥‥‥‥‥‥‥ 550

十、80～140cm身高的体重标准值（女） ‥‥‥‥‥‥‥ 553

附录 D　生长曲线图 / 556

参考文献 / 561

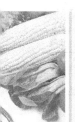

第一章
食物功效速查

第一节　谷薯类及其制品

一、小麦

【营养特点】

小麦经加工制成面粉，是北方人民的主食。小麦含有谷甾醇、卵磷脂、尿囊素、精氨酸、淀粉酶、麦芽糖酶、蛋白酶及多种维生素等成分，可增强人体的抗病能力，防治包括癌症在内的多种疾病。麦麸中含有丰富的维生素 B_1 和蛋白质，有和缓神经的功能，可治脚气病及末梢神经炎；小麦胚芽油中含有丰富的维生素 E，可抗老防衰，适宜老年人食用。

每 100g 小麦面粉的营养素含量及 NRV 值见表 1-1。

表 1-1　每 100g 小麦面粉的营养素含量及 NRV 值

食物名称：小麦面粉（标准粉）　食物编号 01-1-206

营养成分	含量	单位	NRV	营养成分	含量	单位	NRV
能量	1482	kJ	18%	胆固醇	—	mg	0%
蛋白质	15.7	g	26%	碳水化合物	70.9	g	24%
脂肪	2.5	g	4%	膳食纤维	3.7	g	15%
饱和脂肪酸	0.9	g	5%	维生素 A	0	μgRE	0%

营养成分	含量	单位	NRV	营养成分	含量	单位	NRV
维生素 D	—	μg	0%	胆碱	41.8	mg	9%
维生素 E	0.3	mg α-TE	2%	钙	31	mg	4%
维生素 K	—	μg	0%	磷	167	mg	24%
维生素 B_1	0.46	mg	33%	钾	190	mg	10%
维生素 B_2	0.05	mg	4%	钠	3.1	mg	0.2%
维生素 B_6	0.07	mg	5%	镁	50	mg	17%
维生素 B_{12}	0	μg	0%	铁	0.6	mg	4%
维生素 C	0	mg	0%	锌	0.2	mg	1%
烟酸	1.91	mg	14%	碘	Tr	μg	0%
叶酸	23.3	μgDFE	6%	硒	7.42	μg	15%
泛酸	—		0%	铜	0.06	mg	4%
生物素	7.6	μg	25%	锰	0.1	mg	3%

注：—表示未测定，理论上该食物应该含有一定量该种成分；

0 表示估计零值，理论上零值或不存在；

Tr 表示未检出或低于方法检测限值，含量极微。

NRV——营养素参考值。

【性味归经】

小麦性凉，味甘；入心、脾、肺经。

【烹调应用】

按照麦粒性质的不同，可将小麦分为硬小麦和软小麦。硬小麦的胚乳坚硬，呈半透明状；含蛋白质较多，筋力大，可以磨制高级面粉，适合制作面包、拉面等对面筋力要求高的面点品种。软小麦又称粉质小麦，胚乳呈粉状；软小麦性质松软，淀粉含量多，筋力小，质量不如硬小麦，磨制的面粉适合制作饼干和普通糕点等面点品种。

【饮食宜忌】

小麦适宜体质温热的人食用，宜用于妇女脏躁、精神不安、烦热消渴口干、小便不利等症。

【注意事项】

小麦遇阴雨天遭受赤霉菌的感染易发赤霉病，赤霉病菌产生的毒素较强，通过加热及其他加工方法均不能破坏，人食用一定数量的带病菌的小麦就会发生急性中毒，出现昏迷、腹胀、呕吐等中毒症状；小麦制作面食时不宜放碱过多；吃面条及水饺时弃汤不饮，会因损失维生素和无机盐造成营养成分的浪费；长期食精粉会导致食欲减退、四肢无力，甚至出现皮肤干燥、脚气病等营养缺乏性疾病。

二、大米

【营养特点】

大米分为籼米、粳米、糯米三类。大米是B族维生素的主要来源，是预防脚气病、消除口腔炎症的重要食疗资源。糙米中有胚芽，约占米粒的3％，这种胚芽能降低胆固醇、减轻体重、通便。稻米中蛋白质含量在7％～12％，稻米蛋白质组成中，赖氨酸和苏氨酸含量较为欠缺。维生素和矿物质含量和稻米的加工精度有着密切关系，精度越高其含量越少。

每100g籼米、粳米、糯米、紫糯米（糯米的一特殊品种）和黑米（粳米的一特殊品种）的营养素含量及NRV值见表1-2～表1-6。

表1-2　每100g籼米的营养素含量及NRV值

食物名称：籼米　食物编号01-2-214

营养成分	含量	单位	NRV	营养成分	含量	单位	NRV
能量	1374	kJ	16％	膳食纤维	5.9	g	24％
蛋白质	7.5	g	13％	维生素A	0	μgRE	0％
脂肪	1.1	g	2％	维生素D	—	μg	0％
饱和脂肪酸	0.3	g	2％	维生素E	Tr	mg α-TE	0％
胆固醇	—	mg	0％	维生素K	—	μg	0％
碳水化合物	78	g	26％	维生素B$_1$	0.07	mg	5％

营养成分	含量	单位	NRV	营养成分	含量	单位	NRV
维生素 B_2	0.02	mg	1%	磷	112	mg	16%
维生素 B_6	0.07	mg	5%	钾	109	mg	6%
维生素 B_{12}	0	μg	0%	钠	1.7	mg	0%
维生素 C	0	mg	0%	镁	28	mg	9%
烟酸	0.94	mg	7%	铁	0.1	mg	1%
叶酸	19.7	μgDFE	5%	锌	0.15	mg	1%
泛酸	—	mg	0%	碘	Tr	μg	0%
生物素	3.1	μg	10%	硒	2.76	μg	6%
胆碱	22.2	mg	5%	铜	0.01	mg	1%
钙	12	mg	2%	锰	0.02	mg	1%

表 1-3　每 100g 粳米的营养素含量及 NRV 值

食物名称：粳米　食物编号 01-2-106

营养成分	含量	单位	NRV	营养成分	含量	单位	NRV
能量	1412	kJ	17%	烟酸	0.67	mg	5%
蛋白质	6.4	g	11%	叶酸	11.5	μgDFE	2%
脂肪	1.2	g	2%	泛酸	—	mg	0%
饱和脂肪酸		g		生物素	1.3	μg	4%
胆固醇		mg		胆碱	29.4	mg	7%
碳水化合物	78.1	g	26%	钙	3	mg	0.5%
膳食纤维	2.8	g	11%	磷	69	mg	10%
维生素 A	0	μgRE	0%	钾	86	mg	4%
维生素 D	—	μg	0%	钠	2.7	mg	0.1%
维生素 E	Tr	mg α-TE	0%	镁	25	mg	8%
维生素 K	0	μg	0%	铁	0.2	mg	1%
维生素 B_1	0.06	mg	4%	锌	1.76	mg	12%
维生素 B_2	0.02	mg	1%	碘	—	μg	0%
维生素 B_6	0	mg	0%	硒	4.17	μg	8%
维生素 B_{12}	0	μg	0%	铜	0.23	mg	15%
维生素 C	0	mg	0%	锰	1.14	mg	38%

注：空白表示没有数据。

表1-4 每100g糯米的营养素含量及NRV值

食物名称：糯米 食物编号 01-2-301

营养成分	含量	单位	NRV	营养成分	含量	单位	NRV
能量	1464	kJ	17%	烟酸	2.3	mg	16%
蛋白质	7.3	g	12%	叶酸	0	µgDFE	0%
脂肪	1	g	2%	泛酸		mg	
饱和脂肪酸		g		生物素		µg	
胆固醇	—	mg	0%	胆碱		mg	
碳水化合物	78.3	g	26%	钙	26	mg	3%
膳食纤维	0.8	g	3%	磷	113	mg	16%
维生素 A	—	µgRE	0%	钾	137	mg	7%
维生素 D	—	µg	0%	钠	1.5	mg	0.07%
维生素 E	1.29	mg α-TE	9%	镁	49	mg	16%
维生素 K		µg		铁	1.4	mg	9%
维生素 B_1	0.11	mg	8%	锌	1.54	mg	10%
维生素 B_2	0.04	mg	3%	碘	0	µg	0%
维生素 B_6	0	mg	0%	硒	2.71	µg	5%
维生素 B_{12}	—	µg	0%	铜	0.25	mg	17%
维生素 C	—	mg	0%	锰	1.54	mg	51%

表1-5 每100g紫糯米的营养素含量及NRV值

食物名称：紫糯米 食物编号 01-2-304

营养成分	含量	单位	NRV	营养成分	含量	单位	NRV
能量	1448	kJ	17%	维生素 D	—	µg	0%
蛋白质	8.3	g	14%	维生素 E	1.36	mg α-TE	10%
脂肪	1.7	g	3%	维生素 K		µg	
饱和脂肪酸		g		维生素 B_1	0.31	mg	22%
胆固醇	—	mg	0%	维生素 B_2	0.12	mg	9%
碳水化合物	75.1	g	25%	维生素 B_6	0	mg	0%
膳食纤维	1.4	g	6%	维生素 B_{12}	—	µg	0%
维生素 A	—	µgRE	0%	维生素 C		mg	

营养成分	含量	单位	NRV	营养成分	含量	单位	NRV
烟酸	4.2	mg	30%	钠	4	mg	0.2%
叶酸	0	μgDFE	0%	镁	16	mg	5%
泛酸		mg		铁	3.9	mg	26%
生物素		μg		锌	2.16	mg	14%
胆碱		mg		碘	3.8	μg	3%
钙	13	mg	2%	硒	2.88	μg	6%
磷	183	mg	26%	铜	0.29	mg	19%
钾	219	mg	11%	锰	2.37	mg	79%

表 1-6　每 100g 黑米的营养素含量及 NRV 值

食物名称：黑米　食物编号 01-2-212

营养成分	含量	单位	NRV	营养成分	含量	单位	NRV
能量	1427	kJ	17%	烟酸	7.9	mg	56%
蛋白质	9.4	g	16%	叶酸	0	μgDFE	0%
脂肪	2.5	g	4%	泛酸		mg	
饱和脂肪酸	0.7	g	4%	生物素		μg	
胆固醇	—	mg	0%	胆碱		mg	
碳水化合物	72.2	g	24%	钙	12	mg	2%
膳食纤维	3.9	g	16%	磷	356	mg	51%
维生素 A	—	μgRE	0%	钾	256	mg	13%
维生素 D	—	μg	0%	钠	7.1	mg	0.4%
维生素 E	0.22	mg α-TE	2%	镁	147	mg	49%
维生素 K		μg		铁	1.6	mg	11%
维生素 B_1	0.33	mg	24%	锌	3.8	mg	25%
维生素 B_2	0.13	mg	9%	碘	0	μg	0%
维生素 B_6	0	mg	0%	硒	3.2	μg	6.4%
维生素 B_{12}	—	μg	0%	铜	0.15	mg	10%
维生素 C	—	mg	0%	锰	1.72	mg	24%

【性味归经】

大米性平，味甘；入脾、胃经。

【烹调应用】

粥、米饭、粽子等。

【饮食宜忌】

大米是老弱妇孺皆宜的食物。病后脾胃虚弱或有烦热口渴的患者更为适宜。

【注意事项】

制作米粥时放碱，会破坏大米中的维生素 B_1。不宜长期食用精米，因为精米在加工时会损失大量营养，长期食用会导致营养缺乏，所以应粗细结合，才能营养平衡。捞饭会损失大量维生素，制作米饭时一定要"蒸"而不能"捞"。黄曲霉污染的大米，能够使人中毒或致癌，故大米米粒变黄后不要食用。储存时宜保持阴凉干燥。服用四环素类药物时食用粳米，可影响四环素类药物的吸收。不宜常食剩米饭。粳米食用前淘洗次数不宜过多。糯米不易消化，老人、小孩不宜多吃。糯米有收敛作用，如糯米导致便秘，可以饮萝卜汤化解。

三、小米

【营养特点】

小米又称粟米，有粳小米和糯小米两种。粳小米由于不需要精制，其营养素含量比大米多，尤其是 B 族维生素（维生素 B_1、维生素 B_2 比大米和面粉多）、维生素 E、钙、铁、磷、硒等，黄小米中还含有少量的胡萝卜素。小米中蛋白质含色氨酸较多。色氨酸能促使大脑神经细胞分泌使人昏昏欲睡的5-羟色胺，同时不含抗血清素的酪蛋白，加之能促使胰岛素分泌，进一步提高脑内色氨酸含量，所以睡前半小时进食小米粥，可以帮助入睡。小米是五谷中最硬的，但遇水易化，含有维生素 A 原和烟酸，对小儿、产妇尤宜。

每100g 小米的营养素含量及 NRV 值见表1-7。

表 1-7　每 100g 小米的营养素含量及 NRV 值

食物名称：小米　食物编号 01-5-101

营养成分	含量	单位	NRV	营养成分	含量	单位	NRV
能量	1511	kJ	18%	烟酸	1.5	mg	11%
蛋白质	9	g	15%	叶酸	0	μgDFE	0%
脂肪	3.1	g	5%	泛酸		mg	
饱和脂肪酸		g		生物素		μg	
胆固醇	—	mg	0%	胆碱		mg	
碳水化合物	75.1	g	25%	钙	41	mg	5%
膳食纤维	1.6	g	6%	磷	229	mg	33%
维生素 A	17	μgRE	2%	钾	284	mg	14%
维生素 D		μg	0%	钠	4.3	mg	0.2%
维生素 E	3.63	mg α-TE	26%	镁	107	mg	36%
维生素 K		μg		铁	5.1	mg	34%
维生素 B₁	0.33	mg	24%	锌	1.87	mg	12%
维生素 B₂	0.16	mg	11%	碘	3.7	μg	2%
维生素 B₆	0	mg	0%	硒	4.74	μg	9%
维生素 B₁₂		μg	0%	铜	0.54	mg	36%
维生素 C	—	mg	0%	锰	0.89	mg	30%

【性味归经】

小米性凉，味甘；入肾、脾、胃经。

【烹调应用】

小米可单独制成小米饭、小米粥；磨成粉后可以制作窝头、丝糕等；也可与面粉掺和后制各式发酵食品。

【饮食宜忌】

小米偏寒凉，有清热解渴、健胃除湿、和胃安眠等功效，适合体质偏热者食用；适用于治疗胃虚失眠，妇女黄白带，胃热，反胃作呕，糖尿病，产后口渴。小米还具滋阴养血的功能，可以使产妇虚寒的体质得到调养，帮助恢复体力。

小米不宜与杏仁同食，否则会令人呕吐腹泻。小米蛋白质中赖氨酸含量过低，所以要搭配其他食物以提高蛋白质的营养价值。

四、大麦

【营养特点】

大麦含蛋白质、脂肪、碳水化合物、钙、磷、铁、维生素 B_2、烟酸和尿囊素等。大麦中蛋白质含量在 10% 左右，赖氨酸含量高于其他谷类籽粒中的含量。大麦中脂类含量约占籽粒重量的 3.3%，约 1/3 存在于胚芽中。大麦富含碳水化合物，含粗纤维较多。尿囊素以 0.4%～4% 的溶液外用，能促进化脓性创伤及顽固性溃疡的愈合，可用于慢性骨髓炎及胃溃疡。

每 100g 大麦的营养素含量及 NRV 值见表 1-8。

表 1-8　每 100g 大麦的营养素含量及 NRV 值

食物名称：大麦　食物编号 01-4-101

营养成分	含量	单位	NRV	营养成分	含量	单位	NRV
能量	1367	kJ	16%	烟酸	3.9	mg	29%
蛋白质	10.2	g	17%	叶酸	0	μgDFE	0%
脂肪	1.4	g	2%	泛酸		mg	
饱和脂肪酸		g		生物素		μg	
胆固醇	—	mg	0%	胆碱		mg	
碳水化合物	73.3	g	24%	钙	66	mg	8%
膳食纤维	9.9	g	40%	磷	381	mg	54%
维生素 A	—	μgRE	0%	钾	449	mg	22%
维生素 D		μg	0%	钠		mg	
维生素 E	1.23	mg α-TE	9%	镁	158	mg	53%
维生素 K		μg		铁	6.4	mg	43%
维生素 B_1	0.43	mg	31%	锌	4.36	mg	29%
维生素 B_2	0.14	mg	10%	碘	0	μg	0%
维生素 B_6	0	mg	0%	硒	9.8	μg	20%
维生素 B_{12}	—	μg	0%	铜	0.63	mg	42%
维生素 C	—	mg	0%	锰	1.23	mg	41%

【性味归经】

大麦性凉，味甘、咸；入脾、胃经。

【烹调应用】

大麦磨成粉后，味道不如小麦粉，但可以制作饼、馒、糊糊等，藏民多用青稞面制作糌粑；去麸皮后压成片，可以用于制作饭、粥等。

【饮食宜忌】

大麦适宜胃气虚弱、消化不良者食用；适宜溃疡患者服用，因为大麦所含的尿囊素有促进溃疡愈合的作用；女性回奶时乳房胀痛者，适宜服用大麦茶；妊娠期及哺乳期，不可多吃大麦芽。

【注意事项】

冰镇的大麦茶含有致癌物丙烯酰胺，不宜多喝。

五、荞麦

【营养特点】

荞麦分为甜荞、苦荞、翅荞、米荞等品种，以甜荞的品质最好。荞麦面中蛋白质含量比大米、面粉高，其氨基酸组成成分，如赖氨酸和精氨酸的含量，都比大米、小麦面粉丰富。脂类含量低于玉米面而高于大米和面粉，但油酸和亚油酸较多。还含有其他食物所不具有的芳香苷（芦丁）成分、烟酸和芳香苷成分，有降低人体血脂和胆固醇的作用，能预防冠心病和动脉硬化。荞麦面中含有丰富的矿物质，能促进人体凝血酶的生成，具有抗栓塞的作用，也有利于降低血清胆固醇，对于高血压等有一定的疗效。荞麦含有铬，可用于糖尿病患者的营养治疗。

每 100g 荞麦面的营养素含量及 NRV 值见表 1-9。

表 1-9 每 100g 荞麦面的营养素含量及 NRV 值

食物名称：荞麦面 食物编号 01-9-010

营养成分	含量	单位	NRV	营养成分	含量	单位	NRV
能量	1377	kJ	16%	脂肪	2.8	g	5%
蛋白质	11.3	g	19%	饱和脂肪酸	0.3	g	2%

营养成分	含量	单位	NRV	营养成分	含量	单位	NRV
胆固醇	—	mg	0%	泛酸	—	mg	0%
碳水化合物	70.2	g	23%	生物素	11.5	μg	38%
膳食纤维	5.5	g	22%	胆碱	—	mg	0%
维生素 A	3	μgRE	0.4%	钙	71	mg	9%
维生素 D	—	μg	0%	磷	243	mg	35%
维生素 E	5.31	mg α-TE	38%	钾	304	mg	15%
维生素 K	—	μg	0%	钠	0.9	mg	0.04%
维生素 B$_1$	0.26	mg	19%	镁	151	mg	50%
维生素 B$_2$	0.1	mg	7%	铁	7	mg	47%
维生素 B$_6$	—	mg	0%	锌	1.94	mg	13%
维生素 B$_{12}$	0	μg	0%	碘	—	μg	0%
维生素 C	0	mg	0%	硒	2.16	μg	4%
烟酸	3.47	mg	24%	铜	0.39	mg	26%
叶酸	29.1	μgDFE	7%	锰	0.59	mg	20%

【性味归经】

荞麦性凉，味甘；入脾、胃、大肠经。

【烹调应用】

荞麦去壳后，可制作饭、粥食用，也可以磨成粉，制作面条、饸饹、饼、饺子、馒头等。荞麦粉还可以与面粉混合制作各种面食，如朝鲜族的冷面。

【饮食宜忌】

荞麦适宜食欲不振、饮食不香、胃肠积滞、慢性泄泻者食用；适合高脂血症、动脉粥样硬化、高血压症、冠心病等心血管病患者食用；适用于素有肠胃积热、泻痢者使用。体寒者不宜多食；癌症患者不宜多食。

【注意事项】

荞麦不易消化，一次食用不可过多。荞麦应在常温、干燥、通风的环境中储存。

六、燕麦

【营养特点】

燕麦又称雀麦、莜麦、爵麦、皮燕麦。燕麦是一种低糖、高蛋白、高热能的食物。其蛋白质和脂肪含量高于一般谷类食品。燕麦蛋白质中含有人体需要的全部必需氨基酸，脂肪中含有大量的亚油酸，消化吸收率高。燕麦富含 B 族维生素、矿物质以及膳食纤维，具有良好的降血脂和预防动脉硬化症的作用。有资料显示，每天早饭如果能食用 50g 燕麦食品，连续 3 个月，可有效降低血清低密度脂蛋白胆固醇浓度，提高高密度脂蛋白胆固醇水平，而且对肝肾无任何不良反应，这对高血脂合并肝肾疾病患者及糖尿病患者更为适用。

每 100g 莜麦面的营养素含量及 NRV 值见表 1-10。

表 1-10　每 100g 莜麦面的营养素含量及 NRV 值

食物名称：莜麦面　食物编号 01-9-011

营养成分	含量	单位	NRV	营养成分	含量	单位	NRV
能量	1589	kJ	19%	烟酸	0.29	mg	2%
蛋白质	13.7	g	23%	叶酸	22.4	μgDFE	6%
脂肪	8.6	g	14%	泛酸	—		0%
饱和脂肪酸	1.7	g	9%	生物素	11.9	μg	40%
胆固醇	—	mg	0%	胆碱	—	mg	0%
碳水化合物	67.7	g	23%	钙	40	mg	5%
膳食纤维	5.8	g	23%	磷	259	mg	37%
维生素 A	—	μgRE	0%	钾	255	mg	13%
维生素 D	—	μg	0%	钠	1.8	mg	0.09%
维生素 E	0.39	mg α-TE	3%	镁	62	mg	21%
维生素 K	—	μg	0%	铁	3.8	mg	25%
维生素 B_1	0.2	mg	14%	锌	2.18	mg	14%
维生素 B_2	0.09	mg	6%	碘	—	μg	0%
维生素 B_6	—	mg	0%	硒	2.9	μg	6%
维生素 B_{12}	0	μg	0%	铜	0.41	mg	27%
维生素 C	0	mg	0%	锰	1.71	mg	57%

【性味归经】

燕麦性平，味甘；入肝、脾经。

【烹调应用】

燕麦经加工去掉麸皮后，可以用于做饭粥，还可以蒸熟或炒熟后磨粉使用。燕麦中缺少麦醇溶蛋白，磨粉和面后不易成团，一般与面粉混合后，制作各种面食。燕麦还可以加工成燕麦片。

【饮食宜忌】

燕麦适宜高血脂、心脑血管疾病、糖尿病、贫血、骨质疏松、便秘患者食用，也可供肥胖者及健康者日常保健食用。习惯性流产患者不宜多食。燕麦有滑肠作用，腹泻者应慎用。

【注意事项】

每天 50g 即可，多食可能造成胃痉挛或肠胀气。

七、高粱米

【营养特点】

高粱米又称蜀黍、蜀秫、芦粟等。高粱米有白、黄、红、黑、褐等多种颜色，质量以白壳高粱最好，黄壳高粱次之。色白的高粱含鞣酸较少，故其食用的品质高。高粱的幼芽和果实中含对羟基扁桃腈-葡萄糖苷，水解产生对羟基苯甲醛、HCN 和葡萄糖。高粱的糠皮含大量鞣酸蛋白，有较好的止泻收敛作用。

每 100g 高粱米的营养素含量及 NRV 值见表 1-11。

表 1-11　每 100g 高粱米的营养素含量及 NRV 值

食物名称：高粱米　食物编号 01-9-001

营养成分	含量	单位	NRV	营养成分	含量	单位	NRV
能量	1505	kJ	18%	膳食纤维	4.3	g	17%
蛋白质	10.4	g	17%	维生素 A	—	μgRE	0%
脂肪	3.1	g	5%	维生素 D	—	μg	0%
饱和脂肪酸		g		维生素 E	1.88	mg α-TE	13%
胆固醇	—	mg	0%	维生素 K		μg	
碳水化合物	74.7	g	25%	维生素 B_1	0.29	mg	21%

营养成分	含量	单位	NRV	营养成分	含量	单位	NRV
维生素 B_2	0.1	mg	7%	磷	329	mg	47%
维生素 B_6	0	mg	0%	钾	281	mg	14%
维生素 B_{12}	0	μg	0%	钠	6.3	mg	0.3%
维生素 C	—	mg	0%	镁	129	mg	43%
烟酸	1.6	mg	11%	铁	6.3	mg	42%
叶酸	0	μgDFE	0%	锌	1.64	mg	11%
泛酸		mg		碘	0	μg	0%
生物素		μg		硒	2.83	μg	6%
胆碱		mg		铜	0.53	mg	35%
钙	22	mg	3%	锰	1.22	mg	41%

【性味归经】

高粱米性温，味甘、涩；入脾、胃、大肠、肺经。

【烹调应用】

高粱米可制作饭、粥，也可以磨成粉后制作糕、饼等。

【饮食宜忌】

高粱米适宜脾虚湿困、消化不良及湿热下痢、小便不利等症。糖尿病患者不宜多食。高粱米所含的鞣酸有收涩的作用，既温中又涩肠，热结便秘者食之会加重病情，正常治疗热结便秘者当清热通便，不应温中固涩；初痢者忌食用高粱米饭。

【注意事项】

不宜食用"回生"的高粱米饭。

八、玉米

【营养特点】

玉米又名玉蜀黍、苞谷、苞米、棒子等。玉米被称为"黄金作物"和粗粮佳品，含有丰富的膳食纤维。玉米的胚乳中含有丰富的淀粉、蛋白质、脂类、矿物质和维生素。玉米胚占总重的10%～14%，其中含有大量的脂肪，出油率为16%～19%，因此可以从玉米中提取玉米油。玉米油是一种优质的食用油，人体吸收率达97%以上。它含有59%的亚油酸和12%的橄榄酸，能溶解人体血管壁上的胆固醇，对冠心病和动脉硬化等有辅助疗效。玉米还含有丰富的维生素E。

每100g玉米面的营养素含量及NRV值见表1-12。

表1-12　每100g玉米面的营养素含量及NRV值

食物名称：玉米面　食物编号01-3-109

营养成分	含量	单位	NRV	营养成分	含量	单位	NRV
能量	1419	kJ	17%	烟酸	0.8	mg	6%
蛋白质	8.5	g	14%	叶酸	—	μgDFE	0%
脂肪	1.5	g	3%	泛酸		mg	
饱和脂肪酸	0.3	g	2%	生物素	5.8	μg	19%
胆固醇	—	mg	0%	胆碱	35.6	mg	8%
碳水化合物	78.4	g	26%	钙	22	mg	3%
膳食纤维	5.5	g	22%	磷	196	mg	28%
维生素A	7	μgRE	0.9%	钾	249	mg	12%
维生素D		μg		钠	2.3	mg	0.1%
维生素E	0.98	mg α-TE	7%	镁	84	mg	28%
维生素K		μg		铁	0.4	mg	3%
维生素B$_1$	0.07	mg	5%	锌	0.08	mg	0.5%
维生素B$_2$	0.04	mg	3%	碘	Tr	μg	0%
维生素B$_6$	0.08	mg	6%	硒	2.68	μg	5%
维生素B$_{12}$	0	μg	0%	铜	0.01	mg	0.7%
维生素C	0	mg	0%	锰	0.02	mg	0.7%

【性味归经】

玉米性平，味甘；入胃、大肠经。

【烹调应用】

玉米可用于制作主食或粥品、小吃，如窝头、玉米饼、玉米面粥等；嫩玉米、珍珠笋可作为菜肴的主料和配料，如松仁玉米。

【饮食宜忌】

玉米适宜脾胃气虚、气血不足、营养不良者食用；适宜心血管疾病患者长期食用；适宜肥胖、脂肪肝患者食用；适宜慢性便秘者食用。严重遗尿症患者久食玉米可能加重病情。

【注意事项】

长期食用发霉玉米会导致肝癌；玉米吃得过多，可致消化不良。玉米粉中含有一定的蛋白质，但是不含胶原蛋白，不能形成面筋质，因此没有保持气体性能和形成弹性面团的能力，需要与面粉掺和后方可以制作发酵点心。

九、薏米

【营养特点】

薏米又名薏苡仁、六谷米等，含有多种维生素和矿物质，特别是硒和维生素 E。李时珍在《本草纲目》中记载，薏米能"健脾益胃，补肺清热，祛风胜湿。炊饭食，治冷气。煎饮，利小便热淋"。薏米中的硒能有效抑制肿瘤细胞的增殖，用于胃癌、子宫颈癌的辅助治疗。桂林地区有首民谣这样唱道："薏米胜过灵芝草，药用营养价值高，常吃可以延年寿，返老还童立功劳。"

每 100g 薏米的营养素含量及 NRV 值见表 1-13。

表 1-13　每 100g 薏米的营养素含量及 NRV 值

食物名称：薏米　食物编号 01-9-008

营养成分	含量	单位	NRV	营养成分	含量	单位	NRV
能量	1512	kJ	18%	饱和脂肪酸		g	
蛋白质	12.8	g	21%	胆固醇	—	mg	0%
脂肪	3.3	g	6%	碳水化合物	71.1	g	24%

营养成分	含量	单位	NRV	营养成分	含量	单位	NRV
膳食纤维	2	g	8%	生物素		μg	
维生素 A	—	μgRE	0%	胆碱		mg	
维生素 D	—	μg	0%	钙	42	mg	5%
维生素 E	2.08	mg α-TE	15%	磷	217	mg	31%
维生素 K		μg		钾	238	mg	12%
维生素 B$_1$	0.22	mg	16%	钠	3.6	mg	0.1%
维生素 B$_2$	0.15	mg	11%	镁	88	mg	29%
维生素 B$_6$		mg		铁	3.6	mg	24%
维生素 B$_{12}$	0	μg	0%	锌	1.68	mg	11%
维生素 C	—	mg	0%	碘	0	μg	0%
烟酸	0.8	mg	6%	硒	3.07	μg	6%
叶酸	0	μgDFE	0%	铜	0.29	mg	19%
泛酸		mg		锰	1.37	mg	46%

【性味归经】

薏米性凉，味甘、淡；入脾、肺、肾经。

【烹调应用】

薏米主要用于制作甜食，如制作各种羹汤，或加入各种米饭中。也可以制作咸味菜，如薏苡仁炖鸡。冬天用薏米炖猪脚、排骨和鸡，是一种滋补食品。夏天用薏米煮粥或制作冷饮冰薏米，又是很好的消暑健身的清补剂。

【饮食宜忌】

薏米适宜脾虚泄泻、水湿黄疸、脾湿困体者食用；适宜各类癌症患者食用；适宜各种疣患者食用，有美容功效。薏米还有防癌抗癌、利尿、解热、强身健体等功效。由于薏米化湿滑利的效果显著，因此遗精、滑精、遗尿、多尿、大便干结者和孕妇不宜食用。

【注意事项】

淘洗薏米宜用冷水轻轻淘洗，不要用力揉搓，再用冷水浸泡10～20min。泡米用的水要与米同煮，不能丢弃，这样可以避免薏米中所含的营养物质丢失。

十、马铃薯

【营养特点】

马铃薯又称洋芋、土豆、山药蛋、地蛋等。土豆中含淀粉、脂肪、纤维素、B族维生素、维生素C和钙、磷、铁等。

每100g马铃薯的营养素含量及NRV值见表1-14。

表1-14 每100g马铃薯的营养素含量及NRV值

食物名称：马铃薯 食物编号02-1-104

营养成分	含量	单位	NRV	营养成分	含量	单位	NRV
能量	329	kJ	4%	烟酸	—	mg	0%
蛋白质	2.6	g	4%	叶酸	12.4	μgDFE	3%
脂肪	0.2	g	0.3%	泛酸	—	mg	0%
饱和脂肪酸		g		生物素	4.2	μg	14%
胆固醇	—	mg	0%	胆碱	—	mg	0%
碳水化合物	17.8	g	6%	钙	7	mg	0.9%
膳食纤维	1.2	g	5%	磷	46	mg	7%
维生素A	1	μgRE	0.1%	钾	347	mg	17%
维生素D		μg	0%	钠	5.9	mg	0.3%
维生素E	Tr	mg α-TE	0%	镁	24	mg	8%
维生素K		μg	0%	铁	0.4	mg	3%
维生素B$_1$	0.1	mg	7%	锌	0.3	mg	2%
维生素B$_2$	0.02	mg	1%	碘	1.2	μg	0.8%
维生素B$_6$	0.27	mg	19%	硒	0.47	μg	0.9%
维生素B$_{12}$		μg		铜	0.09	mg	6%
维生素C	14	mg	14%	锰	0.1	mg	3%

【性味归经】

马铃薯性平，味甘；入脾、胃、大肠经。

【烹调应用】

马铃薯在烹饪中可作主食，也可入菜、制作小吃等，适于各种烹调方法，适于各种调味，荤素皆宜，如拔丝土豆、醋熘土豆丝、土豆烧肉、土豆丸子、炸薯条、土豆泥等。

【饮食宜忌】

马铃薯适宜脾胃气虚、营养不良者食用；适宜乳腺癌、直肠癌患者食用；适宜心血管疾病患者食用；适宜便秘、减肥者食用。糖尿病患者不宜食用过多。

【注意事项】

发芽的土豆含龙葵素，不能食用。少量龙葵素能缓解胃肠痉挛，减少胃液分泌，对胃有一定保护作用。若由于储藏不当而出现表皮发紫、发绿或出芽后，马铃薯块茎中的毒素——龙葵素就会明显增加。所以，发芽土豆及变绿、变紫、腐烂土豆，不可食用。

十一、红薯

【营养特点】

红薯又称番薯、甘薯、红苕、山芋、白薯、地瓜等。红薯中所含的蛋白质、碳水化合物、烟酸等都比其他粮食高，还富含钙、铁、磷等矿物质，含有大量的粗纤维，能促进肠道蠕动。红薯含有一种黏蛋白，这是一种多糖和蛋白质的混合物，属胶原和黏液多糖类物质，能抗疲劳，提高人体免疫力，减少皮下脂肪，避免肥胖，防止肝肾结缔组织萎缩，保持人体动脉血管的弹性，预防结缔组织病，并保持呼吸道、消化道、关节腔、浆膜腔的滑润。红薯中的胶原和多糖类物质还与无机盐结合形成骨质，使软骨保持一定的弹性。红薯能促进胆固醇排泄，防止心血管脂肪沉积，维护动脉血管弹性，从而降低心血管疾病的发病率。红薯还可以作为驻颜美容食品，因此国外许多想保持苗条身材的女性热衷于吃红薯，因为红薯中含有一种类似女性激素的物质，这种物质对保持身材健美是有益的。红薯中还含有微量元素硒，因而有预防癌症的作用。

每100g红薯的营养素含量及 NRV 值见表 1-15。

表 1-15　每 100g 红薯的营养素含量及 NRV 值

食物名称：红薯　食物编号 02-1-205

营养成分	含量	单位	NRV	营养成分	含量	单位	NRV
能量	238	kJ	3%	烟酸	0.2	mg	1%
蛋白质	0.7	g	1%	叶酸	19.6	μgDFE	5%
脂肪	0.2	g	0.3%	泛酸	—	mg	0%
饱和脂肪酸		g		生物素	2	μg	7%
胆固醇	—	mg	0%	胆碱		mg	0%
碳水化合物	15.3	g	5%	钙	18	mg	2%
膳食纤维	2.2	g	9%	磷	26	mg	4%
维生素 A	125	μgRE	16%	钾	88	mg	4%
维生素 D	—	μg	0%	钠	70.9		4%
维生素 E	Tr	mg α-TE	0%	镁	17	mg	6%
维生素 K		μg	0%	铁	0.2	mg	1%
维生素 B_1	0.05	mg	4%	锌	0.16	mg	1%
维生素 B_2	0.01	mg	0.7%	碘	0.4	μg	0.3%
维生素 B_6	0.15	mg	11%	硒	0.22	μg	0.4%
维生素 B_{12}			0%	铜	0.05	mg	3%
维生素 C	4	mg	4%	锰	0.08	mg	3%

【性味归经】

红薯性平，味甘；入脾、肾经。

【烹调应用】

红薯除直接煮、蒸、烤食用外，还可以在煮熟后捣制成泥，与米粉、面粉等混合，制成各种点心和小吃，如红薯饼、苕梨等；晒干磨成粉后，与小麦粉等掺和，可做馒头、面条、饺子等；可作为甜菜用料或蒸类菜肴的垫底，如拔丝红薯、粉蒸牛肉等。此外，红薯的嫩茎和叶可作为鲜蔬食用，如清炒红薯苗。

【饮食宜忌】

红薯适宜脾胃气虚、营养不良者食用；适宜胃热烦渴或饮酒过度者食用；适宜大便燥结者食用。糖尿病患者不可多食。

【注意事项】

红薯含有"气化酶"，食后有时发生烧心、吐酸水、肚胀排气等现象，一次不宜食用过多。食用红薯后易反酸，所以胃溃疡及胃酸过多的患者不宜食用。

第二节　豆类及其制品

一、黄豆

【营养特点】

黄豆古代称菽，又称大豆、毛豆，成熟后呈黄、青、紫、黑等颜色。大豆按颜色的不同，有黄大豆、青大豆、黑大豆、紫大豆等。大豆蛋白质含量高达 $35\% \sim 40\%$，有"植物肉"之称。蛋白质中含有人体需要的全部氨基酸，属于完全蛋白质，其中赖氨酸含量较多，但蛋氨酸较少，与谷类混合食用，可以较好地发挥蛋白质的互补作用。黄豆中脂肪含量为 $15\% \sim 20\%$，主要是不饱和脂肪酸，其中油酸占 $32\% \sim 36\%$，亚油酸占 $52\% \sim 57\%$，亚麻酸占 $2\% \sim 10\%$，此外还有少量的磷脂。黄豆中碳水化合物的含量超过 30%，多为纤维素和可溶性糖，容易引起肠道胀气。大豆发芽以后还能产生较多的维生素 C。大豆还含有丰富的钙、维生素 B_1 和维生素 B_2。大豆含植物雌激素，能保护血管内皮细胞不被氧化破坏，常食可预防骨质疏松、乳腺癌的发生，是更年期妇女的"保护神"。

每 100g 黄豆的营养素含量及 NRV 值见表 1-16。

表 1-16 每 100g 黄豆的营养素含量及 NRV 值

食物名称：黄豆 食物编号 03-1-104

营养成分	含量	单位	NRV	营养成分	含量	单位	NRV
能量	1626	kJ	19%	烟酸	1.53	mg	11%
蛋白质	33.1	g	55%	叶酸	181.1	μgDFE	45%
脂肪	15.9	g	27%	泛酸		mg	
饱和脂肪酸		g		生物素		μg	
胆固醇	—	mg	0%	胆碱		mg	
碳水化合物	37.3	g	12%	钙	123	mg	15%
膳食纤维	—	g	0%	磷	418	mg	60%
维生素 A	7	μgRE	0.9%	钾	1276	mg	64%
维生素 D		μg		钠	43.8	mg	2%
维生素 E	—	mg α-TE	0%	镁	211	mg	70%
维生素 K		μg		铁	35.8	mg	238%
维生素 B$_1$	0.11	mg	8%	锌	4.61	mg	31%
维生素 B$_2$	0.22	mg	16%	碘	—	μg	0%
维生素 B$_6$	0.46	mg	33%	硒	2.03	μg	4%
维生素 B$_{12}$	0	μg	0%	铜	1.17	mg	78%
维生素 C	—	mg	0%	锰	2.03	mg	68%

【性味归经】

黄豆性平、味甘；入脾、大肠经。

【烹调应用】

黄豆是重要的烹饪原料，既可以整粒用于制作菜肴、休闲食品或作粥品的辅料；也可以磨粉使用，制作主食和各种面点。

【饮食宜忌】

黄豆适合脾虚气弱、消瘦少食者食用；适宜贫血、营养不良者食用；适宜高血压、心血管疾病患者食用；适宜糖尿病患者、肥胖者食用。痛风患者不宜食用过多。

【注意事项】

生黄豆中含有对人体极为不利的抗胰蛋白酶和凝血酶，食用时一定要煮烂；黄豆在消化过程中会产生过多气体，造成腹胀和消化不良。

二、豆腐

【营养特点】

豆腐主要以大豆为原料加工制成，有南豆腐和北豆腐之分。南豆腐用石膏作凝固剂，因而质地细嫩，水分含量在90％左右；北豆腐用盐卤作凝固剂，质地较南豆腐老，水分含量在85％～88％。豆腐含有铁、钙、磷、镁等人体必需的多种矿物质，还含有糖类、植物油和丰富的优质蛋白，素有"植物肉"之美称。豆腐的消化吸收率达95％以上。豆腐除有增加营养、帮助消化、增进食欲的功能外，对牙齿、骨骼的生长发育也颇为有益，在造血功能上可增加血液中铁的含量；豆腐不含胆固醇，为高血压、高血脂、高胆固醇血症及动脉硬化、冠心病患者的药膳佳肴。豆腐也是儿童、病弱者及老年人补充营养的食疗佳品。豆腐中的甾固醇、豆甾醇，均是抑癌的有效成分。

每100g豆腐的营养素含量及NRV值见表1-17。

表1-17　每100g豆腐的营养素含量及NRV值

食物名称：豆腐（北豆腐）　食物编号03-1-306

营养成分	含量	单位	NRV	营养成分	含量	单位	NRV
能量	462	kJ	6％	维生素A	—	μgRE	0％
蛋白质	9.2	g	15％	维生素D	—	μg	0％
脂肪	8.1	g	13％	维生素E	8.4	mg α-TE	60％
饱和脂肪酸	3.8	g	19％	维生素K	—	μg	0％
胆固醇	—	mg	0％	维生素B$_1$	0.05	mg	4％
碳水化合物	3	g	1％	维生素B$_2$	0.02	mg	1％
膳食纤维	2.8	g	11％	维生素B$_6$	0.03	mg	2％

营养成分	含量	单位	NRV	营养成分	含量	单位	NRV
维生素 B_{12}	—	μg	0%	钾	106	mg	5%
维生素 C	Tr	mg	0%	钠	7.3	mg	0.4%
烟酸	0.11	mg	0.8%	镁	63	mg	21%
叶酸	39.8	$\mu gDFE$	10%	铁	1.5	mg	10%
泛酸	—	mg	0%	锌	0.74	mg	5%
生物素	7.2	μg	24%	碘	—	μg	0%
胆碱	26.5	mg	5%	硒	2.46	μg	5%
钙	105	mg	13%	铜	0.06	mg	4%
磷	112	mg	16%	锰	0.07	mg	2%

【性味归经】

豆腐性凉，味甘；入脾、胃、大肠经。

【烹调应用】

豆腐在烹调中应用十分广泛，适合多种刀工成形，如条、块、丁、粒、末、泥等，适于各种烹调方法，能与鱼、肉、禽、蛋、蔬菜等配合，制作的菜肴多达上百种。著名的菜肴有"小葱拌豆腐""麻婆豆腐""生煎豆腐""泥鳅钻豆腐""锅贴豆腐""砂锅豆腐"等。

【饮食宜忌】

豆腐适宜心血管疾病患者食用；适宜肥胖者、糖尿病患者、癌症患者食用；适宜经常饮酒者食用；适宜水土不服者食用。胃寒、痛风以及血尿酸偏高者慎食。

【注意事项】

食用生豆腐，不但影响蛋白质的消化吸收，降低食用效果，还容易刺激消化道，引起疾病。

三、豆浆

【营养特点】

豆浆是将大豆用水泡后磨碎、过滤、煮沸而成。豆浆营养非常丰富，且易于消化吸收，有"植物奶"之称。豆浆是防治高血脂、高血压、动脉硬化、缺铁性贫血、气喘等疾病的理想食品。豆浆营养丰富，多喝豆浆可预防老年痴呆症，增强抗病能力，防癌抗癌；中老年妇女饮用，能调节内分泌，改善更年期综合征；青年女性饮用，能令皮肤白皙润泽，容光焕发。

每100g豆浆的营养素含量及NRV值见表1-18。

表1-18 每100g豆浆的营养素含量及NRV值
食物名称：豆浆 食物编号03-1-405

营养成分	含量	单位	NRV	营养成分	含量	单位	NRV
能量	126	kJ	2%	烟酸	0.14	mg	1%
蛋白质	3	g	5%	叶酸	5	μgDFE	1%
脂肪	1.6	g	3%	泛酸	—	mg	0%
饱和脂肪酸	0.8	g	4%	生物素	3.2	μg	11%
胆固醇	—	mg	0%	胆碱	6.4	mg	1%
碳水化合物	1.2	g	0.4%	钙	5	mg	0.6%
膳食纤维	0.3	g	1%	磷	42	mg	6%
维生素 A	—	μgRE	0%	钾	117	mg	6%
维生素 D		μg		钠	3.7	mg	0.2%
维生素 E	1.06	mg α-TE	8%	镁	15	mg	5%
维生素 K		μg		铁	0.4	mg	3%
维生素 B_1	0.02	mg	1%	锌	0.28	mg	2%
维生素 B_2	0.02	mg	1%	碘	Tr	μg	0%
维生素 B_6	—	mg	0%	硒	Tr	μg	0%
维生素 B_{12}		μg	0%	铜	0.16	mg	11%
维生素 C	Tr	mg	0%	锰	0.16	mg	5%

【性味归经】
豆浆性平，味甘；入脾、大肠经。

【烹调应用】

豆浆煮熟后直接饮用，也可搭配果汁、蔬菜汁等饮用。

【饮食宜忌】

豆浆适宜血虚咳嗽、痰火咳喘、淋症、脚气肿痛难走、肥胖等症。

【注意事项】

喝生豆浆时可引起恶心、呕吐、腹痛、腹泻等症状；豆浆中所含的有害物质受热以后可被破坏，所以在喝豆浆前，一定要充分加热。喝豆浆时食红薯或橘子，可影响消化吸收。

四、腐衣和腐竹

【营养特点】

腐衣和腐竹都是大豆磨浆烧煮后，在制作豆浆时，表面由于蛋白质上浮凝结而成的薄皮，挑出后干制而成的豆制品。腐衣是片张平摊晾干制成的，色泽奶黄，薄而透明，也叫豆腐皮、油皮。腐竹则是湿片张卷成杆状烘干而成的制品，又叫支竹、甜竹。腐竹名产有桂林腐竹、长葛腐竹、陈留腐竹等。腐竹含蛋白质丰富，谷氨酸含量高，而谷氨酸在大脑活动中起重要作用。

每 100g 腐竹的营养素含量及 NRV 值见表 1-19。

表 1-19　每 100g 腐竹的营养素含量及 NRV 值

食物名称：腐竹　食物编号 03-1-528

营养成分	含量	单位	NRV	营养成分	含量	单位	NRV
能量	1990	kJ	24%	维生素 D	—	μg	0%
蛋白质	54.2	g	90%	维生素 E	28.43	mg α-TE	203%
脂肪	27.2	g	45%	维生素 K		μg	0%
饱和脂肪酸	10.3	g	52%	维生素 B_1	0.02	mg	1%
胆固醇		mg	0%	维生素 B_2	0.17	mg	12%
碳水化合物	8.1	g	3%	维生素 B_6	—	mg	0%
膳食纤维	4.6	g	18%	维生素 B_{12}		μg	
维生素 A	—	μgRE	0%	维生素 C	Tr	mg	0%

营养成分	含量	单位	NRV	营养成分	含量	单位	NRV
烟酸	0.8	mg	6%	钠	27.1	mg	1%
叶酸	48.4	μgDFE	12%	镁	140	mg	47%
泛酸	—	mg	0%	铁	3.8	mg	25%
生物素	39.4	μg	131%	锌	4.71	mg	31%
胆碱	34.1	mg	8%	碘	—	μg	0%
钙	50	mg	6%	硒	1.51	μg	3%
磷	655	mg	94%	铜	0.86	mg	57%
钾	670	mg	33%	锰	2.38	mg	79%

【性味归经】

腐竹性凉，味甘；入脾、胃、大肠经。

【烹调应用】

腐衣和腐竹可单独烹调，也可与其他原料相配，适合多种烹调方法：烧、制汤、煎炒、凉拌等。此外，腐衣和腐竹还是制作仿荤菜肴的重要原料，可以制作素鸡、素鸭、素鹅，以及素火腿、素香肠等，有名的菜肴如干炸响铃、烧素鹅等。

【饮食宜忌】

一般人皆可食用。

【注意事项】

食用前须泡涨，如想加快涨发速度，可用温水将腐竹洗干净再换 90℃水浸泡透，然后捞出备用。

五、豆腐干

【营养特点】

豆腐干是以大豆为原料，经浸泡、研磨、出浆、凝固、压榨等工序生产加工而成。豆腐干中含有丰富的蛋白质，营养价值较高；豆腐干含有的卵磷脂可除掉附在血管壁上的胆固醇，防止血管硬化，预防心血管疾病，保护心脏；豆腐干还含有多种矿物质，可以补充钙质，防止因缺钙引起的骨质疏松，促进骨骼发育，对小儿、老人的骨骼生长极为有利。

每100g豆腐干的营养素含量及NRV值见表1-20。

表1-20 每100g豆腐干的营养素含量及NRV值

食物名称：豆腐干 食物编号03-1-529

营养成分	含量	单位	NRV	营养成分	含量	单位	NRV
能量	1731	kJ	21%	烟酸	0.47	mg	3%
蛋白质	19.6	g	33%	叶酸	9.1	μgDFE	2%
脂肪	35.2	g	59%	泛酸	—	mg	0%
饱和脂肪酸	11.1	g	56%	生物素	6.6	μg	22%
胆固醇		mg	0%	胆碱	12.2	mg	3%
碳水化合物	11.4	g	4%	钙	352	mg	44%
膳食纤维	6.8	g	27%	磷	408	mg	58%
维生素A		μgRE		钾	153	mg	8%
维生素D	—	μg	0%	钠	690.2	mg	34%
维生素E	29.63	mg α-TE	217%	镁	109	mg	36%
维生素K		μg	0%	铁	4.8	mg	32%
维生素B₁	0.02	mg	1%	锌	1.77	mg	12%
维生素B₂	0.08	mg	6%	碘	—	μg	0%
维生素B₆		mg		硒	3.2	μg	6%
维生素B₁₂	—	μg	0%	铜	0.11	mg	7%
维生素C	Tr	mg	0%	锰	0.92	mg	31%

【性味归经】

豆腐干性凉，味甘；入脾、大肠经。

【烹调应用】

豆腐干可加工成卤干、熏干、酱油干等，可拌凉菜、炒热菜。豆腐干可以制作主料烹制菜肴，如扬州名菜"大煮干丝""烫干丝"等；也可以切成丁、片、小块等，作为茶点、凉菜和炒菜的配料。

【饮食宜忌】

一般人皆可食用。豆腐干适用于阳痿、气血不足、目疾等症。豆腐干中钠的含量较高，糖尿病、肥胖症、肾病、高脂血症患者慎食。

六、绿豆

【营养特点】

绿豆又称青小豆、吉豆，颜色有青绿、黄绿、墨绿三大类，以色浓绿而富有光泽、颗粒整齐、形圆、煮之易熟者品质佳。绿豆富含蛋白质，碳水化合物，钙、磷、铁等矿物质和多种维生素。绿豆中蛋白质主要为球蛋白类，氨基酸比较齐全，属于完全蛋白质，其赖氨酸含量较高。

每100g绿豆的营养素含量及NRV值见表1-21。

表1-21 每100g绿豆的营养素含量及NRV值

食物名称：绿豆 食物编号03-2-101

营养成分	含量	单位	NRV	营养成分	含量	单位	NRV
能量	1376	kJ	16%	烟酸	2	mg	14%
蛋白质	21.6	g	36%	叶酸	0	μgDFE	0%
脂肪	0.8	g	1%	泛酸			
饱和脂肪酸	0.2	g	1%	生物素		μg	
胆固醇	—	mg	0%	胆碱		mg	
碳水化合物	62	g	21%	钙	81	mg	10%
膳食纤维	6.4	g	26%	磷	337	mg	48%
维生素A	22	μgRE	3%	钾	787	mg	39%
维生素D		μg	0%	钠	3.2	mg	0.2%
维生素E	10.95	mg α-TE	78%	镁	125	mg	42%
维生素K		μg		铁	6.5	mg	43%
维生素B$_1$	0.25	mg	18%	锌	2.18	mg	15%
维生素B$_2$	0.11	mg	8%	碘	0	μg	0%
维生素B$_6$	0	mg	0%	硒	4.28	μg	9%
维生素B$_{12}$		μg		铜	1.08	mg	72%
维生素C	—	mg	0%	锰	1.11	mg	37%

【性味归经】

绿豆性凉，味甘；入心、胃经。

【烹调应用】

绿豆可单独或与大米等原料混合，制作饭、粥等；也可以磨成粉制成各种糕点及小吃，如绿豆糕；也常制成绿豆沙，在面点中作为馅心使用。此外，绿豆还是制取优质淀粉的原料，可用于品质优良的粉丝、粉皮的制作。

【饮食宜忌】

绿豆特别适用于在夏季或高温环境下的工作者；适宜暑热烦渴、水肿、泻痢、痈疮者食用。绿豆性凉，脾胃虚弱的人不宜多食。

【注意事项】

绿豆不宜煮得过烂，以免有机酸和维生素遭到破坏，降低清热解毒的功效。

七、赤小豆

【营养特点】

赤小豆又称红豆、红小豆、赤豆、小豆等，颜色多为赤褐色，也有茶色、淡绿色、淡黄色、白色、褐色等色。优质赤小豆颗粒大而饱满、皮薄、红紫有光泽、脐上有白纹。赤小豆含有蛋白质、脂肪、碳水化合物、钙、磷、铁以及维生素 B_1、维生素 B_2 等营养成分。

每 100g 赤小豆的营养素含量及 NRV 值见表 1-22。

表 1-22　每 100g 赤小豆的营养素含量及 NRV 值

食物名称：赤小豆　食物编号 03-3-101

营养成分	含量	单位	NRV	营养成分	含量	单位	NRV
能量	1357	kJ	16%	胆固醇	—	mg	0%
蛋白质	20.2	g	34%	碳水化合物	63.4	g	21%
脂肪	0.6	g	1%	膳食纤维	7.7	g	31%
饱和脂肪酸	0.1	g	0.5%	维生素 A	13	μgRE	2%

营养成分	含量	单位	NRV	营养成分	含量	单位	NRV
维生素 D	—	μg	0%	胆碱		mg	
维生素 E	14.36	mg α-TE	103%	钙	74	mg	9%
维生素 K		μg		磷	305	mg	44%
维生素 B$_1$	0.16	mg	11%	钾	860	mg	43%
维生素 B$_2$	0.11	mg	8%	钠	2.2	mg	0.1%
维生素 B$_6$	0	mg	0%	镁	138	mg	46%
维生素 B$_{12}$	—	μg	0%	铁	7.4	mg	49%
维生素 C	0	mg	0%	锌	2.2	mg	16%
烟酸	2.0	mg	14%	碘	7.8	μg	5%
叶酸	0	μgDFE	0%	硒	3.8	μg	8%
泛酸		mg		铜	0.64	mg	43%
生物素		μg		锰	1.33	mg	44%

【性味归经】

赤小豆性平，味甘、酸；归心、小肠经。

【烹调应用】

赤小豆多用于制作羹汤、粥品；煮烂去皮后可加工制成赤豆泥、豆沙等，是制作糕点甜馅的主要原料；与面粉掺和后可做各式糕点；在菜肴的制作中可作为甜味酿菜的馅料，如夹沙肉、龙眼烧白、高丽肉、酿枇杷等。

【饮食宜忌】

赤小豆能利尿消肿、祛病除邪，对于多种水肿性疾病有明显的治疗作用，尤其是对营养不良性水肿有其独特的疗效；适宜产后缺奶和产后水肿者食用；适宜肥胖者食用。尿频者不宜多食。

【注意事项】

水肿之人，适宜将赤小豆与鲤鱼或黑鱼配合食用；产妇乳汁不足者，适合将赤小豆与粳米一起煮粥或与猪蹄炖汤。

八、豌豆

【营养特点】

豌豆又称寒豆、麦豆、荷兰豆。豌豆的种子多呈圆球形，也有椭圆形、扁圆形等形状；颜色有黄、褐、绿、玫瑰等多种颜色。按豆荚内层革质膜的有无和厚薄，可以把豌豆分为软荚豌豆和硬荚豌豆。豌豆中富含的各种营养物质，可为人体提供多种营养成分，增强机体的抗病能力，起到防癌的作用。豌豆中还含有抗病毒、抑制细菌生长的物质。

每100g豌豆的营养素含量及NRV值见表1-23。

表1-23 每100g豌豆的营养素含量及 NRV 值

食物名称：豌豆　食物编号 03-9-301

营养成分	含量	单位	NRV	营养成分	含量	单位	NRV
能量	1395	kJ	17%	烟酸	2.4	mg	17%
蛋白质	20.3	g	34%	叶酸	0	μgDFE	0%
脂肪	1.1	g	2%	泛酸		mg	
饱和脂肪酸	0.2	g	1%	生物素		μg	
胆固醇	—	mg	0%	胆碱		mg	
碳水化合物	65.8	g	22%	钙	97	mg	12%
膳食纤维	10.4	g	42%	磷	259	mg	37%
维生素 A	42	μgRE	5%	钾	823	mg	41%
维生素 D	—	μg	0%	钠	9.7	mg	0.5%
维生素 E	8.47	mg α-TE	61%	镁	118	mg	39%
维生素 K		μg		铁	4.9	mg	33%
维生素 B₁	0.49	mg	35%	锌	2.35	mg	16%
维生素 B₂	0.14	mg	10%	碘	0.9	μg	0.06%
维生素 B₆	0	mg	0%	硒	1.69	μg	3%
维生素 B₁₂		μg	0%	铜	0.47	μg	31%
维生素 C	—	mg	0%	锰	1.15	mg	38%

【性味归经】

豌豆性平，味甘；入脾、肾经。

【烹调应用】

嫩豌豆大多整粒使用，一般用于制作菜肴，如腊肉焖豌豆、清炒豌豆。老豌豆常磨粉后使用，可以制作糕点和馅心；用豌豆制取的淀粉可制作粉丝、凉粉等食品。

【饮食宜忌】

豌豆适宜脾胃虚弱、脾胃不和、吐泻、胃阴不足、咽干口渴、疮疡肿毒等症；对消化性溃疡患者、产后母乳不足者皆适用。

【注意事项】

加碱煮食会破坏豌豆中所含的维生素等营养成分，故不宜加碱煮食。

九、蚕豆

【营养特点】

蚕豆又名胡豆、罗汉豆、马料豆、佛豆等，属豆科植物。蚕豆富含蛋白质、碳水化合物以及钙、磷、铁等矿物质。蚕豆是一种低热量食物，对减肥和防治高脂血症、高血压、心血管疾病有利。蚕豆还含有植物凝集素，能够抑制肿瘤细胞增生，起到防癌抗癌的作用。

每 100g 蚕豆的营养素含量及 NRV 值见表 1-24。

表 1-24　每 100g 蚕豆的营养素含量及 NRV 值

食物名称：蚕豆　食物编号 03-5-101

营养成分	含量	单位	NRV	营养成分	含量	单位	NRV
能量	1414	kJ	17%	膳食纤维	1.7	g	7%
蛋白质	21.6	g	36%	维生素 A	—	μgRE	0%
脂肪	1	g	2%	维生素 D	—	μg	0%
饱和脂肪酸		g		维生素 E	1.6	mg α-TE	11%
胆固醇	—	mg	0%	维生素 K		μg	
碳水化合物	61.5	g	20%	维生素 B_1	0.09	mg	6%

营养成分	含量	单位	NRV	营养成分	含量	单位	NRV
维生素 B_2	0.13	mg	9%	磷	418	mg	60%
维生素 B_6	0	mg	0%	钾	1117	mg	56%
维生素 B_{12}	—	μg	0%	钠	86	mg	4%
维生素 C	2	mg	2%	镁	57	mg	19%
烟酸	1.9	mg	14%	铁	8.2	mg	55%
叶酸	0	μgDFE	0%	锌	3.42	μg	23%
泛酸		μg		碘	0	μg	0%
生物素		mg		硒	1.3	μg	3%
胆碱		mg		铜	0.99	mg	66%
钙	31	mg	4%	锰	1.09	mg	36%

【性味归经】

蚕豆性平，味甘；入脾、胃经。

【烹调应用】

嫩蚕豆多用于制作多种菜肴，用作主料制作酸菜蚕豆、春芽蚕豆，作配料制作鸡米蚕豆、翡翠虾仁等。老蚕豆多用于点心、小吃等面点中，也可以制汤。

【饮食宜忌】

蚕豆适宜水肿患者食用；适宜脾胃气虚、食欲缺乏者食用。

【注意事项】

少数人的红细胞中缺乏葡萄糖-6-磷酸脱氢酶，食入蚕豆及其制品或吸入花粉后，红细胞容易遭受蚕豆中嘧啶、核苷等物质的破坏而发生急性溶血性贫血，其症状为皮肤黄染，即葡萄糖-6-磷酸脱氢酶缺乏症，俗称"蚕豆病"。凡有"蚕豆病"史者，切不可食蚕豆，其子女也应慎食，以防"蚕豆病"发生。

十、白扁豆

【营养特点】

白扁豆又称藕豆、白藕豆、南扁豆。白扁豆中含有的矿物质和维生素含量比大部分根茎菜和瓜菜都高，味亦鲜嫩可口。白扁豆作为滋补佳品，是一种夏季清凉饮料。中医认为，白扁豆健脾化湿、和中消暑、清肝明目，可用于脾胃虚弱、食欲不振、大便溏泻、白带过多、暑湿吐泻、胸闷腹胀等。

每100g白扁豆的营养素含量及NRV值见表1-25。

表1-25　每100g白扁豆的营养素含量及NRV值

食物名称：白扁豆　食物编号03-9-102

营养成分	含量	单位	NRV	营养成分	含量	单位	NRV
能量	1185	kJ	14%	烟酸	1.2	mg	8.57%
蛋白质	19	g	31.6%	叶酸	—	μgDFE	0%
脂肪	1.3	g	2.1%	泛酸	—	mg	0%
饱和脂肪酸	0.2	g	1%	生物素	—	μg	0%
胆固醇	—	mg	0%	胆碱	—	mg	0%
碳水化合物	55.6	g	18.5%	钙	68	mg	9%
膳食纤维	13.4	g	53.6%	磷	340	mg	49%
维生素A	—	μgRE	0%	钾	1070	mg	54%
维生素D	—	μg	0%	钠	1	mg	0.05%
维生素E	0.89	mg α-TE	6%	镁	163	mg	54%
维生素K	—	μg	0%	铁	4	mg	27%
维生素B$_1$	0.33	mg	23.57%	锌	1.93	mg	13%
维生素B$_2$	0.11	mg	7.8%	碘	—	μg	0%
维生素B$_6$	—	mg	0%	硒	1.17	μg	2%
维生素B$_{12}$	—	μg	0%	铜	0.52	mg	35%
维生素C	—	mg	0%	锰	1.31	mg	44%

【性味归经】

白扁豆性温，味甘；归脾、胃经。

【烹调应用】

白扁豆烹调适用于炒、烧、煮、蒸、焖等烹调方法。种仁可以制作甜菜，也可制作豆沙馅、煮粥。还可腌制、酱制和制作泡菜。

【饮食宜忌】

凡患寒热者，不可食用；患疟疾者忌食。

【注意事项】

干白扁豆作为药膳食用时，一定要煮熟。扁豆中含有毒蛋白以及能引起溶血症的皂素，因此烹调前应用冷水泡或氽水处理。不可过多食用，食用过多容易气滞。

第三节　蔬菜类

一、白萝卜

【营养特点】

白萝卜又称为莱菔，肉质直根呈圆锥、圆球、长圆锥、扁圆等形状，根皮白、绿、红或紫等色，味甜、微辣、稍带苦味。我国有"冬吃萝卜夏吃姜，一年四季保安康"的说法。萝卜中含有莱菔苷，维生素 C 含量较高。萝卜汁可以防止胆结石形成，萝卜的醇提取物有抗菌作用，特别是革兰氏阳性菌对其敏感，亦可抗真菌。据日本学者研究，萝卜含有木质素和糖化醇素，因而还具有防癌作用。

每 100g 白萝卜的营养素含量及 NRV 值见表 1-26。

表 1-26　每 100g 白萝卜的营养素含量及 NRV 值

食物名称：白萝卜　食物编号 04-1-111

营养成分	含量	单位	NRV	营养成分	含量	单位	NRV
能量	52	kJ	0.6%	碳水化合物	4	g	1%
蛋白质	0.7	g	1%	膳食纤维	1.8	g	7%
脂肪	0.1	g	0.2%	维生素 A	Tr	μgRE	0%
饱和脂肪酸		g		维生素 D	—	μg	0%
胆固醇	—	mg	0%	维生素 E	Tr	mg α-TE	0%

营养成分	含量	单位	NRV	营养成分	含量	单位	NRV
维生素 K	—	μg	0%	钙	47	mg	6%
维生素 B_1	0.02	mg	1%	磷	16	mg	2%
维生素 B_2	0.01	mg	0.7%	钾	167	mg	8%
维生素 B_6	0.06	mg	4%	钠	54.3	mg	3%
维生素 B_{12}		μg		镁	12	mg	4%
维生素 C	19	mg	19%	铁	0.2	mg	1%
烟酸	0.14	mg	1%	锌	0.14	mg	0.9%
叶酸	6.8	μgDFE	2%	碘	Tr	μg	0%
泛酸	—	mg	0%	硒	0.12	μg	0.2%
生物素	0.8	μg	3%	铜	0.01	mg	0.6%
胆碱	—	mg	0%	锰	0.05	mg	2%

【性味归经】

白萝卜性凉，味辛、甘；入脾、胃经。

【烹调应用】

白萝卜可单独制作主菜，亦可与其他荤素原料搭配成菜，同时又可作为菜肴的装饰用料和雕刻的原料。此外，白萝卜还可制馅、腌渍、干制等等。代表菜式如萝卜羊肉汤、萝卜烧牛肉、萝卜丝糕、萝卜烧麦等。

【饮食宜忌】

白萝卜适宜食积腹胀、痰嗽失音、吐血、解毒、痢疾、偏头痛、小便不利等症。

【注意事项】

吃人参、西洋参等时最好不要吃白萝卜，以免降低药效。

二、胡萝卜

【营养特点】

胡萝卜又称为红萝卜、黄萝卜或丁香萝卜等。胡萝卜含 α-胡萝卜素、β-胡萝卜素、γ-胡萝卜素、ε-胡萝卜素和多种类萝卜、维生素、脂肪油、多种挥发油、有机酸、胡萝卜碱及多种降糖成分。胡萝卜素可治疗和补充人体维生素 A 的不足。维生素 A 能起到预防癌症的作用，特别是对老年人能起到明目养神、防治呼吸道感染、调节新陈代谢、增强抵抗力等作用。胡萝卜含有明显的降血糖成分，可以用于糖尿病的治疗。胡萝卜能帮助消化，消化不良、食欲不振者可经常食用。胡萝卜还可以用于肾炎患者的饮食治疗。胡萝卜含琥珀酸钾盐，因而还有降低血压的作用。近年来研究发现，胡萝卜还有加速排出人体内汞离子的功能。胡萝卜的花也有降压和消炎的作用。

每 100g 胡萝卜的营养素含量及 NRV 值见表 1-27。

表 1-27 每 100g 胡萝卜的营养素含量及 NRV 值

食物名称：胡萝卜 食物编号 04-1-204

营养成分	含量	单位	NRV	营养成分	含量	单位	NRV
能量	106	kJ	1%	烟酸	—	mg	34%
蛋白质	1	g	2%	叶酸	4.8	μgDFE	1%
脂肪	0.2	g	0.3%	泛酸	—	mg	0%
饱和脂肪酸		g		生物素	3.1	μg	10%
胆固醇	—	mg	0%	胆碱		mg	0%
碳水化合物	8.1	g	3%	钙	27	mg	3%
膳食纤维	3.2	g	13%	磷	38	mg	5%
维生素 A	685	μgRE	86%	钾	119	mg	6%
维生素 D	—	μg	0%	钠	120.7	mg	6%
维生素 E	0.31	mg α-TE	2%	镁	18	mg	6%
维生素 K		μg	0%	铁	0.3	mg	2%
维生素 B$_1$	—	mg	0%	锌	0.22	mg	1%
维生素 B$_2$	0.02	mg	1%	碘	Tr	μg	0%
维生素 B$_6$	0.16	mg	11%	硒	0.6	μg	1%
维生素 B$_{12}$		μg		铜	0.07	mg	5%
维生素 C	9	mg	9%	锰	0.08	mg	3%

【性味归经】

胡萝卜性平，味甘；入肺、脾经。

【烹调应用】

胡萝卜除肉质根外，嫩叶可作绿色蔬菜食用。胡萝卜可生食、凉拌、炒、烧、炖、煮等，也可制作面食，还可腌制、加工蜜饯、果酱、菜泥和饮料等。此外，胡萝卜也作为配色、雕刻的原料。代表菜式如胡萝卜烧肉、凉拌胡萝卜丝、胡萝卜羊肚丝汤等。

【饮食宜忌】

胡萝卜适宜贫血、营养不良、食欲不振者食用；适宜心血管疾病患者、癌症患者食用。

【注意事项】

胡萝卜素为脂溶性物质，只有溶解在油脂中才能被人体吸收，因此，胡萝卜最好用食用油烹调或与牛羊肉类一同烹调。

三、四季豆

【营养特点】

四季豆含蛋白质、碳水化合物、纤维素、维生素 B_1、维生素 B_2、叶酸，富含钾，又含有锌、磷、铁等。种实饱满的四季豆含有较多的蛋白质，氨基酸中赖氨酸含量较高。

每 100g 四季豆的营养素含量及 NRV 值见表 1-28。

表 1-28　每 100g 四季豆的营养素含量及 NRV 值

食物名称：四季豆　食物编号 04-2-120

营养成分	含量	单位	NRV	营养成分	含量	单位	NRV
能量	63	kJ	0.8%	膳食纤维	4.7	g	19%
蛋白质	2	g	3%	维生素 A	16	μgRE	2%
脂肪	0.2	g	0.3%	维生素 D		μg	0%
饱和脂肪酸		g		维生素 E	Tr	mg α-TE	0%
胆固醇	—	mg	0%	维生素 K		μg	0%
碳水化合物	6	g	2%	维生素 B_1	0.02	mg	1%

营养成分	含量	单位	NRV	营养成分	含量	单位	NRV
维生素 B_2	0.05	mg	4%	磷	47	mg	7%
维生素 B_6	0.05	mg	4%	钾	196	mg	10%
维生素 B_{12}		μg		钠	4.4	mg	0.2%
维生素 C		mg		镁	27	mg	9%
烟酸	0.26	mg	2%	铁	0.6	mg	4%
叶酸	27.7	μgDFE	7%	锌	0.33	mg	2%
泛酸	—	mg	0%	碘	Tr	μg	0%
生物素	2.6	μg	9%	硒	0.04	μg	0.1%
胆碱	—	mg	0%	铜	0.05	mg	3%
钙	43	mg	5%	锰	0.26	mg	9%

【性味归经】

四季豆性平，味甘；入心、肾经。

【烹调应用】

四季豆无论单独清炒，还是和肉类同炖，或是焯熟凉拌，都很符合人们的口味。代表菜式如干煸四季豆、油焖四季豆。

【饮食宜忌】

四季豆适宜各种水肿患者食用；适宜糖尿病患者、肥胖者食用；适宜心脏病、高血压、高血脂患者食用。

【注意事项】

四季豆豆荚的外皮层含皂苷和菜豆凝集素，所以可引起食物中毒。但受高热后毒素可被破坏，故应采取长时间加热的烹制方法，如焖、煮、烧、煸等。

四、刀豆

【营养特点】

刀豆又称中国刀豆、大刀豆、皂荚豆等。其荚果形状似刀，故名。刀豆嫩豆荚大而宽厚，表面光滑，浅绿色，质地较脆嫩，肉厚味美。品种有大刀豆、洋刀豆之分。刀豆含有尿毒酶、血细胞凝集素、刀豆氨酸等；近年来，又在嫩豆荚中发现刀豆赤霉Ⅰ和刀豆赤霉Ⅱ等，有治疗肝性脑病和抗癌的作用。刀豆对人体镇静也有很好的作用，可以增强大脑皮质的抑制过程，使人神志清晰，精力充沛。

每100g刀豆的营养素含量及NRV值见表1-29。

表1-29　每100g刀豆的营养素含量及NRV值

食物名称：刀豆　食物编号04-2-103

营养成分	含量	单位	NRV	营养成分	含量	单位	NRV
能量	165	kJ	2%	烟酸	1	mg	7%
蛋白质	3.1	g	5%	叶酸	0	μgDFE	0%
脂肪	0.3	g	0.5%	泛酸		mg	
饱和脂肪酸		g		生物素		μg	
胆固醇	—	mg	0%	胆碱		mg	
碳水化合物	7	g	2%	钙	49	mg	6%
膳食纤维	1.8	g	7%	磷	57	mg	8%
维生素A	37	μgRE	5%	钾	209	mg	10%
维生素D	—	μg	0%	钠	8.5	mg	0.4%
维生素E	0.4	mg α-TE	3%	镁	29	mg	10%
维生素K		μg		铁	4.6	mg	31%
维生素B$_1$	0.05	mg	4%	锌	0.84	mg	6%
维生素B$_2$	0.07	mg	5%	碘	0	μg	0%
维生素B$_6$	0	mg	0%	硒	0.88	μg	2%
维生素B$_{12}$	—	μg	0%	铜	0.09	mg	6%
维生素C	15	mg	15%	锰	0.45	mg	15%

【性味归经】

刀豆性温，味甘；入胃、大肠经。

【烹调应用】

刀豆烹饪中可炒、煮、焖或腌渍、糖渍、干制。成熟的籽粒可供煮食或磨粉代粮。

【饮食宜忌】

刀豆适宜胃寒呕吐者食用；适宜肾虚体质者食用。胃火旺者忌食。

【注意事项】

刀豆不宜油炸或加碱煮食用，否则会破坏刀豆所含的营养，使营养价值降低。服螺内酯、氨苯蝶啶和补钾药时不宜食用刀豆，以免引起高钾血症。

五、豆角

【营养特点】

豆角又叫腰豆，常见的有白豆角和青豆角两种。豆角含有丰富的 B 族维生素、维生素 C 和植物蛋白质。豆角有健脾、和胃的作用，还能够补益肾脏，提高人的睡眠质量。此外，多吃豆角还能缓解呕吐、打嗝等不适症状。

每 100g 豆角的营养素含量及 NRV 值见表 1-30。

表 1-30　每 100g 豆角的营养素含量及 NRV 值

食物名称：豆角　食物编号 04-2-104

营养成分	含量	单位	NRV	营养成分	含量	单位	NRV
能量	144	kJ	2%	维生素 E	2.24	mg α-TE	16%
蛋白质	2.5	g	4%	维生素 K	—	μg	0%
脂肪	0.2	g	0.3%	维生素 B$_1$	0.05	mg	3.5%
饱和脂肪酸	—	g	0%	维生素 B$_2$	0.07	mg	5%
胆固醇	—	mg	0%	维生素 B$_6$	—	mg	0%
碳水化合物	6.7	g	2%	维生素 B$_{12}$	—	μg	0%
膳食纤维	2.1	g	8%	维生素 C	18	mg	18%
维生素 A	33	μgRE	4%	烟酸	0.9	mg	6%
维生素 D	—	μg	0%	叶酸	0	μgDFE	0%

营养成分	含量	单位	NRV	营养成分	含量	单位	NRV
泛酸	—	mg	0%	镁	35	mg	12%
生物素	—	μg	0%	铁	1.5	mg	10%
胆碱	—	mg	0%	锌	0.54	mg	4%
钙	29	mg	4%	碘	0	μg	0%
磷	55	mg	8%	硒	2.16	μg	4%
钾	207	mg	10%	铜	0.15	mg	1%
钠	3.4	mg	0.1%	锰	0.41	mg	14%

【性味归经】

豆角性温，味甘、淡；归脾、胃经。

【烹调应用】

豆角适用于炒、烧、煮、焖、蒸、拌等烹调方法，也可加工成腌菜、酱菜、泡菜或干菜。其老熟种子可用来制作豆汤、饭等粥饭类食品。豆角荤素搭配皆宜，以酱烧、烧肉为主，代表菜式：豆角烧肉。

【饮食宜忌】

气滞便秘者不宜多食豆角。

【注意事项】

豆角摘下后应尽快食用，储存久了，会产生走籽现象，品质降低，须需撕去荚筋后烹调。

六、毛豆

【营养特点】

毛豆含有丰富的蛋白质、矿物质、维生素及膳食纤维。毛豆中的蛋白质可以与肉、蛋中的蛋白质相媲美，易于被人体吸收利用。其脂肪含量明显高于其他种类的蔬菜，多以不饱和脂肪酸为主。毛豆中含有的黄酮类化合物，特别是大豆异黄酮，被称为天然植物雌激素，可以改善妇女更年期的不适，防治骨质疏松。毛豆还具有清除血管壁上脂肪的作用，从而起到降血脂和预防动脉粥样硬化的作用。中医认为，毛豆具有健脾宽中、润燥消水、清热解毒、益气的功效；主治疳积泻痢、腹胀羸瘦、妊娠中毒、疮痈肿毒、外伤出血等。

每100g毛豆的营养素含量及NRV值见表1-31。

表1-31 每100g毛豆的营养素含量及NRV值

食物名称：毛豆　食物编号04-2-109

营养成分	含量	单位	NRV	营养成分	含量	单位	NRV
能量	550	kJ	7%	烟酸	1.4	mg	10%
蛋白质	13.1	g	22%	叶酸	0	μgDFE	0%
脂肪	5	g	8%	泛酸	—		0%
饱和脂肪酸	—	g	0%	生物素	—	μg	0%
胆固醇		mg	0%	胆碱			0%
碳水化合物	10.5	g	4%	钙	135	mg	17%
膳食纤维	4	g	16%	磷	188	mg	27%
维生素A	22	μgRE	3%	钾	478	mg	24%
维生素D	—	μg	0%	钠	3.9	mg	0.2%
维生素E	2.44	mg α-TE	17%	镁	70	mg	23%
维生素K		μg	0%	铁	3.5	mg	23%
维生素B$_1$	0.15	mg	11%	锌	1.73	mg	12%
维生素B$_2$	0.07	mg	5%	碘	0	μg	0%
维生素B$_6$	0	mg	0%	硒	2.48	μg	5%
维生素B$_{12}$		μg	0%	铜	0.54	mg	36%
维生素C	27	mg	27%	锰	1.2	mg	40%

【性味归经】

毛豆性平，味甘；归脾、大肠经。

【烹调应用】

毛豆做法也有很多种。在北方，很多人喜欢用大料盐水与花生一起煮。在上海用糟过荤菜的糟卤泡着吃。武汉的毛豆，要加上生蒜和醋凉拌。吮吸豆壳，酸辣开胃，咀嚼豆米，鲜嫩可口。

【饮食宜忌】

幼儿、尿毒症患者忌食毛豆，对毛豆过敏者不宜多食。

【注意事项】

若想把毛豆烫成翠绿色，可加一小撮的盐。因为盐能使叶绿素趋于稳定而防止破坏。由于毛豆中钾的含量较多，能与食盐中的钠保持平衡，因此可消除盐分的不利影响。

七、青椒

【营养特点】

青椒又称大椒、甜椒、灯笼椒、柿子椒、菜椒等。青椒含有丰富的维生素 C，可以防治维生素 C 缺乏病，对牙龈出血、贫血、血管脆弱等有辅助治疗作用。其特有的味道和所含的辣椒素有刺激唾液分泌的作用，能增进食欲，帮助消化，促进肠蠕动，防止便秘。

每 100g 青椒的营养素含量及 NRV 值见表 1-32。

表 1-32　每 100g 青椒的营养素含量及 NRV 值

食物名称：青椒　食物编号 04-3-124

营养成分	含量	单位	NRV	营养成分	含量	单位	NRV
能量	66	kJ	0.8%	维生素 K	—	μg	0%
蛋白质	1.0	g	1.6%	维生素 B_1	0.02	mg	1%
脂肪	0.2	g	0.3%	维生素 B_2	0.02	mg	1%
饱和脂肪酸	—	g	0%	维生素 B_6	0.16	mg	11%
胆固醇	—	mg	0%	维生素 B_{12}	0	μg	0%
碳水化合物	3.8	g	1.3%	维生素 C	130	mg	130%
膳食纤维	1.3	g	5.2%	烟酸	0.39	mg	3%
维生素 A	13	μgRE	1.6%	叶酸	3.6	μgDFE	0.9%
维生素 D	—	μg	0%	泛酸		mg	0%
维生素 E	0.41	mg α-TE	3%	生物素	1.2	μg	4%

营养成分	含量	单位	NRV	营养成分	含量	单位	NRV
胆碱	—	mg	0%	铁	—	mg	0%
钙	—	mg	0%	锌	—	mg	0%
磷	—	mg	0%	碘	—	μg	0%
钾	—	mg	0%	硒	0.38	μg	0.8%
钠	—	mg	0%	铜	—	mg	0%
镁	—	mg	0%	锰	—	mg	0%

【性味归经】

青椒性热，味辛；入心、脾经。

【烹调应用】

青椒适于炒、烧、拌、煎、爆、泡、煸等烹调方法，也可制作腌菜和泡菜；代表菜地三鲜、青椒肉丝等。

【饮食宜忌】

患有眼疾、食管炎、胃肠炎、胃溃疡、痔疮等的患者应少吃或忌食青椒。

【注意事项】

青椒宜与肉类等同食。小孩及中老年人在服用钙片前后 2h 内应尽量避免食用青椒、菠菜、香菜等含草酸较多的食物。

八、黄豆芽

【营养特点】

黄豆芽虽源于黄豆，但黄豆中的蛋白质水解后转变为氨基酸和多肽，一些淀粉转变为单糖和低聚糖等。生成黄豆芽后，其中的蛋白质和淀粉的含量虽然有所降低，但是它们在生物方面的利用率却大大增高了，氨基酸与单糖比起蛋白质和淀粉来说，更容易被人体吸收。

每 100g 黄豆芽的营养素含量及 NRV 值见表 1-33。

表 1-33 每 100g 黄豆芽的营养素含量及 NRV 值

食物名称：黄豆芽　食物编号 04-2-205

营养成分	含量	单位	NRV	营养成分	含量	单位	NRV
能量	134	kJ	2%	烟酸	0.32	mg	2%
蛋白质	4.4	g	7%	叶酸	30.1	μgDFE	8%
脂肪	1.6	g	3%	泛酸	—	mg	0%
饱和脂肪酸		g		生物素	4.1	μg	14%
胆固醇	—	mg	0%	胆碱		mg	0%
碳水化合物	3.6	g	1%	钙	30	mg	4%
膳食纤维	3.6	g	14%	磷	60	mg	9%
维生素 A	2	μgRE	0.3%	钾	175	mg	9%
维生素 D		μg	0%	钠	28.3	mg	1%
维生素 E	0.64	mg α-TE	5%	镁	36	mg	12%
维生素 K	—	μg	0%	铁	0.6	mg	4%
维生素 B$_1$	0.05	mg	4%	锌	0.37	mg	2%
维生素 B$_2$	0.07	mg	5%	碘	0.4	μg	0.3%
维生素 B$_6$	0.06	mg	4%	硒	0.34	μg	0.7%
维生素 B$_{12}$	0	μg	0%	铜	0.09	mg	6%
维生素 C	4	mg	4%	锰	0.22	mg	7%

【性味归经】

黄豆芽性平，味甘；入脾、大肠经。

【烹调应用】

代表菜熗炒黄豆芽、黄豆芽炒粉条、素炒黄豆芽、肉片炒黄豆芽等。黄豆芽也可以熬制浓汤。

【饮食宜忌】

黄豆芽适宜脾胃虚弱、衰老、肥胖者食用，适宜癌症、癫痫、便秘、痔疮等患者食用。

【注意事项】

烹调黄豆芽切不可加碱，要加少量食醋，这样才能保持维生

素 B_2 不减少。烹调过程要迅速，或用油快炒，或用沸水略汆后立刻取出调味食用。食用黄豆芽时不宜弃掉豆瓣，以免维生素 C 流失。

九、藕

【营养特点】

藕又称为莲、莲藕、莲菜、菜藕、果藕等。我国湖南湘潭、福建建宁所产的莲藕质量最好，分别称为"湘莲""建莲"。生吃鲜藕能清热解烦，解渴止呕；如将鲜藕压榨取汁，其功效更甚。中医认为，煮熟的藕能健脾开胃、益血补心，故主补五脏，有消食、止渴、生津的功效。

每 100g 藕的营养素含量及 NRV 值见表 1-34。

表 1-34　每 100g 藕的营养素含量及 NRV 值

食物名称：藕　食物编号 04-6-010

营养成分	含量	单位	NRV	营养成分	含量	单位	NRV
能量	177	kJ	2%	烟酸	0.32	mg	2%
蛋白质	1.2	g	2%	叶酸	10.3	μgDFE	3%
脂肪	0.2	g	0.3%	泛酸	—	mg	0%
饱和脂肪酸		g		生物素	2.6	μg	9%
胆固醇	—	mg	0%	胆碱	—	mg	0%
碳水化合物	11.5	g	4%	钙	18	mg	2%
膳食纤维	2.6	g	10%	磷	45	mg	6%
维生素 A	Tr	μgRE	0%	钾	293	mg	15%
维生素 D	—	μg	0%	钠	34.3	mg	2%
维生素 E	0.32	mg α-TE		镁	14	mg	5%
维生素 K	—	μg	0%	铁	0.3	mg	2%
维生素 B_1	0.04	mg	3%	锌	0.24	mg	2%
维生素 B_2	0.01	mg	0.7%	碘	2.4	μg	2%
维生素 B_6	0.05	mg	4%	硒	0.17	μg	0.3%
维生素 B_{12}	0	μg	0%	铜	0.09	mg	6%
维生素 C	19	mg	19%	锰	0.89	mg	30%

【性味归经】

生藕性寒，熟藕性温，味甘；入心、脾、胃经。

【烹调应用】

在烹饪中，藕生食、拌、炝、炒多选用白花莲藕，烧、炖、煮、蒸等多选用红花莲藕；藕可磨粉作藕圆子或藕饼；可充当素馔中的鸡片。此外，也可利用藕提取淀粉制成"藕粉"，调食或作菜肴芡粉及宴席甜菜的稠汤料；或用于蜜饯的制作，如糖藕片。

【饮食宜忌】

鲜藕生食或打汁饮用，适宜高热患者烦热口渴之时食用；适宜吐血、口鼻出血、咯血、尿血以及血友病患者服用；适宜高血压病、糖尿病、肝病以及便秘患者食用；适宜脾胃气虚、食欲不振、缺铁性贫血以及营养不良者食用。莲藕含丰富的铁质，故对贫血患者颇宜。生藕性偏寒凉，平素脾胃虚寒之人忌食，女子月经来潮期间和素有寒性痛经者也忌食生藕；熟藕及藕粉不适宜糖尿病患者食用。

【注意事项】

煮藕忌选用铁锅、铁器，以防止变色变味。

十、洋葱

【营养特点】

洋葱又称葱头、球葱、圆葱等。洋葱富含蛋白质、糖、钙、磷、铁、B族维生素、维生素C、硫醇、柠檬酸、苹果酸、咖啡酸、多糖、槲皮素等。洋葱能抑制高脂肪饮食引起的胆固醇升高，具有较好的降压作用。洋葱能使纤维蛋白溶解活性下降，有防止血栓形成的功效。洋葱还能提高胃肠道张力，增加胃液、肠液分泌，同时还有收缩子宫、利尿、杀菌和抗糖尿病的作用。洋葱中的槲皮素是天然抗癌物，治疗胃癌有特别的疗效。洋葱富含硒元素，具有抗癌抗衰老的作用。

每100g洋葱的营养素含量及NRV值见表1-35。

表 1-35　每 100g 洋葱的营养素含量及 NRV 值

食物名称：洋葱　食物编号 04-4-301

营养成分	含量	单位	NRV	营养成分	含量	单位	NRV
能量	169	kJ	2%	烟酸	0.3	mg	2%
蛋白质	1.1	g	2%	叶酸	0	μgDFE	0%
脂肪	0.2	g	0.3%	泛酸		mg	
饱和脂肪酸		g		生物素		μg	
胆固醇	—	mg	0%	胆碱		mg	
碳水化合物	9	g	3%	钙	24	mg	3%
膳食纤维	0.9	g	4%	磷	39	mg	6%
维生素 A		μgRE		钾	147	mg	7%
维生素 D		μg		钠	4.4	mg	0.2%
维生素 E	0.14	mg α-TE	1%	镁	15	mg	5%
维生素 K		μg		铁	0.06	mg	0.4%
维生素 B$_1$	0.03	mg	2%	锌	0.25	mg	2%
维生素 B$_2$	0.03	mg	2%	碘	1.2	μg	0.8%
维生素 B$_6$	0	mg	0%	硒	0.92	mg	2%
维生素 B$_{12}$	—	μg	0%	铜	0.05	mg	3%
维生素 C	8	mg	8%	锰	0.14	mg	5%

【性味归经】

洋葱性温，味辛；入脾、胃、肺经。

【烹调应用】

洋葱在中餐烹饪中主要供蔬食，可生拌、炒、烧、炸等，与肉类原料相配更佳，如洋葱炒肉片、铁板牛肉。

【饮食宜忌】

洋葱适宜高脂血症、动脉硬化、冠心病、糖尿病、高血压病、维生素 C 缺乏症患者食用。患有瘙痒性皮肤病者勿食，患有急性眼疾充血红肿者忌食。

【注意事项】

切洋葱时，被破坏的洋葱细胞会释放一种挥发性物质，这种物质可以刺激人眼部角膜的神经末梢，产生辛辣感和流泪现象。

十一、菠菜

【营养特点】

菠菜又称雨花菜、角菜、鹦鹉菜、赤根菜等。菠菜不仅含有大量β-胡萝卜素、维生素E、硒、铁，也是维生素B₆、叶酸的极佳来源。菠菜还含有芸香苷、多量α-菠菜甾醇、菠菜叶素等。菠菜根含有菠菜皂苷A和菠菜皂苷B。菠菜有助消化作用。

每100g菠菜的营养素含量及NRV值见表1-36。

表1-36　每100g菠菜的营养素含量及NRV值

食物名称：菠菜　食物编号04-5-301

营养成分	含量	单位	NRV	营养成分	含量	单位	NRV
能量	116	kJ	1%	烟酸	0.6	mg	4%
蛋白质	2.6	g	4%	叶酸	110	μgDFE	27.5%
脂肪	0.3	g	0.5%	泛酸		mg	
饱和脂肪酸		g		生物素		μg	
胆固醇	—	mg	0%	胆碱		mg	
碳水化合物	4.5	g	2%	钙	66	mg	8%
膳食纤维	1.7	g	7%	磷	47	mg	7%
维生素A	487	μgRE	61%	钾	311	mg	16%
维生素D	—	μg	0%	钠	85.2	mg	4%
维生素E	1.74	mg α-TE	12%	镁	58	mg	19%
维生素K		μg		铁	2.9	mg	19%
维生素B₁	0.04	mg	3%	锌	0.85	mg	6%
维生素B₂	0.11	mg	8%	碘	0	μg	0%
维生素B₆	0.6	mg	43%	硒	0.97	μg	2%
维生素B₁₂		μg	0%	铜	0.1	mg	6%
维生素C	32	mg	32%	锰	0.66	mg	22%

【性味归经】

菠菜性平，味甘、淡；入肠、胃经。

【烹调应用】

菠菜在烹饪中用以凉拌、炒或做汤；亦可取嫩叶及其汁制绿色面粉团。代表菜点如姜汁菠菜、菠菜鸡蛋汤、菠菜面、三色汤圆等。

【饮食宜忌】

菠菜适宜肠胃积热、小便不通、胸膈烦闷、口干烦躁、夜盲、酒毒、高血压、头痛、目眩、风火赤眼、糖尿病、便秘、痔疮等患者食用。菠菜汤有寒凉滑利之性能，故肠胃虚寒者及遗尿病患者食之易引起大便滑泻、小便失禁，应少食。

【注意事项】

菠菜中含有草酸，在菠菜烹调之前，要放入开水中焯片刻，然后再与其他食品共烹。一般来说，菠菜与动物性食品如猪肝、肉丝等搭配煮汤比较合理；未焯水的菠菜与豆腐同食会降低钙的吸收。

十二、芹菜

【营养特点】

芹菜又称胡芹、旱芹、香芹等。芹菜中钙和铁的含量较多，还含有芹菜苷、佛手柑内酯、挥发油、甘露醇、环己六醇等。因为芹菜是高纤维食物，它经肠内消化作用产生一种抗氧化剂，浓度高时可抑制肠内细菌产生致癌物质，并可以缩短粪便在肠内的运转时间，减少致癌物与结肠黏膜的接触。因此，常吃芹菜有预防结肠癌的作用。另外，芹菜含有芹菜碱，有降压作用，对早期高血压患者有一定疗效。

每100g芹菜的营养素含量及 NRV 值见表 1-37。

【性味归经】

芹菜性凉，味甘、苦；入肺、胃、肝经。

【烹调应用】

芹菜在烹饪中常用来炒、拌或做馅心，或用于调味、装饰菜肴。

表 1-37　每 100g 芹菜的营养素含量及 NRV 值

食物名称：芹菜　食物编号 04-5-311

营养成分	含量	单位	NRV	营养成分	含量	单位	NRV
能量	71	kJ	0.8%	烟酸	0.4	mg	3%
蛋白质	0.8	g	1%	叶酸	0	μgDFE	0%
脂肪	0.1	g	0.2%	泛酸		mg	
饱和脂肪酸		g		生物素		μg	
胆固醇	—	mg	0%	胆碱		mg	
碳水化合物	3.9	g	1%	钙	48	mg	6%
膳食纤维	1.4	g	6%	磷	50	mg	7%
维生素 A	10	μgRE	1%	钾	154	mg	8%
维生素 D	—	μg	0%	钠	73.8	mg	4%
维生素 E	2.21	mg α-TE	16%	镁	10	mg	3%
维生素 K		μg		铁	0.8	mg	5%
维生素 B_1	0.01	mg	0.7%	锌	0.46	mg	3%
维生素 B_2	0.08	mg	6%	碘	0.7	μg	0.5%
维生素 B_6	0	mg	0%	硒	0.47	μg	0.9%
维生素 B_{12}	—	μg	0%	铜	0.09	mg	6%
维生素 C	12	mg	12%	锰	0.17	mg	6%

【饮食宜忌】

芹菜适宜高血压病及高脂血症患者食用；适用于肝火过旺引起的眩晕头痛、面红耳赤等症；适宜糖尿病、肥胖症、缺血性贫血患者食用。

【注意事项】

男性多吃芹菜会抑制睾酮的生成，从而减少精子数量。芹菜叶子中含铁丰富，最好不要丢弃。

十三、韭菜

【营养特点】

韭菜又称草钟乳、长生韭、扁菜、懒人菜、起阳草等。韭菜含有多种营养物质，所含的胡萝卜素、维生素 C 在蔬菜中处领先地位，有助于增强机体免疫功能，可防治多种疾病。韭菜中的粗纤维能增强胃肠蠕动，治疗便秘，对预防肠癌有积极作用。韭菜中的挥发性油和含硫化合物可降低血脂。韭菜有降压作用，对心脏先抑制后兴奋，对血管有扩张作用，对痢疾杆菌、大肠杆菌、变形杆菌、伤寒杆菌、金黄色葡萄球菌有抑制作用。韭菜还可以提高吞噬细胞活力和促进肠蠕动而减少致癌物在肠道内的滞留。韭菜根、叶有消噎、止痛之功，可防治噎膈反胃（包括食管癌、贲门癌、胃癌所致）。

每100g韭菜的营养素含量及 NRV 值见表 1-38。

表 1-38 每100g韭菜的营养素含量及 NRV 值

食物名称：韭菜　食物编号 04-4-404

营养成分	含量	单位	NRV	营养成分	含量	单位	NRV
能量	75	kJ	0.9%	烟酸	0.86	mg	6%
蛋白质	2.4	g	4%	叶酸	61.2	μgDFE	15%
脂肪	0.4	g	0.7%	泛酸	—		0%
饱和脂肪酸		g		生物素	2.3	μg	8%
胆固醇		mg	0%	胆碱			0%
碳水化合物	4.5	g	2%	钙	44	mg	6%
膳食纤维	3.3	g	13%	磷	45	mg	6%
维生素 A	266	μgRE	33%	钾	241	mg	12%
维生素 D	—	μg	0%	钠	5.8	mg	0.3%
维生素 E	0.57	mg α-TE	4%	镁	24	mg	8%
维生素 K	—	μg	0%	铁	0.7	mg	5%
维生素 B_1	0.04	mg	3%	锌	0.25	mg	2%
维生素 B_2	0.05	mg	4%	碘	Tr	μg	0%
维生素 B_6	0.2	mg	14%	硒	1.33	μg	3%
维生素 B_{12}	0	μg	0%	铜	0.05	mg	3%
维生素 C	2	mg	2%	锰	0.21	mg	7%

【性味归经】

韭菜性温，味辛；入肝、胃、肾经。

【烹调应用】

韭菜具有特有的清香辛辣味，质地脆嫩，常用作配料。烹饪中常作为馅心用料，亦可生拌、炒食、做汤、调味或腌渍。代表菜点如韭菜炒鸡蛋、韭菜猪肉饺。

【饮食宜忌】

韭菜适宜寒性体质、阳虚肾冷者，男子阳痿、早泄、遗精、遗尿、尿频者；适宜吐血、衄血等症者；适宜跌打损伤者；适宜习惯性便秘者食用。胃虚有热、下部有火、消化不良者，皆不宜吃韭菜。

【注意事项】

韭菜以春茬品质最好，秋茬次之，夏季不宜收割。由于韭菜不易消化，故一次不宜吃得太多。

十四、油菜

【营养特点】

油菜古称芸薹，春初的嫩茎味道鲜美。油菜含有丰富的蛋白质和多种维生素、矿物质。油菜含大量胡萝卜素和维生素C，有助于增强机体免疫力。油菜滑肠，所含的纤维素可促进大肠蠕动，增加大便的排出量，适于习惯性便秘患者食用，有利于预防结肠癌和直肠癌。

每100g油菜的营养素含量及NRV值见表1-39。

表1-39　每100g油菜的营养素含量及NRV值

食物名称：油菜　食物编号 04-5-112

营养成分	含量	单位	NRV	营养成分	含量	单位	NRV
能量	103	kJ	1%	胆固醇	—	mg	0%
蛋白质	1.8	g	3%	碳水化合物	3.8	g	1%
脂肪	0.5	g	0.8%	膳食纤维	1.1	g	4%
饱和脂肪酸		g		维生素A	103	μgRE	13%

营养成分	含量	单位	NRV	营养成分	含量	单位	NRV
维生素 D	—	μg	0%	胆碱		mg	
维生素 E	0.88	mg α-TE	6%	钙	108	mg	14%
维生素 K		μg		磷	39	mg	6%
维生素 B_1	0.04	mg	3%	钾	210	mg	11%
维生素 B_2	0.11	mg	8%	钠	55.8	mg	3%
维生素 B_6	0.08	mg	6%	镁	22	mg	7%
维生素 B_{12}	0	μg	0%	铁	1.2	mg	8%
维生素 C	36	mg	36%	锌	0.33	mg	2%
烟酸	0.7	mg	5%	碘	Tr	μg	0%
叶酸	103.9	μgDFE	26%	硒	0.79	μg	2%
泛酸				铜	0.06	mg	4%
生物素		μg		锰	0.23	mg	8%

【性味归经】

油菜性凉，味辛、甘；入肺、肝、脾经。

【烹调应用】

油菜可炒、煮或搭配别的原料烹调。

【饮食宜忌】

油菜适宜劳伤吐血、血痢、丹毒、热毒疮、产后恶露不净、蛔虫症、肠梗阻等患者食用。

【注意事项】

服食中药补骨脂时忌食油菜。

十五、生菜

【营养特点】

生菜是叶用莴苣的俗称，主要有球形的团叶包心生菜和叶片皱褶的奶油生菜（花叶生菜）两种。生菜茎叶中含有莴苣素，故味微苦，具有镇痛催眠、降低胆固醇等功效，可辅助治疗神经衰弱；生菜中含有甘露醇等有效成分，有利尿和促进血液循环的作用。生菜中含有一种"干扰素诱生剂"，可刺激人体正常细胞产生干扰素，从而产生一种"抗病毒蛋白"抑制病毒。生菜含热量低，其主要食用方法是生食，为西餐蔬菜色拉的当家菜。

每100g生菜的营养素含量及 NRV 值见表1-40。

表1-40　每100g生菜的营养素含量及 NRV 值

食物名称：生菜　食物编号04-5-333

营养成分	含量	单位	NRV	营养成分	含量	单位	NRV
能量	42	kJ	0.5%	烟酸	—	mg	0%
蛋白质	1.6	g	3%	叶酸	31.6	μgDFE	8%
脂肪	0.4	g	0.7%	泛酸	—	mg	0%
饱和脂肪酸				生物素	0.8	μg	3%
胆固醇	—	mg	0%	胆碱	—	mg	0%
碳水化合物	1.1	g	0.4%	钙	14	mg	2%
膳食纤维	1.1	g	4%	磷	12	mg	2%
维生素 A	4	μgRE	0.5%	钾	91	mg	5%
维生素 D	—	μg	0%	钠	16.1	mg	0.8%
维生素 E	Tr	mg α-TE	0%	镁	7	mg	2%
维生素 K	—	μg	0%	铁	0.2	mg	1%
维生素 B_1	0.02	mg	1%	锌	0.12	mg	0.8%
维生素 B_2	0.01	mg	0.7%	碘	Tr	μg	0%
维生素 B_6	0.05	mg	4%	硒	0.04	μg	0.1%
维生素 B_{12}	0	μg	0%	铜	0.01	mg	0.7%
维生素 C	Tr	mg		锰	0.06	mg	2%

【性味归经】

生菜性凉，味苦、甘；入肠、胃经。

【烹调应用】

生菜可生吃、凉拌；也可炒食，如蚝油生菜等。

【饮食宜忌】

生菜适宜小便不利、乳汁不通、糖尿病等患者食用。脾胃虚寒者不可多食凉拌生菜。

十六、大白菜

【营养特点】

大白菜又被称为黄秧白、黄芽白菜、结球白菜、包头白菜等，四时常见，冬季尤盛，被誉为"百菜之王"。白菜中含较多粗纤维，能促进肠蠕动，增进食欲；白菜中所含微量元素钼可抑制机体对亚硝胺的吸收、合成和积累，有一定的抗癌作用。白菜中所含的维生素 A、维生素 B_1、维生素 B_2、维生素 C，比一些水果都高，对增强抗癌能力有益。白菜除了含多种营养物质外，还含有活性成分吲哚-3-甲醇，这种物质能帮助机体分解与乳腺癌发生相关的雌激素。如果每天吃 500g 左右的白菜，就能获得 500mg 该物质，它可使雌激素分解酶增加，所以乳腺癌发生率就会降低。

每 100g 大白菜的营养素含量及 NRV 值见表 1-41。

表 1-41　每 100g 大白菜的营养素含量及 NRV 值

食物名称：大白菜　食物编号 04-5-117

营养成分	含量	单位	NRV	营养成分	含量	单位	NRV
能量	52	kJ	0.6%	维生素 E	0.06	mg α-TE	0.4%
蛋白质	1	g	2%	维生素 K	—	μg	0%
脂肪	0.1	g	0.2%	维生素 B_1	0.02	mg	1%
饱和脂肪酸		g		维生素 B_2	0.01	mg	0.7%
胆固醇	—	mg	0%	维生素 B_6		mg	0%
碳水化合物	2.9	g	1%	维生素 B_{12}	0	μg	0%
膳食纤维	1	g	4%	维生素 C	8	mg	8%
维生素 A	2	μgRE	0.3%	烟酸	0.32	mg	2%
维生素 D	—	μg	0%	叶酸	14.8	μgDFE	4%

营养成分	含量	单位	NRV	营养成分	含量	单位	NRV
泛酸	—	mg	0%	镁	12	mg	4%
生物素	1.2	μg	4%	铁	0.3	mg	2%
胆碱	—	mg	0%	锌	0.15	mg	1%
钙	29	mg	4%	碘	0.6	μg	0.4%
磷	21	mg	3%	硒	0.04	μg	0.1%
钾	109	mg	5%	铜	0.01	mg	0.7%
钠	39.9	mg	2%	锰	0.08	mg	3%

【性味归经】

大白菜性平，味甘；入肠、胃经。

【烹调应用】

大白菜常用于炒、拌、扒、熘、煮等以及馅心的制作；亦可腌、泡制成泡菜、酸菜；或制干菜。筵席上作主辅料时，常选用菜心，如金边白菜、油淋芽白菜、干贝秧白、炒冬菇白菜等。此外，还常作为包卷料使用，如菜包鸡、白菜腐乳等。

【饮食宜忌】

大白菜适宜胃气虚弱型的胃溃疡、消化不良以及大便干燥、便秘、小便不力者食用；适宜心血管疾病患者食用；适宜糖尿病患者、肥胖者食用；适宜肺热咳嗽、感冒、冻疮等患者食用。

【注意事项】

放置过久的熟白菜会产生有毒的亚硝酸盐，食用时可引起皮肤黏膜发绀、青紫等症状；大白菜浸泡、煮烫或剁馅，会损失大量的维生素 C；使用铜制器皿盛放或烹制大白菜，可使大白菜内的维生素 C 氧化而失去功效；服用维生素 K 时食用大白菜，可降低维生素 K 的止血功效。

十七、小白菜

【营养特点】

小白菜又被称为白菜秧、油白菜等。小白菜所含营养价值成分与白菜相近似，钙的含量较高，几乎是白菜中钙含量的数倍。小白菜中所含粗纤维多，食后可增加胃肠蠕动和消化液的分泌，促进食物消化，具有防便秘的特殊效果；它所含的维生素 C 可使癌细胞丧失活力，可排除体内的亚硝胺，具有抗癌作用。据国外研究报道，小白菜中所含的粗纤维和脂肪结合后，可防止血浆胆固醇形成，促使胆固醇代谢物——胆酸得以排出体外，以减少动脉粥样硬化的形成。

每 100g 小白菜的营养素含量及 NRV 值见表 1-42。

表 1-42　每 100g 小白菜的营养素含量及 NRV 值

食物名称：小白菜　食物编号 04-5-120

营养成分	含量	单位	NRV	营养成分	含量	单位	NRV
能量	43	kJ	0.5%	烟酸	—	mg	0%
蛋白质	1.4	g	2%	叶酸	57.2	μgDFE	14%
脂肪	0.3	g	0.5%	泛酸		mg	
饱和脂肪酸	—	g	0%	生物素	1.3	μg	4%
胆固醇		mg		胆碱	—	mg	0%
碳水化合物	2.4	g	0.8%	钙	117	mg	15%
膳食纤维	1.9	g	8%	磷	26	mg	4%
维生素 A	309	μgRE	39%	钾	116	mg	6%
维生素 D		μg	0%	钠	132.2	mg	7%
维生素 E	0.4	mg α-TE	3%	镁	30	mg	10%
维生素 K		μg	0%	铁	1.3	mg	9%
维生素 B$_1$	0.01	mg	1%	锌	0.23	mg	2%
维生素 B$_2$	0.05	mg	4%	碘	—	μg	0%
维生素 B$_6$	0.07	mg	5%	硒	0.39	μg	0.8%
维生素 B$_{12}$	0	μg	0%	铜	0.02	mg	1%
维生素 C	64	mg	64%	锰	0.15	mg	5%

【性味归经】

小白菜性平，味甘；入肠、胃经。

【烹调应用】

小白菜纤维少，质地柔嫩，味清香。烹饪中用于炒、拌、煮等，或作馅心。筵席上多取其嫩心，如鸡蒙菜心、海米菜心；并常作为白汁或鲜味菜肴的配料。此外，也可干制、酸制、腌制。

【饮食宜忌】

小白菜适宜口干、口渴、心烦、胸闷、大小便不畅等症患者食用。小白菜偏凉而滑肠，气虚胃冷者勿多食小白菜；肺气虚寒、脾气虚寒、腹泻、腹痛者不宜食用小白菜；慢性胃炎、慢性肝胆疾病、慢性肠胃炎患者忌多吃或生吃小白菜。

【注意事项】

小白菜若做汤，不宜煮过久。

十八、卷心菜

【营养特点】

卷心菜又名包心菜、洋白菜、甘蓝、莲花白菜、葵花白、圆白菜等。卷心菜中含有较多的微量元素钼，它能抑制亚硝胺的合成，因而具有一定的抗癌作用。卷心菜中还含有人体必需元素锰，这是人体中酶和激素等活性物质的主要成分，能促进物质代谢。卷心菜中的果胶、纤维素能够结合并阻止肠道吸收毒素，促进排便，防治肠癌。另外，常食卷心菜对人体骨骼的形成和发育、促进血液循环有很大好处；可治胃痛、食欲减退、腹胀满等症，有明显的止痛和促进溃疡愈合的作用；可用于辅助治疗胃及十二指肠溃疡，并可缓解胆绞痛，对慢性胆囊炎和慢性溃疡病患者有效。

每100g卷心菜的营养素含量及NRV值见表1-43。

表1-43　每100g卷心菜的营养素含量及NRV值

食物名称：卷心菜　食物编号 04-5-210

营养成分	含量	单位	NRV	营养成分	含量	单位	NRV
能量	51	kJ	0.6%	脂肪	0.2	g	0.3%
蛋白质	0.9	g	2%	饱和脂肪酸		g	

营养成分	含量	单位	NRV	营养成分	含量	单位	NRV
胆固醇	—	mg	0%	泛酸	—	mg	0%
碳水化合物	4	g	1%	生物素	1.2	μg	4%
膳食纤维	2.3	g	9%	胆碱	—	mg	0%
维生素 A	2	μgRE	0.3%	钙	28	mg	4%
维生素 D		μg	0%	磷	18	mg	3%
维生素 E	Tr	mg α-TE	0%	钾	46	mg	2%
维生素 K	—	μg	0%	钠	42.1	mg	2%
维生素 B_1	0.02	mg	1%	镁	14	mg	5%
维生素 B_2	0.02	mg	1%	铁	0.2	mg	1%
维生素 B_6	0.06	mg	4%	锌	0.12	mg	0.8%
维生素 B_{12}	0	μg	0%	碘	Tr	μg	0%
维生素 C	16	mg	16%	硒	0.27	μg	0.5%
烟酸	0.24	mg	2%	铜	0.01	mg	0.7%
叶酸		$\mu gDFE$	0%	锰	0.09	mg	3%

【性味归经】

卷心菜性平，味甘；入肠、胃经。

【烹调应用】

卷心菜在烹制中适于炒、炝、煮、拌，如莲白卷、炝莲白；也可干制、腌制、渍制等。

【饮食宜忌】

卷心菜适宜胃及十二指肠溃疡、胃癌、子宫癌及乳腺癌患者，大小便不畅者，烦渴者食用。

【注意事项】

卷心菜与萝卜、黄瓜、动物肝脏同时食用，可使食物的营养价值降低；卷心菜发酵可以产生乙酰胆碱，有刺激神经冲动的作用，可促进消化液的分泌和消化道的蠕动，具有一定的导泻作用。服磺胺类药物时食卷心菜，可降低药效；胃肠道功能不好的人不宜多食发酵的卷心菜。

十九、空心菜

【营养特点】

空心菜又名蕹菜、藤藤菜等，为我国南方夏季常食蔬菜之一。空心菜含有大量纤维素，可增强肠蠕动，对预防肠癌和防治便秘具有一定的作用。空心菜中丰富的维生素C和胡萝卜素有助于增强人体免疫功能，提高人体抗病能力。

每100g空心菜的营养素含量及NRV值见表1-44。

表1-44　每100g空心菜的营养素含量及NRV值

食物名称：空心菜　食物编号 04-5-337

营养成分	含量	单位	NRV	营养成分	含量	单位	NRV
能量	44	kJ	0.5%	烟酸	0.22	mg	2%
蛋白质	2.2	g	4%	叶酸	78.9	μgDFE	20%
脂肪	0.2	g	0.3%	泛酸		mg	
饱和脂肪酸		g		生物素	4.6	μg	15%
胆固醇		mg		胆碱		mg	
碳水化合物	4	g	1%	钙	115	mg	14%
膳食纤维	4	g	16%	磷	37	mg	5%
维生素A	286	μgRE	36%	钾	304	mg	15.2%
维生素D		μg		钠	107.6	mg	5%
维生素E	0.1	mg α-TE	0.7%	镁	46	mg	15%
维生素K		μg		铁	1	mg	7%
维生素 B_1	0.03	mg	2%	锌	0.27	mg	2%
维生素 B_2	0.05	mg	4%	碘	0.4	μg	0.3%
维生素 B_6	0.08	mg	6%	硒	—	μg	0%
维生素 B_{12}	0	μg	0%	铜	0.05	mg	3%
维生素C	5	mg	5%	锰	0.52	mg	17%

【性味归经】

空心菜性寒，味甘；入肠、胃经。

【烹调应用】

空心菜在烹饪中多用以炒、拌及汤菜。筵席上多取其嫩茎叶作随饭小菜，如姜汁蕹菜、素炒蕹菜等。

【饮食宜忌】

空心菜适宜高血压、糖尿病、癌症患者食用；适宜习惯性便秘和痔疮患者食用；适宜肺热鼻衄或便血者食用。空心菜尤其适宜夏天食用。胃寒者或脾胃虚寒腹泻者以及寒性痛经女子在经期忌食。体质虚寒的人食空心菜过多，可导致小腿抽筋。

二十、山药

【营养特点】

山药又被称为薯蓣、山芋、野山豆等。因其营养丰富，自古以来就被视为物美价廉的补虚佳品，既可作主粮，又可作蔬菜，还可以制成糖葫芦之类的小吃。国内有三个地方的山药已申请了国家地理标志保护产品：一种是"铁棍山药"，其产自河南省焦作市温县；一种是"陈集山药"，其产自山东省菏泽市陈集镇，包括"鸡皮糙山药"和"西施种子山药"；一种为"佛手山药"，产地为湖北省武穴市。

每100g山药的营养素含量及NRV值见表1-45。

表1-45　每100g山药的营养素含量及NRV值

食物名称：山药　食物编号 04-7-104

营养成分	含量	单位	NRV	营养成分	含量	单位	NRV
能量	240	kJ	3%	膳食纤维	0.8	g	3%
蛋白质	1.9	g	3%	维生素A	3	μgRE	0.4%
脂肪	0.2	g	0.3%	维生素D	—	μg	0%
饱和脂肪酸		g		维生素E	0.24	mg α-TE	2%
胆固醇	—	mg	0%	维生素K		μg	
碳水化合物	12.4	g	4%	维生素B$_1$	0.05	mg	4%

营养成分	含量	单位	NRV	营养成分	含量	单位	NRV
维生素 B$_2$	0.02	mg	1%	磷	34	mg	5%
维生素 B$_6$	0	mg	0%	钾	213	mg	11%
维生素 B$_{12}$	—	μg	0%	钠	18.6	mg	0.9%
维生素 C	5	mg	5%	镁	2	mg	0.7%
烟酸	0.3	mg	2%	铁	0.3	mg	2%
叶酸		μgDFE		锌	0.27	mg	2%
泛酸		mg		碘	0	μg	0%
生物素		μg		硒	0.55	μg	1%
胆碱		mg		铜	0.24	mg	16%
钙	16	mg	2%	锰	0.12	mg	4%

【性味归经】

山药性平，味甘；归脾、肺、肾经。

【烹调应用】

山药常作为宴席甜菜用料，如蜜汁带馅山药泥、拔丝山药、虎皮山药等；也可作为咸味蒸制菜肴的垫底；还可拌、烧、烩、焖、炸；或煮粥、制作糕点，如山药粥、薯蓣糕等。

【饮食宜忌】

山药适宜糖尿病患者、腹胀者、病后虚弱者、慢性肾炎患者、长期腹泻者食用。山药有收涩的作用，故大便燥结者不宜食用；另外有实邪者忌食山药。

【注意事项】

山药富含维生素C，猪肝中含铜、铁、锌等微量元素，维生素C遇金属离子则加速氧化而被破坏，降低了营养价值，故食猪肝后，不宜食山药。黄瓜、南瓜、胡萝卜、笋瓜中皆含维生素C分解酶，若与山药同食，维生素C则被分解破坏。

二十一、芦笋

【营养特点】

芦笋又称石刁柏、芦尖、龙须菜、露笋等。芦笋含有一些特殊的营养成分，如天冬酰胺、天冬氨酸、精氨酸、叶酸、甘露聚糖、胆碱、多种甾体皂苷等物质，以及较高含量的硒。芦笋中所含天冬酰胺对人体有许多特殊的生理作用和增强免疫力的功效，从而使细胞恢复正常生理状态；芦笋所富含的组织蛋白，能有效地控制细胞正常生长，使细胞生长正常化。芦笋是近年世界瞩目的防癌治癌佳品，对淋巴肉瘤、膀胱癌、皮肤癌有特殊疗效；还能够减轻化学药物治疗和放射治疗的不良反应，使白细胞数量上升，并能改善和消除颈部放射治疗患者因唾液分泌减少而出现的口干、舌燥现象，可作为癌症辅助治疗的保健品。

每 100g 芦笋的营养素含量及 NRV 值见表 1-46。

表 1-46 每 100g 芦笋的营养素含量及 NRV 值

食物名称：芦笋　食物编号 04-5-415

营养成分	含量	单位	NRV	营养成分	含量	单位	NRV
能量	56	kJ	1%	维生素 B_2	0.08	mg	6%
蛋白质	2.6	g	4%	维生素 B_6	0.11	mg	8%
脂肪	0.1	g	0.2%	维生素 B_{12}	0	μg	0%
饱和脂肪酸		g		维生素 C	7	mg	7%
胆固醇	—	mg	0%	烟酸	1.12	mg	8%
碳水化合物	3.3	g	1%	叶酸	145.5	μgDFE	36%
膳食纤维	2.8	g	11%	泛酸		mg	0%
维生素 A	3	μgRE	0.4%	生物素	3	μg	10%
维生素 D			0%	胆碱			0%
维生素 E	0.19	mg α-TE	1%	钙	9	mg	1%
维生素 K		μg		磷	51	mg	7%
维生素 B_1	0.07	mg	5%	钾	304	mg	15%

营养成分	含量	单位	NRV	营养成分	含量	单位	NRV
钠	12.4	mg	0.6%	碘	0.1	μg	0.1%
镁	18	mg	6%	硒	0.62	μg	1%
铁	1.4	mg	9%	铜	0.1	mg	7%
锌	0.55	mg	4%	锰	0.12	mg	4%

【性味归经】

芦笋性寒，味甘；入脾、胃经。

【烹调应用】

芦笋在烹饪中可炒食、红烧、做汤、凉拌等，如奶油芦笋、肉卷芦笋、虾仁芦笋等；也常用于腌渍、制罐。

【饮食宜忌】

芦笋适宜心血管疾病患者食用；适宜癌症患者、贫血患者、慢性支气管炎患者食用；适宜体质虚弱、营养不良、气血不足者食用。脾胃虚寒者，不宜多食；痛风患者忌食。

【注意事项】

服用四环素类药物及红霉素、甲硝唑、西咪替丁时不能食用芦笋；服用左旋多巴时不能食用芦笋；芦笋不宜与橘子等果酸多的水果同时食用。

二十二、竹笋

【营养特点】

竹笋又名竹肉、竹胎、竹萌。按采收季节的不同，竹笋可分为冬笋、春笋、鞭笋。冬笋是冬季尚未出土但已肥大可食的冬季芽，质量最佳；春笋是春季已出土生长的春季芽，质地较老；鞭笋是指夏、秋季芽横向生长成为新鞭的嫩端，质量较差。除嫩茎及芽外，包于竹笋外的箨叶基部称为笋衣，也是味鲜美的可食部分。竹笋有低脂肪、低碳水化合物、多纤维等特点，食后可促进肠道蠕动、帮助消化、防止便秘、排出多余的脂肪，这对于预防癌症，尤其是消化道癌症和乳腺癌的发生是十分有益的。竹笋的肉质脆嫩，因含有大量的氨基酸、胆碱、嘌呤等而具有非常鲜美的风味。

每100g竹笋的营养素含量及 NRV 值见表 1-47。

表 1-47　每 100g 竹笋的营养素含量及 NRV 值

食物名称：竹笋　食物编号 04-5-401

营养成分	含量	单位	NRV	营养成分	含量	单位	NRV
能量	96	kJ	1%	烟酸	0.6	mg	4%
蛋白质	2.6	g	4%	叶酸	0	μgDFE	0%
脂肪	0.2	g	0.3%	泛酸		mg	
饱和脂肪酸		g		生物素		μg	
胆固醇	—	mg	0%	胆碱		mg	
碳水化合物	3.6	g	1%	钙	9	mg	1%
膳食纤维	1.8	g	7%	磷	64	mg	9%
维生素 A	—	μgRE	0%	钾	389	mg	19%
维生素 D		μg	0%	钠	0.4	mg	0.02%
维生素 E	0.05	mg α-TE	0.4%	镁	1	mg	0.3%
维生素 K		μg		铁	0.5	mg	3%
维生素 B_1	0.08	mg	6%	锌	0.33	mg	2%
维生素 B_2	0.08	mg	6%	碘	0	μg	0%
维生素 B_6	0	mg	0%	硒	0.04	μg	0.1%
维生素 B_{12}	—	μg	0%	铜	0.09	mg	6%
维生素 C	5	mg	5%	锰	1.14	mg	38%

【性味归经】

竹笋性凉，味甘；入肺、胃经。

【烹调应用】

鲜竹笋在烹制中可采用拌、炒、烧、煸、焖等方法制作多种菜肴，如笋子拌鸡丝、干煸冬笋、竹笋烧牛肉等；或干制加工成玉兰片、笋丝；或制作腌渍品、罐制品等，并在菜肴制作中具有提鲜、增香、配色、配形的作用。

【饮食宜忌】

竹笋适宜心血管疾病、肥胖症、胃炎、习惯性便秘以及癌症患者食用；适宜浮肿、腹水患者食用；也适宜风热感冒或肺热咳嗽痰多、支气管炎等症患者食用。儿童不宜多吃竹笋，以免妨碍钙和锌的吸收。

【注意事项】

竹笋因草酸含量较高，或含有酪氨酸生成的类龙胆酸，从而具有苦味或苦涩味，在食用前，均须用水煮及清水漂洗，以除去苦味，突出鲜香，并有利于钙质吸收。

二十三、百合

【营养特点】

百合又称中逢花、蒜脑薯、夜百合等，有鲜、干两种。百合鳞茎含秋水仙碱等多种生物碱及淀粉、蛋白质、脂肪等成分。中医中百合作为止血、活血、清肺润燥、滋阴清热、理脾健胃的补药。百合能够提高淋巴细胞转化率和增加液体免疫功能的活性，抑制肿瘤的生长，临床上常用于白血病、肺癌、咽炎癌等肿瘤的辅助治疗。

每100g干百合的营养素含量及 NRV 值见表 1-48。

表 1-48　每 100g 干百合的营养素含量及 NRV 值

食物名称：干百合　食物编号 04-5-410

营养成分	含量	单位	NRV	营养成分	含量	单位	NRV
能量	1447	kJ	17%	维生素 A	—	μgRE	0%
蛋白质	6.7	g	11%	维生素 D	—	μg	0%
脂肪	0.5	g	0.8%	维生素 E	—	mg α-TE	0%
饱和脂肪酸	0	g	0%	维生素 K	—	μg	0%
胆固醇	—	mg	0%	维生素 B₁	0.05	mg	4%
碳水化合物	79.5	g	27%	维生素 B₂	0.09	mg	6%
膳食纤维	1.7	g	7%	维生素 B₆	0	mg	0%

营养成分	含量	单位	NRV	营养成分	含量	单位	NRV
维生素 B_{12}	—	μg	0%	钾	344	mg	17%
维生素 C	—	mg	0%	钠	37.3	mg	2%
烟酸	0.9	mg	6%	镁	42	mg	14%
叶酸	0	$\mu gDFE$	0%	铁	5.9	mg	39%
泛酸	—	mg	0%	锌	1.31	mg	9%
生物素	—	μg	0%	碘	0	μg	0%
胆碱	—	mg	0%	硒	2.29	μg	5%
钙	32	mg	4%	铜	1.09	mg	73%
磷	92	mg	13%	锰	0.59	mg	20%

【性味归经】

百合性寒，味甘；归心、肺经。

【烹调应用】

百合的烹调方法有蒸、烧、炒、炖、熘，还可在腌渍后与蜜饯、绿豆等合制成夏日清凉饮料。百合中含淀粉较多，也可制成百合粉食用。百合在烹饪中也可做粥、炖品。代表菜肴有西芹炒百合、百合鸡丝等。

【饮食宜忌】

因风寒而咳嗽、脾胃虚寒、大便稀薄者不宜食用百合。

【注意事项】

干百合易受虫蛀、受潮霉变，宜放置于干燥、通风、阴凉的地方存储。鲜食时注意保持脆嫩。

二十四、芋头

【营养特点】

芋头又称芋芳、毛芋、芋魁、芋根等。芋头地下球茎肉质细嫩，多为白色或白色带紫色花纹，熟制后芳香软糯。除球茎外，芋花、芋叶均可入菜。其含有的膳食纤维可吸水膨胀，使体积增大 30～100 倍，能增强胃肠蠕动，润肠通便，排除肠道有毒物质，减少体内胆固醇的积累，可以预防癌症和动脉硬化，是糖尿病、体胖欲减肥者的理想食品。芋头中的甘露聚糖对癌细胞代谢有干扰作用，贲门癌、结肠癌细胞对其敏感。

每 100g 芋头的营养素含量及 NRV 值见表 1-49。

表 1-49　每 100g 芋头的营养素含量及 NRV 值

食物名称：芋头　食物编号 04-7-203

营养成分	含量	单位	NRV	营养成分	含量	单位	NRV
能量	225	kJ	3%	烟酸	0.28	mg	2%
蛋白质	1.3	g	2%	叶酸	31.3	μgDFE	8%
脂肪	0.2	g	0.3%	泛酸	—	mg	0%
饱和脂肪酸		g		生物素	2.8	μg	9%
胆固醇	—	mg	0%	胆碱	—	mg	0%
碳水化合物	12.7	g	4%	钙	11	mg	1%
膳食纤维	—	g	0%	磷	50	mg	7%
维生素 A	2	μgRE	0.3%	钾	25	mg	1%
维生素 D	—	μg	0%	钠	5.5	mg	0.3%
维生素 E	Tr	mg α-TE	0%	镁	19	mg	6%
维生素 K	—	μg	0%	铁	0.3	mg	2%
维生素 B_1	0.05	mg	4%	锌	0.19	mg	1%
维生素 B_2	0.02	mg	1%	碘	—	μg	0%
维生素 B_6	0.1	mg	7%	硒	0.91	μg	2%
维生素 B_{12}	0	μg	0%	铜	0.06	mg	4%
维生素 C	1.5	mg	2%	锰	0.3	mg	10%

【性味归经】

芋头性平，味甘、辛；入胃、大肠经。

【烹调应用】

芋头可采用烧、炖、煮、蒸等烹制方法入菜，荤素皆宜，如芋艿全鸭、双菇芋艿、毛芋烧肉；也可用以制作小吃、糕点，如五香芋头糕、桂花糖芋艿；或用于淀粉的提取及制浆。

【饮食宜忌】

芋头适宜脾胃虚弱、营养不良和习惯性便秘患者食用；适宜癌症患者食用；也适宜牛皮癣、烫火伤等患者食用。糖尿病患者不可多食。

【注意事项】

芋头不可生食，生食有毒。食用芋头易腹胀，一次摄入不宜过多。

二十五、苋菜

【营养特点】

苋菜又称青香苋、米苋、仁汉菜等，以幼苗或嫩茎叶供蔬食。苋菜依颜色有红苋、绿苋、彩色苋之分。苋菜含蛋白质、脂肪、钙、磷、铁、钾、钠以及维生素 A、维生素 C、维生素 B_2 等。

每 100g 苋菜的营养素含量及 NRV 值见表 1-50。

表 1-50　每 100g 苋菜的营养素含量及 NRV 值

食物名称：苋菜　食物编号 04-5-319

营养成分	含量	单位	NRV	营养成分	含量	单位	NRV
能量	123	kJ	1%	维生素 E	0.36	mg α-TE	3%
蛋白质	2.8	g	5%	维生素 K		μg	
脂肪	0.3	g	0.5%	维生素 B_1	0.03	mg	2%
饱和脂肪酸		g		维生素 B_2	0.12	mg	9%
胆固醇	—	mg	0%	维生素 B_6	0	mg	0%
碳水化合物	5	g	2%	维生素 B_{12}	—	μg	0%
膳食纤维	2.2	g	9%	维生素 C	47	mg	47%
维生素 A	352	μgRE	44%	烟酸	0.8	mg	6%
维生素 D		μg		叶酸	0	μgDFE	0%

营养成分	含量	单位	NRV	营养成分	含量	单位	NRV
泛酸		mg		镁	119	mg	40%
生物素		μg		铁	5.4	mg	36%
胆碱		mg		锌	0.8	mg	5%
钙	187	mg	23%	碘	0	μg	0%
磷	59	mg	8%	硒	0.52	μg	1%
钾	207	mg	10%	铜	0.13	mg	9%
钠	32.4	mg	2%	锰	0.78	mg	26%

【性味归经】

苋菜性凉，味甘；入肠、脾经。

【烹调应用】

苋菜在烹饪中可炒、煸、拌、做汤或作配菜食用。老茎用来腌渍、蒸食，有似腐乳之风味。

【饮食宜忌】

苋菜适宜大小便不通、痢疾初起、滑胎等症；适宜缺铁性贫血、骨折患者食用。腹泻者忌吃苋菜；脾胃虚寒者不宜吃苋菜，脾弱便溏者慎食。

【注意事项】

苋菜草酸含量高，所以食用前应焯水处理。

二十六、茭白

【营养特点】

茭白又称高笋、茭瓜。茭白肉质茎纺锤形或棒形，皮青白色、光滑；茎肉白色，质地细嫩，味干香，口感柔滑。茭白为家常佳蔬，亦是宴席蔬菜用料。茭白不但味美，更是食疗好食材。茭白富含碳水化合物、膳食纤维、蛋白质、脂肪及维生素 B_2、维生素 E、钾、钠等。茭白含有丰富的有解酒作用的维生素，有解酒醉的功用。嫩茭白的有机氮素以氨基酸状态存在，并能提供硫元素，味道鲜美，营养价值较高，容易为人体所吸收。但由于茭白含有较多的草酸，其钙质不容易被人体所吸收。

每 100g 茭白的营养素含量及 NRV 值见表 1-51。

表 1-51 每 100g 茭白的营养素含量及 NRV 值

食物名称：茭白 食物编号 04-6-007

营养成分	含量	单位	NRV	营养成分	含量	单位	NRV
能量	110	kJ	1%	烟酸	0.5	mg	4%
蛋白质	1.2	g	2%	叶酸	0	μgDFE	0%
脂肪	0.2	g	0.3%	泛酸		mg	
饱和脂肪酸		g		生物素		μg	
胆固醇	—	mg	0%	胆碱		mg	
碳水化合物	5.9	g	2%	钙	4	mg	0.5%
膳食纤维	1.9	g	8%	磷	36	mg	5%
维生素 A	5	μgRE	0.6%	钾	209	mg	10%
维生素 D	—	μg	0%	钠	5.8	mg	0.3%
维生素 E	0.09	mg α-TE	0.6%	镁	8	mg	3%
维生素 K		μg		铁	0.4	mg	3%
维生素 B₁	0.02	mg	1%	锌	0.33	mg	2%
维生素 B₂	0.03	mg	2%	碘	0	μg	0%
维生素 B₆	0	mg	0%	硒	0.45	μg	0.9%
维生素 B₁₂	—	μg	0%	铜	0.06	mg	4%
维生素 C	5	mg	5%	锰	0.49	mg	16%

【性味归经】

茭白性平，味甘；入肝、脾经。

【烹调应用】

茭白可与各种原料配伍加工，适于拌、炒、烧、烩、制汤，如茭白肉片、酱烧茭白、八珍茭笋、糟煎茭白等；开水焯后，可作凉菜或色拉的拌料；也是面食馅心、臊子的用料，如蟹肉茭白烧麦、茭白包子等。

【饮食宜忌】

茭白对高血压、小便不利、小儿发热烦渴均有疗效，也可用于催乳。肠胃虚寒及疮疡化脓者忌食。

【注意事项】

茭白含草酸太多，所以制作前要做好初步的热处理，最好过水焯一下，或用开水烫过再进行烹调。

二十七、莴苣

【营养特点】

莴苣又称莴笋、青笋、白笋、生笋等。莴苣除嫩茎外，嫩叶也可食用。莴苣肉质嫩茎呈长圆筒形或长圆锥形，肥大如笋；茎皮绿白、青绿、紫绿或紫红色。莴苣主要分为尖叶莴苣和圆叶莴苣两类。莴苣中碳水化合物的含量较低，而无机盐、维生素则含量较丰富，尤其是含有较多的烟酸。烟酸是胰岛素的激活剂，糖尿病患者经常吃些莴苣，可改善糖的代谢功能。莴苣中还含有一定量的微量元素锌、铁，特别是莴苣中的铁元素很容易被人体吸收，经常食用新鲜莴苣，可以防治缺铁性贫血。近年的研究发现，莴苣中含有的一种芳香烃羟化酯，能够分解食物中的致癌物质亚硝胺，防止癌细胞的形成，对于消化系统的肝癌、胃癌等，有一定的预防作用，也可缓解癌症患者放疗或化疗的反应。莴苣茎叶中含有莴苣素，味苦，高温干旱苦味浓，能刺激胃液分泌、促进消化、增强食欲，并具有镇痛和催眠的作用。

每100g莴苣的营养素含量及NRV值见表1-52。

表 1-52　每 100g 莴苣的营养素含量及 NRV 值

食物名称：莴苣　食物编号 04-5-324

营养成分	含量	单位	NRV	营养成分	含量	单位	NRV
能量	62	kJ	0.7%	胆固醇	—	mg	0%
蛋白质	1	g	2%	碳水化合物	2.8	g	0.9%
脂肪	0.1	g	0.2%	膳食纤维	0.6	g	2%
饱和脂肪酸		g		维生素 A	25	μgRE	3%

营养成分	含量	单位	NRV	营养成分	含量	单位	NRV
维生素 D		μg		胆碱		mg	
维生素 E	0.19	mg α-TE	1%	钙	23	mg	3%
维生素 K		μg		磷	48	mg	7%
维生素 B_1	0.02	mg	1%	钾	212	mg	11%
维生素 B_2	0.02	mg	1%	钠	36.5	mg	2%
维生素 B_6	0	mg	0%	镁	19	mg	6%
维生素 B_{12}	—	μg	0%	铁	0.9	mg	6%
维生素 C	4	mg	4%	锌	0.33	mg	2%
烟酸	0.5	mg	4%	碘	0	μg	0%
叶酸	0	μgDFE	0%	硒	0.54	μg	1%
泛酸		mg		铜	0.07	mg	5%
生物素		μg		锰	0.19	mg	6%

【性味归经】

莴苣性凉，味苦、甘；入大肠、胃经。

【烹调应用】

莴苣在烹饪制作中，可生食凉拌或炒、炝、烧等；如红油牛舌片、莴笋烧鸡、奶油凤尾莴笋等；还可腌制酱渍，如潼关酱笋等。

【饮食宜忌】

莴苣适宜小便不利、尿血、乳汁不通、肥胖、水肿者食用；适宜糖尿病、高血压、冠心病等患者食用。脾胃虚寒、痛风者忌食莴苣。

【注意事项】

莴苣与蜂蜜同食会引发腹泻。

二十八、荸荠

【营养特点】

荸荠又称为马蹄、水芋、红慈姑、地栗等，质地细嫩，肉白色，富含水分、淀粉，味甜。荸荠口感甜脆，营养丰富，含有碳水化合物、蛋白质、脂肪、粗纤维、胡萝卜素、B族维生素、维生素C、铁、钙、磷。荸荠中含有的磷是根茎蔬菜中较高的。英国在对荸荠的研究中发现了一种不耐热的抗菌成分荸荠英。这种物质对金黄色葡萄球菌、大肠杆菌及铜绿假单胞菌（绿脓杆菌）均有一定的抑制作用，对降低血压也有一定效果。这种物质还对肺癌、食管癌和乳腺癌有防治作用。荸荠还有预防急性传染病的功能，在麻疹、流行性脑膜炎较易发生的春季，荸荠是很好的防病食品。

每100g荸荠的营养素含量及NRV值见表1-53。

表1-53 每100g荸荠的营养素含量及NRV值

食物名称：荸荠 食物编号04-6-008

营养成分	含量	单位	NRV	营养成分	含量	单位	NRV
能量	256	kJ	3%	烟酸	0.7	mg	5%
蛋白质	1.2	g	2%	叶酸	0	μgDFE	0%
脂肪	0.2	g	0.3%	泛酸		mg	
饱和脂肪酸		g		生物素		μg	
胆固醇	—	mg	0%	胆碱		mg	
碳水化合物	14.2	g	5%	钙	4	mg	0.5%
膳食纤维	1.1	g	4%	磷	44	mg	6%
维生素A	3	μgRE	0.4%	钾	306	mg	15%
维生素D		μg		钠	15.7	mg	0.8%
维生素E	0.65	mg α-TE	5%	镁	12	mg	4%
维生素K		μg		铁	0.6	mg	4%
维生素B$_1$	0.02	mg	1%	锌	0.34	mg	2%
维生素B$_2$	0.02	mg	1%	碘	0	μg	0%
维生素B$_6$	0	mg	0%	硒	0.7	μg	1%
维生素B$_{12}$	—	μg	0%	铜	0.07	mg	5%
维生素C	7	mg	7%	锰	0.11	mg	4%

【性味归经】

荸荠性寒，味甘；入肺、胃经。

【烹调应用】

荸荠可生食代果或制成甜菜，如荸荠饼；也可采用炒、烧、炖、煮的方法烹制菜肴，常配荤料，如荸荠炒肉片、地栗炒豆腐、荸荠丸子等。荸荠可用于提取淀粉，称为"马蹄粉"。荸荠也是制罐头的原料，如糖水荸荠。

【饮食宜忌】

荸荠有清热泻火的良好功效，既可清热生津，又可补充营养，最宜用于发热患者。它具有凉血解毒、利尿通便、祛痰、消食除胀等功效。适宜黄疸湿热、小便不利、腹满胀大、咽喉肿痛、肝经热厥等症者食用。中气虚寒、虚痨咳嗽、肾虚和血虚者慎食荸荠；低血压、糖尿病、消化不良者忌多食荸荠；病后体质处于恢复期者，应慎食荸荠。

二十九、冬瓜

【营养特点】

冬瓜又称东瓜、白瓜、枕瓜、白冬瓜等。冬瓜富含维生素C，钾高钠低，具清热、利尿、消暑作用，尤适于肾病患者，并且为盛夏主要蔬菜之一。冬瓜无脂低钠，能利尿，且冬瓜中含有丙醇二酸，能防止糖类转化为脂肪而具有减肥作用。冬瓜皮含蜡质、树脂，口服冬瓜皮有利尿作用。冬瓜子含尿素分解酶、皂苷、脂肪油、蛋白质，有祛痰作用。冬瓜瓤含葫芦巴碱、组氨酸及维生素 B_1、维生素 C 等。近年来，日本学者发现冬瓜子有诱生干扰素的作用，因而具有抗病毒、抗肿瘤的作用。

每100g冬瓜的营养素含量及 NRV 值见表 1-54。

【性味归经】

冬瓜性凉，味甘、淡；入肺、大肠、膀胱经。

【烹调应用】

冬瓜在烹饪中可单独烹制或配荤素料，适于烧、烩、蒸、炖，常作为夏季的汤菜料，代表菜式如干贝烧冬瓜、酸菜冬瓜

表 1-54　每 100g 冬瓜的营养素含量及 NRV 值

食物名称：冬瓜　食物编号 04-3-221

营养成分	含量	单位	NRV	营养成分	含量	单位	NRV
能量	34	kJ	0.4%	烟酸	0.22	mg	2%
蛋白质	0.3	g	0.5%	叶酸	9.4	μgDFE	2%
脂肪	0.2	g	0.3%	泛酸	—	mg	0%
饱和脂肪酸		g		生物素	0.2	μg	0.7%
胆固醇	—	mg	0%	胆碱	—	mg	0%
碳水化合物	2.4	g	0.8%	钙	12	mg	2%
膳食纤维	1.1	g	4%	磷	11	mg	2%
维生素 A	Tr	μgRE	0%	钾	57	mg	3%
维生素 D	—	μg	0%	钠	2.8	mg	0.1%
维生素 E	0.04	mg α-TE	0.4%	镁	10	mg	3%
维生素 K		μg		铁	0.1	mg	0.7%
维生素 B_1	Tr	mg	0%	锌	0.1	mg	0.7%
维生素 B_2	Tr	mg	0%	碘	Tr	μg	0%
维生素 B_6	0.02	mg	1%	硒	0.02	μg	0.04%
维生素 B_{12}	0	μg	0%	铜	0.01	mg	0.7%
维生素 C	16	mg	16%	锰	0.02	mg	0.7%

汤、白汁瓜夹等。筵席上常选形优的冬瓜进行雕刻后作酿制菜肴，如"冬瓜盅"；亦可制蜜饯，如冬瓜糖。

【饮食宜忌】

冬瓜适宜水肿患者食用；适宜糖尿病、肥胖症、心血管疾病和癌症患者食用；适合孕期妇女食用；适合夏季食用。体弱、肾虚者少食，以防引起腰酸痛。

【注意事项】

服滋补药品期间应忌食冬瓜。

三十、丝瓜

【营养特点】

丝瓜又称天罗、蛮瓜、布瓜、天络瓜、绵瓜等，以嫩果供食。丝瓜嫩果的肉质柔嫩，味微清香，水分多。丝瓜含皂苷、黏液质、丝瓜苦味质、瓜氨酸、糖、蛋白质、脂肪、维生素 A、维生素 C、钙、磷、铁等。

每 100g 丝瓜的营养素含量及 NRV 值见表 1-55。

表 1-55　每 100g 丝瓜的营养素含量及 NRV 值

食物名称：丝瓜　食物编号 04-3-228

营养成分	含量	单位	NRV	营养成分	含量	单位	NRV
能量	68	kJ	0.8%	烟酸	0.32	mg	2%
蛋白质	1.3	g	2%	叶酸	22.6	μgDFE	6%
脂肪	0.2	g	0.3%	泛酸	—		0%
饱和脂肪酸		g		生物素	1.4	μg	5%
胆固醇	—	mg	0%	胆碱	—	mg	0%
碳水化合物	4	g	1%	钙	37	mg	5%
膳食纤维	1.7	g	7%	磷	33	mg	5%
维生素 A	2.6	μgRE	0.3%	钾	121	mg	6%
维生素 D		μg	0%	钠	3.7	mg	0.2%
维生素 E	0.08	mg α-TE	0.6%	镁	19	mg	6%
维生素 K		μg	0%	铁	0.3	mg	2%
维生素 B_1	0.02	mg	1%	锌	0.22	mg	1%
维生素 B_2	0.04	mg	3%	碘	0.4	μg	0.3%
维生素 B_6	0.11	mg	8%	硒	0.2	μg	0.4%
维生素 B_{12}	0	μg	0%	铜	0.05	mg	3%
维生素 C	4	mg	4%	锰	0.07	mg	2%

【性味归经】

丝瓜性凉，味甘；入肝、胃经。

【烹调应用】

丝瓜在烹饪中适于炒、烧、扒、烩，或作菜肴配料，并最宜于做汤。代表菜式如丝瓜卷、丝瓜肉茸、丝瓜熘鸡丝、菱米烧丝瓜、滚龙丝瓜等。

【饮食宜忌】

丝瓜适宜咳嗽、哮喘、百日咳、腮腺炎、咽喉炎、大小便下血等症患者；适宜闭经、乳汁不通、乳腺炎、水肿等症患者；也适宜癌症、糖尿病等患者食用。丝瓜寒滑，多食能滑肠致泻，脾虚便溏者不宜服用。

【注意事项】

丝瓜应置于室内通风处 1～2 天，以使超氧化物歧化酶（SOD）发挥抗衰老、美容的作用；丝瓜食用时应去皮。

三十一、苦瓜

【营养特点】

苦瓜又称凉瓜、红姑娘、癞瓜等，以嫩果供食，肉质脆嫩清香。苦瓜富含维生素 C，有助于增强机体免疫功能。苦瓜中含有铬和类似胰岛素的物质，可降低血糖，是糖尿病患者的理想食品。苦瓜汁中含有类似奎宁的成分，能加强巨噬细胞的吞噬能力，提高人体对疾病的抵抗力，临床上对淋巴肉瘤和白血病有效。体外实验证实，苦瓜素能使人的舌、喉、口腔底部、鼻咽部癌细胞的生长受到抑制，对于防治癌症有重要的作用和积极的意义。

每 100g 苦瓜的营养素含量及 NRV 值见表 1-56。

表 1-56 每 100g 苦瓜的营养素含量及 NRV 值

食物名称：苦瓜 食物编号 04-3-212

营养成分	含量	单位	NRV	营养成分	含量	单位	NRV
能量	91	kJ	1%	膳食纤维	1.4	g	6%
蛋白质	1	g	2%	维生素 A	17	μgRE	2%
脂肪	0.1	g	0.2%	维生素 D		μg	
饱和脂肪酸		g		维生素 E	0.85	mg α-TE	6%
胆固醇	—	mg	0%	维生素 K		μg	
碳水化合物	4.9	g	2%	维生素 B_1	0.03	mg	2%

营养成分	含量	单位	NRV	营养成分	含量	单位	NRV
维生素 B$_2$	0.03	mg	2%	磷	35	mg	5%
维生素 B$_6$	0	mg	0%	钾	256	mg	13%
维生素 B$_{12}$	—	μg	0%	钠	2.5	mg	0.1%
维生素 C	56	mg	56%	镁	18	mg	6%
烟酸	0.4	mg	3%	铁	0.7	mg	5%
叶酸	0	μgDFE	0%	锌	0.36	mg	2%
泛酸		mg		碘	0	μg	0%
生物素		μg		硒	0.36	μg	0.7%
胆碱		mg		铜	0.06	mg	4%
钙	14	mg	2%	锰	0.16	mg	5%

【性味归经】

苦瓜性寒，味苦；入心、脾、胃经。

【烹调应用】

苦瓜在烹制时可单独或配肉、辣椒等炒、烧、煸、焖、酿、拌等。代表菜式如酿苦瓜、干煸苦瓜、苦瓜烧肉、苦瓜炒蛋等。

【饮食宜忌】

苦瓜适用于丹火毒气、烦热消渴、风热赤眼、中暑下痢等症；适宜糖尿病、癌症患者食用。胃腹疼痛或脾胃虚寒的患者应慎用；苦瓜中含类似奎宁成分，故孕妇应少食，以免发生意外。苦瓜适合夏天食用。

【注意事项】

若要减少苦瓜的苦味，可加盐略腌或在沸水中漂烫，但这样处理后对维生素 C 的破坏较大。

三十二、南瓜

【营养特点】

南瓜又称中国南瓜、金瓜、饭瓜等。南瓜能降低血糖，对糖尿病有较好疗效，并对高血压及肝脏的一些病变有预防和治疗作用；南瓜所含的甘露醇有通大便的作用，可减少粪便中的毒素对人体的危害，可防止结肠癌的发生，故被称为"防癌食物"。南瓜中胡萝卜素含量较高，它是维生素A的前体，被人体摄取后，很快转化成维生素A而被吸收利用，对保护视力具有重要作用。南瓜还含有钴，食用后有补血作用。南瓜子除可驱蛔虫、蛲虫外，还有杀灭血吸虫幼虫的作用。

每100g南瓜的营养素含量及NRV值见表1-57。

表1-57 每100g南瓜的营养素含量及NRV值

食物名称：南瓜 食物编号 04-3-213

营养成分	含量	单位	NRV	营养成分	含量	单位	NRV
能量	97	kJ	1%	烟酸	0.4	mg	3%
蛋白质	0.7	g	1%	叶酸	0	μgDFE	0%
脂肪	0.1	g	0.2%	泛酸		mg	
饱和脂肪酸		g		生物素		μg	
胆固醇	—	mg	0%	胆碱		mg	
碳水化合物	5.3	g	2%	钙	16	mg	2%
膳食纤维	0.8	g	3%	磷	24	mg	3%
维生素A	148	μgRE	19%	钾	145	mg	7%
维生素D		μg		钠	0.8	mg	0.04%
维生素E	0.36	mg α-TE	3%	镁	8	mg	3%
维生素K		μg		铁	0.4	mg	3%
维生素B$_1$	0.03	mg	2%	锌	0.14	mg	0.9%
维生素B$_2$	0.04	mg	3%	碘	0	μg	0%
维生素B$_6$	0	mg	0%	硒	0.46	μg	0.9%
维生素B$_{12}$	—	μg	0%	铜	0.03	mg	2%
维生素C	8	mg	8%	锰	0.08	mg	3%

【性味归经】

南瓜性温，味甘；入脾、胃经。

【烹调应用】

嫩南瓜味清鲜、多汁，通常炒食；老南瓜质沙味甜，是菜粮相兼的传统食物，适宜烧、焖、蒸或作主食、小吃、馅心。代表菜点如酿南瓜、醋熘南瓜丝、铁扒南瓜、南瓜蒸肉、南瓜八宝饭、焖南瓜、南瓜饼等。

【饮食宜忌】

南瓜适宜心血管疾病、糖尿病、肥胖症、便秘、癌症患者食用；也适宜气虚乏力、支气管哮喘、蛔虫病等症患者。黄疸患者忌食南瓜。

【注意事项】

南瓜久储后，食前要先检查，有酒味或已腐烂的，勿食。

三十三、西葫芦

【营养特点】

西葫芦又称美国南瓜、番瓜、角瓜等，以嫩果供食。西葫芦含有较多维生素C、葡萄糖等营养物质。中医认为西葫芦具有清热利尿、除烦止渴、润肺止咳、消肿散结的功效，可用于辅助治疗水肿腹胀、烦渴、疮毒以及肾炎、肝硬化腹水等症。西葫芦含有一种干扰素的诱生剂，可刺激机体产生干扰素，提高免疫力，发挥抗病毒和抗肿瘤的作用。西葫芦还有润泽肌肤的作用。

每100g西葫芦的营养素含量及NRV值见表1-58。

表1-58　每100g西葫芦的营养素含量及NRV值

食物名称：西葫芦　食物编号04-3-128

营养成分	含量	单位	NRV	营养成分	含量	单位	NRV
能量	79	kJ	0.9%	膳食纤维	0.6	g	2%
蛋白质	0.8	g	1%	维生素A	5	μgRE	0.6%
脂肪	0.2	g	0.3%	维生素D	—	μg	0%
饱和脂肪酸		g		维生素E	0.34	mg α-TE	2%
胆固醇	—	mg	0%	维生素K		μg	
碳水化合物	3.8	g	1%	维生素B$_1$	0.01	mg	0.7%

营养成分	含量	单位	NRV	营养成分	含量	单位	NRV
维生素 B_2	0.03	mg	2%	磷	17	mg	2%
维生素 B_6	0	mg	0%	钾	92	mg	5%
维生素 B_{12}	—	μg	0%	钠	5	mg	0.3%
维生素 C	6	mg	6%	镁	9	mg	3%
烟酸	0.2	mg	1%	铁	0.3	mg	2%
叶酸	0	μgDFE	0%	锌	0.12	mg	0.8%
泛酸		mg		碘	0.4	μg	0.2%
生物素		μg		硒	0.28	μg	0.6%
胆碱		mg		铜	0.03	mg	2%
钙	15	mg	2%	锰	0.04	mg	1%

【性味归经】

西葫芦性寒，味甘；归肺、胃、肾经。

【烹调应用】

西葫芦在烹饪中可供炒、烧、烩、熘，或作为荤素菜肴的配料及制汤、作馅。

【饮食宜忌】

一般人皆可食用。西葫芦适宜水肿腹胀、烦渴、疮毒以及肾炎、肝硬化腹水等症患者食用。脾胃虚寒的人应少吃西葫芦。

【注意事项】

西葫芦不宜生吃；烹调时不宜煮得太烂，以免营养损失。

三十四、瓠瓜

【营养特点】

瓠瓜又称葫芦、瓠子等，以嫩果供食。瓠瓜按果形分为四个变种，即瓠子、大葫芦瓜、长颈葫芦和细腰葫芦。瓠瓜味清淡，品质柔嫩，适于煮食，不宜生吃。但有时会出现苦味瓠瓜。瓠瓜之所以有苦味，是由于瓜中含有苦瓠子苷。中医认为瓠瓜具有清热利水、止渴、解毒功效。

每 100g 瓠瓜的营养素含量及 NRV 值见表 1-59。

表 1-59　每 100g 瓠瓜的营养素含量及 NRV 值

食物名称：瓠瓜　食物编号 04-3-206

营养成分	含量	单位	NRV	营养成分	含量	单位	NRV
能量	67	kJ	0.8%	烟酸	0.4	mg	3%
蛋白质	0.7	g	1%	叶酸	0.4	μgDFE	0.1%
脂肪	0.1	g	0.2%	泛酸		mg	
饱和脂肪酸		g		生物素		μg	
胆固醇	—	mg	0%	胆碱		mg	
碳水化合物	3.5	g	1%	钙	16	mg	2%
膳食纤维	0.8	g	3%	磷	15	mg	2%
维生素 A	7	μgRE	0.9%	钾	87	mg	4%
维生素 D	—	μg	0%	钠	0.6	mg	0.03%
维生素 E	—	mg α-TE	0%	镁	7	mg	2%
维生素 K		μg		铁	0.4	mg	3%
维生素 B_1	0.02	mg	1%	锌	0.14	mg	0.9%
维生素 B_2	0.01	mg	0.7%	碘	0	μg	0%
维生素 B_6	0	mg	0%	硒	0.49	μg	1%
维生素 B_{12}	—	μg	0%	铜	0.04	mg	3%
维生素 C	11	mg	11%	锰	0.08	mg	3%

【性味归经】

瓠瓜性平，味甘、淡；入肺、脾、胃经。

【烹调应用】

烹饪上瓠瓜可单独或配荤素料炒、烧、烩，且最宜做汤，如瓠子炖鸡、素炒瓠片。

【饮食宜忌】

瓠瓜适宜各种水肿、腹水、腹胀者食用；适合糖尿病、癌症患者及免疫力低下者食用。阴虚体瘦者多食瓠瓜，会使阴液耗伤，还可以导致虚火上升。

【注意事项】

苦味瓠瓜不能食用，食用了毒素含量多的瓠瓜会引起头晕、恶心、口干、乏力、腹痛、呕吐等中毒症状。

三十五、茄子

【营养特点】

茄子又称茄瓜、落苏等，以其嫩果供食。茄子营养成分中以糖类为主体；含铜丰富，并含有钙、磷、铁及多种维生素、生物碱，含少量的特殊苦味物质茄碱苷。在紫色茄子中，含有丰富的维生素P和皂苷等物质，其中维生素P能增强微血管的韧性和弹性，保护微血管，提高微血管对疾病的抵抗力，保持细胞和毛细血管壁的正常渗透性，增强人体细胞间的黏着力，可以预防小血管出血，为心血管疾病患者的食疗佳品。尤其对动脉硬化、高血压、冠心病和咯血、紫癜及坏血病患者，有很好的辅助治疗作用。常吃茄子可以预防高血压所致的脑出血、糖尿病所致的视网膜出血，对急性出血性肾炎等有一定疗效。茄子所含的皂苷、葫芦巴碱、小苏碱及胆碱等成分，又能降低血液中的胆固醇含量，常食具有预防冠心病的作用。

每100g茄子的营养素含量及NRV值见表1-60。

表1-60　每100g茄子的营养素含量及NRV值

食物名称：茄子　食物编号04-3-116

营养成分	含量	单位	NRV	营养成分	含量	单位	NRV
能量	52	kJ	0.6%	膳食纤维	3	g	12%
蛋白质	1.1	g	2%	维生素A	—	μgRE	0%
脂肪	0.1	g	0.2%	维生素D	—	μg	0%
饱和脂肪酸		g		维生素E	Tr	mg α-TE	0%
胆固醇		mg	0%	维生素K	—	μg	0%
碳水化合物	4.8	g	2%	维生素B₁	0.03	mg	2%

营养成分	含量	单位	NRV	营养成分	含量	单位	NRV
维生素 B_2	0.02	mg	1%	磷	21	mg	3%
维生素 B_6	0.05	mg	4%	钾	147	mg	7%
维生素 B_{12}		μg		钠	5	mg	0.3%
维生素 C		mg		镁	111	mg	37%
烟酸		mg		铁	0.5	mg	3%
叶酸	6.3	μgDFE	2%	锌	0.2	mg	1%
泛酸	—		0%	碘	Tr	μg	0%
生物素	1.2	μg	4%	硒	0.09	μg	0.2%
胆碱	—		0%	铜	0.04	mg	3%
钙	50	mg	6%	锰	0.09	mg	3%

【性味归经】

茄子性凉，味甘；入脾、胃、大肠经。

【烹调应用】

茄子适于多种调味，并常配以大蒜烹制，烹饪中常用以红烧、油焖、蒸、烩、炸、拌；或腌渍、干制。代表菜式如鱼香茄子、软炸茄饼、酱烧茄条、琉璃茄子等。

【饮食宜忌】

茄子适宜心血管疾病患者食用；适宜坏血病、肠风下血、皮肤溃疡、痔疮出血、眼底出血等患者。茄子为发物，患有皮肤病、哮喘、红斑狼疮、淋巴结核等痼疾者，应少食或忌食。

【注意事项】

茄子与螃蟹同食损伤肠胃。

三十六、佛手瓜

【营养特点】

佛手瓜又称菜苦瓜、万年瓜、合掌瓜、拳头瓜等。佛手瓜短圆锥形，果面具不规则浅纵沟；果皮呈淡绿色；果实尖端膨大处有种子一枚；长 8～20cm，单重约 350g。果肉脆嫩，微甜，具清香风味。佛手瓜含挥发油、佛手内酯、橙皮苷等。

每 100g 佛手瓜的营养素含量及 NRV 值见表 1-61。

表 1-61　每 100g 佛手瓜的营养素含量及 NRV 值

食物名称：佛手瓜　食物编号 04-3-205

营养成分	含量	单位	NRV	营养成分	含量	单位	NRV
能量	77	kJ	0.9%	烟酸	0.1	mg	0.7%
蛋白质	1.2	g	2%	叶酸	0	μgDFE	0%
脂肪	0.1	g	0.2%	泛酸		mg	
饱和脂肪酸		g		生物素		μg	
胆固醇	—	mg	0%	胆碱		mg	
碳水化合物	3.8	g	1%	钙	17	mg	2%
膳食纤维	1.2	g	5%	磷	18	mg	3%
维生素 A	3	μgRE	0.4%	钾	76	mg	4%
维生素 D	—	μg	0%	钠	1	mg	0.1%
维生素 E	—	mg α-TE	0%	镁	10	mg	3%
维生素 K		μg		铁	0.1	mg	0.7%
维生素 B₁	0.01	mg	0.7%	锌	0.08	mg	0.5%
维生素 B₂	0.1	mg	7%	碘	0	μg	0%
维生素 B₆	0	mg	0%	硒	1.45	μg	3%
维生素 B₁₂		μg	0%	铜	0.02	mg	1%
维生素 C	8	mg	8%	锰	0.03	mg	1%

【性味归经】

佛手瓜性温，味辛、苦、酸；无毒；入脾、肝、胃经。

【烹调应用】

佛手瓜可生食，其嫩果可炒、熘，老熟后可炖、煮，也可腌渍；此外，其嫩叶、块根亦可入烹，块根肥大如薯，除鲜食外，可提制淀粉。

【饮食宜忌】

佛手瓜适宜心血管疾病、糖尿病、肥胖症、癌症、脂肪肝、支气管炎患者食用；也适宜脾胃不健、食欲不振者食用。对胸闷气胀、胃痛胁胀、噎嗝、酒精中毒、呕吐等症有效。

【注意事项】

佛手瓜不宜多食，多食损正气。

三十七、黄瓜

【营养特点】

黄瓜又称王瓜、刺瓜、胡瓜、青瓜等，以幼果供食。果实表面疏生短刺，并有明显的瘤状突起；也有的表面光滑。黄瓜所含的维生素C氧化酶活性最强。黄瓜的清香味缘于游离的有机酸，其近蒂部的苦味缘于葫芦素。黄瓜有良好的降血压和降胆固醇作用，其原理可能与黄瓜能降低血管外周阻力和减少心排血量有关。葫芦素有抗癌作用。黄瓜中还含有丙醇二酸，可抑制糖转化为脂肪而有减肥功效。黄瓜还可以作为美容用品，比如用黄瓜汁来保护和清洁皮肤，用捣碎的黄瓜敷面来防皱。

每100g黄瓜的营养素含量及NRV值见表1-62。

表1-62　每100g黄瓜的营养素含量及NRV值

食物名称：黄瓜　食物编号04-3-208

营养成分	含量	单位	NRV	营养成分	含量	单位	NRV
能量	65	kJ	1%	维生素E	0.49	mg α-TE	4%
蛋白质	0.8	g	1%	维生素K		μg	
脂肪	0.2	g	0.3%	维生素B_1	0.02	mg	1%
饱和脂肪酸		g		维生素B_2	0.03	mg	2%
胆固醇	—	mg	0%	维生素B_6	0	mg	0%
碳水化合物	2.9	g	1%	维生素B_{12}	—	μg	0%
膳食纤维	0.5	g	2%	维生素C	9	mg	9%
维生素A	15	μgRE	2%	烟酸	0.2	mg	1%
维生素D		μg		叶酸	0	μgDFE	0%

营养成分	含量	单位	NRV	营养成分	含量	单位	NRV
泛酸		mg		镁	15	mg	5%
生物素		μg		铁	0.5	mg	3%
胆碱		mg		锌	0.18	mg	1%
钙	24	mg	3%	碘	0.2	μg	0.01%
磷	24	mg	3%	硒	0.38	μg	1%
钾	102	mg	5%	铜	0.15	mg	10%
钠	4.9	mg	0.2%	锰	0.06	mg	2%

【性味归经】

黄瓜性凉，味甘；入脾、胃、大肠经。

【烹调应用】

黄瓜在烹饪中生熟均可，拌、炒、焖、炝、酿或作菜肴配料、制汤，并常用于冷盘拼摆、围边装饰及雕刻，还常作为酸渍、酱渍、腌制菜品的原料。代表菜式如炝黄瓜条、干贝黄瓜、蒜泥黄瓜、翡翠清汤等。

【饮食宜忌】

黄瓜适宜烦渴口干思饮、小便不畅、大便干燥、四肢水肿、水肿腹胀者食用；也适宜心血管疾病、肥胖症、癌症、糖尿病、胆囊炎、胆结石和急慢性肝病患者食用。黄瓜不适宜胃寒者食用，寒性痛经者在经期忌食黄瓜。

【注意事项】

黄瓜中含有维生素 C 分解酶，故不宜与橘子、西红柿、辣椒等富含维生素 C 的食物搭配食用；黄瓜与花椰菜、菠菜搭配会降低营养价值。

三十八、花椰菜

【营养特点】

花椰菜又称花菜、菜花或椰菜花，是一种很受人们欢迎的蔬菜，味道鲜美，营养价值也很高，还有很高的药用价值。花椰菜富含膳食纤维、蛋白质、维生素、脂肪、碳水化合物及矿物质等。花椰菜是含有类黄酮最多的食物之一，含有抗氧化剂异硫氰酸盐化合物，因此花椰菜的食用价值和保健功能都非常强。花椰菜含维生素 C 较多，能提高人体免疫功能，促进肝脏解毒，增强抗病能力，尤其是在防治胃癌、乳腺癌方面效果尤佳。

每 100g 花椰菜的营养素含量及 NRV 值见表 1-63。

表 1-63　每 100g 花椰菜的营养素含量及 NRV 值

食物名称：花椰菜　食物编号 04-5-202

营养成分	含量	单位	NRV	营养成分	含量	单位	NRV
能量	110	kJ	1%	烟酸	0.6	mg	4%
蛋白质	2.1	g	4%	叶酸	13.5	μgDFE	3%
脂肪	0.2	g	0.3%	泛酸	—	mg	0%
饱和脂肪酸	—	g	0%	生物素	—	μg	0%
胆固醇	—	mg	0%	胆碱	—	mg	0%
碳水化合物	4.6	g	2%	钙	23	mg	3%
膳食纤维	1.2	g	5%	磷	47	mg	7%
维生素 A	5	μgRE	0.6%	钾	200	mg	10%
维生素 D	—	μg	0%	钠	31.6	mg	2%
维生素 E	0.43	mg α-TE	3%	镁	18	mg	6%
维生素 K	—	μg	0%	铁	1.1	mg	7%
维生素 B$_1$	0.03	mg	2%	锌	0.38	mg	3%
维生素 B$_2$	0.08	mg	6%	碘	—	μg	0%
维生素 B$_6$	0.11	mg	8%	硒	0.73	μg	1%
维生素 B$_{12}$	0	μg	0%	铜	0.05	mg	3%
维生素 C	61	mg	61%	锰	0.17	mg	6%

【性味归经】

花椰菜性平，味甘；归脾、肾、胃经。

【烹调应用】

花椰菜常用的烹调方法是采用焯水方法断生,然后再入锅调味,迅速出锅,以保其清香脆嫩。除炒的方法外,花椰菜适宜于多种烹调方法,如拌、熘、烩、炝和渍等,也可以做汤菜,荤素皆宜。代表菜有干锅有机菜花、花椰菜炖蛤蜊等。

【饮食宜忌】

一般不主张花椰菜与黄瓜同炒同炖,黄瓜中含有维生素C分解酶,容易破坏花椰菜中的维生素C。但花椰菜色白,黄瓜带有绿色,两菜搭配,可为外观增色,若二菜搭配,最好分开煸炒,然后混合装盘。

【注意事项】

花椰菜的品质以个体周正、花球结实、颜色乳白、花粒细而均、不发黄、无虫者为佳。初加工时宜用手掰碎而不宜用刀切。清洗时用清水浸泡5～10min。花椰菜烹饪时爆炒时间不可过长,也不耐高温长时间处理,以防养分丢失及变软影响口感。

三十九、西蓝花

【营养特点】

西蓝花又称青花菜。西蓝花维生素C含量较高。西蓝花不但有利于人的生长发育,它还能提高人体的免疫功能,从而增强人体的抗癌能力和防癌功能,尤其是在防治胃癌、乳腺癌方面效果更好。研究表明,患胃癌时,人体血清硒的水平明显下降,胃液中的维生素C的浓度也显著低于正常人。西蓝花不但能补充一定量的硒和维生素C,同时也提供丰富的胡萝卜素,起到阻止癌前病变细胞形成的作用,抑制癌肿的生长。

每100g西蓝花的营养素含量及NRV值见表1-64。

表1-64 每100g西蓝花的营养素含量及NRV值

食物名称:西蓝花 食物编号04-5-217

营养成分	含量	单位	NRV	营养成分	含量	单位	NRV
能量	81	kJ	1%	蛋白质	3.5	g	6%

营养成分	含量	单位	NRV	营养成分	含量	单位	NRV
脂肪	0.6	g	1%	叶酸	29.8	μgDFE	7%
饱和脂肪酸		g		泛酸	—	mg	0%
胆固醇	—	mg	0%	生物素	4.6	μg	15%
碳水化合物	3.7	g	1%	胆碱	—	mg	0%
膳食纤维	3.7	g	15%	钙	50	mg	6%
维生素 A	25	μgRE	3%	磷	61	mg	9%
维生素 D	—	μg	0%	钾	179	mg	9%
维生素 E	0.76	mg α-TE	5%	钠	46.7	mg	2%
维生素 K	—	μg	0%	镁	22	mg	7%
维生素 B₁	0.06	mg	4%	铁	0.9	mg	6%
维生素 B₂	0.08	mg	6%	锌	0.46	mg	3%
维生素 B₆	0.17	mg	12%	碘	Tr	μg	0%
维生素 B₁₂	0	μg	0%	硒	0.43	μg	1%
维生素 C	56	mg	56%	铜	0.03	mg	2%
烟酸	0.73	mg	5%	锰	0.16	mg	5%

【性味归经】

西蓝花性凉、味甘；入胃、肝、肺经。

【烹调应用】

西蓝花在烹饪中，常先焯水断生，继之入烹调味，急火快出锅，以保持其清香脆嫩。西蓝花在烹调中可作主料或配料，且最宜与动物原料合烹，如西蓝花焖肉、西蓝花炒肉、金钩西蓝花等。

【饮食宜忌】

西蓝花适宜口渴干燥、消化不良、食欲不振、大便干结者、肥胖症、癌症、肺结核、胃及十二指肠溃疡患者食用。

四十、西红柿

【营养特点】

西红柿又名番茄、番柿、洋柿子、爱情果等。西红柿可分离而得苹果酸、柠檬酸、葫芦巴碱、腺嘌呤、胆碱和少量番茄碱。西红柿含胡萝卜素、B族维生素、维生素C、维生素P（芦丁）较多，素有"维生素宝库"的称号。西红柿中所含的果胶可降低胆固醇，兴奋平滑肌，降低血压；番茄碱有抗真菌和消炎作用，能明显降低组胺所引起的毛细血管通透性升高，以及增强人的体质，抑制癌细胞繁殖和增加环磷酸腺苷而使某些癌细胞转化为正常细胞；西红柿中独有的番茄红素亦具有抗癌作用。西红柿中还有一种谷胱甘肽，这是维持人体正常细胞代谢不可缺少的物质，除了防癌外，还可以延迟人体某些细胞的衰老。常吃西红柿，可抑制酪氨酸酶的活性，使已沉着于皮肤和内脏的色素消失，从而防止细胞老化。

每100g西红柿的营养素含量及NRV值见表1-65。

表1-65　每100g西红柿的营养素含量及NRV值

食物名称：西红柿　食物编号04-3-105

营养成分	含量	单位	NRV	营养成分	含量	单位	NRV
能量	85	kJ	1%	烟酸	0.6	mg	4%
蛋白质	0.9	g	2%	叶酸	5.6	μgDFE	1%
脂肪	0.2	g	0.3%	泛酸		mg	
饱和脂肪酸		g		生物素		μg	
胆固醇	—	mg	0%	胆碱		mg	
碳水化合物	4	g	1%	钙	10	mg	1%
膳食纤维	0.5	g	2%	磷	23	mg	3%
维生素A	92	μgRE	12%	钾	163	mg	8%
维生素D		μg		钠	5	mg	0.2%
维生素E	0.59	mg α-TE	4%	镁	9	mg	3%
维生素K		μg		铁	0.4	mg	3%
维生素B$_1$	0.03	mg	2%	锌	0.13	mg	1%
维生素B$_2$	0.03	mg	2%	碘	2.5	μg	2%
维生素B$_6$	0.06	mg	4%	硒	0.15	μg	0.3%
维生素B$_{12}$	0	μg	0%	铜	0.06	mg	4%
维生素C	19	mg	19%	锰	0.08	mg	3%

【性味归经】

西红柿性微寒，味甘、酸；入肝、脾、胃经。

【烹调应用】

西红柿除生食代果外，烹饪中适于拌、炒、烩、酿、汆；还可制番茄酱。代表菜式如酿番茄、番茄烩鸭腰、番茄鱼片、番茄炒蛋等。

【饮食宜忌】

西红柿适宜心血管疾病、糖尿病、坏血病、糙皮病、肥胖症、夜盲症、眼底出血、牙龈出血患者食用。未成熟的西红柿含有大量的"生物碱"，多食会出现呕吐及全身疲乏等中毒症状。

【注意事项】

西红柿不能和黄瓜同食，因为黄瓜中的维生素 C 分解酶可能将西红柿中的维生素 C 破坏；西红柿含有大量的果胶质、柿胶酚及可溶性收敛物等，空腹食用易与胃酸结合成难溶解的块状结石，阻塞于胃的幽门出口处，使胃内压升高，引起胃不适和胃胀痛。

四十一、辣椒

【营养特点】

辣椒又称海椒、番椒、香椒、大椒、辣子等。辣椒富含维生素 C 及维生素 A 原。红椒的色素成分是胡萝卜素和辣椒红素。辣椒含多种辣椒碱和一些香荚兰胺，以及柠檬酸、酒石酸、苹果酸等。辣椒碱刺激口腔黏膜、消化道，使唾液及胃液分泌增加，加强胃的蠕动，驱除肠内不良气体，加强淀粉酶作用，因而有助于健胃和消化。辣椒能使皮肤血管扩张，使皮肤血液循环旺盛，可作为皮肤发赤剂、局部刺激剂。辣椒还能刺激心脏，使心跳加快而致血液循环加快，使人感到脸红、发热、出汗、全身觉得温暖。因此，在潮湿、寒冷的情况下，辣椒有祛湿、散寒的作用。辣椒因含维生素 A 和维生素 C 丰富，因而有抗癌作用。

每 100g 辣椒的营养素含量及 NRV 值见表 1-66。

表 1-66　每 100g 辣椒的营养素含量及 NRV 值

食物名称：辣椒（青、尖）　食物编号 04-3-123

营养成分	含量	单位	NRV	营养成分	含量	单位	NRV
能量	70	kJ	0.8%	烟酸	0.62	mg	4.4%
蛋白质	0.8	g	1.3%	叶酸	3.6	μgDFE	0.9%
脂肪	0.3	g	0.5%	泛酸		mg	0%
饱和脂肪酸		g		生物素	1.6	μg	5%
胆固醇	—	mg	0%	胆碱	—	mg	0%
碳水化合物	5.2	g	1.75%	钙	11	mg	1.4%
膳食纤维	2.5	g	10%	磷	20	mg	3%
维生素 A	16	μgRE	2%	钾	154	mg	8%
维生素 D	—	μg	0%	钠	7	mg	0.4%
维生素 E	0.38	mg α-TE	2.7%	镁	15	mg	5%
维生素 K	—	μg	0%	铁	0.3	mg	2%
维生素 B_1	0.02	mg	1.4%	锌	0.21	mg	1.4%
维生素 B_2	0.02	mg	1.4%	碘	0.6	μg	0.4%
维生素 B_6	0.17	mg	12%	硒	0.02	μg	0.04%
维生素 B_{12}	(0)	μg	0%	铜	0.05	mg	3.3%
维生素 C	59	mg	59%	锰	0.05	mg	1.7%

【性味归经】

辣椒性热，味辛；入脾、胃、肺经。

【烹调应用】

烹饪中辣椒的嫩果可酿、拌、泡、炒、煎或调味、制酱等，代表菜式如辣子鸡丁、虎皮尖椒等。

【饮食宜忌】

辣椒适宜胃寒饱胀、消化不良、寒性痛经者食用；也适宜受凉感冒患者食用。各类炎症、感染性疾病、癌症、糖尿病、肺结核、甲状腺肿、痔疮、眼疾和各种出血患者，宜忌食。

服用维生素 K 及其他止血药时食用辣椒，可使药物疗效减弱；患有食管炎、急慢性胃炎、胃和十二指肠溃疡、胃下垂者吃辣椒，可加重病情；服用清热凉血药（石膏、金银花、生地黄等）及滋阴药（石斛、沙参、麦冬等）时不宜同食辣椒。

四十二、香菜

【营养特点】

香菜又称芫荽、胡荽、香荽等，有特殊浓郁香味，质地柔嫩。香菜含芸香油 3%～7%，能促进外周血液循环，增加胃肠腺体分泌，增加胆汁分泌。香菜种子含挥发油 0.8%～1%，挥发油的主要成分为沉香醇的芫荽醇等。香菜中具有特殊气味，可作矫味剂。

每 100g 香菜的营养素含量及 NRV 值见表 1-67。

表 1-67 每 100g 香菜的营养素含量及 NRV 值

食物名称：香菜 食物编号 04-5-317

营养成分	含量	单位	NRV	营养成分	含量	单位	NRV
能量	139	kJ	2%	维生素 B_2	0.14	mg	10%
蛋白质	1.8	g	3%	维生素 B_6	0	mg	0%
脂肪	0.4	g	1%	维生素 B_{12}	—	μg	0%
饱和脂肪酸		g		维生素 C	48	mg	48%
胆固醇	—	mg	0%	烟酸	2.2	mg	16%
碳水化合物	6.2	g	2%	叶酸	0	$\mu g DFE$	0%
膳食纤维	1.2	g	5%	泛酸		mg	
维生素 A	193	$\mu g RE$	24%	生物素		μg	
维生素 D		μg		胆碱		mg	
维生素 E	0.8	mg α-TE	6%	钙	101	mg	13%
维生素 K		μg		磷	49	mg	7%
维生素 B_1	0.04	mg	3%	钾	272	mg	14%

营养成分	含量	单位	NRV	营养成分	含量	单位	NRV
钠	48.5	mg	2%	碘	1.5	μg	1%
镁	33	mg	11%	硒	0.53	μg	1%
铁	2.9	mg	19%	铜	0.21	mg	14%
锌	0.45	mg	3%	锰	0.28	mg	9%

【性味归经】

香菜性温，味辛；入脾、胃、肺经。

【烹调应用】

香菜在烹调中常用作拌、蒸、烧等菜品中牛、羊肉类菜的良好佐料；亦可凉拌或兑作调料、制馅心；或用于火锅类菜肴的调味以及菜肴的装饰、点缀。

【饮食宜忌】

香菜对脾胃不和、食欲不振、恶心、感冒等症状，有辅助治疗作用。在做菜时，加入少许香菜，可消除鱼肉腥味，达到助食、醒脾的功效。香菜为发物，患有淋巴结核、哮喘、癌症、顽固性皮肤病者，切勿食用。口臭、龋齿者食用会加重病情。

【注意事项】

香菜伤身损眼，不宜多食。

四十三、葱

【营养特点】

葱又称大葱、汉葱、直葱等。葱含有挥发油，其主要成分为葱蒜素及二烯基硫醚。葱对白喉杆菌、痢疾杆菌、结核杆菌、葡萄球菌、链球菌及多种皮肤真菌有抑制作用。葱能增加纤维蛋白的溶解活性，降低血脂，消散淤血，防治动脉硬化，抗衰老，预防呼吸道和消化道传染病。葱所含的挥发油能刺激汗腺发汗，尽快排出体内的毒素，并能促进消化液分泌，因而有解毒和健胃的功效。日本学者研究指出，葱的辛辣气味能刺激肾上腺素的分泌，促进脂肪分解，消耗更多的脂肪和热量，有明显的减肥作用。

每 100g 葱的营养素含量及 NRV 值见表 1-68。

表 1-68　每 100g 大葱的营养素含量及 NRV 值

食物名称：大葱　食物编号 04-4-206

营养成分	含量	单位	NRV	营养成分	含量	单位	NRV
能量	95	kJ	1%	烟酸	0.5	mg	4%
蛋白质	1.6	g	3%	叶酸	11.5	μgDFE	3%
脂肪	0.3	g	1%	泛酸	—	mg	0%
饱和脂肪酸		g		生物素	0.8	μg	37%
胆固醇	—	mg	0%	胆碱		mg	0%
碳水化合物	5.8	g	2%	钙	63	mg	8%
膳食纤维	2.4	g	10%	磷	25	mg	4%
维生素 A	11	μgRE	1%	钾	110	mg	6%
维生素 D	—	μg	0%	钠	8.9	mg	0.4%
维生素 E	Tr	mg α-TE	0%	镁	16	mg	5%
维生素 K	—	μg	0%	铁	0.6	mg	4%
维生素 B_1	0.06	mg	4%	锌	0.29	mg	2%
维生素 B_2	0.03	mg	2%	碘	Tr	μg	0%
维生素 B_6	0.16	mg	11%	硒	0.21	μg	0.4%
维生素 B_{12}		μg		铜	0.03	mg	2%
维生素 C	3	mg	3%	锰	0.34	mg	11%

【性味归经】

葱性温，味辛；归肺、胃经。

【烹调应用】

葱在烹饪中可生食、调味、制馅心或作菜肴的主、配料。如葱爆肉、京酱肉丝、猪肉大葱饺等。

【饮食宜忌】

葱适宜风寒感冒、头痛鼻塞、阴寒腹痛等症者食用，有较强杀菌作用，可预防流感。葱还可用于蛔虫性肠梗阻、急性腹痛的疼痛缓解。胃寒之食欲不振、胃口不开者，孕妇，头皮多屑而痒者，顽固性皮肤病、红斑狼疮、淋巴结核、哮喘等患者，少食。

【注意事项】

葱所具有的草酸易于和豆腐形成草酸钙，这不利于人体对钙的吸收，特别是有肾结石的人尽量少吃。

四十四、大蒜

【营养特点】

大蒜又称蒜头、胡蒜、独蒜等。大蒜中含有 0.2% 挥发油，挥发油的主要成分为大蒜素及多种烯丙基、丙基和甲基组成的硫醚化合物，是一种植物杀菌素，对多种致病菌和真菌有效，如对葡萄球菌、链球菌、脑膜炎双球菌、肺炎球菌、白喉杆菌、痢疾杆菌、大肠杆菌、结核杆菌、伤寒杆菌、副伤寒杆菌、霍乱弧菌等多种细菌有明显的杀菌作用；大蒜除了杀菌作用外，还有减慢心率、增加心脏收缩、扩张末梢血管、利尿、抑制动脉硬化、降低血压的作用。

每 100g 大蒜的营养素含量及 NRV 值见表 1-69。

表 1-69　每 100g 大蒜的营养素含量及 NRV 值

食物名称：大蒜　食物编号 04-4-101

营养成分	含量	单位	NRV	营养成分	含量	单位	NRV
能量	536	kJ	6%	维生素 E	1.07	mg α-TE	8%
蛋白质	4.5	g	8%	维生素 K		μg	
脂肪	0.2	g	0.3%	维生素 B$_1$	0.04	mg	3%
饱和脂肪酸		g		维生素 B$_2$	0.06	mg	4%
胆固醇	—	mg	0%	维生素 B$_6$	0	mg	0%
碳水化合物	27.6	g	9%	维生素 B$_{12}$	—	μg	0%
膳食纤维	1.1	g	4%	维生素 C	7	mg	7%
维生素 A	5	μgRE	0.6%	烟酸	0.6	mg	4%
维生素 D	—	μg	0%	叶酸	0	μgDFE	0%

营养成分	含量	单位	NRV	营养成分	含量	单位	NRV
泛酸		mg		镁	21	mg	7%
生物素		μg		铁	1.2	mg	8%
胆碱		mg		锌	0.88	mg	6%
钙	39	mg	5%	碘	0	μg	0%
磷	117	mg	20%	硒	3.09	μg	6%
钾	302	mg	17%	铜	0.22	mg	15%
钠	19.6	mg	1%	锰	0.29	mg	10%

【性味归经】

大蒜性温，味辛；入脾、胃、肺经。

【烹调应用】

大蒜在烹饪中常用作调味配料，具有增加风味、去腥除异、杀菌消毒的作用，与葱、姜、辣椒合称为调味四辣，用于生食凉拌、烹调、糖渍、腌渍或制成大蒜粉；也可作为蔬菜应用于烧、炒的菜式中，如蒜茸苋菜、大蒜烧肚条、大蒜烧鲢鱼等。

【饮食宜忌】

大蒜适宜肺结核、百日咳、心血管疾病、肥胖症、痢疾、钩虫病、蛔虫病等患者食用。大蒜会刺激胃黏膜，使得胃酸增多；凡有眼疾、白内障、口齿咽喉病、痔疮者不可多食。

【注意事项】

大蒜属于比较刺激性的食物，不要在空腹的时候吃，防止导致肠胃不舒服。特别是本身肠胃功能就比较弱的、有肠胃疾病的患者或者是老年人。想吃大蒜的话要先吃一些别的东西垫垫肚子，再吃大蒜比较好。大蒜适度氧化后食用更好。

四十五、黄花菜

【营养特点】

黄花菜又称金针菜、萱菜、黄花等，以幼嫩花蕾供食。黄花菜不仅营养丰富，还有降低动物血清胆固醇及安神作用，食之可减轻晕船反应，对神经衰弱者有镇静安眠作用。

每100g黄花菜的营养素含量及NRV值见表1-70。

表1-70　每100g黄花菜的营养素含量及NRV值

食物名称：黄花菜　食物编号 04-5-412

营养成分	含量	单位	NRV	营养成分	含量	单位	NRV
能量	897	kJ	11%	烟酸	3.1	mg	22%
蛋白质	19.4	g	32%	叶酸	0	μgDFE	0%
脂肪	1.4	g	2%	泛酸		mg	
饱和脂肪酸		g		生物素		μg	
胆固醇	—	mg	0%	胆碱		mg	
碳水化合物	34.9	g	12%	钙	301	mg	38%
膳食纤维	7.7	g	31%	磷	216	mg	31%
维生素A	307	μgRE	38%	钾	610	mg	31%
维生素D	—	μg	0%	钠	59.2	mg	3%
维生素E	4.92	mg α-TE	35%	镁	85	mg	28%
维生素K		μg		铁	8.1	mg	54%
维生素B₁	0.05	mg	4%	锌	3.99	mg	27%
维生素B₂	0.21	mg	15%	碘	0	μg	0%
维生素B₆	0	mg	0%	硒	4.22	μg	8%
维生素B₁₂	—	μg	0%	铜	0.37	mg	25%
维生素C	10	mg	10%	锰	1.21	mg	40%

【性味归经】

黄花菜性平，味甘、淡；入肝经。

【烹调应用】

烹饪中黄花菜可用以炒、氽汤，或作为面食馅心和臊子的原料，如黄花炒肉丝、黄花鸡丝汤等。

【饮食宜忌】

黄花菜又名"忘忧草"，适宜情志不畅、性情抑郁、气闷不畅、神经衰弱、健忘失眠者食用；也适宜各种出血症患者食用。

【注意事项】

黄花菜以新鲜花蕾或干花蕾供食，因鲜品的花蕊中含较多的秋水仙碱，故须摘除或煮熟后供食。而干品经过了蒸制，故毒性丧失，质地柔嫩，具特殊清香味。吃鲜黄花菜，可引起恶心、呕吐、腹痛、头昏等中毒症状，甚至导致死亡；用硫黄熏蒸的黄花菜，可导致人体缺钙；不宜食用有颜色、夹有杂物、上有霉点、手捏无弹性、发硬易断、有霉味或硫黄味的黄花菜。

四十六、香椿

【营养特点】

香椿又称椿芽，质柔嫩，纤维少，味鲜美，具独特清香气味。香椿是时令名品，含香椿素等挥发性芳香族有机物，可健脾开胃，增加食欲。香椿含有维生素 E 和性激素物质，有抗衰老和补阳滋阴的作用。香椿具有清热利湿、利尿解毒之功效，是辅助治疗肠炎、痢疾、泌尿系统感染的良药。香椿的挥发性成分能透过蛔虫的表皮，使蛔虫不能附着在肠壁上而被排出体外，可用于治疗蛔虫病。香椿含有丰富的维生素 C、胡萝卜素等，有助于增强机体免疫功能，并有润滑肌肤的作用，是保健美容的良好食品。

每 100g 香椿的营养素含量及 NRV 值见表 1-71。

表 1-71　每 100g 香椿的营养素含量及 NRV 值

食物名称：香椿　食物编号 04-8-005

营养成分	含量	单位	NRV	营养成分	含量	单位	NRV
能量	211	kJ	3%	膳食纤维	1.8	g	7%
蛋白质	1.7	g	3%	维生素 A	117	μgRE	15%
脂肪	0.4	g	1%	维生素 D	—	μg	0%
饱和脂肪酸		g		维生素 E	0.99	mg α-TE	7%
胆固醇	—	mg	0%	维生素 K		μg	
碳水化合物	10.9	g	4%	维生素 B$_1$	0.07	mg	5%

营养成分	含量	单位	NRV	营养成分	含量	单位	NRV
维生素 B_2	0.12	mg	9%	磷	147	mg	21%
维生素 B_6	0	mg	0%	钾	172	mg	9%
维生素 B_{12}	—	μg	0%	钠	4.6	mg	0.2%
维生素 C	40	mg	40%	镁	36	mg	12%
烟酸	0.9	mg	6%	铁	3.9	mg	26%
叶酸	0	μgDFE	0%	锌	2.25	mg	15%
泛酸		mg		碘	0	μg	0%
生物素		μg		硒	0.42	μg	1%
胆碱		mg		铜	0.09	mg	6%
钙	96	mg	12%	锰	0.35	mg	12%

【性味归经】

香椿性寒，味苦；入胃、大肠经。

【烹调应用】

香椿在烹饪中可拌、炒、煎，如椿芽炒蛋、椿芽拌豆腐等；亦常加工成腌制品或干菜。

【饮食宜忌】

香椿适宜食欲不振、慢性肠炎、痢疾者食用；也适宜妇女白带过多者食用。香椿具有抗氧化作用，有很强的抗癌效果。虚寒痢疾者不宜食用香椿；阴血虚少、肝风内动而导致头晕目眩者，忌食香椿；脑动脉供血不足、慢性肾炎、慢性胃炎、青光眼患者忌多食香椿。

【注意事项】

民间视香椿为发物，多食动风；香椿与动物肝脏同食，可导致营养成分大为减少；香椿加热时间不宜长，最好起锅前或食用时放入。

四十七、鱼腥草

【营养特点】

鱼腥草又称蕺儿根、蕺菜、折耳菜，具有鱼腥气味。鱼腥草以嫩茎叶供食，嫩根也可入菜，具有特异气味和一定的辛辣味。鱼腥草含有蛋白质、碳水化合物、钙、磷、多种维生素等营养成分，还含有鱼腥草素、蕺菜碱、甲基正壬酮、丹桂油烯、月桂醛等多种活性成分。

每100g鱼腥草的营养素含量及NRV值见表1-72。

表 1-72　每100g鱼腥草的营养素含量及NRV值

食物名称：鱼腥草　食物编号 04-8-083

营养成分	含量	单位	NRV	营养成分	含量	单位	NRV
能量	54	kJ	1%	烟酸	1.04	mg	7%
蛋白质	2.1	g	4%	叶酸	41.6	μgDFE	10%
脂肪		g		泛酸	—	mg	0%
饱和脂肪酸		g		生物素	5.7	μg	19%
胆固醇	—	mg	0%	胆碱			0%
碳水化合物	10.7	g	4%	钙	57	mg	7%
膳食纤维	9.6	g	38%	磷	31	mg	4%
维生素 A	Tr	μgRE	0%	钾	494	mg	25%
维生素 D	—	μg	0%	钠	21.6	mg	1%
维生素 E	1.28	mg α-TE	9%	镁	145	mg	48%
维生素 K	—	μg	0%	铁	2.3	mg	15%
维生素 B$_1$	0.03	mg	2%	锌	0.4	mg	3%
维生素 B$_2$	0.12	mg	9%	碘	—	μg	0%
维生素 B$_6$	0.38	mg	27%	硒	1.25	μg	3%
维生素 B$_{12}$		μg		铜	0.09	mg	6%
维生素 C	16	mg	16%	锰	1	mg	33%

【性味归经】

鱼腥草性寒，味辛；入肝、肺经。

【烹调应用】

鱼腥草在烹饪中常用于凉拌、煮汤或调味；其根主要用于炖食。

【饮食宜忌】

鱼腥草配以温中、益气、补虚的母鸡肉，可为人体提供较全面、丰富的营养，具有消炎解毒、温中益气的功效，可作为肺脓肿、虚劳瘦弱、水肿、脱肛、肺炎等病患者的辅助食疗菜肴。鱼腥草性寒，虚寒性及阴性疮疡忌用。

四十八、茼蒿

【营养特点】

茼蒿又称同蒿、蓬蒿、春菊等，以嫩茎叶供食。茼蒿中含有特殊香味的挥发油，有助于宽中理气、消食开胃、增加食欲，并且其所含粗纤维有助肠道蠕动，促进排便，可达到通腑利肠的目的。茼蒿含丰富的维生素、胡萝卜素及多种氨基酸、脂肪、蛋白质及较高量的钠、钾等矿物质，能调节人体内水液代谢，通利小便，消除水肿；茼蒿含有一种挥发性的精油，以及胆碱等物质，具有降血压、补脑的作用。

每100g茼蒿的营养素含量及NRV值见表1-73。

表1-73 每100g茼蒿的营养素含量及NRV值

食物名称：茼蒿　食物编号04-5-321

营养成分	含量	单位	NRV	营养成分	含量	单位	NRV
能量	98	kJ	1%	膳食纤维	1.2	g	5%
蛋白质	1.9	g	3%	维生素A	252	μgRE	32%
脂肪	0.3	g	1%	维生素D	—	μg	0%
饱和脂肪酸		g		维生素E	0.92	mg α-TE	7%
胆固醇	—	mg	0%	维生素K		μg	
碳水化合物	3.9	g	1%	维生素B$_1$	0.04	mg	3%

营养成分	含量	单位	NRV	营养成分	含量	单位	NRV
维生素 B_2	0.09	mg	6%	磷	36	mg	5%
维生素 B_6	0	mg	0%	钾	220	mg	11%
维生素 B_{12}	—	μg	0%	钠	161.3	mg	8%
维生素 C	18	mg	18%	镁	20	mg	7%
烟酸	0.6	mg	4%	铁	2.5	mg	17%
叶酸	0	μgDFE	0%	锌	0.35	mg	2%
泛酸		mg		碘	0	μg	0%
生物素		μg		硒	0.6	μg	1%
胆碱		mg		铜	0.06	mg	4%
钙	73	mg	9%	锰	0.28	mg	9%

【性味归经】

茼蒿性平，味甘、辛；入肺、胃经。

【烹调应用】

茼蒿在烹饪中可用于煮、炒、凉拌或做汤。代表菜式如蒜茸炒茼蒿、凉拌茼蒿。

【饮食宜忌】

茼蒿适宜肺热咳嗽、痰多黄稠者食用；适宜夏季酷暑、烦热头昏、睡眠不安之人食用；也适宜贫血或骨折患者食用。泄泻者慎食茼蒿。

【注意事项】

食用茼蒿的嫩茎叶时加热时间不要过久，否则会使营养成分减少。

四十九、蕨菜

【营养特点】

蕨菜又称蕨、蕨儿菜、拳头菜等，以刚出土的嫩叶叶柄及卷曲的幼叶供食，口感脆滑，有特殊香味。其根状茎蔓生土中，富含淀粉，俗称蕨粉或山粉，亦可食用，可用来做粉丝、粉皮，或酿酒。

每 100g 蕨菜的营养素含量及 NRV 值见表 1-74。

表 1-74　每 100g 蕨菜的营养素含量及 NRV 值

食物名称：蕨菜　食物编号 04-8-076

营养成分	含量	单位	NRV	营养成分	含量	单位	NRV
能量	177	kJ	2%	烟酸	—	mg	0%
蛋白质	1.6	g	3%	叶酸	—	μgDFE	0%
脂肪	0.4	g	1%	泛酸		mg	
饱和脂肪酸		g		生物素		μg	
胆固醇	—	mg	0%	胆碱		mg	
碳水化合物	9	g	3%	钙	17	mg	2%
膳食纤维	1.3	g	5%	磷	50	mg	7%
维生素 A	183	μgRE	23%	钾	292	mg	15%
维生素 D		μg	0%	钠		mg	0%
维生素 E	0.78	mg α-TE	6%	镁	30	mg	10%
维生素 K		μg		铁	4.2	mg	28%
维生素 B₁		mg	0%	锌	0.6	mg	4%
维生素 B₂		mg	0%	碘		μg	0%
维生素 B₆		mg	0%	硒		μg	0%
维生素 B₁₂		μg	0%	铜	0.16	mg	11%
维生素 C	23	mg	23%	锰	0.32	mg	11%

【性味归经】

蕨菜性寒，味甘；入肝、肺经。

【烹调应用】

蕨菜在烹饪上常用重油并配荤料炒、炖、烩、熘、凉拌。干品经水发后，用以炖食。鲜品使用时，先在沸水中焯烫，以除去黏液和土腥味。

【饮食宜忌】

蕨菜适宜高血压、头昏失眠、关节痛、小便不利或妇女湿热带下、大便秘结或习惯性便秘者食用。

【注意事项】

蕨菜有小毒，不可久食；蕨菜不宜与黄豆、花生、毛豆等富含维生素 B_1 的食物搭配同食，因蕨菜中含维生素 B_1 分解酶，会把食物里的维生素 B_1 破坏殆尽。

第四节　菌藻类

一、白蘑菇

【营养特点】

白蘑菇又称口蘑，质地致密，鲜嫩可口。白蘑菇含有丰富的蛋白质、多种维生素、游离氨基酸、矿物质、多糖类、膳食纤维等，是一种高蛋白、低脂肪、低热能的养生保健食品。白蘑菇具有一定抗癌作用。

每 100g 白蘑菇的营养素含量及 NRV 值见表 1-75。

表 1-75　每 100g 白蘑菇的营养素含量及 NRV 值

食物名称：白蘑菇　食物编号 05-1-028

营养成分	含量	单位	NRV	营养成分	含量	单位	NRV
能量	113	kJ	1%	维生素 E	—	mg α-TE	0%
蛋白质	3.5	g	6%	维生素 K		μg	
脂肪	0.4	g	1%	维生素 B_1	0.02	mg	1%
饱和脂肪酸		g		维生素 B_2	0.3	mg	21%
胆固醇	—	mg	0%	维生素 B_6	0.02	mg	1%
碳水化合物	3.8	g	1%	维生素 B_{12}	—	μg	0%
膳食纤维	1.8	g	7%	维生素 C	0.1	mg	0.1%
维生素 A	0	μgRE	0%	烟酸	3.5	mg	25%
维生素 D		μg		叶酸	—	μgDFE	0%

营养成分	含量	单位	NRV	营养成分	含量	单位	NRV
泛酸		mg		镁	11	mg	4%
生物素		μg		铁	1	mg	7%
胆碱		mg		锌	0.6	mg	4%
钙	6	mg	1%	碘	—	μg	0%
磷	93	mg	13%	硒		μg	0%
钾	350	mg	18%	铜		mg	0%
钠	57	mg	3%	锰	—	mg	0%

【性味归经】

白蘑菇性凉，味甘；入肝、胃经。

【烹调应用】

白蘑菇在烹制上多适于凉拌、炒、烧、氽汤；或作菜肴配料及面点的臊子、馅心用料等。代表菜式如蘑菇烧鸡、软炸蘑菇、香油蘑菇、蘑菇小包。

【饮食宜忌】

一般人都可食用。白蘑菇适宜脾胃虚弱、食欲不振者食用；也适合糖尿病、白细胞减少症、传染性肝炎、癌症等患者食用。

【注意事项】

白蘑菇不可多食。

二、北风菌

【营养特点】

北风菌又称榆黄蘑等。北风菌含有蛋白质、脂肪、纤维素、多种维生素以及抗肿瘤细胞的硒、多糖体等物质。北风菌对肿瘤细胞有很强的抑制作用，且具有免疫特性；维生素及矿物质具有改善人体新陈代谢、增强体质、调节自主神经功能等作用，故可作为体弱病人的营养品，对肝炎、慢性胃炎、胃和十二指肠溃疡、软骨病、高血压等都有疗效，对降低血胆固醇和防治尿道结石也有一定效果，对妇女更年期综合征可起调理作用。

每100g北风菌的营养素含量及NRV值见表1-76。

表1-76　每100g北风菌的营养素含量及NRV值

食物名称：北风菌　食物编号05-1-029

营养成分	含量	单位	NRV	营养成分	含量	单位	NRV
能量	59	kJ	1%	烟酸	0.7	mg	5%
蛋白质	1.7	g	3%	叶酸	—	μgDFE	0%
脂肪	0.1	g	0.2%	泛酸		mg	
饱和脂肪酸		g		生物素		μg	
胆固醇	—	mg	0%	胆碱		mg	
碳水化合物	2.9	g	1%	钙	3	mg	0.4%
膳食纤维	—	g	0%	磷	36	mg	5%
维生素A	Tr	μgRE	0%	钾	254	mg	13%
维生素D		μg		钠	1.4	mg	0.1%
维生素E	7.28	mg α-TE	52%	镁	5	mg	2%
维生素K		μg		铁	1.5	mg	10%
维生素B₁	0.05	mg	4%	锌	0.47	mg	3%
维生素B₂	0.38	mg	27%	碘		μg	
维生素B₆		mg	0%	硒	0.17	μg	0.3%
维生素B₁₂		μg	0%	铜	0.2	mg	13%
维生素C	—	mg	0%	锰	0.09	μg	3%

【性味归经】

北风菌性凉，味甘；入胃、肠、肺经。

【烹调应用】

在烹制北风菌时常用鲜品，也可加工成干品、盐渍品。北风菌可采用炒、炖、蒸、拌、烧、煮等方法成菜、制汤。代表菜式如火腿冻菌、凉拌北风菌等。

【饮食宜忌】

北风菌适宜营养不良、食欲不振者食用；适宜糖尿病、心血管疾病、癌症、肥胖症、传染性肝炎、白细胞减少症、软骨病、更年期综合征患者以及手足麻木、腰腿疼痛者食用。脾胃虚寒者不宜多食。

三、香菇

【营养特点】

香菇又称香菌、冬菇、香信、香蕈等，味鲜而香，质地嫩滑而具有韧性，为优良食用菌。香菇以隆冬严寒、霜重雪厚时所产最佳。因气候越冷，香菇菌伞张得越慢，故肉质厚而结实，称为冬菇。春天气候回暖，菇伞开得快，大而薄，称为春菇或薄菇，品质稍次。香菇中含有许多营养物质，主要活性物质为香菇多糖、腺嘌呤、三甲胺、半纤维素、甘露醇等。干香菇水浸物中含组氨酸、谷氨酸、丙氨酸等多种氨基酸及胆碱、麦角甾醇等。新鲜的香菇中含分解核酸的酶，水解核酸产生嘌呤等成分。香菇中还含有降低血脂的成分——香菇太生、香蕈麦角甾醇，经日光照射可转变为维生素 D_2，是小儿软骨病患者的良好食物。香菇清香鲜美，做成菜肴，能增进食欲。因香菇能降低血脂，对高脂血症患者更为适宜。香菇中所含的香菇多糖还有一定的抗癌作用。

每 100g 香菇的营养素含量及 NRV 值见表 1-77。

表 1-77　每 100g 香菇的营养素含量及 NRV 值

食物名称：香菇　食物编号 05-1-019

营养成分	含量	单位	NRV	营养成分	含量	单位	NRV
能量	108	kJ	1%	膳食纤维	3.3	g	13%
蛋白质	2.2	g	4%	维生素 A	—	µgRE	0%
脂肪	0.3	g	1%	维生素 D	3.1	µg	62%
饱和脂肪酸		g		维生素 E		mg α-TE	0%
胆固醇	—	mg	0%	维生素 K		µg	
碳水化合物	5.2	g	2%	维生素 B_1	Tr	mg	0%

营养成分	含量	单位	NRV	营养成分	含量	单位	NRV
维生素 B_2	0.08	mg	6%	磷	53	mg	8%
维生素 B_6	0	mg	0%	钾	20	mg	1%
维生素 B_{12}	—	μg	0%	钠	1.4	mg	0.1%
维生素 C	1	mg	1%	镁	11	mg	4%
烟酸	2	mg	14%	铁	0.3	mg	2%
叶酸	0	μgDFE	0%	锌	0.66	mg	4%
泛酸		mg		碘	0	μg	0%
生物素		μg		硒	2.58	μg	5%
胆碱				铜	0.12	mg	8%
钙	2	mg	0.3%	锰	0.25	mg	8%

【性味归经】

香菇性凉，味甘；入胃、肠、肺经。

【烹调应用】

香菇可作主料，也可作配料。可炒、炖、煮、烧、拌、做汤、制馅及拼制冷盘，并常用于配色。代表菜式如香菇炖鸡、葱油香菇、香菇菜心。

【饮食宜忌】

香菇适宜体倦乏力、乳少、传染性肝炎、白细胞减少、维生素 B_2 缺乏症、粒细胞缺乏症、心血管疾病、糖尿病、肥胖、癌症、脂肪肝、肾炎、便秘等症患者食用；适宜患佝偻病的儿童食用。

【注意事项】

泡香菇的水不要丢弃，很多营养物质都溶在水中。

四、木耳

【营养特点】

木耳又称黑木耳、云耳等。木耳是一种高蛋白、低脂肪的食品。木耳中含甘露聚糖、甘露糖、木糖、戊糖和甲基戊糖等多糖，可使癌细胞发生变性，并有免疫特性。黑木耳含铁丰富，是补血佳品。

每100g木耳（干）的营养素含量及NRV值见表1-78。

表1-78　每100g木耳（干）的营养素含量及NRV值

食物名称：木耳（干）　食物编号05-1-103

营养成分	含量	单位	NRV	营养成分	含量	单位	NRV
能量	1107	kJ	13%	烟酸	2.5	mg	18%
蛋白质	12.1	g	20%	叶酸	0	μgDFE	0%
脂肪	1.5	g	3%	泛酸		mg	
饱和脂肪酸		g		生物素		μg	
胆固醇	—	mg	0%	胆碱		mg	
碳水化合物	65.6	g	22%	钙	247	mg	31%
膳食纤维	29.9	g	120%	磷	292	mg	42%
维生素A	17	μgRE	2%	钾	757	mg	38%
维生素D	435	μg	8700%	钠	48.5	mg	2%
维生素E	11.34	mg α-TE	81%	镁	152	mg	51%
维生素K		μg		铁	97.4	mg	649%
维生素B₁	0.17	mg	12%	锌	3.18	mg	21%
维生素B₂	0.44	mg	31%	碘	0	μg	0%
维生素B₆	0	mg	0%	硒	3.72	μg	7%
维生素B₁₂	—	μg	0%	铜	0.32	mg	21%
维生素C	—	mg	0%	锰	8.86	mg	295%

【性味归经】

木耳性平，味甘；入胃、大肠经。

【烹调应用】

木耳在烹制上既可作主料，也可作配料。木耳可与多种原料搭配，适于炒、烩、拌、炖、烧等，并常用来作菜肴的装饰料。

【饮食宜忌】

木耳适宜各种出血症状，如吐血、便血或血痢、痔血、崩漏等。木耳适宜肥胖症、糖尿病、癌症、贫血、心血管疾病患者食用。大便稀溏者慎食木耳。

五、羊肚菌

【营养特点】

羊肚菌又称羊肚子、羊肚菜，营养成分与牛乳、肉相当，有"素中之荤"的美称。羊肚菌中含有的硒是人体红细胞谷胱甘肽过氧化酶的组成成分，还能加强维生素 E 的抗氧化作用。羊肚菌有益肠胃、助消化、化痰理气、补肾壮阳、补脑提神等功效，另外还具有强身健体、预防感冒、增强人体免疫力的功效。

每 100g 羊肚菌的营养素含量及 NRV 值见表 1-79。

表 1-79　每 100g 羊肚菌的营养素含量及 NRV 值

食物名称：羊肚菌　食物编号 05-1-023

营养成分	含量	单位	NRV	营养成分	含量	单位	NRV
能量	1341	kJ	16%	维生素 B$_6$	0	mg	0%
蛋白质	26.9	g	45%	维生素 B$_{12}$	—	μg	0%
脂肪	7.1	g	12%	维生素 C	3	mg	3%
饱和脂肪酸	—	g	0%	烟酸	8.8	mg	63%
胆固醇		mg	0%	叶酸	0	μgDFE	0%
碳水化合物	43.7	g	15%	泛酸	—	mg	0%
膳食纤维	12.9	g	52%	生物素		μg	0%
维生素 A	178	μgRE	22%	胆碱	—	mg	0%
维生素 D		μg	0%	钙	87	mg	11%
维生素 E	3.58	mg α-TE	26%	磷	1193	mg	170%
维生素 K		μg	0%	钾	1726	mg	86%
维生素 B$_1$	0.1	mg	7%	钠	33.6	mg	2%
维生素 B$_2$	2.25	mg	160%	镁	117	mg	39%

营养成分	含量	单位	NRV	营养成分	含量	单位	NRV
铁	30.7	mg	205%	硒	4.82	μg	10%
锌	12.11	mg	81%	铜	2.34	mg	156%
碘	0	μg	0%	锰	2.49	mg	83%

【性味归经】

羊肚菌性平，味甘；归脾、胃经。

【烹调应用】

羊肚菌适用于炒、烧、炖、烩、扒等烹调方法，成菜味道鲜美。代表菜品有酿羊肚菌、鸡翅羊肚菌等。

【饮食宜忌】

过敏者忌食羊肚菌。

【注意事项】

羊肚菌在烹制前应去除杂质；在低温、干燥、通风处保存。

六、金针菇

【营养特点】

金针菇又称金菇、毛柄金钱菇、朴菇。鲜金针菇富含氨基酸、植物血凝素、多糖、牛磺酸、香菇嘌呤、细胞溶解毒素等。金针菇含锌量比较高，对增强智力尤其是对儿童的身高和智力发育有良好的作用，人称"增智菇"。金针菇含有一种叫朴菇素的物质，有清除重金属盐类物质、抗肿瘤的作用，可以增强机体对癌细胞的抵御能力；常食金针菇还能降低胆固醇，不仅可以预防和治疗肝脏病及胃、肠道溃疡，而且也适合高血压患者、肥胖者和中老年人食用，这主要是因为它是一种高钾低钠食品。

每100g金针菇的营养素含量及NRV值见表1-80。

【性味归经】

金针菇性寒，味甘；归肝、胃、肠经。

【烹调应用】

金针菇在烹饪上可凉拌、炒、扒、炖、煮汤以及制馅等。代

表 1-80　每 100g 金针菇的营养素含量及 NRV 值

食物名称：金针菇　食物编号 05-1-008

营养成分	含量	单位	NRV	营养成分	含量	单位	NRV
能量	133	kJ	2%	烟酸	4.1	mg	29%
蛋白质	2.4	g	4%	叶酸	0	μgDFE	0%
脂肪	0.4	g	0.6%	泛酸	—	mg	0%
饱和脂肪酸	—	g	0%	生物素	—	μg	0%
胆固醇	—	mg	0%	胆碱	—	mg	0%
碳水化合物	6	g	2%	钙	—	mg	0%
膳食纤维	2.7	g	11%	磷	9.7	mg	14%
维生素 A	5	μgRE	0.6%	钾	195	mg	10%
维生素 D	—	μg	0%	钠	4.3	mg	0.2%
维生素 E	1.14	mg α-TE	8%	镁	17	mg	6%
维生素 K	—	μg	0%	铁	1.4	mg	9%
维生素 B_1	0.15	mg	11%	锌	0.39	mg	3%
维生素 B_2	0.19	mg	14%	碘	—	μg	0%
维生素 B_6	0	mg	0%	硒	0.28	μg	0.5%
维生素 B_{12}	—	μg	0%	铜	0.14	mg	9%
维生素 C	2	mg	2%	锰	0.1	mg	3%

表菜式有金针菇炒腰花、金针菇扒鸡胘、金针云片、金茸炖鳗、金茸冷什锦等。

【饮食宜忌】

金针菇性寒，故平素脾胃虚寒、腹泻便溏之人忌食。

【注意事项】

金针菇宜熟食，不宜生吃。对金针菇可采用低温储藏、气调储存。

七、草菇

【营养特点】

草菇又称苞脚菇、兰花菇、秆菇、麻菇、中国菇及小包脚菇等。草菇味道鲜美，含有磷、钾、钙等多种矿物质元素。草菇还能消食祛热、补脾益气、清暑热、滋阴壮阳、增加乳汁、防治坏血病、促进创伤愈合、护肝健胃、增强人体免疫力，是优良的食药兼用型的营养保健食品。

每100g草菇的营养素含量及NRV值见表1-81。

表1-81　每100g草菇的营养素含量及NRV值

食物名称：草菇　食物编号 05-1-030

营养成分	含量	单位	NRV	营养成分	含量	单位	NRV
能量	59	kJ	0.7%	烟酸	1.39	mg	10%
蛋白质	1.1	g	2%	叶酸	—	μgDFE	0%
脂肪	0.4	g	0.6%	泛酸	—	mg	0%
饱和脂肪酸	—	g	0%	生物素	2.5	μg	8%
胆固醇	—	mg	0%	胆碱	—	mg	0%
碳水化合物	3.1	g	1%	钙	5	mg	0.6%
膳食纤维	1.4	g	6%	磷	24	mg	3%
维生素 A	—	μgRE	0%	钾	53	mg	3%
维生素 D	—	μg	0%	钠	332.1	mg	17%
维生素 E	0.7	mg α-TE	5%	镁	5	mg	2%
维生素 K	—	μg	0%	铁	1.1	mg	7%
维生素 B$_1$	0.02	mg	1%	锌	0.33	mg	2%
维生素 B$_2$	0.03	mg	2%	碘	Tr	μg	0%
维生素 B$_6$	—	mg	0%	硒	0.9	μg	2%
维生素 B$_{12}$	Tr	μg	0%	铜	0.1	mg	7%
维生素 C	—	mg	0%	锰	0.09	mg	3%

【性味归经】

草菇性凉，味甘、微咸；归脾、胃经。

【烹调应用】

草菇可炒、熘、烩、烧、酿、蒸等，也可做汤，或作各种荤菜的配料。代表菜式有草菇蒸鸡、面筋扒草菇、鼎湖上素等，均为名菜佳肴。

【饮食宜忌】

草菇性寒凉，平素脾胃虚寒之人忌食；哮喘者勿食。

【注意事项】

草菇在低温条件下容易出现黄褐色黏液，并很快变质，所以不宜冷藏。干草菇食用前应用水泡发，洗净后食用；无论鲜品还是干品都不宜浸泡时间过长。

八、竹荪

【营养特点】

竹荪又称竹参、竹菌、网纱菇。根据菌裙长短，竹荪有长裙和短裙之分。竹荪在我国古代享有"竹鸡"美誉，位列"八大山珍"之一，在国外享有"植物鸡"之称誉。中医认为竹荪补气养阴，润肺止咳，清热利湿；主治肺虚热咳、喉炎、痢疾、白带、高血压、高血脂等病症。

每100g竹荪的营养素含量及NRV值见表1-82。

表1-82 每100g竹荪的营养素含量及NRV值

食物名称：竹荪 食物编号05-1-054

营养成分	含量	单位	NRV	营养成分	含量	单位	NRV
能量	648	kJ	8%	维生素K	—	μg	0%
蛋白质	17.8	g	30%	维生素B_1	0.03	mg	2%
脂肪	3.1	g	5%	维生素B_2	1.75	mg	125%
饱和脂肪酸	—	g	0%	维生素B_6	0	mg	0%
胆固醇	—	mg	0%	维生素B_{12}	—	mg	0%
碳水化合物	60.3	g	20%	维生素C	—	mg	0%
膳食纤维	0	g	0%	烟酸	9.1	mg	65%
维生素A	Tr	μgRE	0%	叶酸	—	μgDFE	0%
维生素D	—	μg	0%	泛酸	—	mg	0%
维生素E	0	mg α-TE	0%	生物素	—	μg	0%

营养成分	含量	单位	NRV	营养成分	含量	单位	NRV
胆碱	—	mg	0%	铁	17.8	mg	119%
钙	18	mg	2%	锌	2.2	mg	15%
磷	289	mg	41%	碘	—	μg	0%
钾	11882	mg	594%	硒	4.17	μg	8%
钠	50	mg	3%	铜	2.51	mg	167%
镁	114	mg	38%	锰	8.47	mg	282%

【性味归经】

竹荪性凉，味甘、微苦；归肺、肝经。

【烹调应用】

竹荪常用于烧、炒、扒、焖、酿、烩、涮等烹调方法成菜，尤其适合制作清汤菜肴，并常利用菌裙做工艺菜。代表菜有红烧竹荪、竹荪扒凤燕、焖金钱冬瓜、金钟鸽蛋、罗汉竹荪等。

【饮食宜忌】

肥胖人群，脑力工作者，失眠、高血压、高血脂、高胆固醇、肿瘤患者，免疫力低下者可以常食竹荪；脾胃虚寒之人不要吃得太多。

【注意事项】

竹荪鲜食时，因有臭味和毒性，须将菌盖和菌托去掉。烹制前先用温水泡发，洗净泥沙。应置于低温、干燥、通风处，要随时翻出晾晒。

九、茶树菇

【营养特点】

茶树菇又被称为茶菇、油茶菇、神菇、茶薪菇、柱状田头菇、杨树菇、柳松菇。茶树菇盖嫩柄脆，味纯清香，口感极佳，可烹制成各种美味佳肴，其营养价值超过香菇等其他食用菌，属高档食用菌类。中医认为其具有补肾、利尿、治腰酸痛、渗湿、健脾、止泻等功效，是高血压、心血管病和肥胖症患者的理想食品。

每100g茶树菇（干）的营养素含量及 NRV 值见表 1-83。

表 1-83　每 100g 茶树菇（干）的营养素含量及 NRV 值

食物名称：茶树菇（干）　食物编号 05-1-031

营养成分	含量	单位	NRV	营养成分	含量	单位	NRV
能量	1166	kJ	14%	烟酸	39.39	mg	281%
蛋白质	23.1	g	39%	叶酸	107.8	μgDFE	27%
脂肪	2.6	g	4%	泛酸	—	mg	0%
饱和脂肪酸	0.5	g	3%	生物素	86.5	μg	288%
胆固醇	—	mg	0%	胆碱	26.8	mg	6%
碳水化合物	56.1	g	19%	钙	4	mg	0.5%
膳食纤维	15.4	g	62%	磷	908	mg	130%
维生素 A	Tr	μgRE	0%	钾	2165	mg	108%
维生素 D	—	μg	0%	钠	6	mg	0.3%
维生素 E	—	mg α-TE	0%	镁	124	mg	41%
维生素 K	—	μg	0%	铁	9.3	mg	62%
维生素 B$_1$	0.32	mg	23%	锌	8.38	mg	56%
维生素 B$_2$	1.48	mg	106%	碘	17.1	μg	11%
维生素 B$_6$	—	mg	0%	硒	7.24	μg	14%
维生素 B$_{12}$	—	μg	0%	铜	2.76	mg	184%
维生素 C	—	mg	0%	锰	0.73	mg	24%

【性味归经】

茶树菇性平，味甘；归胃、脾、肾经。

【烹调应用】

茶树菇适用于煲汤，也可炒、烩、凉拌以及涮食。代表菜式有茶树菇爆鱿鱼丝、茭白茶树菇等。

【饮食宜忌】

骨质疏松、久病体虚人群不适宜食用茶树菇。

茶树菇本味鲜美，烹饪时应注意保持本味。霉变的茶树菇不可食用。

十、松口蘑

【营养特点】

松口蘑是松茸的学名，别名有大花菌、松菌、剥皮菌等，被称为"真菌之王"。松茸富含蛋白质、脂肪、纤维素；还含有其他菌类中少有的 β-葡萄糖酸、核酸衍生物、肽类物质、有机锗等营养素，可提高 SOD 活性，加速自由基的清除，延缓组织器官衰退，改善心血管功能，促进新陈代谢，提高人体抗病毒、抗细胞突变的能力，增强免疫功能。中医认为，常食松口蘑具有强精补肾、恢复精力、益胃补气、强心补血、健脑益智、理气化痰、驱虫、治糖尿病和抗癌等作用。

每 100g 松口蘑的营养素含量及 NRV 值见表 1-84。

表 1-84　每 100g 松口蘑的营养素含量及 NRV 值

食物名称：松口蘑　食物编号 05-1-050

营养成分	含量	单位	NRV	营养成分	含量	单位	NRV
能量	847	kJ	10%	维生素 B_1	0.08	mg	6%
蛋白质	12.5	g	21%	维生素 B_2	1.48	mg	106%
脂肪	3	g	5%	维生素 B_6	0.12	mg	9%
饱和脂肪酸	0.2	g	1%	维生素 B_{12}	—	μg	0%
胆固醇	—	mg	0%	维生素 C	—	mg	0%
碳水化合物	66.5	g	22%	烟酸	23.42	mg	167%
膳食纤维	35.1	g	140%	叶酸	97.1	μgDFE	24%
维生素 A	16	μgRE	2%	泛酸	—		0%
维生素 D	—	μg	0%	生物素	73	μg	243%
维生素 E	5.48	mg α-TE	39%	胆碱	—	mg	0%
维生素 K	—	μg	0%	钙	7	mg	0.8%

营养成分	含量	单位	NRV	营养成分	含量	单位	NRV
磷	390	mg	56%	锌	5.49	mg	37%
钾	2402	mg	120%	碘	—	μg	0%
钠	31.6	mg	2%	硒	102.6	μg	205%
镁	50	mg	17%	铜	1.76	mg	117%
铁	156.5	mg	1043%	锰	1.13	mg	38%

【性味归经】

松口蘑性平，味甘；入脾、肺经。

【烹调应用】

松口蘑适宜鲜食，烹饪中可用于烧、炒、做汤；或与肉一起合烹；也可干制或腌渍，但风味不及鲜品；此外还可以制取菌油，用于菜肴增香。常见菜式有松茸炖鸡、松茸豆腐、松茸汤、松茸天妇罗、松茸竹荪汤、辣味松茸肉、松茸蒸饭等。

【饮食宜忌】

过敏体质的人不宜多吃松口蘑，以免引起过敏。

【注意事项】

松口蘑适合清淡制作，不宜与软甲壳食物、高脂食物、高钙食物同食。松口蘑能生吃，也能熟吃，但是生吃的松口蘑必须新鲜，变质变色的松口蘑不适合食用。

十一、鸡腿菇

【营养特点】

毛头鬼伞是鸡腿菇的俗称，因其形如鸡腿而得名。鸡腿菇营养丰富，味道鲜美，口感好。经常食用鸡腿菇有助消化、促进食欲和治疗痔疮的作用。鸡腿菇含有抗癌、降糖的有效成分。

每100g鸡腿菇（干）的营养素含量及NRV值见表1-85。

【性味归经】

鸡腿菇性平，味甘；入心、胃经。

表 1-85　每 100g 鸡腿菇（干）的营养素含量及 NRV 值

食物名称：鸡腿菇（干）　食物编号 05-1-036

营养成分	含量	单位	NRV	营养成分	含量	单位	NRV
能量	1075	kJ	13%	烟酸	24.99	mg	179%
蛋白质	26.7	g	45%	叶酸	351.8	μgDFE	88%
脂肪	2	g	3%	泛酸	—	mg	0%
饱和脂肪酸	—	g	0%	生物素	79.4	μg	265%
胆固醇		mg	0%	胆碱	94	mg	21%
碳水化合物	51.8	g	17%	钙	9	mg	1%
膳食纤维	18.8	g	75%	磷	764	mg	109%
维生素 A	0	μgRE	0%	钾	4053	mg	203%
维生素 D		μg	0%	钠	68.2	mg	3%
维生素 E	5.01	mg α-TE	36%	镁	119	mg	40%
维生素 K		μg	0%	铁	6.5	mg	43%
维生素 B_1	0.14	mg	10%	锌	3.95	mg	26%
维生素 B_2	1.79	mg	128%	碘	0	μg	0%
维生素 B_6	0	mg	0%	硒	15.39	μg	31%
维生素 B_{12}	0	μg	0%	铜	1.4	mg	93%
维生素 C	0	mg	0%	锰	0.72	mg	24%

【烹调应用】

鸡腿菇适用于炒、炖、扒、熘、烩等烹调方法。代表菜式有鸡腿菇炒鱿鱼、蚝油鸡腿菇、滑炒鸡腿菇、素炒鸡腿菇、三鲜鲮鱼球等。

【饮食宜忌】

患有感冒或胃肠不适的人应少吃或不吃鸡腿菇；痛风患者忌食。

【注意事项】

鸡腿菇适宜与肉菜搭配食用；保存方法应低温储存。鸡腿菇与酒同食，可导致部分人产生过敏症状。

十二、鸡枞

【营养特点】

鸡枞又称鸡松菌、伞把菇、白蚁菇、夏至菌等，被称为群菌之王。鸡枞肉质肥厚，质细丝白，脆嫩爽口，清香鲜美，营养丰富，尤其蛋白质的含量较高。中医认为鸡枞有养血润燥、健脾和胃之功效，用于治疗食欲不振、久泻不止、虚劳怔忡、痔疮下血诸症，具有一定效果；鸡枞含有治疗糖尿病的有效成分，对降低血糖有明显作用。

每 100g 鸡枞（干）的营养素含量及 NRV 值见表 1-86。

表 1-86　每 100g 鸡枞（干）的营养素含量及 NRV 值

食物名称：鸡枞（干）　食物编号 05-1-039

营养成分	含量	单位	NRV	营养成分	含量	单位	NRV
能量	1048	kJ	12%	烟酸	34.21	mg	244%
蛋白质	32.8	g	55%	叶酸	347.3	μgDFE	87%
脂肪	3.7	g	6%	泛酸	—	mg	0%
饱和脂肪酸	—	g	0%	生物素	—	μg	0%
胆固醇	—	mg	0%	胆碱	—	mg	0%
碳水化合物	44.8	g	15%	钙	8	mg	1%
膳食纤维	23.3	g	93%	磷	1005	mg	144%
维生素 A	12	μgRE	2%	钾	1312	mg	66%
维生素 D	—	μg	0%	钠	23.9	mg	1%
维生素 E	4.17	mg α-TE	30%	镁	116	mg	39%
维生素 K	—	μg	0%	铁	31.8	mg	212%
维生素 B_1	0.26	mg	19%	锌	7.16	mg	48%
维生素 B_2	1.22	mg	87%	碘	—	μg	0%
维生素 B_6	0.36	mg	26%	硒	33.44	μg	67%
维生素 B_{12}	—	μg	0%	铜	2.39	mg	159%
维生素 C	—	mg	0%	锰	2.13	mg	71%

【性味归经】

鸡枞性寒，味甘；归脾、胃、大肠经。

【烹调应用】

鸡枞常用拌、炒、烧、烩、制汤等烹饪手法，可与多种原料配用，制作汤羹，还可以干制或腌制。代表菜式有红烧鸡枞、三丝鸡枞等。

【饮食宜忌】

鸡枞一般人群均可食用，是老、少、妇、弱的理想食物，患有感冒或肠胃不适人群应少吃或不吃鸡枞。

【注意事项】

鸡枞初加工时应去净根部杂质。

十三、银耳

【营养特点】

银耳又称白木耳、雪耳，含有丰富的胶原蛋白、维生素 B_1、维生素 B_2、多糖、酶、纤维素等。我国许多地区均栽培银耳，以福建所产的"漳州银耳"最负盛名。银耳具有滋阴润肺、养胃生津之功效；滋补强壮，能增强细胞免疫功能。银耳是滋养调补品，外感风寒者不宜食用。

每 100g 银耳（干）的营养素含量及 NRV 值见表 1-87。

表 1-87　每 100g 银耳（干）的营养素含量及 NRV 值

食物名称：银耳（干）　食物编号 05-1-024

营养成分	含量	单位	NRV	营养成分	含量	单位	NRV
能量	1092	kJ	13%	维生素 A	8	μgRE	1%
蛋白质	10	g	17%	维生素 D	—	μg	0%
脂肪	1.4	g	2%	维生素 E	1.26	mg α-TE	9%
饱和脂肪酸	0.5	g	3%	维生素 K		μg	
胆固醇	—	mg	0%	维生素 B_1	0.05	mg	4%
碳水化合物	67.3	g	22%	维生素 B_2	0.25	mg	18%
膳食纤维	30.4	g	122%	维生素 B_6	0	mg	0%

营养成分	含量	单位	NRV	营养成分	含量	单位	NRV
维生素 B_{12}	—	μg	0%	钾	1588	mg	79%
维生素 C	—	mg	0%	钠	82.1	mg	4%
烟酸	1.3	mg	9%	镁	54	mg	18%
叶酸	0	$\mu gDFE$	0%	铁	4.1	mg	27%
泛酸		mg		锌	3.03	mg	20%
生物素		μg		碘	0	μg	0%
胆碱		mg		硒	2.95	μg	6%
钙	36	mg	5%	铜	0.08	mg	5%
磷	369	mg	53%	锰	0.17	mg	6%

【性味归经】

银耳性平，味甘；入肺、胃经。

【烹调应用】

在烹制中，银耳常与冰糖、枸杞等共煮后作滋补饮料；也可采用炒、熘等方法与鸡、鸭、虾仁等相配制成佳肴。代表菜式如珍珠银耳、雪塔银耳、银耳虾仁。

【饮食宜忌】

银耳适宜劳咳、咯血、痰中带血、崩漏、便秘、高血压、血管硬化、白细胞减少症、癌症等患者食用。风寒咳嗽者忌用银耳。

【注意事项】

经硫黄熏蒸的白色银耳，有害健康，不应购买食用。

十四、石花菜

【营养特点】

石花菜又称牛毛菜、冻菜、琼枝等。石花菜含黏胶质，其中为半乳糖、半乳糖硫酸酯、硫酸酯钙盐、D-葡萄糖醛酸和D-木糖。

每 100g 石花菜的营养素含量及 NRV 值见表 1-88。

表 1-88　每 100g 石花菜的营养素含量及 NRV 值

食物名称：石花菜　食物编号 05-2-005

营养成分	含量	单位	NRV	营养成分	含量	单位	NRV
能量	1314	kJ	16%	烟酸	3.3	mg	24%
蛋白质	5.4	g	9%	叶酸	0	μgDFE	0%
脂肪	0.1	g	0.2%	泛酸		mg	
饱和脂肪酸		g		生物素		μg	
胆固醇	—	mg	0%	胆碱		mg	
碳水化合物	72.9	g	24%	钙	167	mg	21%
膳食纤维	—	g	0%	磷	209	mg	30%
维生素 A		μgRE	0%	钾	141	mg	7%
维生素 D		μg	0%	钠	380.8	mg	19%
维生素 E	14.84	mg α-TE	106%	镁	15	mg	5%
维生素 K		μg		铁	2	mg	13%
维生素 B$_1$	0.06	mg	4%	锌	1.94	mg	13%
维生素 B$_2$	0.2	mg	14%	碘	0	μg	0%
维生素 B$_6$	0	mg	0%	硒	15.19	μg	30%
维生素 B$_{12}$	—	μg	0%	铜	0.12	mg	85%
维生素 C		mg	0%	锰	0.04	mg	1%

【性味归经】

石花菜性寒，味甘、咸；入肺、肝经。

【烹调应用】

烹制石花菜时多用干品。食用前以冷水将石花菜浸软后，用热水稍烫即可凉拌，切不可长时间加热；亦可煮成溶胶后，加果肉、果汁等配料，冷却后成甜冻，是夏季优良清凉食品。

【饮食宜忌】

石花菜适宜支气管炎、痰热咳嗽、痰黄黏稠者食用；也适宜痔疮、便秘、心血管疾病、癌症等患者食用。脾胃虚寒者慎食。

孕妇不宜多食。

十五、海带

【营养特点】

海带又称江白菜、昆布、海草，有"海底庄稼"之称。海带富含碘、钙、硒等多种矿物质，为"碘菜之王"，是防治甲状腺肿的首选食物。常吃海带可以祛病延年，其原因是海带含碱量较大，多食海带有助于体内的酸碱平衡。海带能使血液中的胆固醇含量显著减少，从而防治心血管疾病和其他一些老年性疾病，海带中的岩藻多糖，可防止因血液黏性增大而引起的血压升高、血管栓塞等。同时，流行病学调查发现，海带与防癌密切相关，经常食用海带的人癌症患病率低。

每 100g 海带的营养素含量及 NRV 值见表 1-89。

表 1-89　每 100g 海带的营养素含量及 NRV 值

食物名称：海带　食物编号 05-2-002

营养成分	含量	单位	NRV	营养成分	含量	单位	NRV
能量	55	kJ	1%	烟酸	1.3	mg	9%
蛋白质	1.2	g	2%	叶酸	0	μgDFE	0%
脂肪	0.1	g	0.2%	泛酸		mg	
饱和脂肪酸		g		生物素		μg	
胆固醇	—	mg	0%	胆碱		mg	
碳水化合物	2.1	g	1%	钙	46	mg	6%
膳食纤维	0.5	g	2%	磷	22	mg	3%
维生素 A	—	μgRE	0%	钾	246	mg	12%
维生素 D	—	μg	0%	钠	8.6	mg	0.5%
维生素 E	1.85	mg α-TE	13%	镁	25	mg	8%
维生素 K		μg		铁	0.9	mg	6%
维生素 B_1	0.02	mg	1%	锌	0.16	mg	1%
维生素 B_2	0.15	mg	11%	碘	113.9	μg	76%
维生素 B_6	0	mg	0%	硒	9.54	μg	19%
维生素 B_{12}		μg	0%	铜	—	mg	0%
维生素 C	—	mg	0%	锰	0.07	mg	2%

【性味归经】

海带性寒，味咸；入肝、胃、肾经。

【烹调应用】

海带干、鲜均可食用，适于炒、烧、拌、烩、氽汤、炖、煮等。代表菜式如扒海带、海带冬瓜汤、海带烧牛肉等；海带还可制成方便食品，如五香海带、芝麻海带、海带条等，并具有配色、配形的作用。

【饮食宜忌】

海带适宜甲状腺肿大、夜盲症、癌症、高血压、冠心病、糖尿病、动脉硬化患者食用。由于其性寒凉，故脾胃虚寒者慎食。中医认为海带有"催生"作用，孕妇忌食。

【注意事项】

海带干制品表面有白色粉末，为析出的甘露醇，碘含量亦以表层为多，故食前不宜用大量水久浸，以免损失营养成分，且不易煮烂。

十六、裙带菜

【营养特点】

裙带菜又称海芥菜，分淡干、咸干两种。裙带菜具有很高的经济价值及药用价值，含有褐藻酸、甘露醇、褐藻糖胶、多不饱和脂肪酸、岩藻黄素、有机碘、甾醇类化合物、膳食纤维等多种具有独特生理功能的活性成分。裙带菜具有降血脂、降血压、免疫调节、抗突变、抗肿瘤等多种生理活性。

每100g裙带菜（干）的营养素含量及NRV值见表1-90。

表1-90 每100g裙带菜（干）的营养素含量及NRV值

食物名称：裙带菜（干） 食物编号05-2-010

营养成分	含量	单位	NRV	营养成分	含量	单位	NRV
能量	498	kJ	6%	饱和脂肪酸	1	g	5%
蛋白质	25	g	42%	胆固醇	—	mg	0%
脂肪	1.7	g	3%	碳水化合物	41.5	g	14%

营养成分	含量	单位	NRV	营养成分	含量	单位	NRV
膳食纤维	40.6	g	162%	生物素	28.1	μg	94%
维生素 A	372	μgRE	47%	胆碱	—	mg	0%
维生素 D	—	μg	0%	钙	947	mg	118%
维生素 E	Tr	mg α-TE	0%	磷	305	mg	44%
维生素 K	—	μg	0%	钾	335	mg	17%
维生素 B$_1$	0.02	mg	1%	钠	4411.6	mg	221%
维生素 B$_2$	0.07	mg	5%	镁	1022	mg	341%
维生素 B$_6$	Tr	mg	0%	铁	16.4	mg	109%
维生素 B$_{12}$	—	μg	0%	锌	2.62	mg	17%
维生素 C	—	mg	0%	碘	15878	μg	10585%
烟酸	Tr	mg	0%	硒	15.88	μg	32%
叶酸	29.6	μgDFE	7%	铜	0.12	mg	8%
泛酸	—	mg	0%	锰	0.95	mg	32%

【性味归经】

裙带菜性凉，味甘、咸；入脾、胃经。

【烹调应用】

烹制裙带菜可加入酱料凉拌食用。常见菜式有凉拌裙带菜等。

【饮食宜忌】

患有碘过量疾病的患者，应少吃裙带菜。平素脾胃虚寒、腹泻便溏者忌食裙带菜。

【注意事项】

食用裙带菜须适量，不可过多食用。

十七、紫菜

【营养特点】

紫菜又名索菜，为红藻门红毛菜科植物的统称。紫菜生长在浅海岩壁，薄如纸片，故又有人称之为"纸菜"。紫菜所含的营养素全面而又丰富，富含蛋白质和碘，碘含量仅次于海带，磷、铁、钙和胡萝卜素、维生素 B_2 的含量也较高。此外，紫菜中还含有一定的胆碱、维生素 A、硒、锌、锰、镁等，这些物质对人体骨骼、血液、神经等的生长、代谢均有益处。在保护人体健康和营养防癌方面，其作用则是一般食品不可比拟的，对治疗夜盲症、降低胆固醇和增强记忆力也有一定作用。

每 100g 紫菜的营养素含量及 NRV 值见表 1-91。

表 1-91　每 100g 紫菜的营养素含量及 NRV 值

食物名称：紫菜　食物编号 05-2-008

营养成分	含量	单位	NRV	营养成分	含量	单位	NRV
能量	1046	kJ	12%	烟酸	7.3	mg	52%
蛋白质	26.7	g	45%	叶酸	0	μgDFE	0%
脂肪	1.1	g	2%	泛酸			
饱和脂肪酸		g		生物素		μg	
胆固醇	—	mg	0%	胆碱		mg	
碳水化合物	44.1	g	15%	钙	264	mg	33%
膳食纤维	21.6	g	86%	磷	350	mg	50%
维生素 A	228	μgRE	29%	钾	1796	mg	90%
维生素 D	—	μg	0%	钠	710.5	mg	35.5%
维生素 E	1.82	mg α-TE	13%	镁	105	mg	35%
维生素 K		μg		铁	54.9	mg	366%
维生素 B_1	0.27	mg	19%	锌	2.47	mg	16%
维生素 B_2	1.02	mg	73%	碘	4323	μg	2882%
维生素 B_6	0	mg	0%	硒	7.22	μg	14%
维生素 B_{12}	—	μg	0%	铜	1.68	mg	112%
维生素 C	2	mg	2%	锰	4.32	mg	144%

【性味归经】

紫菜性寒，味甘、咸；入肺经。

【烹调应用】

紫菜干鲜均可入烹，多用于制汤，如紫菜虾皮汤；或制作凉拌菜、用于冷菜的配色，并可作为包卷料使用。

【饮食宜忌】

紫菜适宜瘿瘤、甲状腺肿、淋巴结核、心血管疾病、癌症、脚气、水肿患者食用；亦适宜白发和脱发者食用。脾胃虚寒、脘腹冷痛者不宜使用紫菜。

【注意事项】

多食紫菜可致腹胀。紫菜与含鞣酸较多的柿子、橘子等水果一起食用，会影响某些营养成分的消化吸收，导致胃肠不适。

第五节 水果类

一、甜瓜

【营养特点】

甜瓜又称梨瓜、小瓜，因其香气浓郁、味甘甜而得名。甜瓜含水分达85％以上，含丰富的维生素、有机酸等。甜瓜蒂含四环三萜类物质，其中分离出葫芦素、异葫芦素B、葫芦素B葡萄糖苷，此外，还含有甾醇、皂苷及氨基酸等。抗癌的主要成分是葫芦素类化合物，它能抑制某些癌细胞的生长，如对人鼻咽癌细胞及子宫癌细胞均有直接抑制作用。葫芦素还能提高机体细胞免疫功能。葫芦素B、葫芦素E和葫芦素B葡萄糖苷能明显保护对四氯化碳所致的动物肝脏的急慢性损害，有效地控制肝细胞的变性、坏死，使谷丙转氨酶活力下降，增加肝糖原积蓄。葫芦素B还能加速组织的修复，抑制脂肪肝及肝纤维组织的增生，可能有促进纤维组织重吸收的作用。

每100g甜瓜的营养素含量及NRV值见表1-92。

表 1-92　每 100g 甜瓜的营养素含量及 NRV 值

食物名称：甜瓜　食物编号 06-6-108

营养成分	含量	单位	NRV	营养成分	含量	单位	NRV
能量	111	kJ	1%	烟酸	0.3	mg	2%
蛋白质	0.4	g	1%	叶酸	0	μgDFE	0%
脂肪	0.1	g	0.2%	泛酸		mg	
饱和脂肪酸		g		生物素		μg	
胆固醇	—	mg	0%	胆碱		mg	
碳水化合物	6.2	g	2%	钙	14	mg	2%
膳食纤维	0.4	g	2%	磷	17	mg	2%
维生素 A	5	μgRE	1%	钾	139	mg	7%
维生素 D		μg	0%	钠	8.8	mg	0.4%
维生素 E	0.47	mg α-TE	3%	镁	11	mg	4%
维生素 K		μg		铁	0.7	mg	5%
维生素 B$_1$	0.02	mg	1%	锌	0.09	mg	1%
维生素 B$_2$	0.03	mg	2%	碘	0	μg	0%
维生素 B$_6$	0	mg	0%	硒	0.4	μg	1%
维生素 B$_{12}$	—	μg		铜	0.04	mg	3%
维生素 C	15	mg	15%	锰	0.04	mg	1%

【性味归经】

甜瓜性寒，味甘；入心、胃经。

【饮食宜忌】

甜瓜适宜暑热烦渴、小便不利、肺热咳嗽、风热痰涎、宿食停滞于胃等症患者。胃寒者或脾虚腹泻者忌食甜瓜。糖尿病患者不宜多食甜瓜。

二、木瓜

【营养特点】

木瓜素有"百益果王"之称，除具有助消化作用外，还能消暑解渴、润肺止咳。它特有的木瓜酵素能清心润肺，还可以帮助消化、治胃病；它独有的木瓜碱具有抗肿瘤功效，对淋巴性白血病细胞具有强烈抗癌活性。

每 100g 木瓜的营养素含量及 NRV 值见表 1-93。

表 1-93　每 100g 木瓜的营养素含量及 NRV 值

食物名称：木瓜　食物编号 06-5-027

营养成分	含量	单位	NRV	营养成分	含量	单位	NRV
能量	126	kJ	2%	烟酸	1.3	mg	9%
蛋白质	0.6	g	1%	叶酸	—	μgDFE	0%
脂肪		g		泛酸		mg	
饱和脂肪酸		g		生物素		μg	
胆固醇	—	mg	0%	胆碱		mg	
碳水化合物	7.2	g	2%	钙	22	mg	3%
膳食纤维		g	0%	磷	11	mg	2%
维生素 A	—	μgRE	0%	钾	182	mg	9%
维生素 D		μg		钠	10.4	mg	1%
维生素 E	Tr	mg α-TE	0%	镁	17	mg	6%
维生素 K		μg		铁	0.6	mg	4%
维生素 B_1	0.01	mg	1%	锌	0.12	mg	1%
维生素 B_2	0.02	mg	1%	碘	—	μg	0%
维生素 B_6	—	mg	0%	硒	0.37	μg	1%
维生素 B_{12}	0	μg	0%	铜	0.03	mg	2%
维生素 C	31	mg	31%	锰	0.05	mg	2%

【性味归经】

木瓜性温，味酸；入肝、脾经。

【饮食宜忌】

木瓜适于湿痹拘挛、腰膝关节酸重疼痛、吐泻转筋、脚气、水肿等症；适宜消化不良、咳嗽、胃痛、湿疹疮毒、妇人乳少者食用。胃酸过多或有积食者忌食木瓜；小便不利者忌食木瓜；食木瓜损牙齿、伤骨或癃闭。

三、西瓜

【营养特点】

西瓜又称寒瓜。西瓜富含蛋白质、葡萄糖、果糖、苹果糖、瓜氨酸、丙氨酸、谷氨酸、磷酸、苹果酸、甜菜碱、腺嘌呤、B族维生素、维生素 C、胡萝卜素、钙、磷、铁、乙醛、丁醛等。西瓜是瓜果中果汁最丰富的，含水量高达 90.6%。果汁和瓜皮都含有配糖体和酶，有强心、利尿、消炎、降压作用，而且对肾炎、心脏病、高血压、慢性胃炎有特殊疗效。在夏天，多吃些西瓜，不仅可补充身体营养，清凉解暑，而且能增进食欲，消除疲劳。

每100g 西瓜的营养素含量及 NRV 值见表 1-94。

表 1-94　每 100g 西瓜的营养素含量及 NRV 值

食物名称：西瓜　食物编号 06-6-201

营养成分	含量	单位	NRV	营养成分	含量	单位	NRV
能量	108	kJ	1%	维生素 B_2	0.03	mg	2%
蛋白质	0.6	g	1%	维生素 B_6	0	mg	0%
脂肪	0.1	g	0.2%	维生素 B_{12}	—	μg	0%
饱和脂肪酸		g		维生素 C	6	mg	6%
胆固醇	—	mg	0%	烟酸	0.2	mg	1%
碳水化合物	5.8	g	2%	叶酸	0	μgDFE	0%
膳食纤维	0.3	g	1%	泛酸		mg	
维生素 A	75	μgRE	9%	生物素		μg	
维生素 D	—	μg	0%	胆碱			
维生素 E	0.1	mg α-TE	1%	钙	8	mg	1%
维生素 K		μg		磷	9	mg	1%
维生素 B_1	0.02	mg	1%	钾	87	mg	4%

营养成分	含量	单位	NRV	营养成分	含量	单位	NRV
钠	3.2	mg	0.2%	碘	0	μg	0%
镁	8	mg	3%	硒	0.17	μg	0.3%
铁	0.3	mg	2%	铜	0.05	mg	3%
锌	0.1	mg	1%	锰	0.05	mg	2%

【性味归经】

西瓜性寒，味甘；入心、胃、膀胱经。

【烹调应用】

西瓜瓜肉可以制西瓜冻及羹汤，如鲜藕西瓜汤；整瓜可以制作西瓜鸡等菜肴。此外，西瓜还是食品雕刻的重要原料，如各种西瓜盅，用以点缀宴席。西瓜可以加工成西瓜汁、糖水西瓜、西瓜酱、西瓜酒等；瓜皮可以直接炒食或腌渍食用，如瓜皮丝拌木耳。

【饮食宜忌】

西瓜适宜高血压、尿毒症、黄疸肝炎以及有各类水肿症状的患者食用；适宜暑热烦渴、热盛伤津、小便不利、喉痹等患者食用。患充血性心力衰竭和慢性肾病的病人忌食西瓜。西瓜寒渗甘甜，多食可加重遗尿症患者的病情；产后、病后及腹泻之人均不宜吃西瓜。

四、苹果

【营养特点】

苹果又称频婆、天然子。苹果主要含碳水化合物、有机酸、芳香物质。有机酸主要是苹果酸，其次为奎宁酸、柠檬酸、酒石酸等。其芳香成分中，醇类占92%。维生素C含量也比较多。苹果酸可抑制癌细胞的扩散；苹果中所含维生素C可以滋养皮肤，使皮肤保持光滑和富有弹性，预防维生素C缺乏病，促进伤口的愈合；苹果中的钾能与体内过剩的钠结合，并使之排出体外，所以食入过多盐分时，可多吃些苹果来帮助排除。饭后进食苹果，可补充糖、有机酸、维生素 C 等营养物质，保持健康，且可预防癌症。水肿患者服用利尿药后，宜进食苹果，有利于补钾；又因苹果含钠量少，也不会引起水肿的加重。妇女妊娠反应期间食用苹果，一方面可补充碱性物质及钾和维生素；另一方面可调节水盐及电解质平衡，防止因频繁呕吐导致酸中毒症状出现。苹果有天然怡人香气，具有明显消除压抑感的作用。

每 100g 苹果的营养素含量及 NRV 值见表 1-95。

表 1-95　每 100g 苹果的营养素含量及 NRV 值

食物名称：苹果　食物编号 06-1-101

营养成分	含量	单位	NRV	营养成分	含量	单位	NRV
能量	227	kJ	3%	烟酸	0.2	mg	1%
蛋白质	0.2	g	0.3%	叶酸	0	μgDFE	0%
脂肪	0.2	g	0.3%	泛酸		mg	
饱和脂肪酸		g		生物素		μg	
胆固醇	—	mg	0%	胆碱			
碳水化合物	13.5	g	5%	钙	4	mg	1%
膳食纤维	1.2	g	5%	磷	12	mg	2%
维生素 A	3	μgRE	0.4%	钾	119	mg	6%
维生素 D	—	μg	0%	钠	1.6	mg	0.1%
维生素 E	2.12	mg α-TE	15%	镁	4	mg	1%
维生素 K		μg		铁	0.6	mg	4%
维生素 B_1	0.06	mg	4%	锌	0.19	mg	1%
维生素 B_2	0.02	mg	1%	碘	0	μg	0%
维生素 B_6	0	mg	0%	硒	0.12	μg	0.2%
维生素 B_{12}	—	μg	0%	铜	0.06	mg	4%
维生素 C	4	mg	4%	锰	0.03	mg	1%

【性味归经】

苹果性平，味甘、微酸；入脾、肺经。

【烹调应用】

苹果可直接食用或做成拔丝苹果、果汁、水果捞等。

【饮食宜忌】

苹果适宜肾炎、消化不良、腹泻、便秘、心血管疾病患者食用；也适宜贫血、癌症、肥胖症患者食用。酒后食用苹果能起到解酒作用。苹果寒凉而润，胃肠炎者多食可导致脘满腹泻、口中泛酸、肠鸣阵阵发作等。

五、梨

【营养特点】

梨的味道甘酸适宜，营养非常丰富。梨含有丰富的果糖、葡萄糖、矿物质、维生素和苹果酸、枸橼酸等，具有降低血压、生津润燥、清热化痰、清心润肺、保护肝脏、帮助消化、增进食欲的作用。

每 100g 梨的营养素含量及 NRV 值见表 1-96。

表 1-96　每 100g 梨的营养素含量及 NRV 值

食物名称：梨　食物编号 06-1-201

营养成分	含量	单位	NRV	营养成分	含量	单位	NRV
能量	211	kJ	3%	维生素 E	1.34	mg α-TE	10%
蛋白质	0.4	g	1%	维生素 K		μg	
脂肪	0.2	g	0.3%	维生素 B_1	0.03	mg	2%
饱和脂肪酸		g		维生素 B_2	0.06	mg	4%
胆固醇	—	mg	0%	维生素 B_6	0	mg	0%
碳水化合物	13.3	g	4%	维生素 B_{12}	—	μg	0%
膳食纤维	3.1	g	12%	维生素 C	6	mg	6%
维生素 A	6	μgRE	1%	烟酸	0.3	mg	2%
维生素 D	—	μg	0%	叶酸	0	μgDFE	0%

营养成分	含量	单位	NRV	营养成分	含量	单位	NRV
泛酸		mg		镁	8	mg	3%
生物素		μg		铁	0.5	mg	3%
胆碱		mg		锌	0.46	mg	3%
钙	9	mg	1%	碘	0.7	μg	0.5%
磷	14	mg	2%	硒	1.14	μg	2%
钾	92	mg	5%	铜	0.62	mg	41%
钠	2.1	mg	0.1%	锰	0.07	mg	2%

【性味归经】

梨性凉，味甘、微酸；入肺、胃经。

【饮食宜忌】

梨适用于热病伤津烦渴、消渴、肺热咳嗽、痰热惊狂、咯血、噎嗝、反胃、便秘等症；也适宜肺结核、肝炎、糖尿病、高血压、消化不良及便秘患者食用。

【注意事项】

服用磺胺类药物和碳酸氢钠时不宜食用生梨。脾胃虚寒和正在发热的人不宜生吃梨，应加热煮熟后食用。

六、大枣

【营养特点】

大枣又名红枣、美枣、良枣。大枣含皂苷、生物碱、黄酮、氨基酸、糖类、钙、磷、铁、镁、钾以及维生素C、维生素A、维生素P、B族维生素、苹果酸、酒石酸、磷酸腺苷等，有保护肝脏、增强肌力、增加体重、抗变态反应、降低胆固醇、抑制癌细胞等作用，对过敏性紫癜、贫血及高血压有明显疗效。大枣的维生素C含量很高，维生素P的含量也很高，维生素C与维生素P有协同作用，能防治维生素C缺乏病、高血压、脑出血、冠心病及内脏出血，国外称大枣为"天然维生素丸"。大枣味甘可口，营养丰富，既可作为果品食用，又可代粮充饥，常食可祛病延年，是一种深受大众欢迎的佳品。

每100g大枣（鲜）的营养素含量及NRV值见表1-97。

表1-97　每100g大枣（鲜）的营养素含量及NRV值

食物名称：大枣（鲜）　食物编号06-2-301

营养成分	含量	单位	NRV	营养成分	含量	单位	NRV
能量	524	kJ	6%	烟酸	0.9	mg	6%
蛋白质	1.1	g	2%	叶酸	0	μgDFE	0%
脂肪	0.3	g	1%	泛酸		mg	
饱和脂肪酸		g		生物素		μg	
胆固醇	—	mg	0%	胆碱		mg	
碳水化合物	30.5	g	10%	钙	22	mg	3%
膳食纤维	1.9	g	8%	磷	23	mg	3%
维生素A	40	μgRE	5%	钾	375	mg	18%
维生素D		μg	0%	钠	1.2	mg	0.1%
维生素E	0.78	mg α-TE	6%	镁	25	mg	8%
维生素K		μg		铁	1.2	mg	8%
维生素B₁	0.06	mg	4%	锌	0.52	mg	3%
维生素B₂	0.09	mg	6%	碘		μg	0%
维生素B₆	—	mg	0%	硒	0.8	μg	2%
维生素B₁₂		μg	0%	铜	0.06	mg	4%
维生素C	243	mg	243%	锰	0.32	mg	11%

【性味归经】

大枣性温，味甘；入脾、胃经。

【饮食宜忌】

大枣适宜脾虚食少、乏力便溏、妇人脏躁、阴虚血亏者食用。

七、柿子

【营养特点】

柿子又称米果、猴枣，多供鲜食或制柿饼。柿子含有维生素C、碘、钙、磷、番茄红素。未熟的柿子含鞣质、瓜氨酸、天冬氨酸、谷氨酸、丝氨酸等。柿子还含有可以促进血中乙醇氧化的物质。柿蒂含乌索酸、桦木素、齐墩果酸、丁香酸、香草酸、葡萄糖及果糖等。柿叶含维生素C及黄酮苷。柿子为良好的降压食品。

每100g柿子的营养素含量及NRV值见表1-98。

表1-98 每100g柿子的营养素含量及NRV值

食物名称：柿子　食物编号06-3-301

营养成分	含量	单位	NRV	营养成分	含量	单位	NRV
能量	308	kJ	4%	烟酸	0.3	mg	2%
蛋白质	0.4	g	1%	叶酸		μgDFE	
脂肪	0.1	g	0.2%	泛酸		mg	
饱和脂肪酸		g		生物素		μg	
胆固醇	—	mg	0%	胆碱		mg	
碳水化合物	18.5	g	6%	钙	9	mg	1%
膳食纤维	1.4	g	6%	磷	23	mg	3%
维生素A	20	μgRE	3%	钾	151	mg	8%
维生素D	—	μg	0%	钠	0.8	mg	0.04%
维生素E	1.12	mg α-TE	8%	镁	19	mg	6%
维生素K		μg		铁	0.2	mg	1%
维生素B$_1$	0.02	mg	1%	锌	0.08	mg	1%
维生素B$_2$	0.02	mg	1%	碘	6.3	mg	4%
维生素B$_6$	0	mg	0%	硒	0.24	μg	0.5%
维生素B$_{12}$		μg	0%	铜	0.06	mg	4%
维生素C	30	mg	30%	锰	0.5	mg	17%

【性味归经】

柿子性寒，味甘、涩；入脾、肺、胃、大肠经。

【烹调应用】

在烹调制作中，柿子可用于菜肴的制作，如柿子沙拉、酿水果柿子、柿子炒火腿等。

【饮食宜忌】

柿子适宜痔出血、便秘、肺热咳嗽、口干口渴、呕吐、泄泻等症患者食用。

【注意事项】

柿子中含有大量的可溶性收敛剂，不宜空腹食用且一次不宜多食，以免形成"胃柿石"；也不宜与寒性的螃蟹同食。柿子与章鱼同食有损肠胃；吃柿子饮酒易患肠道梗阻；柿子与海带同食易引起胃肠道不适；柿子与海鲜同食会出现腹痛、呕吐、腹泻症状；柿子与酸性菜同食易导致胃石症；柿子与白薯同食容易患"胃柿石"；柿子与紫菜同食会引起胃肠道不适。

八、香蕉

【营养特点】

香蕉又名甘蕉、蕉子、蕉果。香蕉营养高、热量低，含有蛋白质、碳水化合物、钾、维生素 A 原、泛酸和维生素 C。香蕉还含有少量 5-羟色胺、去甲肾上腺素及二羟基苯乙胺，这些成分有治疗胃溃疡及抑菌作用。香蕉中果糖与葡萄糖的比例为 1∶1，这一比例适合脂肪痢和中毒性痢疾患者。香蕉中含矿物质较多，对水盐代谢失常的恢复也很有利，香蕉中的 5-羟色胺能使胃酸降低，因而能缓和对胃黏膜的刺激，促使人变得安宁，甚至可减轻疼痛。香蕉具有驱虫作用，食用大量香蕉能清除肠道寄生虫。香蕉含钾量为水果之冠，而钾对维持人体细胞功能和体内酸碱平衡以及改善心肌功能均是有益的，因此高血压、心脏病患者，常吃香蕉，有益无害；香蕉含膳食纤维丰富，糖尿病患者进食香蕉后尿糖并不见升高。香蕉中含有泛酸，能减轻心理压力，解除忧愁。睡前吃香蕉，还有镇静的作用。

每 100g 香蕉的营养素含量及 NRV 值见表 1-99。

表 1-99　每 100g 香蕉的营养素含量及 NRV 值

食物名称：香蕉　食物编号 06-5-031

营养成分	含量	单位	NRV	营养成分	含量	单位	NRV
能量	344	kJ	4%	烟酸	0.51	mg	4%
蛋白质	1.1	g	2%	叶酸	11.2	μgDFE	3%
脂肪	0.2	g	0.3%	泛酸	—	mg	0%
饱和脂肪酸		g		生物素	1.1	μg	4%
胆固醇	—	mg	0%	胆碱	—	mg	0%
碳水化合物	20.8	g	7%	钙	9	mg	1%
膳食纤维	1.8	g	7%	磷	17	mg	2%
维生素 A	6	μgRE	1%	钾	208	mg	10%
维生素 D	—	μg	0%	钠	3.2	mg	0.2%
维生素 E	0.2	mg α-TE	1%	镁	33	mg	11%
维生素 K	—	μg	0%	铁	0.2	mg	1%
维生素 B$_1$	0.02	mg	1%	锌	0.04	mg	0.3%
维生素 B$_2$	0.02	mg	1%	碘	Tr	μg	0%
维生素 B$_6$	0.19	mg	13%	硒	0.07	μg	0.1%
维生素 B$_{12}$	0	μg	0%	铜	0.1	mg	7%
维生素 C	4.9	mg	5%	锰	0.07	mg	2%

【性味归经】

香蕉性寒，味甘；入大肠、胃经。

【烹调应用】

香蕉可制作沙拉或做成拔丝香蕉等菜肴。

【饮食宜忌】

香蕉适宜温热病、口烦渴、大便秘结、痔出血、胃肠溃疡及十二指肠溃疡、肺结核、心血管疾病患者食用。风寒感冒患者勿食；经期来潮，尤其是寒性痛经者勿食；胃酸过多者不宜吃。凡胃肠虚寒、腹胀便秘、萎缩性胃炎、直肠脱垂者忌多食香蕉；哮喘发作时忌食香蕉。

【注意事项】

驾驶员不宜空腹吃香蕉。

九、杏

【营养特点】

杏又名杏子、杏实，含有糖、柠檬酸、苹果酸、β-胡萝卜素，还含有少量 γ-胡萝卜素和番茄烃。其挥发油成分为桂烯、柠檬烯等。

每 100g 杏的营养素含量及 NRV 值见表 1-100。

表 1-100　每 100g 杏的营养素含量及 NRV 值

食物名称：杏　食物编号 06-2-204

营养成分	含量	单位	NRV	营养成分	含量	单位	NRV
能量	160	kJ	2%	烟酸	0.6	mg	4%
蛋白质	0.9	g	2%	叶酸	0	μgDFE	0%
脂肪	0.1	g	0.2%	泛酸		mg	
饱和脂肪酸		g		生物素		μg	
胆固醇	—	mg	0%	胆碱			
碳水化合物	9.1	g	3%	钙	14	mg	2%
膳食纤维	1.3	g	5%	磷	15	mg	2%
维生素 A	75	μgRE	9%	钾	226	mg	11%
维生素 D	—	μg	0%	钠	2.3	mg	0.1%
维生素 E	0.95	mg α-TE	7%	镁	11	mg	4%
维生素 K		μg		铁	0.6	mg	4%
维生素 B_1	0.02	mg	1%	锌	0.26	mg	2%
维生素 B_2	0.03	mg	2%	碘	0	μg	0%
维生素 B_6	0	mg	0%	硒	0.2	μg	0.4%
维生素 B_{12}		μg	0%	铜	0.11	mg	7%
维生素 C	4	mg	4%	锰	0.06	mg	2%

【性味归经】

杏性温，味甘、酸；入肺经。

【烹调应用】

杏生食具有解暑消夏的功效，亦可制杏干、杏脯、杏酱或榨取杏汁、酿制杏酒及制罐头等。

【饮食宜忌】

杏适宜支气管炎咳嗽者食用；适宜肺癌、鼻咽癌、乳腺癌等癌症患者食用。杏为发物，患有哮喘、红斑狼疮、淋巴结核、皮肤湿疹者勿食。杏具有滑胎作用，由于妊娠期胎气、胎热较重，故为孕妇之大忌。

十、李子

【营养特点】

李子又名李实、嘉应子。李子的果肉中含微量蛋白质、脂肪、维生素、天冬氨酸、谷氨酸、丝氨酸等。李子可促进消化酶及胃酸的分泌，增加胃肠蠕动，是慢性肝病患者的食疗佳品。古时候，人们取李子汁和酒饮之，谓之驻色酒，用以养颜。

每100g李子的营养素含量及 NRV 值见表 1-101。

表 1-101　每 100g 李子的营养素含量及 NRV 值

食物名称：李子　食物编号 06-2-201

营养成分	含量	单位	NRV	营养成分	含量	单位	NRV
能量	157	kJ	2%	碳水化合物	8.7	g	3%
蛋白质	0.7	g	1%	膳食纤维	0.9	g	4%
脂肪	0.2	g	0.3%	维生素 A	25	μgRE	3%
饱和脂肪酸		g		维生素 D	—	μg	0%
胆固醇	—	mg	0%	维生素 E	0.74	mg α-TE	5%

营养成分	含量	单位	NRV	营养成分	含量	单位	NRV
维生素 K		μg		钙	8	mg	1%
维生素 B$_1$	0.03	mg	2%	磷	11	mg	2%
维生素 B$_2$	0.02	mg	1%	钾	144	mg	7%
维生素 B$_6$	0	mg	0%	钠	3.8	mg	0.2%
维生素 B$_{12}$	—	μg	0%	镁	10	mg	3%
维生素 C	5	mg	5%	铁	0.6	mg	4%
烟酸	0.4	mg	3%	锌	0.14	mg	1%
叶酸	0	μgDFE	0%	碘	0	μg	0%
泛酸		mg		硒	0.23	μg	0.5%
生物素		μg		铜	0.04	mg	3%
胆碱		mg		锰	0.16	mg	5%

【性味归经】

李子性平，味甘、酸；入肝、胃经。

【烹调应用】

除鲜食外，李子在烹饪中可制作甜菜，还可加工成李干、蜜饯、果酱和罐头。

【饮食宜忌】

李子可消渴引饮，适宜慢性肝炎、肝硬化、肝腹水者食用。

【注意事项】

未成熟而苦涩的李子有毒，不可多食。民谚有"桃养人，杏伤人，李子树下抬死人"的说法。李子和青鱼同食可导致胃火上升。

十一、桃

【营养特点】

桃俗称桃子。桃肉中含有各种维生素、果胶、果酸及钙、磷、铁等矿物质，尤其是铁的含量较高。这些物质对补充人体营养素和防癌有明显益处。

每100g桃的营养素含量及NRV值见表1-102。

表1-102　每100g桃的营养素含量及NRV值

食物名称：桃　食物编号06-2-101

营养成分	含量	单位	NRV	营养成分	含量	单位	NRV
能量	212	kJ	3%	烟酸	0.7	mg	5%
蛋白质	0.9	g	2%	叶酸	0	μgDFE	0%
脂肪	0.1	g	0.2%	泛酸		mg	
饱和脂肪酸		g		生物素		μg	
胆固醇	—	mg	0%	胆碱		mg	
碳水化合物	12.2	g	4%	钙	6	mg	1%
膳食纤维	1.3	g	5%	磷	20	mg	2%
维生素A	3	μgRE	0.4%	钾	166	mg	8%
维生素D	—	μg	0%	钠	5.7	mg	0.3%
维生素E	1.54	mg α-TE	11%	镁	7	mg	2%
维生素K		μg		铁	0.8	mg	5%
维生素B$_1$	0.01	mg	1%	锌	0.34	mg	2%
维生素B$_2$	0.03	mg	2%	碘	0	μg	0%
维生素B$_6$	0	mg	0%	硒	0.24	μg	0.5%
维生素B$_{12}$	—	μg	0%	铜	0.05	mg	3%
维生素C	7	mg	7%	锰	0.07	mg	2%

【性味归经】

桃性温，味甘、酸；入心、肝、肺经。

【烹调应用】

桃在烹饪中适于酿、蜜渍等方法，如枸杞桃丝、蜜汁桃、猪肉炒桃丁、脆皮鲜桃夹、鲜桃栗子羹等。此外，还可加工成桃脯、桃酱、桃汁、蜜桃罐头等。

【饮食宜忌】

桃适宜低血糖、水肿患者食用；也适宜慢性肝炎和肺虚咳喘者食用。内热之人不宜多吃；糖尿病患者不宜多吃。

【注意事项】

桃子不可与甲鱼配伍食用；也不可与白术或苍术配伍食用。

十二、樱桃

【营养特点】

樱桃又称含桃、莺桃、米桃、樱株等。樱桃含碳水化合物、蛋白质、钙、磷、铁等营养素。此外，樱桃富含胡萝卜素、维生素C。鉴于樱桃含大量多种营养素，能提高机体免疫力，具有抗肿瘤的作用，所以人们将它列为防癌果品。

每100g樱桃的营养素含量及NRV值见表1-103。

表 1-103　每 100g 樱桃的营养素含量及 NRV 值

食物名称：樱桃　食物编号 06-2-902

营养成分	含量	单位	NRV	营养成分	含量	单位	NRV
能量	194	kJ	2%	维生素 B_1	0.02	mg	1%
蛋白质	1.1	g	2%	维生素 B_2	0.02	mg	1%
脂肪	0.2	g	0.3%	维生素 B_6	0	mg	0%
饱和脂肪酸		g		维生素 B_{12}	—	μg	0%
胆固醇		mg	0%	维生素 C	10	mg	10%
碳水化合物	10.2	g	3%	烟酸	0.6	mg	4%
膳食纤维	0.3	g	1%	叶酸	0	μgDFE	0%
维生素 A	35	μgRE	4%	泛酸			
维生素 D	—	μg	0%	生物素		μg	
维生素 E	2.22	mg α-TE	16%	胆碱		mg	
维生素 K		μg		钙	11	mg	1%

营养成分	含量	单位	NRV	营养成分	含量	单位	NRV
磷	27	mg	4%	锌	0.23	mg	1%
钾	232	mg	12%	碘	0	μg	0%
钠	8	mg	0.4%	硒	0.21	μg	0.4%
镁	12	mg	4%	铜	0.1	mg	7%
铁	0.4	mg	3%	锰	0.07	mg	2%

【性味归经】

樱桃性温，味甘、微酸；入脾、肝、胃经。

【烹调应用】

鲜樱桃不耐储藏，除鲜食外，常加工成果酱、果汁、果酒及罐头。中西餐烹饪中常用罐制樱桃（红、绿樱桃）作冰淇淋、鸡尾酒、生日蛋糕等的装饰。

【饮食宜忌】

樱桃适宜脾胃虚弱、少食腹泻、食欲不振、口干舌燥、肝肾不足、腰膝酸软、四肢无力、贫血、心悸、面色无华、冻疮等症患者。糖尿病患者忌食；小儿不可多食。

【注意事项】

樱桃与动物肝脏同时食用，可使食物的营养价值降低。

十三、山楂

【营养特点】

山楂又名山里红、红果、胭脂果，有很高的营养和医疗价值。因老年人常吃山楂制品能增强食欲，改善睡眠，保持骨和血中钙的恒定，预防动脉粥样硬化，使人延年益寿，故山楂被人们视为"长寿食品"。山楂能防治心血管疾病，具有扩张血管、增加冠脉血流量、改善心脏活力、兴奋中枢神经系统、降低血压和胆固醇、软化血管及利尿和镇静作用。山楂酸还有强心作用，对老年性心脏病也有益处。它能开胃消食，特别对消肉食积滞作用更好，很多助消化的药中都采用了山楂。山楂有活血化瘀的功效，有助于解除局部淤血状态，对跌打损伤有辅助疗效。山楂对子宫有收缩作用，在孕妇临产时有催生之效，并能促进产后子宫复原。山楂所含的黄酮类和维生素 C、胡萝卜素等物质能阻断并减少自由基的生成，增强机体的免疫力，有防衰老、抗癌的作用。山楂中含有平喘化痰、抑制细菌、治疗腹痛腹泻的成分。

每 100g 山楂的营养素含量及 NRV 值见表 1-104。

表 1-104　每 100g 山楂的营养素含量及 NRV 值

食物名称：山楂　食物编号 06-1-301

营养成分	含量	单位	NRV	营养成分	含量	单位	NRV
能量	425	kJ	5%	烟酸	0.4	mg	3%
蛋白质	0.5	g	1%	叶酸	0	μgDFE	0%
脂肪	0.6	g	1%	泛酸		mg	
饱和脂肪酸		g		生物素		μg	
胆固醇	—	mg	0%	胆碱		mg	
碳水化合物	25.1	g	8%	钙	52	mg	7%
膳食纤维	3.1	g	12%	磷	24	mg	3%
维生素 A	17	μgRE	2%	钾	299	mg	15%
维生素 D		μg	0%	钠	5.4	mg	0.3%
维生素 E	7.32	mg α-TE	52%	镁	19	mg	6%
维生素 K		μg		铁	0.9	mg	6%
维生素 B$_1$	0.02	mg	1%	锌	0.28	mg	2%
维生素 B$_2$	0.02	mg	1%	碘	0	μg	0%
维生素 B$_6$	0	mg	0%	硒	1.22	μg	2%
维生素 B$_{12}$	—	μg	0%	铜	0.11	mg	7%
维生素 C	53	mg	53%	锰	0.24	mg	8%

【性味归经】

山楂性温，味酸、甘；入脾、胃、肝经。

【烹调应用】

山楂可用于制作糖葫芦、山楂糕、山楂片等。

【饮食宜忌】

食积不化、腹满胃胀者宜食山楂。适用于痛经、产后瘀滞腹痛、恶露不净等症；适宜高血压、高血脂、冠心病等心血管疾病、肥胖症、脂肪肝、肝炎、坏血病、癌症患者食用。多食山楂耗气。怀孕早期，尤其是患有习惯性流产的孕妇，切勿食用山楂。

【注意事项】

山楂与富含维生素C的果蔬同食会降低其营养价值；山楂与海味同食会引起腹痛、恶心、呕吐。

十四、无花果

【营养特点】

无花果又名天生子、文仙果、蜜果、奶浆果等，既是鲜食果品又是一种中药材。无花果味甘甜如柿而无核，营养丰富而全面。此外，还含有柠檬酸、延胡索酸、琥珀酸、苹果酸、草酸、奎宁酸、脂肪酶、蛋白酶以及人体必需的多种氨基酸等。

每100g无花果的营养素含量及NRV值见表1-105。

表1-105　每100g无花果的营养素含量及NRV值

食物名称：无花果　食物编号06-3-908

营养成分	含量	单位	NRV	营养成分	含量	单位	NRV
能量	272	kJ	3%	维生素A	5	μgRE	1%
蛋白质	1.5	g	3%	维生素D	—	μg	0%
脂肪	0.1	g	0.2%	维生素E	1.82	mg α-TE	13%
饱和脂肪酸		g		维生素K		μg	
胆固醇	—	mg	0%	维生素B_1	0.03	mg	2%
碳水化合物	16	g	5%	维生素B_2	0.02	mg	1%
膳食纤维	3	g	12%	维生素B_6	0	mg	0%

营养成分	含量	单位	NRV	营养成分	含量	单位	NRV
维生素 B$_{12}$	—	μg	0%	钾	212	mg	11%
维生素 C	2	mg	2%	钠	5.5	mg	0.3%
烟酸	0.1	mg	1%	镁	17	mg	6%
叶酸	0	μgDFE	0%	铁	0.1	mg	1%
泛酸		mg		锌	1.42	mg	9%
生物素		μg		碘	0	μg	0%
胆碱		mg		硒	0.67	μg	1%
钙	67	mg	8%	铜	0.01	mg	1%
磷	18	mg	3%	锰	0.17	mg	6%

【性味归经】

无花果性平，味甘；入大肠、肺、胃经。

【饮食宜忌】

无花果适用于食欲不振、消化不良、肠炎、痢疾、痔疮、便秘、咽喉痛、咳嗽痰多、胸闷等症；适宜癌症、心血管疾病患者食用。腹泻者应慎食无花果。糖尿病患者勿食无花果为妥。

十五、石榴

【营养特点】

石榴又名安石榴、金樱丹若。石榴含转化糖、苹果酸、柠檬酸、蛋白质、脂肪、维生素 C、钙、磷、钾等。石榴的醇浸出物及果皮水煎剂，具有广谱抗菌作用，其对金黄色葡萄球菌、溶血性链球菌、霍乱弧菌、痢疾杆菌等有明显的抑制作用。石榴味酸，含有生物碱、熊果酸等，有明显的收敛作用，能够涩肠止泻，加之其具有良好的抑菌作用，所以是治疗痢疾、泄泻、便血及遗精、脱肛等病症的良品。

每 100g 石榴的营养素含量及 NRV 值见表 1-106。

表 1-106 每 100g 石榴的营养素含量及 NRV 值

食物名称：石榴　食物编号 06-3-201

营养成分	含量	单位	NRV	营养成分	含量	单位	NRV
能量	304	kJ	4%	烟酸	—	mg	0%
蛋白质	1.4	g	2%	叶酸	0	μgDFE	0%
脂肪	0.2	g	0.3%	泛酸		mg	
饱和脂肪酸		g		生物素		μg	
胆固醇	—	mg	0%	胆碱		mg	
碳水化合物	18.7	g	6%	钙	9	mg	1%
膳食纤维	4.8	g	19%	磷	71	mg	10%
维生素 A	—	μgRE	0%	钾	231	mg	12%
维生素 D		μg	0%	钠	0.9	mg	0.05%
维生素 E	4.91	mg α-TE	35%	镁	16	mg	5%
维生素 K		μg		铁	0.3	mg	2%
维生素 B$_1$	0.05	mg	4%	锌	0.19	mg	1%
维生素 B$_2$	0.03	mg	2%	碘	0	μg	0%
维生素 B$_6$	0	mg	0%	硒	—	μg	0%
维生素 B$_{12}$		μg	0%	铜	0.14	mg	9%
维生素 C	9	mg	9%	锰	0.17	mg	6%

【性味归经】

石榴性温、平，味甘、酸、涩；入脾、胃、肝经。

【饮食宜忌】

石榴适用于发热或炎热天气导致的津液不足、口燥咽干、烦渴等症；适宜动脉硬化、肝病、白带及月经过多、痢疾、腹泻、乳腺癌等患者食用。糖尿病患者不可多食石榴；风寒感冒者切勿多吃石榴。小儿不宜多吃石榴；患有因胃阴不足引起的便秘、产后便秘、习惯性便秘者，皆不可食用石榴。

【注意事项】

石榴不宜与桑葚或螃蟹等海味食品同时食用。石榴种子油中含石榴酸、雌酮、雌二醇等，有明显的收敛、抑菌、抗病毒作用，并能减少受孕和促进血液凝固。

十六、芒果

【营养特点】

芒果又称檬果、蜜望子。芒果肉质细腻、味甜，果肉为黄色，含膳食纤维，味道酸甜不一，有香气，汁水多而果核大。芒果集热带水果精华于一身，被誉为"热带水果之王"。芒果中维生素 C 含量高于一般水果，且具有即使经过加热加工处理，其含量也不会减少的特点。常食芒果可以不断补充人体内维生素 C 的消耗，降低胆固醇、甘油三酯含量，有利于防治心血管疾病。芒果果实含芒果酮酸、异芒果醇酸等有机酸类和多酚类化合物，具有抗癌的药理作用。芒果汁还能增加胃肠蠕动，使粪便在结肠内停留时间缩短，因此食芒果对防治结肠癌很有裨益。

每 100g 芒果的营养素含量及 NRV 值见表 1-107。

表 1-107　每 100g 芒果的营养素含量及 NRV 值

食物名称：芒果　食物编号 06-5-011

营养成分	含量	单位	NRV	营养成分	含量	单位	NRV
能量	146	kJ	2%	维生素 B$_1$	0.01	mg	1%
蛋白质	0.6	g	1%	维生素 B$_2$	0.04	mg	3%
脂肪	0.2	g	0.3%	维生素 B$_6$	0	mg	0%
饱和脂肪酸		g		维生素 B$_{12}$	—	μg	0%
胆固醇	—	mg	0%	维生素 C	23	mg	4%
碳水化合物	8.3	g	3%	烟酸	0.3	mg	0.3%
膳食纤维	1.3	g	5%	叶酸	0	μgDFE	0%
维生素 A	150	μgRE	19%	泛酸		mg	
维生素 D	—	μg	0%	生物素		μg	
维生素 E	1.21	mg α-TE	9%	胆碱		mg	
维生素 K	0	μg	0%	钙	Tr	mg	0%

营养成分	含量	单位	NRV	营养成分	含量	单位	NRV
磷	2	mg	11%	锌	0.09	mg	1%
钾	7	mg	138%	碘	0	μg	0%
钠	2.8	mg	0.1%	硒	1.44	μg	3%
镁	14	mg	5%	铜	0.06	mg	4%
铁	0.2	mg	1%	锰	0.20	mg	7%

【性味归经】

芒果性凉，味甘、酸；入肺、脾、胃经。

【烹调应用】

芒果可鲜食，也可用于烹调多种菜式，如芒果烩双鲜、芒果鸡条、红枣芒果粥等。此外，芒果还可用于制果汁、果干、蜜饯、果酒等。

【饮食宜忌】

芒果适用于各种头晕目眩、男子性功能减退、女子月经过少或闭经、口渴、食少、消化不良、气逆呕吐等症。胃寒、消化性溃疡患者忌食芒果；肾炎患者应慎食芒果。

十七、杨梅

【营养特点】

杨梅又名朱红、圣生梅、杨果、树梅、白蒂梅。杨梅含有葡萄糖、果糖及柠檬酸、苹果酸、草酸、乳酸等有机酸，含有丰富的维生素 C。杨梅对大肠杆菌、痢疾杆菌等细菌有抑制作用，有消炎收敛的作用；有机酸可营养机体，并增加胃中酸度，有增进食欲和助胃消食的作用。

每100g杨梅的营养素含量及 NRV 值见表 1-108。

【性味归经】

杨梅性平，味甘、酸；入脾、胃、肺经。

【烹调应用】

酒毕饭后吃杨梅，有助于醒酒、消食；夏季饮用杨梅酒或杨梅汤，可开胃提神。

表 1-108 每 100g 杨梅的营养素含量及 NRV 值

食物名称：杨梅　食物编号 06-5-015

营养成分	含量	单位	NRV	营养成分	含量	单位	NRV
能量	125	kJ	1%	烟酸	0.3	mg	2%
蛋白质	0.8	g	1%	叶酸	0	μgDFE	0%
脂肪	0.2	g	0.3%	泛酸		mg	
饱和脂肪酸		g		生物素		μg	
胆固醇		mg	0%	胆碱		mg	
碳水化合物	6.7	g	2%	钙	14	mg	2%
膳食纤维	1	g	4%	磷	8	mg	1%
维生素 A	7	μgRE	1%	钾	149	mg	7%
维生素 D	—	μg	0%	钠	0.7	mg	0.03%
维生素 E	0.81	mg α-TE	6%	镁	10	mg	3%
维生素 K		μg		铁	1	mg	7%
维生素 B_1	0.01	mg	1%	锌	0.14	mg	1%
维生素 B_2	0.05	mg	4%	碘	0	μg	0%
维生素 B_6	0	mg	0%	硒	0.31	μg	1%
维生素 B_{12}		μg		铜	0.02	mg	1%
维生素 C	9	mg	9%	锰	0.72	mg	24%

【饮食宜忌】

杨梅适宜萎缩性胃炎、消化不良、食欲不振、胃酸缺乏、胃肠胀满、慢性腹泻、痢疾等胃肠道疾病患者及肥胖症、癌症、胆囊疾病等患者食用。胃及十二指肠溃疡患者，如果胃酸过多，则不宜吃杨梅。

【注意事项】

吃杨梅之前最好在淡盐水中浸泡一下，用清水漂净后再吃。

十八、荔枝

【营养特点】

荔枝又称离支、丹荔、勒荔等。荔枝是水果中的佳品，含有丰富的糖分、多种维生素、有机酸以及磷、铁，葡萄糖含量高达60％。荔枝核含皂苷、鞣质，可使血糖下降，肝糖原降低。

每100g荔枝的营养素含量及NRV值见表1-109。

表1-109　每100g荔枝的营养素含量及NRV值

食物名称：荔枝　食物编号06-5-010

营养成分	含量	单位	NRV	营养成分	含量	单位	NRV
能量	296	kJ	4％	烟酸	1.1	mg	8％
蛋白质	0.9	g	2％	叶酸	0	μgDFE	0％
脂肪	0.2	g	0.3％	泛酸		mg	
饱和脂肪酸		g		生物素		μg	
胆固醇	—	mg	0％	胆碱		mg	
碳水化合物	16.6	g	6％	钙	2	mg	0.3％
膳食纤维	0.5	g	2％	磷	24	mg	3％
维生素A	2	μgRE	0.3％	钾	151	mg	8％
维生素D	0	μg	0％	钠	1.7	mg	0.1％
维生素E		mg α-TE	0％	镁	12	mg	4％
维生素K		μg		铁	0.4	mg	3％
维生素B$_1$	0.1	mg	7％	锌	0.17	mg	1％
维生素B$_2$	0.04	mg	3％	碘	0	μg	0％
维生素B$_6$	0	mg	0％	硒	0.14	μg	0.3％
维生素B$_{12}$	—	μg	0％	铜	0.16	mg	11％
维生素C	41	mg	41％	锰	0.09	mg	3％

【性味归经】

荔枝性温，味甘、酸；入脾、胃、肝经。

【烹调应用】

荔枝除鲜食外，在烹饪中可制甜、咸菜式，如荔枝羹、荔枝炖莲子、荔枝烧鸭、荔枝炒鸡柳等。此外，还可制罐头、压榨果汁、制作果酱等。

【饮食宜忌】

荔枝适宜体质虚弱、气血两亏、贫血者食用；也适宜胃寒疼痛、癌症、牙痛、口臭、外伤出血等症患者食用。凡阴虚火旺者忌食荔枝。

【注意事项】

选择荔枝时以色泽鲜艳、个大均匀、肉厚质嫩、汁多味甘、富有香气、核小者为佳。

十九、桂圆

【营养特点】

桂圆又名益智、蜜脾、龙眼。早在汉朝时期，龙眼就已作为药用。龙眼鲜食，味甜美爽口，且营养价值甚高，富含碳水化合物、蛋白质、多种氨基酸和 B 族维生素、维生素 C、钙、磷、铁、酒石酸、腺膘呤等，其中尤以维生素 P 含量多。对中老年人而言，有保护血管、防止血管硬化和脆化的作用。

每 100g 桂圆的营养素含量及 NRV 值见表 1-110。

表 1-110　每 100g 桂圆的营养素含量及 NRV 值

食物名称：桂圆　食物编号 06-5-006

营养成分	含量	单位	NRV	营养成分	含量	单位	NRV
能量	298	kJ	4%	膳食纤维	0.4	g	2%
蛋白质	1.2	g	2%	维生素 A	3	μgRE	0.4%
脂肪	0.1	g	0.2%	维生素 D	—	μg	0%
饱和脂肪酸				维生素 E	—	mg α-TE	0%
胆固醇	—	mg	0%	维生素 K		μg	
碳水化合物	16.6	g	6%	维生素 B$_1$	0.01	mg	1%

营养成分	含量	单位	NRV	营养成分	含量	单位	NRV
维生素 B$_2$	0.14	mg	10%	磷	30	mg	4%
维生素 B$_6$	0	mg	0%	钾	248	mg	12%
维生素 B$_{12}$	—	μg	0%	钠	3.9	mg	0.2%
维生素 C	43	mg	43%	镁	10	mg	3%
烟酸	1.3	mg	9%	铁	0.2	mg	1%
叶酸	0	μgDFE	0%	锌	0.4	mg	3%
泛酸		mg		碘	0	μg	0%
生物素		μg		硒	0.83	μg	2%
胆碱		mg		铜	0.1	mg	7%
钙	6	mg	1%	锰	0.07	mg	2%

【性味归经】

桂圆性温，味甘；入心、脾经。

【饮食宜忌】

桂圆适宜心悸怔忡、健忘失眠、血虚萎黄、思虑过度、心脾两虚者食用。一切阴虚内热体质、热性病患者、孕妇均不宜食用。

二十、橘子

【营养特点】

橘子的维生素 C 含量较高，是人体很好的维生素 C 供给源。橘皮富含维生素 B$_1$、维生素 C、维生素 P 和挥发油，挥发油中主要含柠檬烯等物质。橘皮中含有的维生素 C 远高于果肉，维生素 C 即抗坏血酸，在体内起着抗氧化的作用，能降低胆固醇，预防血管破裂或渗血；维生素 C、维生素 P 配合，可以增强对坏血病的治疗效果；经常饮用橘皮茶，对患有动脉硬化或维生素 C 缺乏症者有益。橘子还含有橘皮苷、柠檬酸等活性物质。

每 100g 橘子的营养素含量及 NRV 值见表 1-111。

表 1-111　每 100g 橘子的营养素含量及 NRV 值

食物名称：橘子　食物编号 06-4-201

营养成分	含量	单位	NRV	营养成分	含量	单位	NRV
能量	215	kJ	3%	烟酸	0.4	mg	3%
蛋白质	0.7	g	1%	叶酸	0	μgDFE	0%
脂肪	0.2	g	0.3%	泛酸		mg	
饱和脂肪酸	—	g	0%	生物素		μg	
胆固醇		mg		胆碱		mg	
碳水化合物	11.9	g	4%	钙	35	mg	4%
膳食纤维	0.4	g	2%	磷	18	mg	3%
维生素 A	148	μgRE	19%	钾	154	mg	8%
维生素 D	—	μg	0%	钠	1.4	mg	0.1%
维生素 E	0.92	mg α-TE	7%	镁	11	mg	4%
维生素 K		μg		铁	0.2	mg	1%
维生素 B$_1$	0.08	mg	6%	锌	0.08	mg	1%
维生素 B$_2$	0.04	mg	3%	碘	5.3	μg	4%
维生素 B$_6$	0	mg	0%	硒	0.3	μg	1%
维生素 B$_{12}$		μg	0%	铜	0.04	mg	3%
维生素 C	28	mg	28%	锰	0.14	mg	5%

【性味归经】

橘子性凉，味甘、酸；入肺、胃、膀胱经。

【饮食宜忌】

橘子适宜心情抑郁者食用；适宜坏血病、肥胖症、慢性支气管炎咳嗽、百日咳、心血管疾病患者食用。

【注意事项】

橘子不宜和胡萝卜、黄瓜及肝脏一起食用；橘子与蛤同食，易致痰凝而气滞。

二十一、柚子

【营养特点】

柚子又称为朱栾、胡柑、文旦等。柚子味道酸甜，略带苦味，含有丰富的维生素C、维生素P、叶酸以及钾、铬等元素，是心脑血管疾病及肾脏病患者的食疗水果。

每100g柚子的营养素含量及NRV值见表1-112。

表1-112　每100g柚子的营养素含量及NRV值

食物名称：柚子　食物编号06-4-301

营养成分	含量	单位	NRV	营养成分	含量	单位	NRV
能量	177	kJ	2%	烟酸	0.3	mg	2%
蛋白质	0.8	g	1%	叶酸	0	μgDFE	0%
脂肪	0.2	g	0.3%	泛酸		mg	
饱和脂肪酸		g		生物素		μg	
胆固醇	—	mg	0%	胆碱		mg	
碳水化合物	9.5	g	3%	钙	4	mg	1%
膳食纤维	0.4	g	2%	磷	24	mg	3%
维生素A	2	μgRE	0.3%	钾	119	mg	6%
维生素D	—	μg	0%	钠	3	mg	0.2%
维生素E	—	mg α-TE	0%	镁	4	mg	1%
维生素K		μg		铁	0.3	mg	2%
维生素B$_1$	—	mg	0%	锌	0.4	mg	3%
维生素B$_2$	0.03	mg	2%	碘	0	μg	0%
维生素B$_6$	0	mg	0%	硒	0.7	μg	1%
维生素B$_{12}$	—	μg	0%	铜	0.18	mg	12%
维生素C	23	mg	23%	锰	0.08	mg	3%

【性味归经】

柚子性寒，味甘、酸；入肺、脾经。

柚子可鲜食、制罐头和榨汁，果皮可制果脯，如柚皮糖、青红丝等。将柚皮在水中浸煮可提取果胶，而除去苦味的果皮可制菜肴，如蚝油柚皮、柚皮炖鸭、豉汁柚皮等。

【饮食宜忌】

柚子适用于食积、腹胀、腹泻、咳嗽、妊娠口淡等症；适宜糖尿病、心血管病、肥胖症患者，慢性咳喘和虚寒性痰喘者食用。

【注意事项】

柚子少食开胃消食，多食伤脾伐胃。小儿脾胃虚弱，多食柚子容易导致食少腹胀、腹泻等症，故小儿不宜多食。

二十二、桑葚

【营养特点】

桑葚又名桑果、桑实、桑葚子等。桑葚中所含的芸香苷、花色素、葡萄糖、果糖、苹果酸、钙质、无机盐、胡萝卜素、维生素 B_1、维生素 B_2 等成分，具有增加营养和增强免疫力的功效，并可预防肿瘤细胞扩散，避免癌症发生。

每 100g 桑葚的营养素含量及 NRV 值见表 1-113。

表 1-113　每 100g 桑葚的营养素含量及 NRV 值
食物名称：桑葚　食物编号 06-3-901

营养成分	含量	单位	NRV	营养成分	含量	单位	NRV
能量	240	kJ	3%	维生素 D	—	μg	0%
蛋白质	1.7	g	3%	维生素 E	9.87	mg α-TE	71%
脂肪	0.4	g	1%	维生素 K		μg	
饱和脂肪酸		g		维生素 B_1	0.02	mg	1%
胆固醇	—	mg	0%	维生素 B_2	0.06	mg	4%
碳水化合物	13.8	g	5%	维生素 B_6	0	mg	0%
膳食纤维	4.1	g	16%	维生素 B_{12}	—	μg	0%
维生素 A	5	μgRE	1%	维生素 C	—	mg	0%

营养成分	含量	单位	NRV	营养成分	含量	单位	NRV
烟酸	—	mg	0%	钠	2	mg	0.1%
叶酸	0	μgDFE	0%	镁	—	mg	0%
泛酸		mg		铁	0.4	mg	3%
生物素		μg		锌	0.26	mg	2%
胆碱		mg		碘	0	μg	0%
钙	37	mg	5%	硒	5.65	μg	11%
磷	33	mg	5%	铜	0.07	mg	5%
钾	32	mg	12%	锰	0.28	mg	9%

【性味归经】

桑葚性寒，味甘；入肝、肾经。

【饮食宜忌】

桑葚适宜肝肾不足、腰酸头晕、耳鸣耳聋、神经衰弱失眠、须发早白、津伤口渴、内热消渴、血虚便秘等症患者食用。糖尿病患者不可多食桑葚；小儿不可多食桑葚。

【注意事项】

桑葚不宜与螃蟹同食。

二十三、猕猴桃

【营养特点】

猕猴桃又称为阳桃、藤梨、羊桃、仙桃等。猕猴桃含有丰富的碳水化合物、膳食纤维、维生素和矿物质，维生素C、胡萝卜素含量较高。猕猴桃不仅能补充人体所需的营养，所含的果酸还可以促进人的食欲、帮助消化、增强人体免疫功能、提高人体对疾病的抵抗力。猕猴桃果汁能阻断致癌物质N-亚硝基吗啉在人体内合成，预防多种癌症的发生。

每100g猕猴桃的营养素含量及NRV值见表1-114。

表 1-114　每 100g 猕猴桃的营养素含量及 NRV 值

食物名称：猕猴桃　食物编号 06-3-909

营养成分	含量	单位	NRV	营养成分	含量	单位	NRV
能量	257	kJ	3%	烟酸	0.3	mg	2%
蛋白质	0.8	g	1%	叶酸	0	μgDFE	0%
脂肪	0.6	g	1%	泛酸		mg	
饱和脂肪酸		g		生物素		μg	
胆固醇	—	mg	0%	胆碱		mg	
碳水化合物	14.5	g	5%	钙	27	mg	3%
膳食纤维	2.6	g	10%	磷	26	mg	4%
维生素 A	5	μgRE	1%	钾	144	mg	7%
维生素 D		μg	0%	钠	10	mg	1%
维生素 E	2.43	mg α-TE	17%	镁	12	mg	4%
维生素 K		μg		铁	1.2	mg	8%
维生素 B$_1$	0.05	mg	4%	锌	0.57	mg	4%
维生素 B$_2$	0.02	mg	1%	碘	0	μg	0%
维生素 B$_6$	0	mg	0%	硒	0.28	mg	1%
维生素 B$_{12}$	—	μg	0%	铜	1.87	mg	125%
维生素 C	62	mg	62%	锰	0.73	mg	24%

【性味归经】

猕猴桃性寒，味甘、酸；入肾、胃经。

【烹调应用】

在烹饪中，猕猴桃主要用来制作甜菜或中西式菜点的装饰；也可用于菜肴的制作，如四川的茅梨肉丝、猕猴桃炒鸡柳、鲜虾爆猕猴桃。

【饮食宜忌】

猕猴桃适宜各类癌症、心血管疾病、肝炎患者食用；也适用于烦热口渴、石淋、黄疸、消化不良、呕吐等症。凡脾胃虚寒、先兆流产、月经过多和尿频者忌食猕猴桃。

【注意事项】

猕猴桃不宜多吃；猕猴桃不宜与黄瓜一起食用。

二十四、菠萝

【营养特点】

菠萝又称凤梨、黄梨、草菠萝等。菠萝果肉中含有丰富的营养物质，且香气浓郁，风味独特。菠萝含菠萝蛋白酶，能分解纤维蛋白和酪蛋白，可促进人体吸收营养，还可溶解阻塞于组织中的纤维蛋白和血凝块，能改善局部的血液循环，消除炎症和水肿。

每100g菠萝的营养素含量及NRV值见表1-115。

表1-115　每100g菠萝的营养素含量及NRV值

食物名称：菠萝　食物编号06-5-002

营养成分	含量	单位	NRV	营养成分	含量	单位	NRV
能量	182	kJ	2%	烟酸	0.2	mg	1%
蛋白质	0.5	g	1%	叶酸	0	μgDFE	0%
脂肪	0.1	g	0.2%	泛酸			
饱和脂肪酸		g		生物素		μg	
胆固醇	—	mg	0%	胆碱		mg	
碳水化合物	10.8	g	4%	钙	12	mg	2%
膳食纤维	1.3	g	5%	磷	9	mg	1%
维生素A	3	μgRE	0.4%	钾	113	mg	6%
维生素D		μg	0%	钠	0.8	mg	0.04%
维生素E	—	mg α-TE	0%	镁	8	mg	3%
维生素K		μg		铁	0.6	mg	4%
维生素B$_1$	0.04	mg	3%	锌	0.14	mg	1%
维生素B$_2$	0.02	mg	1%	碘	4.1	μg	3%
维生素B$_6$	0	mg	0%	硒	0.24	μg	0.5%
维生素B$_{12}$	—	μg	0%	铜	0.07	mg	5%
维生素C	18	mg	18%	锰	1.04	mg	35%

【性味归经】

菠萝性平，味甘、微涩；入脾、胃经。

【烹调应用】

菠萝除鲜食外，还可制成罐头。在烹调中菠萝可用于各种香甜、咸香菜式的制作，如酿菠萝、菠萝鸡片、鲜虾烩菠萝、菠萝咕咾肉等。此外，由于菠萝中含有较多的蛋白酶，烹饪中可用菠萝汁进行肉类的嫩化处理。

【饮食宜忌】

菠萝适宜消化不良、肠炎、支气管炎、肾炎水肿、高血压、痢疾、消化不良、肠炎等患者食用。

【注意事项】

菠萝含有刺激性物质，可引起人体过敏；吃菠萝过多可引起中毒；服用铁剂时不宜食用菠萝。菠萝鲜食时应用淡盐水浸渍，以去除果肉中所含的皂素，减少对口腔的刺激。

二十五、柠檬

【营养特点】

柠檬富含维生素 C、糖类、钙、磷、铁、钾、维生素 B_1、维生素 B_2、烟酸、奎宁酸、柠檬酸、苹果酸、橙皮苷、柚皮苷、香豆精等，对人体十分有益。它还有更多的用途，如预防感冒、刺激造血和抗癌等作用。柠檬酸具有防止和消除皮肤色素沉着的作用，爱美的女性可以多食用。

每 100g 柠檬的营养素含量及 NRV 值见表 1-116。

表 1-116　每 100g 柠檬的营养素含量及 NRV 值

食物名称：柠檬　食物编号 06-4-302

营养成分	含量	单位	NRV	营养成分	含量	单位	NRV
能量	156	kJ	2%	胆固醇	—	mg	0%
蛋白质	1.1	g	2%	碳水化合物	6.2	g	2%
脂肪	1.2	g	2%	膳食纤维	1.3	g	5%
饱和脂肪酸		g		维生素 A	—	μgRE	0%

营养成分	含量	单位	NRV	营养成分	含量	单位	NRV
维生素 D	—	μg	0%	胆碱		mg	
维生素 E	1.14	mg α-TE	8%	钙	101	mg	13%
维生素 K		μg		磷	22	mg	3%
维生素 B$_1$	0.05	mg	4%	钾	2.9	mg	0.1%
维生素 B$_2$	0.02	mg	1%	钠	1.1	mg	0.1%
维生素 B$_6$	0	mg	0%	镁	37	mg	12%
维生素 B$_{12}$	—	μg	0%	铁	0.8	mg	5%
维生素 C	22	mg	22%	锌	0.65	mg	4%
烟酸	0.6	mg	4%	碘	0	μg	0%
叶酸	0	μgDFE	0%	硒	0.5	μg	1%
泛酸				铜	0.14	mg	9%
生物素		μg		锰	0.05	mg	2%

【性味归经】

柠檬性平，味酸；入肺、胃经。

【烹调应用】

柠檬果汁是一种鲜美爽口的饮料，其制作十分简单方便，直接用鲜果压榨出果汁，再配以糖、冰块、冰水，搅拌后即可饮用。

【饮食宜忌】

柠檬适用于暑热烦渴、胃热呕哕、胎动不安等症；也适宜心血管疾病患者食用。伤风咳嗽、发热、胃寒气滞、胸腹胀满、消化性溃疡患者忌食柠檬；体虚者慎食柠檬。

二十六、橄榄

【营养特点】

橄榄别称为"青果"。这是因为一般水果初生时是青色的，熟时变了颜色；而橄榄从生到熟，始终保持青翠的颜色。橄榄果肉富含钙质、挥发油和少量蛋白质等。

每100g橄榄的营养素含量及NRV值见表1-117。

表1-117　每100g橄榄的营养素含量及NRV值

食物名称：橄榄　食物编号 06-5-019

营养成分	含量	单位	NRV	营养成分	含量	单位	NRV
能量	240	kJ	3%	烟酸	0.7	mg	5%
蛋白质	0.8	g	1%	叶酸	0	μgDFE	0%
脂肪	0.2	g	0.3%	泛酸		mg	
饱和脂肪酸		g		生物素		μg	
胆固醇	—	mg	0%	胆碱		mg	
碳水化合物	15.1	g	5%	钙	49	mg	6%
膳食纤维	0.4	g	2%	磷	18	mg	3%
维生素 A	22	μgRE	3%	钾	23	mg	1%
维生素 D	—	μg	0%	钠	Tr	mg	0%
维生素 E	—	mg α-TE	0%	镁	10	mg	3%
维生素 K		μg		铁	0.2	mg	1%
维生素 B₁	0.02	mg	1%	锌	0.25	mg	2%
维生素 B₂	0.01	mg	1%	碘	0	μg	0%
维生素 B₆	0	mg	0%	硒	0.35	μg	1%
维生素 B₁₂	0	μg	0%	铜	Tr	mg	0%
维生素 C	3	mg	3%	锰	0.48	mg	16%

【性味归经】

橄榄性平，味甘、涩、酸；入肺、胃经。

【饮食宜忌】

橄榄适用于喉火上炎、大头瘟病、咳嗽、心痛、胃脘痛、肠风下血等症；也适宜坏血病、心血管疾病、急性痢疾、急性炎症性皮肤病等患者食用。胃寒痛者忌食橄榄。

二十七、草莓

【营养特点】

草莓又叫红莓、地莓、洋莓等，鲜美红嫩，果肉多汁，酸甜可口，香味浓郁，被人们称为"果中皇后"。草莓对胃肠道和贫血均有一定的滋补调理作用，除可以预防坏血病外，对防治动脉硬化、冠心病也有较好的功效。中医认为草莓具有清暑解热、生津止渴、利尿止泻、利咽止咳等功效。

每 100g 草莓的营养素含量及 NRV 值见表 1-118。

表 1-118　每 100g 草莓的营养素含量及 NRV 值

食物名称：草莓　食物编号 06-3-910

营养成分	含量	单位	NRV	营养成分	含量	单位	NRV
能量	134	kJ	2%	烟酸	0.3	mg	2%
蛋白质	1	g	2%	叶酸	0	μgDFE	0%
脂肪	0.2	g	0.3%	泛酸	—	mg	0%
饱和脂肪酸	—	g	0%	生物素	—	μg	0%
胆固醇	—	mg	0%	胆碱	—	mg	0%
碳水化合物	7.1	g	2%	钙	18	mg	2%
膳食纤维	1.1	g	4%	磷	27	mg	4%
维生素 A	5	μgRE	0.6%	钾	131	mg	7%
维生素 D	—	μg	0%	钠	4.2	mg	0.2%
维生素 E	0.71	mg α-TE	5%	镁	12	mg	4%
维生素 K	—	μg	0%	铁	1.8	mg	12%
维生素 B$_1$	0.02	mg	1%	锌	0.14	mg	0.9%
维生素 B$_2$	0.03	mg	2%	碘	0	μg	0%
维生素 B$_6$	0	mg	0%	硒	0.7	μg	1%
维生素 B$_{12}$	—	μg	0%	铜	0.04	mg	3%
维生素 C	47	mg	47%	锰	0.49	mg	16%

【性味归经】

草莓性凉，味酸、甘；归肺、脾经。

【烹调应用】

草莓以生食为主，可拌以奶油或甜奶，制成奶油草莓食用，也可作为甜菜料或制作水果拼盘、果酱、果汁、果酒和罐头。

【饮食宜忌】

风热咳嗽、咽喉肿痛、声音嘶哑者宜食；夏季烦热口干，或腹泻如水者宜食；癌症患者，尤其是鼻咽癌、肺癌、扁桃体癌、喉癌患者宜食。草莓中含有的草酸钙较多，腹泻和尿路结石患者不宜吃得过多。

【注意事项】

注意低温储存草莓。由于草莓汁多肉嫩、不宜久储，应现买现食用。草莓在食用前可用盐水浸泡，既可杀菌又可清洗得干净。

二十八、橙

【营养特点】

橙又称广柑、黄果、甜橙。橙子含有多种维生素及柠檬酸、苹果酸、果胶等成分。橙皮中胡萝卜素含量较多，还含有橙皮油。经常食用橙子能增强机体抵抗力，增加毛细血管的弹性，降低血中胆固醇浓度。饭后食用橙子或饮橙汁，还有解油腻、消积食、止渴醒酒的作用。橙皮可作为健胃剂、芳香调味剂，而且有止咳化痰的功效，对慢性支气管炎有效。

每 100g 橙的营养素含量及 NRV 值见表 1-119。

表 1-119　每 100g 橙的营养素含量及 NRV 值

食物名称：橙　食物编号 06-4-101

营养成分	含量	单位	NRV	营养成分	含量	单位	NRV
能量	202	kJ	2%	饱和脂肪酸	—	g	0%
蛋白质	0.8	g	1%	胆固醇	—	mg	0%
脂肪	0.2	g	0.3%	碳水化合物	11.1	g	4%

营养成分	含量	单位	NRV	营养成分	含量	单位	NRV
膳食纤维	0.6	g	2%	生物素	—	μg	0%
维生素 A	27	μgRE	3%	胆碱	—	mg	0%
维生素 D	—	μg	0%	钙	20	mg	3%
维生素 E	0.56	mg α-TE	4%	磷	22	mg	3%
维生素 K	—	μg	0%	钾	159	mg	8%
维生素 B_1	0.05	mg	4%	钠	1.2	mg	0.06%
维生素 B_2	0.04	mg	3%	镁	14	mg	5%
维生素 B_6	0	mg	0%	铁	0.4	mg	3%
维生素 B_{12}	—	μg	0%	锌	0.14	mg	0.9%
维生素 C	33	mg	33%	碘	0.9	μg	0.6%
烟酸	0.3	mg	2%	硒	0.31	μg	0.6%
叶酸	0	μgDFE	0%	铜	0.03	mg	2%
泛酸	—	mg	0%	锰	0.05	mg	2%

【性味归经】

橙性凉，味甘、酸；归肺、脾、胃、肝经。

【烹调应用】

橙适于用拔丝、酿等方法烹调，也可单独与其他水果一起烹制甜羹，或榨成果汁，也可作为宴席水果。橙除了可制作果汁、蜜饯、果饼外，在烹饪中还用于甜咸菜式的制作，如橙子羹小汤圆、甜橙羹、海带拌橙丝、橙子酿鲜虾等。

【饮食宜忌】

糖尿病患者忌食橙子。橙子食用过度会使皮肤无光泽，引起胃肠道痉挛，甚至导致消化功能紊乱。

【注意事项】

在烹调时，加热时间不能太长，以免酸味增加。

二十九、沙棘

【营养特点】

沙棘又名醋柳、黄酸刺、酸刺柳、黑刺、酸刺。沙棘富含维生素C、类胡萝卜素、多种氨基酸、亚油酸和黄酮类化合物、磷脂类化合物和甾醇类化合物等。沙棘中大量的氨基酸、有机酸等多种营养成分，可以促进胃酸的生物合成，刺激胃液分泌。沙棘中含有的苹果酸、草酸等有机酸具有缓解抗生素和其他药物毒性的作用，可保护肝脏，改善肝功能，对抗脂肪肝、肝硬化。中医认为沙棘具有活血散瘀、化痰宽胸、生津止渴、清热止泻的功效；可用于跌打损伤、肺脓疡、咳嗽痰多、呼吸困难、消化不良、高热伤阴、肠炎痢疾、胃痛、闭经等症。

每100g沙棘的营养素含量及NRV值见表1-120。

表1-120　每100g沙棘的营养素含量及NRV值

食物名称：沙棘　食物编号06-3-907

营养成分	含量	单位	NRV	营养成分	含量	单位	NRV
能量	503	kJ	60%	维生素 B_6	0	mg	0%
蛋白质	0.9	g	2%	维生素 B_{12}	—	μg	0%
脂肪	1.8	g	3%	维生素C	204	mg	204%
饱和脂肪酸	—	g	0%	烟酸	0.4	mg	3%
胆固醇		mg	0%	叶酸	0	μgDFE	0%
碳水化合物	25.5	g	9%	泛酸	—	mg	0%
膳食纤维	0.8	g	3%	生物素	—	μg	0%
维生素A	640	μgRE	80%	胆碱	—	mg	0%
维生素D		μg	0%	钙	104	mg	13%
维生素E	0.01	mg α-TE	0.07%	磷	54	mg	8%
维生素K	—	μg	0%	钾	359	mg	18%
维生素 B_1	0.05	mg	4%	钠	28	mg	1%
维生素 B_2	0.21	mg	15%	镁	33	mg	11%

营养成分	含量	单位	NRV	营养成分	含量	单位	NRV
铁	8.8	mg	59%	硒	2.8	μg	6%
锌	1.16	mg	8%	铜	0.56	mg	37%
碘	0	μg	0%	锰	0.66	mg	22%

【性味归经】

沙棘性温，味酸、涩；归脾、胃、肺、心经。

【烹调应用】

沙棘可榨油，可鲜食，可加工成果汁、果酒、果酱、果脯、果冻、饮料、保健品等。

【饮食宜忌】

小儿、体温热甚者不宜食用沙棘。

【注意事项】

因沙棘后续加工较多，购买沙棘制品时宜选择正规商家。

三十、葡萄

【营养特点】

葡萄又称蒲桃、草龙珠、山葫芦。葡萄中含糖达 10% ～ 30%，以葡萄糖为主，可被人体直接吸收。葡萄内含有一种天然聚合苯酚，能与细菌或病毒中的蛋白质化合，而使其失去传染的能力。葡萄中还含有酒石酸、苹果酸、果胶，以及单葡萄糖苷、双葡萄糖苷、维生素、多种氨基酸、钙、磷、铁等。葡萄鲜美多汁，味甜可口，营养丰富，可健胃消食，对神经衰弱、过度疲劳有良好的疗效。葡萄制成葡萄干后，糖和铁含量增加，是妇女、儿童和体弱者的滋补佳品。葡萄酿成葡萄酒，是大众喜爱的低度饮料酒，因其含有多种氨基酸，适当饮用亦有良好的补益作用。葡萄皮和葡萄籽中含有丰富的抗氧化物质原花青素。

每 100g 葡萄的营养素含量及 NRV 值见表 1-121。

【性味归经】

葡萄性平，味甘、酸；入肺、脾、肾经。

表 1-121 每 100g 葡萄的营养素含量及 NRV 值

食物名称：葡萄　食物编号 06-3-101

营养成分	含量	单位	NRV	营养成分	含量	单位	NRV
能量	185	kJ	2%	烟酸	0.2	mg	1%
蛋白质	0.5	g	1%	叶酸	0	μgDFE	0%
脂肪	0.2	g	0.3%	泛酸		mg	
饱和脂肪酸		g		生物素		μg	
胆固醇	—	mg	0%	胆碱		mg	
碳水化合物	10.3	g	3%	钙	5	mg	1%
膳食纤维	0.4	g	2%	磷	13	mg	2%
维生素 A	8	μgRE	1%	钾	104	mg	5%
维生素 D		μg	0%	钠	1.3	mg	0.1%
维生素 E	0.7	mg α-TE	5%	镁	8	mg	3%
维生素 K		μg		铁	0.4	mg	3%
维生素 B$_1$	0.03	mg	2%	锌	0.18	mg	1%
维生素 B$_2$	0.02	mg	1%	碘	0	μg	0%
维生素 B$_6$	0	mg	0%	硒	0.2	μg	0.4%
维生素 B$_{12}$	—	μg	0%	铜	0.09	mg	6%
维生素 C	25	mg	25%	锰	0.06	mg	2%

【饮食宜忌】

葡萄适宜肝炎、肾炎、水肿、癌症、动脉硬化、气血虚弱、神经衰弱、肺虚久咳、肝肾阴虚、心悸盗汗、腰腿酸痛、风湿痹痛、小便不利等症患者食用。便秘者不宜多吃；糖尿病患者忌食。

【注意事项】

由于葡萄含糖分多，不可多食，多食令人烦闷。

第六节　坚果、种子类

一、松子

【营养特点】

松子含脂量可高达 63％，主要为油酸、亚油酸等多不饱和脂肪酸，还含有蛋白质、糖类、挥发油、矿物质和维生素（尤其维生素 E 含量很高）。松子具有软化血管、延缓衰老的作用，对大脑具有良好的补益作用。松子还有美容养颜的功效。

每 100g 松子（生）的营养素含量及 NRV 值见表 1-122。

表 1-122　每 100g 松子（生）的营养素含量及 NRV 值

食物名称：松子（生）　食物编号 07-1-011

营养成分	含量	单位	NRV	营养成分	含量	单位	NRV
能量	2782	kJ	33％	烟酸	3.8	mg	27％
蛋白质	12.6	g	21％	叶酸	0	μgDFE	0％
脂肪	62.6	g	104％	泛酸		mg	
饱和脂肪酸		g		生物素		μg	
胆固醇	—	mg	0％	胆碱			
碳水化合物	19	g	6％	钙	3	mg	0.4％
膳食纤维	12.4	g	50％	磷	620	mg	89％
维生素 A	7	μgRE	1％	钾	184	mg	9％
维生素 D	—	μg	0％	钠		mg	
维生素 E	34.48	mg α-TE	246％	镁	567	mg	189％
维生素 K		μg		铁	5.9	mg	39％
维生素 B_1	0.41	mg	29％	锌	9.02	mg	60％
维生素 B_2	0.09	mg	6％	碘	0	μg	0％
维生素 B_6	0	mg	0％	硒	0.63	μg	1％
维生素 B_{12}	—	μg	0％	铜	2.68	mg	179％
维生素 C	—	mg	0％	锰	10.35	mg	345％

【性味归经】

松子性温,味甘;入肝、肺、大肠经。

【烹调应用】

松子除常制作炒货外,烹饪应用也十分广泛,可制作多种甜、咸菜肴,如松仁玉米、松子酥鸭、网油松子鲤鱼等。此外,松子还可作为糕点馅料,如松仁黑麻月饼。

【饮食宜忌】

松子适宜头晕、久咳无痰或痰少、吐血、便秘等症患者。肝功能不良者应慎食。大便稀薄者忌食。

二、核桃

【营养特点】

核桃又称胡桃、羌桃,含有丰富的蛋白质、脂肪。脂肪中的主要成分是亚油酸、甘油酯,食用后不但不会使胆固醇升高,还能减少肠道对胆固醇的吸收。核桃中还含有丰富的锌、B族维生素和维生素 E。

每 100g 核桃(生干)的营养素含量及 NRV 值见表 1-123。

表 1-123　每 100g 核桃(生干)的营养素含量及 NRV 值

食物名称:核桃(生干)　食物编号 07-1-004

营养成分	含量	单位	NRV	营养成分	含量	单位	NRV
能量	2704	kJ	32%	维生素 E	43.21	mg α-TE	309%
蛋白质	14.9	g	25%	维生素 K		μg	
脂肪	58.8	g	98%	维生素 B$_1$	0.15	mg	11%
饱和脂肪酸	4.8	g	24%	维生素 B$_2$	0.14	mg	10%
胆固醇	—	mg	0%	维生素 B$_6$	0	mg	0%
碳水化合物	19.1	g	6%	维生素 B$_{12}$	—	μg	0%
膳食纤维	9.5	g	38%	维生素 C	1	mg	1%
维生素 A	5	μgRE	1%	烟酸	0.9	mg	6%
维生素 D	—	μg	0%	叶酸	0	μgDFE	0%

营养成分	含量	单位	NRV	营养成分	含量	单位	NRV
泛酸		mg		镁	131	mg	44%
生物素		μg		铁	2.7	mg	18%
胆碱		mg		锌	2.17	mg	14%
钙	56	mg	7%	碘	0	μg	0%
磷	294	mg	42%	硒	4.62	μg	9%
钾	385	mg	19%	铜	1.17	mg	78%
钠	6.4	mg	0.3%	锰	3.44	mg	115%

【性味归经】

核桃性温，味甘；入肾、肺、大肠经。

【烹调应用】

在烹饪制作中，鲜核桃仁可烹制各种菜肴，如桃仁炒鸡丁、桃仁鸡粥等，以突出其清香；干核桃仁适宜于冷菜的制作或作为馅心甜菜的配料，如琥珀桃仁、怪味桃仁等，以突出其干香爽口的口感。

【饮食宜忌】

核桃适宜肺肾两虚、久咳久喘、腰膝酸软、阳痿遗精、寒虚喘嗽、产后体虚、神经衰弱、营养不良、气血不足者食用；也适宜癌症、便秘、心血管疾病患者食用。

三、白果

【营养特点】

白果含有蛋白质、脂肪、碳水化合物、钙、磷、铁、钾以及多种氨基酸、银杏酸、银杏醇等，具有化痰止咳、补肺通经、止浊利尿等功效。

每 100g 白果（干）的营养素含量及 NRV 值见表 1-124。

【性味归经】

白果性平，味甘、苦、涩；有小毒；入肺、肾经。

表 1-124 每 100g 白果（干）的营养素含量及 NRV 值

食物名称：白果（干） 食物编号 07-1-001

营养成分	含量	单位	NRV	营养成分	含量	单位	NRV
能量	1485	kJ	18%	烟酸		mg	
蛋白质	13.2	g	22%	叶酸	0	μgDFE	0%
脂肪	1.3	g	2%	泛酸		mg	
饱和脂肪酸		g		生物素		μg	
胆固醇	—	mg	0%	胆碱		mg	
碳水化合物	72.6	g	24%	钙	54	mg	7%
膳食纤维		g	0%	磷	23	mg	3%
维生素 A	—	μgRE	0%	钾	17	mg	1%
维生素 D	—	μg	0%	钠	17.5	mg	1%
维生素 E	24.7	mg α-TE	176%	镁	···	mg	0%
维生素 K		μg		铁	0.2	mg	1%
维生素 B$_1$		mg		锌	0.69	mg	5%
维生素 B$_2$	0.1	mg	7%	碘	0	μg	0%
维生素 B$_6$	0	mg	0%	硒	14.5	μg	29%
维生素 B$_{12}$		μg	0%	铜	0.45	mg	30%
维生素 C		mg		锰	2.03	mg	68%

【烹调应用】

白果在烹饪中可制成多种甜咸菜式或作药膳用料、糕点配料，如蜜汁白果、白果鸡丁、白果炖鸡等。

【饮食宜忌】

白果适宜肺气虚弱、咳嗽气喘痰多、妇女体虚带下、男性尿频、遗尿等症患者食用。

【注意事项】

白果不可生食，因种仁中含有毒素，须经烤、炒、炖、煮后熟食，但过量食用亦会中毒。

四、杏仁

【营养特点】

杏仁含蛋白质、脂肪较多，还含有丰富的 B 族维生素、维生素 C、维生素 E 等。此外，杏仁中还含有多种具有特殊生理作用的植物成分，如苦杏仁苷、类黄酮等。

每 100g 杏仁的营养素含量及 NRV 值见表 1-125。

表 1-125　每 100g 杏仁的营养素含量及 NRV 值

食物名称：杏仁　食物编号 07-1-014

营养成分	含量	单位	NRV	营养成分	含量	单位	NRV
能量	2419	kJ	29%	烟酸	—	mg	0%
蛋白质	22.5	g	38%	叶酸	0	μgDFE	0%
脂肪	45.4	g	76%	泛酸		mg	
饱和脂肪酸		g		生物素		μg	
胆固醇	—	mg	0%	胆碱		mg	
碳水化合物	32.9	g	11%	钙	97	mg	12%
膳食纤维	8	g	32%	磷	27	mg	4%
维生素 A	—	μgRE	0%	钾	106	mg	5%
维生素 D		μg	0%	钠	8.3	mg	0.4%
维生素 E	18.53	mg α-TE	132%	镁	178	mg	59%
维生素 K		μg		铁	2.2	mg	15%
维生素 B$_1$	1.4	mg	100%	锌	4.3	mg	29%
维生素 B$_2$	0.56	mg	40%	碘	0	μg	0%
维生素 B$_6$	0	mg	0%	硒	15.65	μg	31%
维生素 B$_{12}$	—	μg	0%	铜	0.8	mg	53%
维生素 C	26	mg	26%	锰	0.77	mg	26%

【性味归经】

杏仁性温，味苦；入肺、大肠经。

【烹调应用】

甜杏仁可以作为休闲小吃，也可制凉菜。

【饮食宜忌】

杏仁适宜咳嗽气喘、胸满痰多、血虚津枯、肠燥便秘等症患者食用。

【注意事项】

服用大量杏仁容易产生中毒症状，因此不可过量食用，尤其儿童要注意用量。

五、栗子

【营养特点】

栗子又称板栗、毛栗子。板栗淀粉含量高，还含有蛋白质、脂肪、多种维生素，以及钙、磷、铁、钾等。

每100g栗子的营养素含量及NRV值见表1-126。

表1-126　每100g栗子的营养素含量及NRV值

食物名称：栗子　食物编号07-1-008

营养成分	含量	单位	NRV	营养成分	含量	单位	NRV
能量	789	kJ	9%	维生素 B₂	0.17	mg	12%
蛋白质	4.2	g	7%	维生素 B₆	0	mg	0%
脂肪	0.7	g	1%	维生素 B₁₂	—	μg	0%
饱和脂肪酸	0.1	g	1%	维生素 C	24	mg	24%
胆固醇	—	mg	0%	烟酸	0.8	mg	6%
碳水化合物	42.2	g	14%	叶酸	0	μgDFE	0%
膳食纤维	1.7	g	7%	泛酸			
维生素 A	32	μgRE	4%	生物素		μg	
维生素 D	—	μg	0%	胆碱		mg	
维生素 E	4.54	mg α-TE	32%	钙	17	mg	2%
维生素 K		μg		磷	89	mg	13%
维生素 B₁	0.14	mg	10%	钾	442	mg	22%

营养成分	含量	单位	NRV	营养成分	含量	单位	NRV
钠	13.9	mg	1%	碘	0	μg	0%
镁	50	mg	17%	硒	1.13	μg	2%
铁	1.1	mg	7%	铜	0.4	mg	27%
锌	0.57	mg	4%	锰	1.53	mg	51%

【性味归经】

栗子性温，味甘；入肝、肺、大肠经。

【烹调应用】

在烹饪中，板栗适于烧、煨、炒、炖、扒、焖、煮等多种烹调方法，咸甜均可；作主料用于冷盘，或作为菜肴的配料。代表菜式如菊花板栗、菊花鲜栗羹、西米栗子、板栗烧鸡、栗子红焖羊肉、栗子炒冬菇等。板栗粉可制作各种糕点。糖炒板栗则是人们普遍喜爱的大众炒货。

【饮食宜忌】

肾虚者宜多食栗子，对身体有益；栗子适宜反胃不食，泄泻痢疾，吐血，便血，筋伤骨折瘀肿、疼痛等病症患者。

【注意事项】

栗子生食难消化，熟食易滞气，故一次不宜多食；栗子所含的糖分较高，糖尿病患者要少食，以免影响血糖的稳定。

六、榛子

【营养特点】

榛子又称山板栗、尖栗等，果形似板栗，果仁肥白而圆，含油脂量大。榛子还含有蛋白质、脂肪、碳水化合物、胡萝卜素、B族维生素、维生素E等，钙、铁、磷等含量也高于其他坚果。

每100g榛子（干）的营养素含量及NRV值见表1-127。

【性味归经】

榛子性平，味甘；入脾、胃经。

表 1-127　每 100g 榛子（干）的营养素含量及 NRV 值

食物名称：榛子（干）　食物编号 07-1-024

营养成分	含量	单位	NRV	营养成分	含量	单位	NRV
能量	2348	kJ	28%	烟酸	2.5	mg	18%
蛋白质	20	g	33%	叶酸	0	μgDFE	0%
脂肪	44.8	g	75%	泛酸		mg	
饱和脂肪酸		g		生物素		μg	
胆固醇	—	mg	0%	胆碱		mg	
碳水化合物	24.3	g	8%	钙	104	mg	13%
膳食纤维	9.6	g	38%	磷	422	mg	60%
维生素 A	8	μgRE	1%	钾	1244	mg	62%
维生素 D	—	μg	0%	钠	4.7	mg	0.2%
维生素 E	36.43	mg α-TE	260%	镁	420	mg	140%
维生素 K		μg		铁	6.4	mg	43%
维生素 B_1	0.62	mg	44%	锌	5.83	mg	39%
维生素 B_2	0.14	mg	10%	碘	0	μg	0%
维生素 B_6	0	mg	0%	硒	0.78	μg	2%
维生素 B_{12}		μg	0%	铜	3.03	mg	202%
维生素 C	—	mg	0%	锰	14.94	mg	498%

【烹调应用】

榛子主要以炒货供食，一般先用盐水浸泡后沥干炒熟即可。此外，榛子也可作为糕点、糖果的配料。

【饮食宜忌】

榛子适用于饮食减少、体倦乏力、易疲倦、眼花、机体消瘦等症患者。榛子也是癌症、糖尿病患者适宜食用的坚果补品。榛子含有丰富的油脂，胆功能严重不良者应慎食。

【注意事项】

榛子存放时间较长后不宜食用。

七、花生仁

【营养特点】

花生仁又称为落花生、长寿果、唐人豆、地果等。花生仁富含大量蛋白质、脂肪、碳水化合物，油脂含量达40%，80%以上是不饱和脂肪酸，大部分是亚油酸。花生仁含有 B 族维生素、胆碱、维生素 A、维生素 E、硒、钙等。

每100g 花生仁（生）的营养素含量及 NRV 值见表 1-128。

表 1-128　每 100g 花生仁（生）的营养素含量及 NRV 值

食物名称：花生仁（生）　食物编号 07-2-004

营养成分	含量	单位	NRV	营养成分	含量	单位	NRV
能量	2400	kJ	29%	烟酸	17.9	mg	128%
蛋白质	24.8	g	41%	叶酸	0	μgDFE	0%
脂肪	44.3	g	74%	泛酸		mg	
饱和脂肪酸	8.3	g	42%	生物素		μg	
胆固醇	—	mg	0%	胆碱		mg	
碳水化合物	21.7	g	7%	钙	39	mg	5%
膳食纤维	5.5	g	22%	磷	324	mg	46%
维生素 A	5	μgRE	1%	钾	587	mg	29%
维生素 D	—	μg	0%	钠	3.6	mg	0.2%
维生素 E	18.09	mg α-TE	129%	镁	178	mg	59%
维生素 K		μg		铁	2.1	mg	14%
维生素 B$_1$	0.72	mg	51%	锌	2.5	mg	17%
维生素 B$_2$	0.13	mg	9%	碘	0	μg	0%
维生素 B$_6$	0	mg	0%	硒	3.94	μg	8%
维生素 B$_{12}$	—	μg	0%	铜	0.95	mg	63%
维生素 C	2	mg	2%	锰	1.25	mg	42%

【性味归经】

花生仁性平，味甘；入脾、肺经。

【烹调应用】

花生仁可制成多种炒货、花生糖、花生酥等；可加工成花生蛋白乳、花生蛋白粉等营养食品；可用于腌渍，制作酱菜；可烹调入馔，制作佐餐小菜、面点馅心或甜咸菜肴，如扁豆花生羹、盐水花生、花生米虾饼、糖粘花生仁、宫保鸡丁等。

【饮食宜忌】

花生仁适宜营养不良、食欲不振者食用；适宜肺气虚弱、燥咳少痰者食用；适宜心血管疾病患者食用；也适宜脚气、产后少乳等症患者食用。内火偏旺者不宜食炒花生。

【注意事项】

发霉的花生含有黄曲霉毒素，可损伤肝脏，不能食用；肠胃虚弱的人应忌花生仁与蟹同食。

八、腰果

【营养特点】

腰果又名树花生、鸡腰果、介寿果等。腰果中的脂肪主要为亚麻酸和不饱和脂肪酸，适量食用有软化血管的作用，有利于保护脑血管和防治心血管疾病。腰果还具有催乳的功效，有益于产后泌乳。中医学认为腰果可治咳逆、心烦、口渴。

每100g腰果（熟）的营养素含量及NRV值见表1-129。

表1-129　每100g腰果（熟）的营养素含量及NRV值

食物名称：腰果（熟）　食物编号 07-1-036

营养成分	含量	单位	NRV	营养成分	含量	单位	NRV
能量	2484	kJ	30%	饱和脂肪酸	10.6	g	53%
蛋白质	24	g	40%	胆固醇	0	mg	0%
脂肪	50.9	g	85%	碳水化合物	20.4	g	7%

营养成分	含量	单位	NRV	营养成分	含量	单位	NRV
膳食纤维	10.5	g	42%	生物素	18.9	μg	63%
维生素 A	—	μgRE	0%	胆碱	45.6	mg	10%
维生素 D	—	μg	0%	钙	19	mg	2%
维生素 E	6.7	mg α-TE	48%	磷	639	mg	91%
维生素 K	—	μg	0%	钾	680	mg	34%
维生素 B$_1$	0.24	mg	17%	钠	35.7	mg	2%
维生素 B$_2$	0.13	mg	10%	镁	595	mg	198%
维生素 B$_6$	0.43	mg	31%	铁	7.4	mg	49%
维生素 B$_{12}$	Tr	μg	0%	锌	5.3	mg	35%
维生素 C	—	mg	0%	碘	—	μg	0%
烟酸	1.28	mg	10%	硒	10.93	μg	22%
叶酸	24.6	μgDFE	7%	铜	2.57	mg	171%
泛酸	—	mg	0%	锰	1.19	mg	40%

【性味归经】

腰果性平,味甘;归脾、胃、肾经。

【烹调应用】

腰果适于炒、爆、炸等烹调方法,多用作配料,可作点心馅料及装饰料等。

【饮食宜忌】

肠炎、腹泻者不宜食用腰果。

【注意事项】

腰果不宜久存。有油味的腰果不宜食用。腰果含有多种过敏原,对于过敏体质的人来说,可能会造成一定的过敏反应。

九、芝麻

【营养特点】

芝麻中含有丰富的营养,芝麻的油脂以油酸、亚油酸、棕榈酸甘油酯为主要成分；含蛋白质丰富，氨基酸种类与瘦肉相似，还含有芝麻素、麻油酚、卵磷脂、蔗糖、多缩戊糖及钙、磷、铁等矿物质和 B 族维生素、维生素 E 等。芝麻含钙量比蔬菜和豆类都高得多，含铁量也较高。芝麻有黑白两种，食用以白芝麻为好，补益药则以黑芝麻为佳。

白芝麻为胡麻科胡麻属植物脂麻的种子，其具有含油量高、色泽洁白、籽粒饱满、种皮薄、口感好、后味香醇等优良品质。白芝麻及其制品具有丰富的营养和抗衰老功效：白芝麻中的亚油酸有调节胆固醇的作用。白芝麻中丰富的维生素 E 能防止过氧化脂质对皮肤的危害，抵消或中和细胞内有害物质游离基的积聚，可使皮肤白皙润泽，并能预防各种皮肤炎症。白芝麻还具有养血的功效，可以防止皮肤干枯、粗糙，令皮肤细腻光滑、红润光泽。

黑芝麻含有大量的脂肪和蛋白质，还含有糖类、B 族维生素、维生素 E、卵磷脂、钙、铁、铬等营养成分。黑芝麻所含脂肪油，为油酸、亚油酸、棕榈酸、硬脂酸、花生酸等甘油酯，并含芝麻素、芝麻林酚素、芝麻酚、胡麻苷、车前糖、芝麻糖、黑色素等。黑芝麻有健胃、保肝、促进红细胞生长的作用，同时可以增加体内黑色素，有利于头发生长。

每 100g 芝麻的营养素含量及 NRV 值见表 1-130、表 1-131。

表 1-130　每 100g 白芝麻的营养素含量及 NRV 值
食物名称：白芝麻　食物编号 07-2-016

营养成分	含量	单位	NRV	营养成分	含量	单位	NRV
能量	2244	kJ	27%	维生素 A	—	μgRE	0%
蛋白质	18.4	g	31%	维生素 D	—	μg	0%
脂肪	39.6	g	66%	维生素 E	38.28	mg α-TE	273%
饱和脂肪酸	—	g	0%	维生素 K	—	μg	0%
胆固醇		mg	0%	维生素 B_1	0.36	mg	26%
碳水化合物	31.5	g	11%	维生素 B_2	0.26	mg	19%
膳食纤维	9.8	g	39%	维生素 B_6	0	mg	0%

营养成分	含量	单位	NRV	营养成分	含量	单位	NRV
维生素 B$_{12}$	—	μg	0%	钾	266	mg	13%
维生素 C	—	mg	0%	钠	32.2	mg	2%
烟酸	3.8	mg	27%	镁	202	mg	67%
叶酸	0	μgDFE	0%	铁	14.1	mg	94%
泛酸		mg	0%	锌	4.21	mg	28%
生物素		μg	0%	碘	0	μg	0%
胆碱	—	mg	0%	硒	4.06	μg	8%
钙	620	mg	78%	铜	1.41	mg	94%
磷	513	mg	73%	锰	1.17	mg	39%

表 1-131　每 100g 黑芝麻的营养素含量及 NRV 值

食物名称：黑芝麻　食物编号 07-2-017

营养成分	含量	单位	NRV	营养成分	含量	单位	NRV
能量	2340	kJ	28%	烟酸	5.9	mg	42%
蛋白质	19.1	g	32%	叶酸	0	μgDFE	0%
脂肪	46.1	g	77%	泛酸	—	mg	0%
饱和脂肪酸	6.3	g	32%	生物素	—	μg	0%
胆固醇		mg	0%	胆碱	—	mg	0%
碳水化合物	24	g	8%	钙	780	mg	98%
膳食纤维	14	g	56%	磷	516	mg	74%
维生素 A	—	μgRE	0%	钾	358	mg	18%
维生素 D		μg	0%	钠	8.3	mg	0.4%
维生素 E	50.4	mg α-TE	360%	镁	290	mg	97%
维生素 K	—	μg	0%	铁	22.7	mg	151%
维生素 B$_1$	0.66	mg	47%	锌	6.13	mg	41%
维生素 B$_2$	0.25	mg	18%	碘	0	μg	0%
维生素 B$_6$	0	mg	0%	硒	4.7	μg	9%
维生素 B$_{12}$	—	μg	0%	铜	1.77	mg	118%
维生素 C	—	mg	0%	锰	17.85	mg	595%

【性味归经】

芝麻性平，味甘；入肝、肾、肺、脾经。

【烹调应用】

芝麻可榨制香油（麻油），供食用或制糕点；种子去皮称麻仁，烹饪上多用作辅料。

【饮食宜忌】

男子阳痿、遗精者忌食芝麻；患有慢性肠炎、便溏腹泻者忌食芝麻。

【注意事项】

吃芝麻过多会导致内分泌紊乱，引发头皮油腻，导致毛发枯萎、脱落。

十、开心果

【营养特点】

开心果又名无名子、阿月浑子。果仁中含有丰富的油脂、维生素E等成分。经常食用开心果，能治疗神经衰弱、水肿、贫血、营养不良、慢性泻痢等病症，还可以强身健体，提高免疫力，并具有护肤美容的功效。

每100g开心果（熟）的营养素含量及NRV值见表1-132。

表1-132　每100g开心果（熟）的营养素含量及NRV值

食物名称：开心果（熟）　食物编号07-1-039

营养成分	含量	单位	NRV	营养成分	含量	单位	NRV
能量	2570	kJ	31%	维生素D	—	μg	0%
蛋白质	20.6	g	34%	维生素E	19.36	mg α-TE	138%
脂肪	53	g	88%	维生素K	—	μg	0%
饱和脂肪酸	8	g	40%	维生素B$_1$	0.45	mg	32%
胆固醇	—	mg	0%	维生素B$_2$	0.1	mg	7%
碳水化合物	21.9	g	7%	维生素B$_6$	—	mg	0%
膳食纤维	8.2	g	33%	维生素B$_{12}$	0	μg	0%
维生素A	0	μgRE	0%	维生素C	—	mg	0%

续表

营养成分	含量	单位	NRV	营养成分	含量	单位	NRV
烟酸	1.05	mg	8%	钠	756.4	mg	38%
叶酸	34.5	μgDFE	9%	镁	118	mg	39%
泛酸	—	mg	0%	铁	4.4	mg	29%
生物素	15.9	μg	53%	锌	3.11	mg	21%
胆碱	89.7	mg	20%	碘	37.9	μg	25%
钙	108	mg	14%	硒	6.5	μg	13%
磷	468	mg	67%	铜	0.83	mg	55%
钾	735	mg	37%	锰	1.69	mg	56%

【性味归经】

开心果性温，味甘；归脾、肺经。

【烹调应用】

开心果可用于鲜食、炒食，还被广泛应用于制糖、糕点、巧克力、烤面包、冰激凌、蜜饯等食品及榨制高级食用油。

【饮食宜忌】

开心果等坚果含热量很高，并含有较多的脂肪，肥胖、血脂高的人宜少吃。

【注意事项】

选购开心果时以果仁绿色为宜，不宜储存太久。

十一、葵花子

【营养特点】

葵花子具有防止发生贫血、降低结肠癌的发病率的作用。葵花子中含有丰富的钾元素，对保护心脏功能、预防高血压非常有益。葵花子中所含植物固醇和磷脂，能够抑制人体内胆固醇的合成，防止动脉硬化。研究发现，葵花子中所含的维生素 B_6 有调节脑细胞代谢、改善其抑制功能的作用，可用于安眠。葵花子富含维生素 E 及精氨酸，对维护性功能和精子的质量有益，而且可以提高人体免疫功能。

每 100g 葵花子（炒）的营养素含量及 NRV 值见表 1-133。

表 1-133　每 100g 葵花子（炒）的营养素含量及 NRV 值

食物名称：葵花子（炒）　食物编号 07-2-007

营养成分	含量	单位	NRV	营养成分	含量	单位	NRV
能量	2616	kJ	31%	烟酸	4.8	mg	34%
蛋白质	22.6	g	38%	叶酸		μgDFE	
脂肪	52.8	g	88%	泛酸	—	mg	0%
饱和脂肪酸	6.9	g	35%	生物素	—	μg	0%
胆固醇	—	mg	0%	胆碱			0%
碳水化合物	17.3	g	6%	钙	72	mg	9%
膳食纤维	4.8	g	19%	磷	564	mg	81%
维生素 A	5	μgRE	0.6%	钾	491	mg	25%
维生素 D	—	μg	0%	钠	1322	mg	66%
维生素 E	26.46	mg α-TE	189%	镁	267	mg	89%
维生素 K	—	μg	0%	铁	6.1	mg	41%
维生素 B$_1$	0.43	mg	31%	锌	5.91	mg	39%
维生素 B$_2$	0.26	mg	19%	碘	—	μg	0%
维生素 B$_6$		mg		硒	2	μg	4%
维生素 B$_{12}$		μg		铜	1.95	mg	130%
维生素 C	—	mg	0%	锰	1.98	mg	66%

【性味归经】

葵花子味甘，性温；归大肠经。

【烹调应用】

葵花子可生食，亦可炒熟吃，也可榨成葵花子油。

【饮食宜忌】

孕妇不宜过多食用葵花子，否则会影响胎儿健康。

过量食用葵花子会引起上火，口腔生疮，影响消化系统。

十二、西瓜子

【营养特点】

西瓜子有利肺、润肠、止血、健胃、降压等医疗功效。西瓜子对咳嗽痰多和咯血等症有辅助疗效。西瓜子富含油脂，没有食欲或便秘者不妨食用一些西瓜子。西瓜子所含的不饱和脂肪酸，有降低血压的功效，并有助于预防动脉硬化。

每100g西瓜子（炒）的营养素含量及 NRV 值见表 1-134。

表 1-134　每100g西瓜子（炒）的营养素含量及 NRV 值

食物名称：西瓜子（炒）　食物编号 07-2-013

营养成分	含量	单位	NRV	营养成分	含量	单位	NRV
能量	2434	kJ	29%	烟酸	3.4	mg	24%
蛋白质	32.7	g	55%	叶酸	0	μgDFE	0%
脂肪	44.8	g	75%	泛酸	—	mg	0%
饱和脂肪酸	7.1	g	36%	生物素	—	μg	0%
胆固醇	—	mg	0%	胆碱	—	mg	0%
碳水化合物	14.2	g	5%	钙	28	mg	4%
膳食纤维	4.5	g	18%	磷	765	mg	109%
维生素 A	—	μgRE	0%	钾	612	mg	31%
维生素 D	—	μg	0%	钠	187.7	mg	9%
维生素 E	1.23	mg α-TE	9%	镁	448	mg	149%
维生素 K	—	μg	0%	铁	8.2	mg	55%
维生素 B_1	0.04	mg	3%	锌	6.76	mg	45%
维生素 B_2	0.08	mg	6%	碘	0	μg	0%
维生素 B_5	0	mg	0%	硒	23.44	μg	47%
维生素 B_{12}	—	μg	0%	铜	1.82	mg	121%
维生素 C	—	mg	0%	锰	1.82	mg	61%

【性味归经】

西瓜子性平，味甘；归大肠经。

【烹调应用】

西瓜子炒熟后即可食用。

【饮食宜忌】

西瓜子不适合婴幼儿、肝功能不好、牙齿不好、消化不良的人食用。

【注意事项】

食用西瓜子以原味为佳；添加各种味料做成的西瓜子不宜多吃，咸瓜子吃得太多会伤肾。长时间不停地嗑瓜子会伤津液，导致口干舌燥，甚至磨破、生疮；西瓜子壳较硬，嗑得太多对牙齿不利。

十三、南瓜子

【营养特点】

南瓜子也称白瓜子，生吃熟吃都可以，有杀虫和治疗前列腺疾病的食疗作用。南瓜子对血吸虫幼虫也有很好的杀灭作用。研究发现，每天吃上 50g 左右的南瓜子，可有效地防治前列腺疾病。南瓜子所含的活性成分可消除前列腺炎初期的肿胀，同时还有预防前列腺癌的作用，适宜男性经常食用。孕妇食用南瓜子可预防身体水肿，提高身体免疫力，减少妊娠斑。

每 100g 南瓜子（炒）的营养素含量及 NRV 值见表 1-135。

表 1-135 每 100g 南瓜子（炒）的营养素含量及 NRV 值
食物名称：南瓜子（炒） 食物编号 07-2-011

营养成分	含量	单位	NRV	营养成分	含量	单位	NRV
能量	2436	kJ	29%	碳水化合物	7.9	g	3%
蛋白质	36	g	60%	膳食纤维	4.1	g	16%
脂肪	46.1	g	77%	维生素 A	—	μgRE	0%
饱和脂肪酸	7.9	g	40%	维生素 D	—	μg	0%
胆固醇	—	mg	0%	维生素 E	27.28	mg α-TE	195%

营养成分	含量	单位	NRV	营养成分	含量	单位	NRV
维生素 K	—	μg	0%	钙	37	mg	5%
维生素 B_1	0.08	mg	6%	磷	—	mg	0%
维生素 B_2	0.16	mg	11%	钾	672	mg	34%
维生素 B_6	0	mg	0%	钠	15.8	mg	0.8%
维生素 B_{12}	—	μg	0%	镁	376	mg	125%
维生素 C	—	mg	0%	铁	6.5	mg	43%
烟酸	3.3	mg	24%	锌	7.12	mg	47%
叶酸	0	$\mu g DFE$	0%	碘	0	μg	0%
泛酸	—	mg	0%	硒	27.03	μg	54%
生物素	—	μg	0%	铜	1.44	mg	96%
胆碱	—	mg	0%	锰	3.85	mg	128%

【性味归经】

南瓜子性平，味甘；归胃、大肠经。

【烹调应用】

南瓜子炒熟后即可食用。

【饮食宜忌】

有胃热的人需要少食用南瓜子，否则会感到脘腹胀闷。肥胖者少吃。

【注意事项】

南瓜子一次不宜食用过多。

十四、莲子

【营养特点】

莲子又称为莲米，以湖南湘潭所产品质最佳，称湘莲。莲子球形，白色，两枚子叶合抱，中有绿色莲心。莲心味苦，除去后称为通心莲。湘莲皮色淡红，皮纹细致，粒大饱满，生食微甜，煮食易酥，食之软糯清香。莲子中含大量的淀粉和棉子糖，亦含丰富的棕榈酸等。

每 100g 莲子（干）的营养素含量及 NRV 值见表 1-136。

表 1-136　每 100g 莲子（干）的营养素含量及 NRV 值

食物名称：莲子（干）　食物编号 07-2-009

营养成分	含量	单位	NRV	营养成分	含量	单位	NRV
能量	1463	kJ	17%	烟酸	4.2	mg	30%
蛋白质	17.2	g	29%	叶酸	0	μgDFE	0%
脂肪	2	g	3%	泛酸		mg	
饱和脂肪酸	0.8	g	4%	生物素		μg	
胆固醇	—	mg	0%	胆碱		mg	
碳水化合物	67.2	g	22%	钙	97	mg	12%
膳食纤维	3	g	12%	磷	550	mg	79%
维生素 A	—	μgRE	0%	钾	846	mg	42%
维生素 D	—	μg	0%	钠	5.1	mg	0.3%
维生素 E	2.71	mg α-TE	19%	镁	242	mg	81%
维生素 K		μg		铁	3.6	mg	24%
维生素 B$_1$	0.16	mg	11%	锌	2.78	mg	19%
维生素 B$_2$	0.08	mg	6%	碘	0	μg	0%
维生素 B$_6$	0	mg	0%	硒	3.36	μg	7%
维生素 B$_{12}$	—	μg	0%	铜	1.33	mg	89%
维生素 C	5	mg	5%	锰	8.23	mg	274%

【性味归经】

莲子性平，味甘、涩；入心、脾、肺经。

【烹调应用】

鲜莲子可供生食，也可作菜肴的用料，清利爽口，如鲜莲鸡丁、鲜莲鸭羹；干莲子是高级甜菜的用料，如冰糖莲子羹、拔丝莲子等。此外，莲子还可用于制糕点的馅心，如莲蓉月饼、莲蓉蛋糕等。

【饮食宜忌】

莲子适宜体质虚弱、心气不足、心慌不安、失眠多梦、脾肾不足、脾虚久泄、男子遗精、女子带下者食用。经常脘腹胀满或大便秘结的人不宜服用莲子；患感冒、便秘及痔疮者也不宜多食莲子。

第七节　畜禽肉类

一、猪肉

【营养特点】

猪肉肌纤维细而柔软，肉质细嫩，肉色较淡，本身无腥膻味，而且持水率较高。猪肉富含蛋白质和脂肪；也富含矿物质；猪肉所含的维生素中主要是脂溶性维生素。猪肉结缔组织少而柔软；脂肪组织蓄积多，肥膘厚，而且肌间脂肪也较其他畜肉多，脂肪熔点较低，风味良好，且易消化吸收。

每 100g 猪肉（肥瘦）的营养素含量及 NRV 值见表 1-137。

表 1-137　每 100g 猪肉（肥瘦）的营养素含量及 NRV 值

食物名称：猪肉（肥瘦）　食物编号 08-1-101

营养成分	含量	单位	NRV	营养成分	含量	单位	NRV
能量	1653	kJ	20%	维生素 E	0.35	mg α-TE	3%
蛋白质	13.2	g	22%	维生素 K		μg	
脂肪	37	g	62%	维生素 B_1	0.22	mg	16%
饱和脂肪酸		g		维生素 B_2	0.16	mg	11%
胆固醇	80	mg	27%	维生素 B_6	0	mg	0%
碳水化合物	2.4	g	1%	维生素 B_{12}	—	μg	0%
膳食纤维	—	g	0%	维生素 C		mg	0%
维生素 A	18	μgRE	2%	烟酸	3.5	mg	25%
维生素 D	—	μg	0%	叶酸	0	μgDFE	0%

营养成分	含量	单位	NRV	营养成分	含量	单位	NRV
泛酸		mg		镁	16	mg	5%
生物素		μg		铁	1.6	mg	11%
胆碱		mg		锌	2.06	mg	14%
钙	6	mg	1%	碘	0	μg	0%
磷	162	mg	23%	硒	11.97	μg	24%
钾	2.4	mg	0.1%	铜	0.06	mg	4%
钠	59.4	mg	3%	锰	0.03	mg	1%

【性味归经】

猪肉性平，味甘、咸；入脾、胃、肾经。

【烹调应用】

猪肉可与任何原料搭配成菜，烹调方法多样，可制作众多菜肴、小吃和主食。但由于猪肉各部分的肉质有差异，所以具体操作时必须根据肉的特点选择相应的烹调方法，才能达到理想的成菜效果。

【饮食宜忌】

猪肉适宜阴虚体质、热病伤津、消渴羸瘦、燥咳无痰、便秘等症患者。舌苔厚腻者不宜多食；肥胖者、心血管疾病患者少吃；受凉或伤寒初愈者忌食。

【注意事项】

猪肉与豆类同食会引起腹胀、气滞；猪肉与田螺同食会刺激肠胃。

二、牛肉

【营养特点】

牛肉蛋白质含量高、脂肪含量低，味道鲜美。牛肉中蛋白质所含的人体必需氨基酸很多，故营养价值较高。牛肉结缔组织多而坚硬，肌肉纤维粗而长，一经加热烹调，蛋白质变形收缩，失水严重，老韧不化渣，不易烧烂，有一定的膻味。

每 100g 牛肉（肥瘦）的营养素含量及 NRV 值见表 1-138。

表 1-138　每 100g 牛肉（肥瘦）的营养素含量及 NRV 值

食物名称：牛肉（肥瘦）　食物编号 08-2-101

营养成分	含量	单位	NRV	营养成分	含量	单位	NRV
能量	523	kJ	6%	烟酸	5.6	mg	40%
蛋白质	19.9	g	33%	叶酸	0	μgDFE	0%
脂肪	4.2	g	7%	泛酸		mg	
饱和脂肪酸	2	g	10%	生物素		μg	
胆固醇	84	mg	28%	胆碱		mg	
碳水化合物	2	g	1%	钙	23	mg	3%
膳食纤维	—	g	0%	磷	186	mg	27%
维生素 A	7	μgRE	1%	钾	216	mg	11%
维生素 D	1.6	μg	6%	钠	84.2	mg	4%
维生素 E	0.65	mg α-TE	5%	镁	20	mg	7%
维生素 K		μg		铁	3.3	mg	22%
维生素 B$_1$	0.04	mg	3%	锌	4.73	mg	32%
维生素 B$_2$	0.14	mg	10%	碘		μg	0%
维生素 B$_6$	0	mg	0%	硒	6.45	μg	13%
维生素 B$_{12}$	—	μg	0%	铜	0.18	mg	12%
维生素 C	—	mg	0%	锰	0.04	mg	1%

【性味归经】

牛肉性平，味甘；入脾、胃经。

【烹调应用】

烹饪中牛肉常作菜品的主料，此外，还可作为馅心的用料。如干煸牛肉丝、红烧牛肉、蚝油牛肉、水煮牛肉、灯影牛肉等菜品就是非常有特色的。

对肌纤维粗糙而紧密、结缔组织多、肉质老韧的牛肉，多采用长时间加热方法，如炖、煮、焖、烧、卤、酱等，且多与根菜类蔬菜原料相配。对牛的背腰部和臀部所得的净瘦肉，因结缔组织少、肉质细嫩，可以切成丝、片，以快速烹调的方法成菜，如炒、爆、熘、拌、煸、炸等，且多配以叶菜类蔬菜。为尽量去除牛肉的膻膜味，常在烹调过程中加入少量香辛原料、香味蔬菜及淡味蔬菜，从而抑制、减弱膻味。牛肉含水量高、结缔组织多，加热后体积收缩较大，所以应根据菜品要求予以切配，即要切配恰当，避免造成主料、配料的大小比例失调。

【饮食宜忌】

牛肉适宜身体虚弱、营养不良、气血不足、贫血、腰膝酸软、腿脚无力者食用。感冒、感染性疾病患者以及发热者不宜食用；心血管疾病患者不宜食用；顽固性疾病患者也不宜食用。肾脏病患者、阴虚火旺者忌服。

【注意事项】

牛肉与栗子同食会引起呕吐；牛肉与含维生素C的食物同食会破坏各自的营养成分。牛肉不易煮烂，烹饪时放一个山楂、一块橘皮或一点茶叶可以使其易烂。

三、羊肉

【营养特点】

羊肉肉质细嫩，较猪肉和牛肉的脂肪、胆固醇含量都要少，含有钙、磷、铁、维生素 B_1、维生素 B_2 和丰富的左旋肉碱，常作为冬令滋补佳品。

每 100g 羊肉（肥瘦）的营养素含量及 NRV 值见表 1-139。

表 1-139 每 100g 羊肉（肥瘦）的营养素含量及 NRV 值

食物名称：羊肉（肥瘦） 食物编号 08-3-101

营养成分	含量	单位	NRV	营养成分	含量	单位	NRV
能量	849	kJ	10%	胆固醇	92	mg	31%
蛋白质	19	g	32%	碳水化合物	0	g	0%
脂肪	14.1	g	24%	膳食纤维	—	g	0%
饱和脂肪酸	6.2	g	31%	维生素 A	22	μgRE	3%

营养成分	含量	单位	NRV	营养成分	含量	单位	NRV
维生素 D	—	μg	0%	胆碱		mg	
维生素 E	0.26	mg α-TE	2%	钙	6	mg	1%
维生素 K		μg		磷	146	mg	21%
维生素 B_1	0.05	mg	4%	钾	232	mg	12%
维生素 B_2	0.14	mg	10%	钠	80.6	mg	4%
维生素 B_6	0	mg	0%	镁	20	mg	7%
维生素 B_{12}	—	μg	0%	铁	2.3	mg	15%
维生素 C	—	mg	0%	锌	3.22	mg	21%
烟酸	4.5	mg	32%	碘	0	μg	0%
叶酸	0	μgDFE	0%	硒	32.2	μg	64%
泛酸		mg		铜	0.75	mg	50%
生物素		μg		锰	0.02	mg	1%

【性味归经】

羊肉性温，味甘；入脾、胃经。

【烹调应用】

羊肉可炒、涮、炖等。

【饮食宜忌】

身体虚寒、阳气不足者，食羊肉能增强体质，提高机体的耐寒、抗病和防癌能力。羊肉对一般风寒咳嗽、慢性气管炎、虚寒哮喘、肾亏阳痿、腹部冷痛、体虚怕冷、腰膝酸软、面黄肌瘦、气血两亏、病后或产后身体虚亏等一切虚状均有治疗和补益效果，最适宜于冬季食用，故被称为冬令补品，深受人们欢迎。发热、牙痛、口舌生疮、咳吐黄痰等上火症状者不宜食用；肝病、高血压、急性肠炎或其他感染性疾病患者及外感病邪发热期间患者不宜食用；素体有热者慎食。暑热天或发热者慎食；水肿、骨蒸、疟疾、外感及一切热性病症者禁食。肝炎患者忌食羊肉。

羊肉与乳酪同食可产生不良反应；羊肉与荞麦面同食会破坏各自的营养价值。煮制羊肉时放数个山楂或一些萝卜、绿豆，炒制羊肉时放些葱、姜、孜然等佐料可去膻味。吃涮羊肉时务必涮透。羊肉中有很多膜，切丝之前应先将其剔除，否则炒熟后肉膜硬，吃起来难以下咽。

四、猪肝

【营养特点】

猪肝含有丰富的铁，铁是造血不可缺少的原料。猪肝中富含蛋白质、卵磷脂和微量元素，有利于儿童的智力发育和身体发育。猪肝中含有丰富的维生素 A、硒等，而且肝脏还具有较强的抑癌能力和抗疲劳的特殊物质。肝脏是储存养料的器官，同时又是解毒器官，正常的肝脏是无毒的，可以放心食用。

每 100g 猪肝的营养素含量及 NRV 值见表 1-140。

表 1-140　每 100g 猪肝的营养素含量及 NRV 值

食物名称：猪肝　食物编号 08-1-214

营养成分	含量	单位	NRV	营养成分	含量	单位	NRV
能量	528	kJ	6%	维生素 B$_1$	0.22	mg	16%
蛋白质	19.2	g	32%	维生素 B$_2$	2.02	mg	144%
脂肪	4.7	g	8%	维生素 B$_6$	0.29	mg	21%
饱和脂肪酸	2	g	10%	维生素 B$_{12}$	—	μg	0%
胆固醇	180	mg	60%	维生素 C	Tr	mg	0%
碳水化合物	1.8	g	1%	烟酸	10.11	mg	72%
膳食纤维	—	g	0%	叶酸	425.1	μgDFE	106%
维生素 A	6502	μgRE	813%	泛酸	—	mg	0%
维生素 D	—	μg	0%	生物素	61.9	μg	206%
维生素 E	Tr	mg α-TE	0%	胆碱	359.4	mg	80%
维生素 K	—	μg	0%	钙	6	mg	1%

营养成分	含量	单位	NRV	营养成分	含量	单位	NRV
磷	243	mg	35%	锌	3.68	mg	25%
钾	235	mg	12%	碘	—	μg	0%
钠	68.6	mg	3%	硒	26.12	μg	52%
镁	24	mg	8%	铜	0.02	mg	1%
铁	23.2	mg	155%	锰	0.01	mg	0.3%

【性味归经】

猪肝性温，味甘、苦；归肝经。

【烹调应用】

在烹调加热猪肝时，为了保持细胞内水分，使成菜后肉质柔嫩，往往经上浆后，采用爆炒、汆煮等快速加热方式成菜。如白油肝片、软炸猪肝、竹荪肝膏汤、熘肝尖等都是有特色的菜肴。

【饮食宜忌】

猪肝适宜气血虚弱、面色萎黄、缺铁性贫血者食用；适宜肝血不足所致的视物模糊不清、夜盲症、眼干燥症、小儿麻疹病后角膜软化症、内外翳障等眼病者食用；也适宜癌症患者放疗、化疗后食用。

【注意事项】

猪肝不适宜与雉肉、麻雀肉及鱼肉同时食用。猪肝与鹌鹑肉同食，面部会产生色素沉着；猪肝与花椰菜同食会降低微量元素含量。初加工猪肝时，须小心去除胆囊，以免胆囊破裂，胆汁污染肝脏。若不小心污染，可用酒、小苏打或发酵粉涂抹在污染的部分使胆汁溶解，再用冷水冲洗，苦味便可消除。

五、牛肝

【营养特点】

牛肝为牛科动物黄牛或水牛的肝，肝脏是动物体内储存养料和解毒的重要器官，含有丰富的营养物质，具有营养保健功能，是最理想的补血佳品之一。

每 100g 牛肝的营养素含量及 NRV 值见表 1-141。

表 1-141 每 100g 牛肝的营养素含量及 NRV 值

食物名称：牛肝 食物编号 08-2-205

营养成分	含量	单位	NRV	营养成分	含量	单位	NRV
能量	582	kJ	7%	烟酸	11.9	mg	85%
蛋白质	19.8	g	33%	叶酸	0	μgDFE	0%
脂肪	3.9	g	7%	泛酸		mg	
饱和脂肪酸	1.6	g	8%	生物素		μg	
胆固醇	297	mg	99%	胆碱		mg	
碳水化合物	6.2	g	2%	钙	4	mg	1%
膳食纤维	—	g	0%	磷	252	mg	36%
维生素 A	20220	μgRE	2528%	钾	185	mg	9%
维生素 D	—	μg	0%	钠	45	mg	2%
维生素 E	0.13	mg α-TE	1%	镁	22	mg	7%
维生素 K		μg		铁	6.6	mg	44%
维生素 B$_1$	0.16	mg	11%	锌	5.01	mg	33%
维生素 B$_2$	1.3	mg	93%	碘	0	μg	0%
维生素 B$_6$	0	mg	0%	硒	11.99	μg	24%
维生素 B$_{12}$	—	μg	0%	铜	1.34	mg	89%
维生素 C	9	mg	9%	锰	0.37	mg	12%

【性味归经】

牛肝性平，味甘；入肝经。

【烹调应用】

酱、卤、炒及做汤均可。

【饮食宜忌】

牛肝适宜血虚萎黄、虚劳羸瘦、视力减退、夜盲症者食用；高胆固醇血症、高血压和冠心病患者应少食。

【注意事项】

牛肝与鲇鱼同食会产生不良反应。

六、猪肚

【营养特点】

猪肚含有蛋白质、脂肪、碳水化合物、维生素及钙、磷、铁等，具有补虚损、健脾胃的功效，适于气血虚损、身体瘦弱者食用。

每100g猪肚的营养素含量及NRV值见表1-142。

表1-142 每100g猪肚的营养素含量及NRV值

食物名称：猪肚 食物编号08-1-202

营养成分	含量	单位	NRV	营养成分	含量	单位	NRV
能量	460	kJ	5%	烟酸	3.7	mg	26%
蛋白质	15.2	g	25%	叶酸	3.8	μgDFE	1%
脂肪	5.1	g	9%	泛酸		mg	
饱和脂肪酸	2.4	g	12%	生物素		μg	
胆固醇	165	mg	55%	胆碱		mg	
碳水化合物	0.7	g	0.2%	钙	11	mg	1%
膳食纤维	—	g	0%	磷	124	mg	18%
维生素A	3	μgRE	3%	钾	171	mg	9%
维生素D	—	μg	0%	钠	75.1	mg	4%
维生素E	0.32	mg α-TE	2%	镁	12	mg	4%
维生素K		μg		铁	2.4	mg	16%
维生素B$_1$	0.07	mg	5%	锌	1.92	mg	13%
维生素B$_2$	0.16	mg	11%	碘	0	μg	0%
维生素B$_6$	0.05	mg	4%	硒	12.76	μg	26%
维生素B$_{12}$	—	μg	0%	铜	0.1	mg	7%
维生素C	—	mg	0%	锰	0.12	mg	4%

【性味归经】

猪肚性温，味甘；入脾、胃经。

【烹调应用】

幽门部的环形肌厚实，俗称肚头、肚仁或肚尖，具脆韧性，常用爆、炒、拌等方法加工成菜。而其他肌肉层较薄的部位，结缔组织较多，质地绵软，多用烧、烩等方式烹调。大蒜烧肚条、红油肚丝、爆双脆、口蘑汤泡肚是特色菜肴。

【饮食宜忌】

猪肚适宜虚劳瘦弱者食用；适用于脾胃虚弱、食欲不振、泄泻下痢、中气不足、气虚下陷、男子遗精、女子带下、体虚之人小便频多、小儿疳积。

【注意事项】

大病、久病后肝气薄弱，食用猪肚后会不适。

附：牛肚

牛肚性味同猪肚。牛肚分为瘤胃、网胃、瓣胃和皱胃四部分。瘤胃肌肉层发达，黏膜和黏膜下层向内突起形成角质乳突，乳突排列密集；网胃的肌肉层也较发达，黏膜突起呈蜂窝状排列，所以又称蜂窝胃；瓣胃和皱胃肌肉层不发达，其黏膜和黏膜下层呈片状向内折叠突起，其上生短小肉毛。由于复胃的内部均长有肉毛，所以烹饪行业中将其称为"毛肚"。有的还分得更细，由于瘤胃的肉毛最发达最长将其称为毛肚；网胃的肉毛排列成蜂窝状而称为蜂窝肚；瓣胃和皱胃的皱褶壁密集称为千层肚或百页肚。毛肚和蜂窝肚肌肉层发达，是川菜"夫妻肺片"的原料之一，也可烧、卤而成菜。千层肚肌肉层极薄。牛肚主要食用部位是其黏膜和黏膜下层，以结缔组织为主，所以脆性强，常撕片、切丝供爆炒、拌制成菜，也是常用的火锅原料之一。

每100g牛肚的营养素含量及NRV值见表1-143。

表1-143　每100g牛肚的营养素含量及NRV值

食物名称：牛肚　食物编号08-2-203

营养成分	含量	单位	NRV	营养成分	含量	单位	NRV
能量	301	kJ	4%	蛋白质	14.5	g	24%

营养成分	含量	单位	NRV	营养成分	含量	单位	NRV
脂肪	1.6	g	3%	叶酸	0	μgDFE	0%
饱和脂肪酸	0.6	g	3%	泛酸		mg	
胆固醇	104	mg	35%	生物素		μg	
碳水化合物	0	g	0%	胆碱		mg	
膳食纤维	—	g	0%	钙	40	mg	5%
维生素A	2	μgRE	0.3%	磷	104	mg	15%
维生素D	—	μg	0%	钾	162	mg	8%
维生素E	0.51	mg α-TE	4%	钠	60.6	mg	3%
维生素K		μg		镁	17	mg	6%
维生素B$_1$	0.03	mg	2%	铁	1.8	mg	12%
维生素B$_2$	0.13	mg	9%	锌	2.31	mg	15%
维生素B$_6$	0	mg	0%	碘	0	μg	0%
维生素B$_{12}$	—	mg	0%	硒	9.07	μg	18%
维生素C	—	mg	0%	铜	0.07	mg	5%
烟酸	2.5	mg	18%	锰	0.21	mg	7%

七、猪蹄

【营养特点】

猪蹄是指猪的脚部（蹄）和小腿，又叫元蹄、猪脚、猪手（前蹄为猪手，后蹄为猪脚）。猪蹄含有丰富的胶原蛋白，脂肪含量也比肥肉低。一些研究认为，人体中胶原蛋白缺乏，是人衰老的一个重要因素。胶原蛋白能防止皮肤干瘪起皱、增强皮肤弹性和韧性，对延缓衰老和促进儿童生长发育都具有特殊意义。为此，人们把猪蹄称为"美容食品"和"类似于熊掌的美味佳肴"。

每100g猪蹄的营养素含量及NRV值见表1-144。

表1-144 每100g猪蹄的营养素含量及NRV值

食物名称：猪蹄 食物编号08-1-116

营养成分	含量	单位	NRV	营养成分	含量	单位	NRV
能量	1088	kJ	13%	烟酸	1.5	mg	11%
蛋白质	22.6	g	38%	叶酸	0	μgDFE	0%
脂肪	18.8	g	31%	泛酸		mg	
饱和脂肪酸	6.3	g	32%	生物素		μg	
胆固醇	192	mg	64%	胆碱			
碳水化合物	0	g	0%	钙	33	mg	4%
膳食纤维	—	g	0%	磷	33	mg	5%
维生素 A	3	μgRE	0.4%	钾	54	mg	3%
维生素 D		μg	0%	钠	101	mg	5%
维生素 E	0.01	mg α-TE	0.1%	镁	5	mg	2%
维生素 K		μg		铁	1.1	mg	7%
维生素 B$_1$	0.05	mg	4%	锌	1.14	mg	8%
维生素 B$_2$	0.1	mg	7%	碘	0	μg	0%
维生素 B$_6$	0	mg	0%	硒	5.85	μg	12%
维生素 B$_{12}$		μg	0%	铜	0.09	mg	6%
维生素 C	—	mg	0%	锰	0.01	mg	0.3%

【性味归经】

猪蹄性平，味甘、咸；入胃经。

【烹调应用】

猪蹄一般用于炖汤、烧、卤；如红烧猪蹄、酱猪蹄等。

【饮食宜忌】

猪蹄适宜血虚者、年老体弱者、产后缺奶者、腰脚软弱无力者、痈疽疮毒久溃不敛者食用。胃肠消化功能减弱的老年人每次不可食之过多；患有肝炎、胆囊炎、胆结石、动脉硬化、高血压病的患者应以少食或不食为好；凡外感发热和一切热证、实证期间不宜多食；胃肠消化功能减弱的儿童不能过量食用。

【注意事项】

晚餐吃得太晚或临睡前不宜吃猪蹄，以免增加血黏度。猪蹄不可与甘草同食。

八、驴肉

【营养特点】

民间有"天上龙肉，地上驴肉"的谚语，以此来形容驴肉之味美。古人把驴肉比做龙肉，不仅赞美驴肉的肉质鲜香细嫩，味美可口，更看重驴肉的营养价值和滋补健身的功效。驴肉蛋白质含量比牛肉、猪肉高，而脂肪含量比牛肉、猪肉低，是典型的高蛋白质、低脂肪食物。另外，它还含有动物胶、骨胶原和钙、硫等成分，能为体弱、病后调养的人提供良好的营养补充。中医认为，驴肉可补气养血，对气血不足者有极大补益。功效非凡的阿胶制品，就是用驴皮熬制而成的，具有很好的补血护肤养颜功效。驴肉可养心安神，用于心虚所致心神不宁的调养；驴肉可护肤养颜，有很好的美容功效。

每100g驴肉（瘦）的营养素含量及 NRV 值见表 1-145。

表 1-145　每 100g 驴肉（瘦）的营养素含量及 NRV 值

食物名称：驴肉（瘦）　食物编号 08-4-101

营养成分	含量	单位	NRV	营养成分	含量	单位	NRV
能量	485	kJ	6%	维生素 E	2.76	mg α-TE	20%
蛋白质	21.5	g	36%	维生素 K		μg	
脂肪	3.2	g	5%	维生素 B_1	0.03	mg	2%
饱和脂肪酸	1.2	g	6%	维生素 B_2	0.16	mg	11%
胆固醇	74	mg	25%	维生素 B_6	0	mg	0%
碳水化合物	0.4	g	0.1%	维生素 B_{12}	—	μg	0%
膳食纤维	—	g	0%	维生素 C		mg	0%
维生素 A	72	μgRE	9%	烟酸	2.5	mg	18%
维生素 D		μg	0%	叶酸	0	μgDFE	0%

营养成分	含量	单位	NRV	营养成分	含量	单位	NRV
泛酸		mg		镁	7	mg	2%
生物素		μg		铁	4.3	mg	29%
胆碱		mg		锌	4.26	mg	28%
钙	2	mg	0.3%	碘	0	μg	0%
磷	178	mg	25%	硒	6.1	μg	12%
钾	325	mg	16%	铜	0.23	mg	15%
钠	46.9	mg	2%	锰	—	mg	0%

【性味归经】

驴肉性平，味甘、酸；入心、肝经。

【烹调应用】

驴肉多作为卤菜凉拌食用，也可配以素菜烧、炖和煮汤。

【饮食宜忌】

驴肉适用于积年劳损、久病之后的气血亏虚、短气乏力、倦怠羸瘦、食欲不振、心悸不宁、阴血不足、风眩肢挛、不寐多梦、功能失调性子宫出血和出血性紫癜等症。驴肉为发物，顽固性疾病患者忌食；孕妇忌食。

【注意事项】

驴肉不宜多吃。

九、狗肉

【营养特点】

狗肉，在中国某些地区，又叫"香肉"或"地羊"。狗肉蛋白质含量高，而且蛋白质质量极佳，尤以球蛋白比例大，对增强机体抗病力、细胞活力及器官功能有明显作用。食用狗肉可增强人的体魄，提高消化能力，促进血液循环，改善性功能。狗肉还可用于老年人的虚弱症，如尿溺不尽、四肢厥冷、精神不振等。冬天常吃狗肉，可使老年人增强抗寒能力。

每100g狗肉的营养素含量及NRV值见表1-146。

表 1-146　每 100g 狗肉的营养素含量及 NRV 值

食物名称：狗肉　食物编号 08-9-001

营养成分	含量	单位	NRV	营养成分	含量	单位	NRV
能量	485	kJ	6%	烟酸	3.5	mg	25%
蛋白质	16.8	g	28%	叶酸	0	μgDFE	0%
脂肪	4.6	g	8%	泛酸		mg	
饱和脂肪酸	1.3	g	7%	生物素		μg	
胆固醇	62	mg	3%	胆碱		mg	
碳水化合物	1.8	g	1%	钙	52	mg	7%
膳食纤维		g	0%	磷	107	mg	15%
维生素 A	12	μgRE	2%	钾	140	mg	7%
维生素 D		μg	0%	钠	47.4	mg	2%
维生素 E	1.4	mg α-TE	10%	镁	14	mg	5%
维生素 K		μg		铁	2.9	mg	19%
维生素 B_1	0.34	mg	24%	锌	3.18	mg	21%
维生素 B_2	0.2	mg	14%	碘	0	μg	0%
维生素 B_6	0	mg	0%	硒	14.75	μg	30%
维生素 B_{12}	—	μg	0%	铜	0.14	mg	9%
维生素 C	—		0%	锰	0.13	mg	4%

【性味归经】

狗肉性温，味咸；入脾、胃、肾经。

【烹调应用】

狗肉一般用炒、爆、烧、炖、卤等烹调方法。狗肉用白酒、姜片反复揉搓，再用稀释的白酒泡 1～2h，清水冲洗后入热油锅微炸再烹调，可有效减弱其腥味。

【饮食宜忌】

狗肉适宜腰膝冷痛、小便清长、小便频数、水肿、耳聋、阳痿、脘腹胀满、腹部冷痛者食用。患咳嗽、感冒、发热、腹泻和阴虚火旺等非虚寒性疾病的人均不宜食用；脑血管病、心脏病、高血压病、中风后遗症患者不宜食用；大病初愈的人也不宜食用。

【注意事项】

狗肉与鲤鱼同食可产生不利于人体的物质；狗肉与茶同食会致便秘；狗肉不可与蒜同食。

十、兔肉

【营养特点】

兔肉肌纤维细嫩，易于消化吸收，味道鲜美，是肉食品中的佼佼者。兔肉的蛋白质含量高，脂肪含量低；烟酸、矿物质的含量较其他肉食高。兔肉含磷脂多，胆固醇少，所以，长期食用兔肉以代替猪肉、羊肉可预防高血压、冠心病和动脉硬化等症。兔肉质地细嫩，味道鲜美，营养丰富，与其他肉类相比较，具有很高的消化率，食后极易被消化吸收。

每100g兔肉的营养素含量及NRV值见表1-147。

表1-147　每100g兔肉的营养素含量及NRV值

食物名称：兔肉　食物编号08-9-004

营养成分	含量	单位	NRV	营养成分	含量	单位	NRV
能量	427	kJ	5%	维生素K		μg	
蛋白质	19.7	g	33%	维生素B$_1$	0.11	mg	8%
脂肪	2.2	g	4%	维生素B$_2$	0.1	mg	7%
饱和脂肪酸	0.8	g	4%	维生素B$_6$	0	mg	0%
胆固醇	59	mg	20%	维生素B$_{12}$	—	μg	0%
碳水化合物	0.9	g	0.3%	维生素C	—	mg	0%
膳食纤维	—	g	0%	烟酸	5.8	mg	41%
维生素A	26	μgRE	3%	叶酸	0	μgDFE	0%
维生素D	—	μg	0%	泛酸		mg	
维生素E	0.42	mg α-TE	3%	生物素		μg	

营养成分	含量	单位	NRV	营养成分	含量	单位	NRV
胆碱		mg		铁	2	mg	13%
钙	12	mg	2%	锌	1.3	mg	9%
磷	165	mg	24%	碘	0	μg	0%
钾	284	mg	14%	硒	10.93	μg	22%
钠	45.1	mg	2%	铜	0.12	mg	8%
镁	15	mg	5%	锰	0.04	mg	1%

【性味归经】

兔肉性凉，味甘；入肝、大肠经。

【烹调应用】

生长期在一年以内的兔，肉质细腻柔嫩，多用于煎、炸、拌、炒、蒸类的菜品；生长期一年以上的兔肉质较老，多用于烧、焖、卤、炖和煮制的菜品。用兔肉整体制作的菜品有缠丝兔、红板兔等；以切块制作的有粉蒸兔肉、黄焖兔肉等；以丝、片、丁成菜的有鲜熘兔丝、茄汁兔丁、花生仁拌兔丁、小煎兔等。

【饮食宜忌】

兔肉适宜老人、妇女食用，也是肥胖者和肝病、心血管病、糖尿病患者的理想肉食；孕妇及经期女性、有明显阳虚症状的女性、脾胃虚寒者不宜食用。

【注意事项】

兔肉与橘子、鸡蛋、生姜同食会引起腹泻。

十一、鸡肉

【营养特点】

鸡肉中蛋白质的含量很高，属于高蛋白低脂肪的食品。鸡肉中蛋白质消化率高，很容易被人体吸收利用，有增强体力、强壮身体的作用。

每100g鸡肉的营养素含量及NRV值见表1-148。

表 1-148 每 100g 鸡肉的营养素含量及 NRV 值

食物名称：鸡肉　食物编号 09-1-101

营养成分	含量	单位	NRV	营养成分	含量	单位	NRV
能量	699	kJ	8%	烟酸	5.6	mg	40%
蛋白质	19.3	g	32%	叶酸	0	μgDFE	0%
脂肪	9.4	g	16%	泛酸		mg	
饱和脂肪酸	3.1	g	16%	生物素		μg	
胆固醇	106	mg	35%	胆碱		mg	
碳水化合物	1.3	g	0.4%	钙	9	mg	1%
膳食纤维	—	g	0%	磷	156	mg	22%
维生素 A	48	μgRE	6%	钾	251	mg	13%
维生素 D		μg	0%	钠	63.3	mg	3%
维生素 E	0.67	mg α-TE	5%	镁	19	mg	6%
维生素 K		μg		铁	1.4	mg	9%
维生素 B₁	0.05	mg	4%	锌	1.09	mg	7%
维生素 B₂	0.09	mg	6%	碘	12.4	μg	8%
维生素 B₆	0	mg	0%	硒	11.75	μg	23%
维生素 B₁₂	—	μg	0%	铜	0.07	mg	5%
维生素 C	—	mg		锰	0.03	mg	1%

【性味归经】

鸡肉性温，味甘；入脾、胃经。

【烹调应用】

　　整只鸡一般用于制汤或炖菜，如白果炖鸡、清炖鸡汤；也用于制作烤、炸菜肴，如叫化鸡、酥炸全鸡、香烤仔鸡。鸡头肉少，适宜制汤；鸡颈肉虽少但质地细嫩，可以烧、卤，如红卤鸡颈；鸡翅膀又称"凤翅"，皮多肉少，适合烧、卤、拌、炖，如红烧鸡翅；鸡爪又称"凤爪"，肉少，富含胶原蛋白，适宜烧、卤、泡、拌，如泡椒凤爪、卤鸡爪等。鸡胸脯和鸡腿是鸡肉的主要来源。鸡脯肉厚质嫩筋少，可切片、丝、丁，用于炒、爆、熘最佳，也可制成泥，用于制作鸡糁、鸡圆等；鸡腿肉厚但筋较多，既适于炒、爆等烹调方法，也适于烧、炸、煮、扒等。以鸡胸脯和鸡腿为原料，制作的菜肴很多，著名的代表菜式如宫保鸡丁、碎米鸡丁、辣子鸡丁、纸包鸡等。

【饮食宜忌】

鸡肉适用于虚劳瘦弱、中虚食少、泄泻、头晕心悸、月经不调、产后乳少、消渴、水肿、小便频数、遗精、耳聋耳鸣等症；感冒发热、内火偏旺、痰湿偏重、肥胖、热毒疖肿、高血压、血脂偏高者及胆囊炎、胆石症患者忌食；肝阳上亢及口腔糜烂、皮肤疖肿、大便秘结实证、邪毒未清者不宜食用；动脉硬化、冠心病和高血脂患者忌饮鸡汤；感冒伴有头痛、乏力、发热的人忌食鸡肉、鸡汤。中风先兆者忌食公鸡的头、翅、爪。

【注意事项】

鸡肉与大蒜同食会"滞气"；鸡肉与芥末同食伤元气；忌食用老鸡头。

十二、乌鸡

【营养特点】

乌鸡又称药鸡、武山鸡、羊毛鸡、绒毛鸡、松毛鸡、黑脚鸡、丛冠鸡、穿裤鸡、竹丝鸡，被人们称作"名贵食疗珍禽"。乌鸡内含丰富的黑色素、蛋白质、B族维生素和多种微量元素，其中烟酸、维生素E、磷、铁、钾、钠的含量均高于普通鸡肉，胆固醇和脂肪含量却很低。乌鸡的血清总蛋白和球蛋白含量均明显高于普通鸡，氨基酸含量也高于普通鸡，是营养价值极高的滋补品。食用乌鸡可以提高生理机能、延缓衰老、强筋健骨，对防治骨质疏松、佝偻病、妇女缺铁性贫血症等有明显功效。《本草纲目》认为乌鸡有补虚劳羸弱、制消渴、益产妇、治妇人崩中带下及一些虚损诸病的功用。

每100g乌鸡的营养素含量及NRV值见表1-149。

表 1-149　每 100g 乌鸡的营养素含量及 NRV 值

食物名称：乌鸡　食物编号 09-1-107

营养成分	含量	单位	NRV	营养成分	含量	单位	NRV
能量	464	kJ	6%	烟酸	7.1	mg	51%
蛋白质	22.3	g	37%	叶酸	0	μgDFE	0%
脂肪	2.3	g	4%	泛酸		mg	
饱和脂肪酸	1.3	g	7%	生物素		μg	
胆固醇	106	mg	35%	胆碱		mg	
碳水化合物	0.3	g	0.1%	钙	17	mg	2%
膳食纤维		g	0%	磷	210	mg	30%
维生素 A	—	μgRE	0%	钾	323	mg	16%
维生素 D		μg	0%	钠	64	mg	3%
维生素 E	1.77	mg α-TE	13%	镁	51	mg	17%
维生素 K		μg		铁	2.3	mg	15%
维生素 B_1	0.02	mg	1%	锌	1.6	mg	11%
维生素 B_2	0.2	mg	14%	碘	0	μg	0%
维生素 B_6	0	mg	0%	硒	7.73	μg	15%
维生素 B_{12}	—	mg	0%	铜	0.26	mg	17%
维生素 C	—	mg	0%	锰	0.05	mg	2%

【性味归经】

乌鸡性平，味甘；入肝、肾经。

【烹调应用】

乌鸡用于食疗，多与银耳、黑木耳、茯苓、山药、大枣、冬虫夏草、莲子、天麻、芡实、糯米或枸杞子配伍。乌鸡连骨熬汤滋补效果最佳，可将其骨头砸碎，与肉、杂碎一起熬炖，最好不用高压锅，而用砂锅文火慢炖。

【饮食宜忌】

乌鸡适用于消渴、中恶、妇女崩中带下虚损诸病，也适宜下痢噤口等症患者食用；心血管疾病患者、老年人、儿童、妇女、特别是产后体虚血亏、肝肾不足、脾胃不健者宜食。乌鸡性温，多食易生热动风、生痰助火，故肝阳上亢，有实邪或邪毒未消者忌服。

【注意事项】

食乌鸡后忌辛辣油腻之物。

十三、鸭肉

【营养特点】

鸭肉蛋白质含量略低于鸡肉，而脂肪含量高于鸡肉。

每 100g 鸭肉的营养素含量及 NRV 值见表 1-150。

表 1-150　每 100g 鸭肉的营养素含量及 NRV 值

食物名称：鸭肉　食物编号 09-2-101

营养成分	含量	单位	NRV	营养成分	含量	单位	NRV
能量	1004	kJ	12%	烟酸	4.2	mg	30%
蛋白质	15.5	g	26%	叶酸	0	μgDFE	0%
脂肪	19.7	g	33%	泛酸		mg	
饱和脂肪酸	5.6	g	28%	生物素		μg	
胆固醇	94	mg	31%	胆碱		mg	
碳水化合物	0.2	g	0.1%	钙	6	mg	1%
膳食纤维	—	g	0%	磷	122	mg	17%
维生素 A	52	μgRE	7%	钾	191	mg	10%
维生素 D	32.5	μg	650%	钠	69	mg	3%
维生素 E	0.27	mg α-TE	2%	镁	14	mg	5%
维生素 K		μg		铁	2.2	mg	15%
维生素 B_1	0.08	mg	6%	锌	1.33	mg	9%
维生素 B_2	0.22	mg	16%	碘	0	μg	0%
维生素 B_6	0	mg	0%	硒	12.25	μg	25%
维生素 B_{12}	—	μg	0%	铜	0.21	mg	14%
维生素 C	—	mg	0%	锰	0.06	mg	2%

【性味归经】

鸭肉性凉，味甘；入肺、胃、脾经。

【烹调应用】

鸭肉鲜嫩味美，营养价值高，食用方法与鸡肉基本相同，一般以突出其肥嫩、鲜香的特点为主，代表菜式如虫草鸭子、海带炖老鸭、豆渣鸭脯、北京烤鸭、干菜肥鸭、葫芦鸭等。此外，鸭还参与高级汤料的调制，如熬制奶汤，其提鲜增香的作用十分明显。

【饮食宜忌】

鸭肉适宜体内有热、上火的人食用；发低热、体质虚弱、食欲不振、大便干燥和水肿者，食之更佳。同时，鸭肉也适宜营养不良、产后病后体虚、盗汗、遗精、妇女月经少、咽干口渴者食用；还适宜癌症患者及放疗化疗后、糖尿病、肝硬化腹水、肺结核、慢性肾炎浮肿者食用。素体虚寒、受凉引起的不思饮食、胃部冷痛、腹泻清稀、腰痛、寒性痛经以及肥胖症、动脉硬化、慢性肠炎患者应少食。脾胃便溏或外感未消者不宜用。

十四、鹅肉

【营养特点】

鹅肉蛋白质含量比鸭肉、猪肉高。鹅肉脂肪中不饱和脂肪酸的含量高，特别是亚麻酸含量高达 4％，对人体健康有利。鹅肉脂肪的熔点亦很低，质地柔软，容易被人体消化吸收。鹅肉富含人体必需的多种氨基酸、多种维生素和微量元素。民间有"喝鹅汤，吃鹅肉，一年四季不咳嗽"的说法。

每 100g 鹅肉的营养素含量及 NRV 值见表 1-151。

表 1-151　每 100g 鹅肉的营养素含量及 NRV 值

食物名称：鹅肉　食物编号 09-3-101

营养成分	含量	单位	NRV	营养成分	含量	单位	NRV
能量	1050	kJ	13％	脂肪	19.9	g	33％
蛋白质	17.9	g	30％	饱和脂肪酸	5.5	g	28％

营养成分	含量	单位	NRV	营养成分	含量	单位	NRV
胆固醇	74	mg	25%	泛酸		mg	
碳水化合物	0	g	0%	生物素		μg	
膳食纤维	—	g	0%	胆碱		mg	
维生素 A	42	μgRE	5%	钙	4	mg	1%
维生素 D	—	μg	0%	磷	144	mg	21%
维生素 E	0.22	mg α-TE	2%	钾	232	mg	13%
维生素 K		μg		钠	58.8	mg	3%
维生素 B_1	0.07	mg	5%	镁	18	mg	6%
维生素 B_2	0.23	mg	16%	铁	3.8	mg	25%
维生素 B_6	0	mg	0%	锌	1.36	mg	9%
维生素 B_{12}	—	μg	0%	碘	0	μg	0%
维生素 C	—	mg	0%	硒	17.68	μg	35%
烟酸	4.9	mg	35%	铜	0.43	mg	29%
叶酸	0	μgDFE	0%	锰	0.04	mg	1%

【性味归经】

鹅肉性平，味甘；入脾、肺经。

【烹调应用】

鹅肉的风味鲜美，但质地大多比较粗糙，且腥味较重。烹调时，常采用蒸、烧、烤、焖、炖等烹调方法，整只或斩件烹制，如黄焖仔鹅、广东烧鹅、荷叶粉蒸鹅、花椒鹅块等。

【饮食宜忌】

鹅肉适宜身体虚弱、气血不足、营养不良者食用。湿热内蕴、皮肤疮毒、瘙痒症、痼疾者忌食；高血压病、高脂血症、动脉硬化患者忌食。胆囊炎、胆石症多属湿热为患，当忌食鹅肉；寒喘或热喘等患者，不宜食鹅肉。

十五、鹌鹑

【营养特点】

鹌鹑是珍贵食品和滋补品。鹌鹑可与补药之王人参相媲美，被誉为"动物人参"。鹌鹑肉味道鲜美,是典型的高蛋白、低脂肪食物。据《本草纲目》记载,鹌鹑肉能补五脏,益中续气,实筋骨,耐寒暑,消结热。因此鹌鹑适合中老年人以及高血压病、肥胖症患者食用。鹌鹑肉可辅助治疗水肿、肥胖型高血压、糖尿病、贫血、肝硬化等多种疾病。

每100g鹌鹑的营养素含量及NRV值见表1-152。

表1-152 每100g鹌鹑的营养素含量及NRV值

名称:鹌鹑 食物编号09-9-002

营养成分	含量	单位	NRV	营养成分	含量	单位	NRV
能量	460	kJ	5%	烟酸	6.3	mg	45%
蛋白质	20.2	g	34%	叶酸	0	μgDFE	0%
脂肪	3.1	g	5%	泛酸	—	mg	0%
饱和脂肪酸	1.1	g	6%	生物素	—	μg	0%
胆固醇	157	mg	52%	胆碱	—	mg	0%
碳水化合物	0.2	g	0.06%	钙	48	mg	6%
膳食纤维	—	g	0%	磷	179	mg	26%
维生素A	40	μgRE	5%	钾	204	mg	10%
维生素D	—	μg	0%	钠	48.4	mg	2%
维生素E	0.44	mg α-TE	3%	镁	20	mg	7%
维生素K	—	μg	0%	铁	2.3	mg	15%
维生素B$_1$	0.04	mg	3%	锌	1.19	mg	8%
维生素B$_2$	0.32	mg	23%	碘	0	mg	0%
维生素B$_6$	0	mg	0%	硒	11.67	μg	23%
维生素B$_{12}$	—	mg	0%	铜	0.1	mg	7%
维生素C	—	mg	0%	锰	0.08	mg	3%

【性味归经】

鹌鹑性平,味甘;归大肠、心、肝、脾、肺、肾经。

【烹调应用】

鹌鹑的烹调方法有炸、炒、烤、焖等。代表菜式有鹌鹑菘、芙蓉鹑片、桂髓鹑羹、杜仲枸杞煮鹌鹑、清蒸鹌鹑、白及鹌鹑汤等。

【饮食宜忌】

感冒期间忌食鹌鹑。

十六、鸽肉

【营养特点】

古话说"一鸽胜九鸡"，鸽子的营养价值极高，既是名贵的美味佳肴，又是高级滋补佳品。鸽肉的蛋白质含量高，消化率也高，而脂肪含量较低。此外，鸽肉还含钙、铁、铜等元素及维生素 A、B 族维生素、维生素 E 等。鸽肉中还含有丰富的泛酸，对脱发、白发和未老先衰等有很好的疗效。乳鸽的骨内含有丰富的软骨素，可与鹿茸中的软骨素相媲美。经常食用鸽肉，具有改善皮肤细胞活力，增强皮肤弹性，改善血液循环，使面色红润等功效。乳鸽含有较多的支链氨基酸和精氨酸，可促进体内蛋白质的合成，加快创伤愈合。鸽肝中含有胆素，可帮助人体很好地利用胆固醇，防治动脉硬化。民间称鸽子为"甜血动物"，贫血的人食用后有助于恢复健康。

每 100g 鸽肉的营养素含量及 NRV 值见表 1-153。

表 1-153 每 100g 鸽肉的营养素含量及 NRV 值

食物名称：鸽肉　食物编号 09-9-001

营养成分	含量	单位	NRV	营养成分	含量	单位	NRV
能量	841	kJ	10%	膳食纤维	—	g	0%
蛋白质	16.5	g	28%	维生素 A	53	μgRE	7%
脂肪	14.2	g	24%	维生素 D	—	μg	0%
饱和脂肪酸	3.3	g	17%	维生素 E	0.99	mg α-TE	7%
胆固醇	99	mg	33%	维生素 K		μg	
碳水化合物	1.7	g	1%	维生素 B_1	0.06	mg	4%

营养成分	含量	单位	NRV	营养成分	含量	单位	NRV
维生素 B_2	0.2	mg	14%	磷	136	mg	19%
维生素 B_6	0	mg	0%	钾	334	mg	17%
维生素 B_{12}	—	μg	0%	钠	63.6	mg	3%
维生素 C			0%	镁	27	mg	9%
烟酸	6.9	mg	49%	铁	3.8	mg	25%
叶酸	0	μgDFE	0%	锌	0.82	mg	5%
泛酸		mg		碘	0	μg	0%
生物素		μg		硒	11.08	μg	22%
胆碱		mg		铜	0.24	mg	16%
钙	30	mg	4%	锰	0.05	mg	2%

【性味归经】

鸽肉性平，味咸；入肝、肾经。

【烹调应用】

鸽肉鲜嫩味美，可炖、烤、炸，可做粥、做小吃等。

【饮食宜忌】

鸽肉适宜身体虚羸、贫血头晕、腰膝酸软、妇人血虚闭经者食用；适宜心血管疾病和糖尿病患者食用；适宜男性不育、女性习惯性流产和孕妇胎漏者食用；适宜神经衰弱、记忆力减退者食用。

第八节　奶、蛋及其制品类

一、牛奶（鲜）

【营养特点】

牛奶是由蛋白质、乳糖、脂肪、矿物质、维生素、水等组成的复合乳胶体。由于牛奶中含磷脂，从而具有较好的乳化性，可促进面团中水和油的相溶。牛奶还可改善面团的胶体性质，提高筋力及发泡性能，使制品松软可口，并具香甜风味。

乳是养育新生命最好的天然食物。西方人称牛奶是"人类的保姆"。除膳食纤维外，牛奶还含有人体所需要的全部营养物质。牛奶中存在有挥发性脂肪酸及其他挥发性物质，使其具有特殊的奶香味。牛奶中蛋白质含量约为3%，消化吸收率高，必需氨基酸含量及构成比例复合与鸡蛋类似，属于优质蛋白质。牛奶中的碳水化合物是乳糖，它的营养功能是提供热能和促进钙、镁、铁、锌等的吸收，对于婴儿智力发育非常重要。人体中钙的吸收程度与乳糖数量成正比，所以，牛奶喝得越多，身体对钙的吸收就越多。此外，乳糖还能促进人体肠道内乳酸菌的生长，抑制肠内异常发酵造成的中毒，保证肠道健康。乳糖优于其他碳水化合物。牛奶中的矿物质种类非常丰富，除了我们所熟知的钙以外，磷、铁、锌、铜、锰、钼的含量都很多。最难得的是，牛奶是人体钙的最佳来源，而且钙磷比例非常适宜，利于钙的吸收。牛奶对于补充维生素的作用也很大。牛奶中含所有已知的维生素种类，尤其是维生素 A 和维生素 B_2 含量较高，能弥补人们在膳食中的缺乏。

每 100g 牛奶的营养素含量及 NRV 值见表 1-154。

表 1-154　每 100g 牛奶的营养素含量及 NRV 值

食物名称：牛奶　食物编号 10-1-101

营养成分	含量	单位	NRV	营养成分	含量	单位	NRV
能量	226	kJ	3%	维生素 D	—	μg	0%
蛋白质	3	g	5%	维生素 E	0.21	mg α-TE	2%
脂肪	3.2	g	5%	维生素 K		μg	
饱和脂肪酸	1.6	g	8%	维生素 B_1	0.03	mg	2%
胆固醇	15	mg	5%	维生素 B_2	0.14	mg	10%
碳水化合物	3.4	g	1%	维生素 B_6	0	mg	0%
膳食纤维	—	g	0%	维生素 B_{12}	—	μg	0%
维生素 A	24	μgRE	3%	维生素 C	1	mg	1%

营养成分	含量	单位	NRV	营养成分	含量	单位	NRV
烟酸	0.1	mg	1%	钠	37.2	mg	2%
叶酸	0	μgDFE	0%	镁	11	mg	4%
泛酸		mg		铁	0.3	mg	2%
生物素		μg		锌	0.42	mg	3%
胆碱		mg		碘	0	μg	0%
钙	104	mg	13%	硒	1.94	μg	4%
磷	73	mg	10%	铜	0.02	mg	1%
钾	109	mg	5%	锰	0.03	mg	1%

【性味归经】

牛奶性平，味甘；入心、肺、胃经。

【烹调应用】

根据牛奶中的酪蛋白遇酸易凝固的特性，牛奶可用于制作风味小吃，如奶酪、奶豆腐等。还可在鲜奶中加入琼脂、蛋清，加热后使之冷却凝固成块，经改型后再上浆或挂糊，制作炒鲜奶、炸鲜奶等特色甜菜。

【饮食宜忌】

牛奶适宜体质虚弱、气血不足、营养不良以及病后体虚之人食用；适合糖尿病、癌症、心血管疾病患者食用。

【注意事项】

牛奶不应加热太久。

二、羊奶（鲜）

【营养特点】

羊奶含蛋白质、脂肪、碳水化合物、维生素 A、B 族维生素、钙、钾、铁等营养成分。和牛奶相比，羊奶更容易消化，婴儿对羊奶的消化率可达 94% 以上。

每 100g 鲜羊奶的营养素含量及 NRV 值见表 1-155。

表 1-155　每 100g 鲜羊奶的营养素含量及 NRV 值

食物名称：鲜羊奶　食物编号 10-1-201

营养成分	含量	单位	NRV	营养成分	含量	单位	NRV
能量	247	kJ	3%	烟酸	2.1	mg	15%
蛋白质	1.5	g	3%	叶酸	0	μgDFE	0%
脂肪	3.5	g	6%	泛酸		mg	
饱和脂肪酸	2.2	g	11%	生物素		μg	
胆固醇	31	mg	10%	胆碱		mg	
碳水化合物	5.4	g	2%	钙	82	mg	10%
膳食纤维	—	g	0%	磷	98	mg	14%
维生素 A	84	μgRE	11%	钾	135	mg	7%
维生素 D	—	μg	0%	钠	20.6	mg	1%
维生素 E	0.19	mg α-TE	1%	镁	—	mg	0%
维生素 K		μg		铁	0.5	mg	3%
维生素 B_1	0.04	mg	3%	锌	0.29	mg	2%
维生素 B_2	0.12	mg	9%	碘	0	μg	0%
维生素 B_6	0	mg	0%	硒	1.75	μg	4%
维生素 B_{12}		μg		铜	0.04	μg	3%
维生素 C	—	mg	0%	锰		mg	0%

【性味归经】

羊奶性平，味甘；入心、肺、胃经。

【饮食宜忌】

羊奶适宜营养不良、虚劳羸弱、消渴（糖尿病）反胃、肺结核、咳嗽咯血、患有慢性肾炎者食用。羊奶是肾病患者理想的食品之一，也是体虚者的天然补品。急性肾炎和肾功能衰竭患者不适于喝羊奶，以免加重肾脏负担。慢性肠炎患者不宜喝羊奶；为避免胀气，影响伤口愈合，腹部手术患者一两天内不能喝羊奶。

【注意事项】

羊奶不宜多喝，易上火。

三、酸奶

【营养特点】

酸奶是牛奶经过发酵制成的产物，能调节机体内微生物的平衡。和新鲜牛奶相比，酸奶不但具有新鲜牛奶的全部招牌营养素，而且酸奶能使蛋白质结成细微的乳块，乳酸和钙结合生成乳酸钙，更容易被消化吸收。酸奶也可作为美容食品食用，妇女长期适量饮用酸牛奶，可使皮肤滋润、细腻、有光泽。

每100g酸奶的营养素含量及 NRV 值见表 1-156。

表 1-156　每 100g 酸奶的营养素含量及 NRV 值

食物名称：酸奶　食物编号 10-3-001

营养成分	含量	单位	NRV	营养成分	含量	单位	NRV
能量	301	kJ	4%	烟酸	0.2	mg	1%
蛋白质	2.5	g	4%	叶酸	0	μgDFE	0%
脂肪	2.7	g	5%	泛酸		mg	
饱和脂肪酸	1.5	g	8%	生物素		μg	
胆固醇	15	mg	5%	胆碱		mg	
碳水化合物	9.3	g	3%	钙	118	mg	15%
膳食纤维	—	g	0%	磷	85	mg	12%
维生素 A	26	μgRE	3%	钾	150	mg	8%
维生素 D	—	μg	0%	钠	39.8	mg	2%
维生素 E	0.12	mg α-TE	1%	镁	12	mg	4%
维生素 K		μg		铁	0.4	mg	3%
维生素 B$_1$	0.03	mg	2%	锌	0.53	mg	4%
维生素 B$_2$	0.15	mg	11%	碘	0.9	μg	0.6%
维生素 B$_6$		mg	0%	硒	1.71	μg	3%
维生素 B$_{12}$	—	μg	0%	铜	0.03	mg	2%
维生素 C	1	mg	1%	锰	0.02	mg	1%

【性味归经】

酸奶性平，味酸、甘；入心、肺、胃经。

【饮食宜忌】

酸奶适宜身体虚弱、气血不足、营养不良、肠燥便秘者食用；适宜高胆固醇血症、动脉硬化、冠心病、脂肪肝患者食用；适宜癌症患者，尤其是消化道癌症患者食用；适宜皮肤干燥者食用。胃酸过多者，则不宜多喝酸奶；胃肠道手术后的患者、腹泻或其他肠道疾病患者不适合喝酸奶。

【注意事项】

酸奶不宜与黄豆同食。

四、奶酪

【营养特点】

奶酪是牛奶经浓缩、发酵而成的奶制品。它基本上排除了牛奶中大量的水分，保留了其中营养价值极高的精华部分，被誉为乳品中的"黄金"。对于孕妇、中老年人及成长发育旺盛的青少年儿童来说，奶酪是最好的补钙食品之一。

每 100g 奶酪的营养素含量及 NRV 值见表 1-157。

表 1-157　每 100g 奶酪的营养素含量及 NRV 值

食物名称：奶酪　食物编号 10-4-001

营养成分	含量	单位	NRV	营养成分	含量	单位	NRV
能量	1372	kJ	16%	维生素 D	—	μg	0%
蛋白质	25.7	g	43%	维生素 E	0.6	mg α-TE	4%
脂肪	23.5	g	39%	维生素 K		μg	
饱和脂肪酸	12.9	g	65%	维生素 B_1	0.06	mg	4%
胆固醇	11	mg	4%	维生素 B_2	0.91	mg	65%
碳水化合物	3.5	g	1%	维生素 B_6	0	mg	0%
膳食纤维	—	g	0%	维生素 B_{12}		μg	0%
维生素 A	152	μgRE	19%	维生素 C	—	mg	

营养成分	含量	单位	NRV	营养成分	含量	单位	NRV
烟酸	0.6	mg	4%	钠	584.6	mg	29%
叶酸	0	μgDFE	0%	镁	57	mg	19%
泛酸		mg		铁	2.4	mg	16%
生物素		μg		锌	6.97	mg	46%
胆碱		mg		碘	0	μg	0%
钙	799	mg	99%	硒	1.5	μg	3%
磷	326	mg	47%	铜	0.13	mg	9%
钾	75	mg	4%	锰	0.16	mg	5%

【性味归经】

奶酪性平，味酸、甘；入心、肺、胃经。

【饮食宜忌】

奶酪具有补肺、润肠、养阴、止渴的功效，适用于虚热烦渴、肠燥便艰、肌肤枯涩、瘾疹瘙痒等症。

【注意事项】

吃奶酪前后 1h 左右不要吃水果；服用单胺氧化酶抑制剂的人应避免吃奶酪。

五、鸡蛋

【营养特点】

鸡蛋俗称鸡子、白果，是人们最常食用的蛋品。鸡蛋所含的营养成分全面且丰富，被称为"人类理想的营养库"，营养学家则称它为"完全蛋白质模式"。鸡蛋与人体蛋白的组成极为近似，人体对鸡蛋蛋白质的吸收率可高达 98%。每 100g 鸡蛋含脂肪 8.8g，且主要集中在蛋黄里，极易被人体消化吸收。蛋黄中还含有丰富的卵磷脂、固醇类以及钙、磷、铁、维生素 A、维生素 D、B 族维生素。

每 100g 鸡蛋的营养素含量及 NRV 值见表 1-158。

表 1-158　每 100g 鸡蛋的营养素含量及 NRV 值

食物名称：鸡蛋　食物编号 11-1-101

营养成分	含量	单位	NRV	营养成分	含量	单位	NRV
能量	602	kJ	7%	烟酸	0	mg	0%
蛋白质	13.3	g	22%	叶酸	0.2	μgDFE	0.1%
脂肪	8.8	g	15%	泛酸		mg	
饱和脂肪酸		g		生物素		μg	
胆固醇	585	mg	195%	胆碱		mg	
碳水化合物	2.8	g	1%	钙	56	mg	7%
膳食纤维	—	g	0%	磷	130	mg	19%
维生素 A	234	μgRE	29%	钾	154	mg	8%
维生素 D	1.8	μg	360%	钠	131.5	mg	7%
维生素 E	1.84	mg α-TE	13%	镁	10	mg	3%
维生素 K		μg		铁	2	mg	13%
维生素 B_1	0.11	mg	8%	锌	1.1	mg	7%
维生素 B_2	0.27	mg	19%	碘	27.2	μg	18%
维生素 B_6	0	mg	0%	硒	14.34	μg	29%
维生素 B_{12}	—	μg	0%	铜	0.15	mg	10%
维生素 C	—	mg	0%	锰	0.04	mg	1%

【性味归经】

鸡蛋性平，味甘、无毒；入心、肺、脾、胃、肾经。

【烹调应用】

烹调鸡蛋应以煮、卧、蒸为好，因为煎、炒、炸虽然好吃，但较难以消化。

【饮食宜忌】

鸡蛋适宜体质虚弱、营养不良、气血不足者食用；适用于产后、病后调养。蛋黄中含有丰富的卵磷脂，适宜婴幼儿、儿童、青少年食用。患高热、腹泻、肝炎、肾炎、胆囊炎及胆结石的人应忌食或少食鸡蛋为好；10个月以内的婴幼儿不宜吃鸡蛋清。哮喘患者、高胆固醇患者忌吃（或少吃）鸡蛋黄；胃功能不全的儿童及皮肤生疮化脓的儿童也不宜多吃。

【注意事项】

鸡蛋不宜生吃，生鸡蛋中的抗生物素蛋白会抑制维生素 H 的吸收。

六、鸭蛋

【营养特点】

鸭蛋中的蛋白质含量和鸡蛋相当，而矿物质总量远胜鸡蛋，尤其铁、钙含量丰富，能预防贫血，促进骨骼发育。

每100g鸭蛋的营养素含量及 NRV 值见表 1-159。

表 1-159　每 100g 鸭蛋的营养素含量及 NRV 值

食物名称：鸭蛋　食物编号 11-2-101

营养成分	含量	单位	NRV	营养成分	含量	单位	NRV
能量	753	kJ	9%	烟酸	0.2	mg	1%
蛋白质	12.6	g	21%	叶酸	0	μgDFE	0%
脂肪	13	g	22%	泛酸		mg	
饱和脂肪酸	3.8	g	19%	生物素		μg	
胆固醇	565	mg	188%	胆碱		mg	
碳水化合物		g		钙	62	mg	8%
膳食纤维	—	g	0%	磷	226	mg	32%
维生素 A	261	μgRE	33%	钾	135	mg	7%
维生素 D		μg	0%	钠	16	mg	1%
维生素 E	4.98	mg α-TE	36%	镁	13	mg	4%
维生素 K		μg		铁	2.9	mg	19%
维生素 B$_1$	0.17	mg	12%	锌	1.67	mg	11%
维生素 B$_2$	0.35	mg	25%	碘	5	μg	3%
维生素 B$_6$	0	mg	0%	硒	15.68	μg	31%
维生素 B$_{12}$		μg	0%	铜	0.11	mg	7%
维生素 C	—	mg	0%	锰	0.04	mg	1%

【性味归经】

鸭蛋性凉，味甘；入胃、肠经。

【烹调应用】

鸭蛋可单独，也可与其他原料配合使用。鸭蛋适宜蒸、煮、炖、炒等多种烹调方法。

【饮食宜忌】

鸭蛋适宜肺热咳嗽、咽喉痛，泻痢者食用。凡脾阳不足、寒湿下痢，以及食后气滞痞闷者忌食；生病期间暂不宜食用；癌症、高血压病、高脂血症、动脉硬化及脂肪肝患者忌食。

【注意事项】

儿童不宜过多食用鸭蛋；中老年人食用鸭蛋容易加重和加速心血管系统的硬化和衰老。

七、咸鸭蛋

【营养特点】

咸鸭蛋是指以新鲜鸭蛋为主要原料经过腌制而成的再制蛋，富含脂肪、蛋白质及钙、磷、铁、各种微量元素、维生素等。蛋壳呈青色，外观圆润光滑，又叫"青蛋"。咸鸭蛋风味特殊，食用方便，是佐餐佳品，色、香、味均十分诱人。咸鸭蛋以江苏高邮所产最为著名，个头大且具有鲜、细、嫩、松、沙、油六大特点。用双黄蛋加工而成的咸鸭蛋，色彩艳丽，风味别具一格。

每100g咸鸭蛋的营养素含量及NRV值见表1-160。

表1-160　每100g咸鸭蛋的营养素含量及NRV值

食物名称：咸鸭蛋　食物编号11-2-202

营养成分	含量	单位	NRV	营养成分	含量	单位	NRV
能量	795	kJ	9%	饱和脂肪酸	3.7	g	19%
蛋白质	12.7	g	21%	胆固醇	647	mg	216%
脂肪	12.7	g	21%	碳水化合物	6.3	g	2%

营养成分	含量	单位	NRV	营养成分	含量	单位	NRV
膳食纤维	—	g	0%	生物素		μg	
维生素 A	134	μgRE	17%	胆碱		mg	
维生素 D	—	μg	0%	钙	118	mg	16%
维生素 E	6.25	mg α-TE	45%	磷	231	mg	33%
维生素 K		μg		钾	184	mg	9%
维生素 B$_1$	0.16	mg	11%	钠	2706.1	mg	135%
维生素 B$_2$	0.33	mg	24%	镁	30	mg	10%
维生素 B$_6$	0	mg	0%	铁	3.6	mg	24%
维生素 B$_{12}$	—	μg	0%	锌	1.74	mg	12%
维生素 C		mg	0%	碘	0	μg	0%
烟酸	0.1	mg	1%	硒	24.04	μg	48%
叶酸	0	μgDFE	0%	铜	0.14	mg	9%
泛酸		mg		锰	0.1	mg	3%

【性味归经】

咸鸭蛋性凉，味甘；入心、肺、脾经。

【饮食宜忌】

咸鸭蛋适宜病后体虚、燥热咳嗽、咽干痛、泄泻、痢疾等病症患者食用。孕妇，脾阳不足、寒湿下痢者不宜食用；高血压、糖尿病、心血管病、肝肾疾病患者应少食。

【注意事项】

咸鸭蛋含盐量高，胆固醇含量高，不宜多食。

八、鹅蛋

【营养特点】

鹅蛋蛋白质含量低于鸡蛋；脂肪含量高于其他蛋类，鹅蛋中还含有多种维生素及矿物质，但质地较粗糙，草腥味较重，食味不及鸡蛋、鸭蛋。

每 100g 鹅蛋的营养素含量及 NRV 值见表 1-161。

表 1-161　每 100g 鹅蛋的营养素含量及 NRV 值

食物名称：鹅蛋　食物编号 11-3-101

营养成分	含量	单位	NRV	营养成分	含量	单位	NRV
能量	820	kJ	10%	烟酸	0.4	mg	3%
蛋白质	11.1	g	19%	叶酸	0	μgDFE	0%
脂肪	15.6	g	26%	泛酸		mg	
饱和脂肪酸	4.5	g	23%	生物素		μg	
胆固醇	704	mg	235%	胆碱		mg	
碳水化合物	2.8	g	1%	钙	34	mg	4%
膳食纤维	—	g	0%	磷	130	mg	19%
维生素 A	192	μgRE	24%	钾	74	mg	4%
维生素 D		μg		钠	90.6	mg	5%
维生素 E	4.5	mg α-TE	32%	镁	12	mg	4%
维生素 K		μg		铁	4.1	mg	27%
维生素 B$_1$	0.08	mg	6%	锌	1.43	mg	10%
维生素 B$_2$	0.3	mg	21%	碘	0	μg	0%
维生素 B$_6$	0	mg	0%	硒	27.24	μg	54%
维生素 B$_{12}$	—	μg	0%	铜	0.09	mg	6%
维生素 C	—	mg	0%	锰	0.04	mg	1%

【性味归经】

鹅蛋性温，味甘；入脾、胃经。

【烹调应用】

新鲜鹅蛋可采用煮、蒸、煎、炒等烹调方法。

【饮食宜忌】

鹅蛋适宜体质虚弱、营养不良、气血两虚者食用，是老年人、儿童、体虚者、贫血者的理想营养食品。鹅蛋不适合内脏损伤患者食用；不适宜顽固性疾病患者食用。

【注意事项】

鹅蛋不宜与寒性食物搭配食用。

九、鹌鹑蛋

【营养特点】

鹌鹑蛋又名鹑鸟蛋、鹌鹑卵。鹌鹑蛋被认为是"动物中的人参"。鹌鹑蛋在营养上有独特之处，故有"卵中佳品"之称。鹌鹑蛋中氨基酸种类齐全，含量丰富，还有高质量的多种磷脂等人体必需成分，铁、维生素 B_2、维生素 A 的含量均比同量鸡蛋高。

每100g鹌鹑蛋的营养素含量及 NRV 值见表 1-162。

表 1-162　每100g鹌鹑蛋的营养素含量及 NRV 值

食物名称：鹌鹑蛋　食物编号 11-4-101

营养成分	含量	单位	NRV	营养成分	含量	单位	NRV
能量	669	kJ	8%	烟酸	0.1	mg	1%
蛋白质	12.8	g	21%	叶酸	0	μgDFE	0%
脂肪	11.1	g	19%	泛酸		mg	
饱和脂肪酸	4.1	g	21%	生物素		μg	
胆固醇	515	mg	172%	胆碱		mg	
碳水化合物	2.1	g	1%	钙	47	mg	6%
膳食纤维	—	g	0%	磷	180	mg	26%
维生素 A	337	μgRE	42%	钾	138	mg	7%
维生素 D	2.5	μg	50%	钠	106	mg	5%
维生素 E	3.08	mg α-TE	22%	镁	11	mg	4%
维生素 K		μg		铁	3.2	mg	21%
维生素 B_1	0.11	mg	8%	锌	1.61	mg	11%
维生素 B_2	0.49	mg	35%	碘	37.6	μg	25%
维生素 B_6	0	mg	0%	硒	25.48	μg	51%
维生素 B_{12}	—	μg		铜	0.09	mg	6%
维生素 C	—	mg	0%	锰	0.04	mg	1%

【性味归经】

鹌鹑蛋性平，味甘；入肺、胃经。

【烹调应用】

通常将鹌鹑蛋煮至全熟或半熟后去壳，用于制作沙拉，也可以腌渍、水煮或做胶冻食物。

【饮食宜忌】

鹌鹑蛋对贫血、营养不良、神经衰弱、月经不调、高血压、支气管炎、血管硬化等患者具有调补作用；适宜婴幼儿、孕产妇、老人、患者及身体虚弱的人食用。脑血管病患者不宜多食鹌鹑蛋。

第九节　鱼虾蟹贝类

一、青鱼

【营养特点】

青鱼又称为黑鲩、乌鲭、青鲩、螺蛳青等，鱼纲鲤科动物，为我国四大淡水养殖鱼类之一，以9～10月份所产最佳。青鱼身体呈亚圆筒形，青黑色，鳍为灰黑色，头宽而扁平，无须，背鳍无硬刺。青鱼中除含有丰富的蛋白质、脂肪外，还含丰富的硒、钙、磷、锌、铁、维生素 B_1、维生素 B_2。

每100g青鱼的营养素含量及 NRV 值见表 1-163。

表 1-163　每 100g 青鱼的营养素含量及 NRV 值

食物名称：青鱼　食物编号 12-1-115

营养成分	含量	单位	NRV	营养成分	含量	单位	NRV
能量	494	kJ	6%	碳水化合物	0	g	0%
蛋白质	20.1	g	34%	膳食纤维	—	g	0%
脂肪	4.2	g	7%	维生素 A	42	μgRE	5%
饱和脂肪酸	1.5	g	8%	维生素 D	4	μg	80%
胆固醇	108	mg	36%	维生素 E	0.81	mg α-TE	6%

营养成分	含量	单位	NRV	营养成分	含量	单位	NRV
维生素 K		μg		钙	31	mg	4%
维生素 B$_1$	0.03	mg	2%	磷	184	mg	26%
维生素 B$_2$	0.07	mg	5%	钾	325	mg	16%
维生素 B$_6$	0	mg	0%	钠	47.4	mg	2%
维生素 B$_{12}$	—	μg	0%	镁	32	mg	11%
维生素 C	—	mg	0%	铁	0.9	mg	6%
烟酸	2.9	mg	21%	锌	0.96	mg	6%
叶酸	0	μgDFE	0%	碘	0	μg	0%
泛酸		mg		硒	37.69	μg	75%
生物素		μg		铜	0.06	mg	4%
胆碱		mg		锰	0.04	mg	1%

【性味归经】

青鱼性平，味甘；入肝、胃、脾经。

【烹调应用】

青鱼肉厚而多脂，刺少味鲜美，适宜于多种烹调方法及味型，可红烧、干烧、清炖、糖醋，可切段或制鱼片、鱼茸、鱼条等。代表菜式如菊花青鱼、红烧青鱼等。

【饮食宜忌】

青鱼适宜各类水肿、脚气、肝炎、肾炎、高脂血症、高胆固醇血症、动脉硬化患者食用；适宜脾胃虚弱、气血不足、营养不良者食用。脾胃蕴热者不宜食用青鱼，瘙痒性皮肤病、荨麻疹、癣病患者应忌食青鱼。脾胃虚弱、消化不良、血热患者尤应忌食青鱼。

【注意事项】

李子酸温多汁，助湿生热，因此食青鱼后，不宜多食李子。

二、草鱼

【营养特点】

草鱼又称鲩鱼、鳠鱼、草棍子、混子、草鲩、草包鱼、草根鱼、草青、白鲩等。草鱼富含蛋白质、脂肪、矿物质、钙、磷、铁、维生素 B_1、维生素 B_2、烟酸等，其营养价值与青鱼相近。

每 100g 草鱼的营养素含量及 NRV 值见表 1-164。

表 1-164　每 100g 草鱼的营养素含量及 NRV 值

食物名称：草鱼　食物编号 12-1-131

营养成分	含量	单位	NRV	营养成分	含量	单位	NRV
能量	403	kJ	5%	烟酸	2.48	mg	18%
蛋白质	17.7	g	30%	叶酸	15.5	μgDFE	5%
脂肪	2.6	g	4%	泛酸	—	mg	0%
饱和脂肪酸	0.7	g	4%	生物素	0.6	μg	2%
胆固醇	47	mg	16%	胆碱	16.6	mg	4%
碳水化合物	0.5	g	0.2%	钙	17	mg	2%
膳食纤维	—	g	0%	磷	152	mg	22%
维生素 A	Tr	μgRE	0%	钾	325	mg	16%
维生素 D	—	μg	0%	钠	36	mg	2%
维生素 E	Tr	mg α-TE	0%	镁	26	mg	9%
维生素 K	—	μg	0%	铁	1.3	mg	9%
维生素 B_1	Tr	mg	0%	锌	0.38	mg	3%
维生素 B_2	0.04	mg	3%	碘		μg	
维生素 B_6	0.1	mg	7%	硒	11.67	μg	23%
维生素 B_{12}	—	μg	0%	铜	0.01	mg	1%
维生素 C	Tr	mg	0%	锰	0.01	mg	0.3%

【性味归经】

草鱼性温,味甘;入脾、胃经。

【烹调应用】

草鱼肉厚色白,质地细嫩,富有弹性,少刺味鲜美,适宜于多种加工方法,可整用或加工成片、块、条、蓉等。代表菜式如清蒸鲩鱼、蒜香草鱼、酸菜鱼等。

【饮食宜忌】

一般人群均可食用草鱼,尤其适宜虚劳、风虚头痛、肝阳上亢所致高血压、头痛、久疟、心血管疾病患者;也适宜糖尿病、高脂血症、肥胖症患者食用。脾胃虚寒者忌食草鱼。

三、鲢鱼

【营养特点】

鲢鱼又称白鲢、胖子、连子鱼、扁鱼、苏鱼、白脚鲢等。鲢鱼富含蛋白质及氨基酸,还含有脂肪、钙、磷、铁、维生素 B_1、维生素 B_2、烟酸等营养成分,均可为机体所利用,其营养价值与青鱼相近。

每 100g 鲢鱼的营养素含量及 NRV 值见表 1-165。

表 1-165　每 100g 鲢鱼的营养素含量及 NRV 值

食物名称:鲢鱼　食物编号 12-1-132

营养成分	含量	单位	NRV	营养成分	含量	单位	NRV
能量	352	kJ	4%	维生素 E	0.3	mg α-TE	2%
蛋白质	16.3	g	27%	维生素 K	—	μg	0%
脂肪	2.1	g	4%	维生素 B_1	0.01	mg	1%
饱和脂肪酸	0.8	g	4%	维生素 B_2	0.05	mg	4%
胆固醇	38	mg	13%	维生素 B_6	0.1	mg	7%
碳水化合物	0	g	0%	维生素 B_{12}	—	μg	0%
膳食纤维	—	g	0%	维生素 C	Tr	mg	0%
维生素 A	Tr	μgRE	0%	烟酸	3.08	mg	22%
维生素 D	—	μg	0%	叶酸	27.4	μgDFE	7%

营养成分	含量	单位	NRV	营养成分	含量	单位	NRV
泛酸	—	mg	0%	镁	23	mg	8%
生物素	3	μg	10%	铁	1.5	mg	10%
胆碱	16	mg	4%	锌	0.67	mg	4%
钙	53	mg	7%	碘	—	μg	0%
磷	184	mg	26%	硒	14.43	μg	29%
钾	277	mg	14%	铜	0.04	mg	3%
钠	57.5	mg	3%	锰	0.01	mg	0.3%

【性味归经】

鲢鱼性温，味甘；入脾、肺经。

【烹调应用】

鲢鱼肉薄，质细嫩，味鲜美，体较大者肉质更佳，但小刺较多。鲢鱼适于用烧、炖、清蒸、油浸等烹调方法，尤以清蒸、油浸最能体现出鲢鱼清淡、鲜香的特点。

【饮食宜忌】

鲢鱼适宜脾胃虚寒、营养不良者食用；也适宜产后缺奶、妊娠浮肿和营养不良性水肿者食用。脾胃蕴热者不宜食用；瘙痒性皮肤病、荨麻疹、癣病患者应忌食。

【注意事项】

清洗鲢鱼的时候，要将鱼肝清除掉，因为其中含有毒物质。

四、鲈鱼

【营养特点】

鲈鱼又称鲈花、鲈板、鲈子鱼、寨花、四鳃鱼、鲁鱼、花鲮等。鲈鱼富含蛋白质、维生素 A、B 族维生素、钙、镁、锌、硒等营养元素；具有补肝肾、益脾胃、化痰止咳之效，对肝肾不足的人有很好的补益作用。鲈鱼还可治胎动不安、产后少乳等症，对准妈妈和产后妇女来说，鲈鱼是一种既补身，又不会造成营养过剩而导致肥胖的营养食物，是健身补血、健脾益气和益体安康的佳品。鲈鱼血中还有较多的铜元素，铜能维持神经系统的正常功能并参与数种物质代谢的关键酶的功能发挥，铜元素缺乏的人可食用鲈鱼来进行补充。

每100g鲈鱼的营养素含量及NRV值见表1-166。

表1-166　每100g鲈鱼的营养素含量及NRV值

食物名称：鲈鱼　食物编号12-1-126

营养成分	含量	单位	NRV	营养成分	含量	单位	NRV
能量	439	kJ	5%	烟酸	3.1	mg	22%
蛋白质	18.6	g	31%	叶酸	0	μgDFE	0%
脂肪	3.4	g	6%	泛酸		mg	
饱和脂肪酸	0.8	g	4%	生物素		μg	
胆固醇	86	mg	29%	胆碱		mg	
碳水化合物	0	g	0%	钙	138	mg	17%
膳食纤维	—	g	0%	磷	242	mg	35%
维生素A	19	μgRE	2%	钾	205	mg	10%
维生素D		μg	0%	钠	144.1	mg	7%
维生素E	0.75	mg α-TE	5%	镁	37	mg	12%
维生素K		μg		铁	2	mg	13%
维生素B$_1$	0.03	mg	2%	锌	2.83	mg	19%
维生素B$_2$	0.17	mg	12%	碘	0	μg	0%
维生素B$_6$	0	mg	0%	硒	33.06	μg	66%
维生素B$_{12}$		μg	0%	铜	0.05	mg	3%
维生素C	—	mg	0%	锰	0.04	mg	1%

【性味归经】

鲈鱼性平，味甘；入脾、肝、肾经。

【烹调应用】

鲈鱼肉质白嫩、清香，没有腥味，肉为蒜瓣形，最宜清蒸、红烧或炖汤。

鲈鱼适宜脾胃虚弱、营养不良、贫血头晕，妇女妊娠水肿、胎动不安者食用。患有皮肤病疮肿者忌食，哮喘患者忌食。

【注意事项】

鲈鱼不可与牛羊油、奶酪和中药荆芥同时食用。

五、鲫鱼

【营养特点】

鲫鱼又被称为鲫瓜子、刀子鱼等。鲫鱼的含肉量可达67％，赖氨酸和苏氨酸含量较高，营养价值较高。鱼油中含有大量维生素 A 等。这些物质均可影响心血管功能，降低血液黏稠度，促进血液循环。近年来临床实验证明，鲫鱼对慢性肾小球肾炎性水肿和营养不良性水肿等病症有较好的调补和治疗作用。

每100g 鲫鱼的营养素含量及 NRV 值见表 1-167。

表 1-167　每 100g 鲫鱼的营养素含量及 NRV 值

食物名称：鲫鱼　食物编号 12-1-123

营养成分	含量	单位	NRV	营养成分	含量	单位	NRV
能量	452	kJ	5％	维生素 B_2	0.09	mg	6％
蛋白质	17.1	g	29％	维生素 B_6	0.1	mg	7％
脂肪	2.7	g	5％	维生素 B_{12}	—	μg	0％
饱和脂肪酸	0.5	g	3％	维生素 C	—	mg	0％
胆固醇	130	mg	43％	烟酸	2.5	mg	18％
碳水化合物	3.8	g	1％	叶酸	Tr	μgDFE	0％
膳食纤维	—	g	0％	泛酸		mg	
维生素 A	17	μgRE	2％	生物素		μg	
维生素 D	4	μg	80％	胆碱		mg	
维生素 E	0.68	mg α-TE	5％	钙	79	mg	10％
维生素 K		μg		磷	193	mg	28％
维生素 B_1	0.04	mg	3％	钾	290	mg	15％

营养成分	含量	单位	NRV	营养成分	含量	单位	NRV
钠	41.2	mg	2%	碘	—	μg	0%
镁	41	mg	14%	硒	14.31	μg	29%
铁	1.3	mg	9%	铜	0.08	mg	5%
锌	1.94	mg	13%	锰	0.06	mg	2%

【性味归经】

鲫鱼性平，味甘；入肝、胃、大肠经。

【烹调应用】

鲫鱼肉质细嫩，味鲜美，但刺较多，适宜采用煮、烧、炸、熏、蒸等多种烹制方法，一般整尾入烹。代表菜式如豆腐鲫鱼、葱酥鲫鱼、清蒸鲫鱼等。

【饮食宜忌】

鲫鱼适宜慢性肾炎水肿、肝硬化腹水、营养不良性浮肿者食用；适宜孕妇产后乳汁缺少者食用；适宜脾胃虚弱、饮食不香者食用；小儿麻疹初期，或麻疹透发不快者适食；也适宜痔出血、慢性久痢者食用。感冒发热期间不宜多吃鲫鱼。阳盛体质和素有内热者不宜多食鲫鱼；易生疮疡、有肝昏迷倾向及尿毒症者忌服鲫鱼。

【注意事项】

鲫鱼多食易生热，热则生风，变生诸病。

六、鲤鱼

【营养特点】

鲤鱼又称为龙门鱼、鲤拐子、赤鲤、黄鲤、白鲤、赖鲤等。鲤鱼中的蛋白质不但含量高，而且质量也佳，人体消化吸收率可达 96%，并能供给人体必需的氨基酸、矿物质、维生素 A 和维生素 D；鲤鱼的脂肪多为不饱和脂肪酸，能很好地降低胆固醇，可以防治动脉硬化、冠心病。

每 100g 鲤鱼的营养素含量及 NRV 值见表 1-168。

表 1-168　每 100g 鲤鱼的营养素含量及 NRV 值

食物名称：鲤鱼　食物编号 12-1-111

营养成分	含量	单位	NRV	营养成分	含量	单位	NRV
能量	456	kJ	5%	烟酸	2.7	mg	19%
蛋白质	17.6	g	29%	叶酸	0	μgDFE	0%
脂肪	4.1	g	7%	泛酸		mg	
饱和脂肪酸	0.8	g	4%	生物素		μg	
胆固醇	84	mg	28%	胆碱		mg	
碳水化合物	0.5	g	0.2%	钙	50	mg	6%
膳食纤维	—	g	0%	磷	204	mg	29%
维生素 A	25	μgRE	3%	钾	334	mg	17%
维生素 D	9	μg	180%	钠	53.7	mg	3%
维生素 E	1.27	mg α-TE	9%	镁	33	mg	11%
维生素 K		μg		铁	1	mg	7%
维生素 B_1	0.03	mg	2%	锌	2.08	mg	14%
维生素 B_2	0.09	mg	6%	碘	4.7	μg	3%
维生素 B_6	0	mg	0%	硒	15.38	μg	31%
维生素 B_{12}	—	μg	0%	铜	0.06	mg	4%
维生素 C	—	mg	0%	锰	0.05	mg	2%

【性味归经】

鲤鱼性平，味甘；入脾、肾、肺经。

【烹调应用】

鲤鱼肉质坚实而厚，细嫩刺少，味鲜美，适于多种烹调方法及调味，常整尾入烹，也可进行多种刀工处理。代表菜式如干烧鱼、糖醋脆皮鱼等。

【饮食宜忌】

鲤鱼适宜肾炎水肿、黄疸肝炎、肝硬化腹水、心脏性水肿、营养不良性水肿、脚气水肿、咳喘者食用；也适宜妇女妊娠水肿、胎动不安、产后乳汁缺少者食用。患有恶性肿瘤、淋巴结核、红斑狼疮、支气管哮喘、小儿痄腮、血栓闭塞性脉管炎、痈疽疔疮、荨麻疹、皮肤湿疹等疾病者均忌食鲤鱼；同时，鲤鱼是发物，素体阳亢及疮疡者慎食。

七、鳜鱼

【营养特点】

鳜鱼又称锦鳞鱼、鳜豚、桂鱼、鳌花鱼、鯮鱼、鲜花鱼、石桂鱼、花鲫鱼等，其肉味鲜美。鳜鱼含有蛋白质、脂肪、维生素、钙、钾、镁、硒等营养元素，其营养价值胜于鲈鱼、鲤鱼等，故唐代张志和有"桃花流水鳜鱼肥"之赞美诗句。鳜鱼肉质细嫩，极易消化，对儿童、老人及体弱、脾胃消化功能不佳的人来说，吃鳜鱼既能补虚，又不必担心消化困难；吃鳜鱼有治疗"痨虫"的作用，也就是说有利于肺结核患者的康复。

每100g鳜鱼的营养素含量及NRV值见表1-169。

表1-169　每100g鳜鱼的营养素含量及NRV值

食物名称：鳜鱼　食物编号12-1-129

营养成分	含量	单位	NRV	营养成分	含量	单位	NRV
能量	490	kJ	6%	维生素 B$_1$	0.02	mg	1%
蛋白质	19.9	g	33%	维生素 B$_2$	0.07	mg	5%
脂肪	4.2	g	7%	维生素 B$_6$	0	mg	0%
饱和脂肪酸	0.9	g	5%	维生素 B$_{12}$	—	μg	0%
胆固醇	124	mg	41%	维生素 C	—	mg	0%
碳水化合物	0	g	0%	烟酸	5.9	mg	42%
膳食纤维		g	0%	叶酸	0	μgDFE	0%
维生素 A	12	μgRE	2%	泛酸		mg	
维生素 D	—	μg	0%	生物素		μg	
维生素 E	0.87	mg α-TE	6%	胆碱		mg	
维生素 K		μg		钙	63	mg	8%

营养成分	含量	单位	NRV	营养成分	含量	单位	NRV
磷	217	mg	31%	锌	1.07	mg	7%
钾	295	mg	15%	碘	0	μg	0%
钠	68.6	mg	3%	硒	26.5	μg	53%
镁	32	mg	11%	铜	0.1	mg	7%
铁	1	mg	7%	锰	0.03	mg	1%

【性味归经】

鳜鱼性平，味甘；入胃、脾经。

【烹调应用】

鳜鱼红烧、清蒸、炸、炖、熘均可，也是西餐常用鱼之一。

【饮食宜忌】

鳜鱼适宜体质衰弱、虚劳羸瘦、脾胃气虚、饮食不香、营养不良者食用；老幼、妇女、脾胃虚弱者尤为适合。患哮喘、咯血者不宜食用。寒湿者忌食鳜鱼。

八、黄鱼

【营养特点】

黄鱼又名黄花鱼，有大小黄鱼之分。大黄鱼又称大鲜、大黄花、桂花黄鱼。小黄鱼又称小鲜、小黄花、小黄瓜鱼。大黄鱼和小黄鱼的外形很相似，但大黄鱼个头比小黄鱼大，其尾柄的长度为尾柄高度的 3 倍多；臀鳍的第二鳍棘等于或大于眼径，鳞较小、组织紧密，背鳍与侧线间有鳞片 8～9 个；头大、口斜裂、头部眼睛较大。而小黄鱼体背较高，鳞片圆大、尾柄粗短，口宽上翘，眼睛较小。黄鱼含有丰富的蛋白质、微量元素和维生素，对人体有很好的补益作用，对体质虚弱和中老年人来说，食用黄鱼会收到很好的食疗效果。黄鱼含有丰富的微量元素硒，能清除人体代谢产生的自由基，能延缓衰老，并对各种癌症有防治功效。

每 100g 黄鱼的营养素含量及 NRV 值见表 1-170、表 1-171。

表 1-170　每 100g 大黄鱼的营养素含量及 NRV 值

食物名称：大黄鱼　食物编号 12-1-211

营养成分	含量	单位	NRV	营养成分	含量	单位	NRV
能量	406	kJ	5%	烟酸	1.9	mg	14%
蛋白质	17.7	g	30%	叶酸	0	μgDFE	0%
脂肪	2.5	g	4%	泛酸		mg	
饱和脂肪酸	0.7	g	4%	生物素		μg	
胆固醇	86	mg	29%	胆碱		mg	
碳水化合物	0.8	g	0.3%	钙	53	mg	7%
膳食纤维	—	g	0%	磷	174	mg	25%
维生素 A	10	μgRE	1%	钾	260	mg	13%
维生素 D	2	μg	4%	钠	120.3	mg	6%
维生素 E	1.13	mg α-TE	8%	镁	39	mg	13%
维生素 K		μg		铁	0.7	mg	5%
维生素 B$_1$	0.03	mg	2%	锌	0.58	mg	4%
维生素 B$_2$	0.1	mg	7%	碘	0	μg	0%
维生素 B$_6$	0	mg	0%	硒	42.57	μg	85%
维生素 B$_{12}$		μg	0%	铜	0.04	mg	3%
维生素 C	—	mg	0%	锰	0.02	mg	1%

表 1-171　每 100g 小黄鱼的营养素含量及 NRV 值

食物名称：小黄鱼　食物编号 12-1-242

营养成分	含量	单位	NRV	营养成分	含量	单位	NRV
能量	477	kJ	6%	碳水化合物	0	g	0%
蛋白质	17	g	28%	膳食纤维	—	g	0%
脂肪	5.1	g	9%	维生素 A	94	μgRE	12%
饱和脂肪酸	1.5	g	8%	维生素 D	—	μg	0%
胆固醇	76	mg	25%	维生素 E	0.82	mg α-TE	6%

营养成分	含量	单位	NRV	营养成分	含量	单位	NRV
维生素 K	—	μg	0%	钙	191	mg	24%
维生素 B_1	0.03	mg	2%	磷	217	mg	31%
维生素 B_2	0.08	mg	6%	钾	198	mg	10%
维生素 B_6	0.04	mg	3%	钠	164.3	mg	8%
维生素 B_{12}	—	μg	0%	镁	23	mg	8%
维生素 C	Tr	mg	0%	铁	0.7	mg	5%
烟酸	0.72	mg	5%	锌	0.88	mg	6%
叶酸	—	μgDFE	0%	碘	—	μg	0%
泛酸	—	mg	0%	硒	26.71	μg	53%
生物素	1.8	μg	6%	铜	0.04	mg	3%
胆碱	110.8	mg	25%	锰	0.06	mg	2%

【性味归经】

黄鱼性平，味甘；入胃、肾经。

【烹调应用】

黄鱼肉质较松，呈蒜瓣状，细嫩鲜香，刺大。黄鱼适于多种烹调方法，如红烧、清蒸、干烧、糖醋等，整尾烹制或进行刀工处理。

【饮食宜忌】

黄鱼适宜贫血、失眠、头晕、食欲不振及妇女产后体虚者。黄鱼是发物，哮喘患者和过敏体质者应慎食。

九、带鱼

【营养特点】

带鱼又称为裙带鱼、鞭鱼、海刀鱼、牙带鱼、鳞刀鱼等。带鱼富含蛋白质、脂肪，也含较多的钙、磷、铁、碘及维生素 B_1、维生素 B_2、维生素 A 等多种营养成分。带鱼鳞含较多的卵磷脂，故常吃不去鳞的带鱼，对老年人大有益处。此外，带鱼鳞的丰富油脂中还含有多种不饱和脂肪酸。带鱼全身的鳞和银白色油脂层中还含有一种抗癌成分 6-硫代鸟嘌呤，对辅助治疗白血病、胃癌、淋巴肿瘤等有益。由于带鱼肥嫩少刺，易于消化吸收，更是老年人、儿童、孕妇和患者的理想食品。

每 100g 带鱼的营养素含量及 NRV 值见表 1-172。

表 1-172　每 100g 带鱼的营养素含量及 NRV 值

食物名称：带鱼　食物编号 12-1-203

营养成分	含量	单位	NRV	营养成分	含量	单位	NRV
能量	531	kJ	6%	烟酸	2.8	mg	20%
蛋白质	17.7	g	30%	叶酸	0	μgDFE	0%
脂肪	4.9	g	8%	泛酸		mg	
饱和脂肪酸	1.5	g	8%	生物素		μg	
胆固醇	76	mg	25%	胆碱		mg	
碳水化合物	3.1	g	1%	钙	28	mg	4%
膳食纤维	—	g	0%	磷	191	mg	27%
维生素 A	29	μgRE	4%	钾	280	mg	14%
维生素 D	14	μg	28%	钠	150.1	mg	8%
维生素 E	0.82	mg α-TE	6%	镁	43	mg	14%
维生素 K		μg		铁	1.2	mg	8%
维生素 B$_1$	0.02	mg	1%	锌	0.7	mg	5%
维生素 B$_2$	0.06	mg	4%	碘	5.5	μg	4%
维生素 B$_6$	0	mg	0%	硒	36.57	μg	73%
维生素 B$_{12}$	—	μg	0%	铜	0.08	mg	5%
维生素 C		mg	0%	锰	0.17	mg	6%

【性味归经】

带鱼性平，味甘、咸；入脾、胃经。

【烹调应用】

食用带鱼常采用蒸、烧、炸、煎、熏等烹制方法，也可腌制、罐制。代表菜式如红烧带鱼、椒盐带鱼、糖醋带鱼等。

【饮食宜忌】

带鱼适宜久病体虚、血虚头晕、气短乏力、食少羸瘦、营养不良者食用；也适宜皮肤干燥者食用。带鱼属动风发物，凡患有疥疮、湿疹等皮肤病或皮肤过敏者忌食；癌症及红斑狼疮患者忌食；痈疖疔毒和淋巴结核、支气管哮喘者亦忌之。

【注意事项】

服异烟肼时不宜食用带鱼；身体肥胖者不宜多食带鱼。

十、泥鳅

【营养特点】

泥鳅又名黄鳅、鳅鱼，被称为"水中人参"。泥鳅含维生素B_1的量比鲫鱼、黄鱼、虾高。泥鳅肉中有一种抵抗人体血管衰老的重要物质，非常适于年老体衰者食用。泥鳅皮肤中分泌的黏液即所谓的"泥鳅滑液"，有较好的抗菌消炎作用。

每100g泥鳅的营养素含量及 NRV 值见表1-173。

表1-173　每100g泥鳅的营养素含量及 NRV 值

食物名称：泥鳅　食物编号 12-1-114

营养成分	含量	单位	NRV	营养成分	含量	单位	NRV
能量	402	kJ	5%	维生素 E	0.79	mg α-TE	6%
蛋白质	17.9	g	30%	维生素 K		μg	
脂肪	2	g	3%	维生素 B_1	0.1	mg	7%
饱和脂肪酸	0.4	g	2%	维生素 B_2	0.33	mg	24%
胆固醇	136	mg	45%	维生素 B_6	0	mg	0%
碳水化合物	1.7	g	1%	维生素 B_{12}	—	μg	0%
膳食纤维	—	g	0%	维生素 C		mg	
维生素 A	14	μgRE	2%	烟酸	6.2	mg	44%
维生素 D	4	μg	80%	叶酸	0	μgDFE	0%

营养成分	含量	单位	NRV	营养成分	含量	单位	NRV
泛酸		mg		镁	28	mg	9％
生物素		μg		铁	2.9	mg	19％
胆碱		mg		锌	2.76	mg	18％
钙	299	mg	37％	碘	0	μg	0％
磷	302	mg	43％	硒	35.3	μg	71％
钾	282	mg	14％	铜	0.09	mg	6％
钠	74.8	mg	4％	锰	0.47	mg	16％

【性味归经】

泥鳅性平，味甘；入脾、肺经。

【烹调应用】

泥鳅肉质细嫩，刺少，味鲜美，主要适于烧、炸及氽汤的烹制方法，代表菜式如酥炸泥鳅、软烧泥鳅、泥鳅钻豆腐等。

【饮食宜忌】

泥鳅适宜身体虚弱、脾胃虚寒、营养不良、小儿体虚盗汗者食用；同时适宜老年人、心血管疾病患者、癌症患者放疗化疗后、急慢性肝炎及黄疸患者食用，尤其是急性黄疸型肝炎患者更适宜食用泥鳅，可促进黄疸和转氨酶下降。同时，泥鳅还适宜阳痿、痔疮、皮肤疥癣瘙痒者食用。

【注意事项】

泥鳅为发物，容易动风上火。服用螺内酯（安体舒通）、氨苯蝶啶及补钾药时食用泥鳅，可导致高钾血症。

十一、鳝鱼

【营养特点】

鳝鱼又称黄鳝、长鱼、无肠子。鳝鱼中蛋白质含量较高，铁的含量也较高，并含有多种矿物质和维生素，尤其是微量元素和维生素A的含量较丰富。据报道，鳝鱼血可治疗面部神经麻痹引起的口眼歪斜和疮癣等症。鳝鱼头可止痢，治食积不消。鳝鱼皮可治疗妇女乳核硬痛。鳝鱼中含降低血糖和调节血糖的"鳝鱼素",且所含脂肪极少,是糖尿病患者的理想食品。

每100g鳝鱼的营养素含量及 NRV 值见表1-174。

表1-174　每100g鳝鱼的营养素含量及 NRV 值

食物名称:鳝鱼　食物编号12-1-107

营养成分	含量	单位	NRV	营养成分	含量	单位	NRV
能量	372	kJ	4%	烟酸	3.7	mg	26%
蛋白质	18	g	30%	叶酸	0	μgDFE	0%
脂肪	1.4	g	2%	泛酸		mg	
饱和脂肪酸	0.3	g	2%	生物素		μg	
胆固醇	126	mg	42%	胆碱		mg	
碳水化合物	1.2	g	0.4%	钙	42	mg	5%
膳食纤维	—	g	0%	磷	2.6	mg	0.4%
维生素 A	50	μgRE	6%	钾	263	mg	13%
维生素 D	—	μg	0%	钠	70.2	mg	4%
维生素 E	1.34	mg α-TE	10%	镁	18	mg	6%
维生素 K		μg		铁	2.5	mg	17%
维生素 B_1	0.06	mg	4%	锌	1.97	mg	13%
维生素 B_2	0.98	mg	70%	碘	0	μg	0%
维生素 B_6	0	mg	0%	硒	34.56	μg	69%
维生素 B_{12}		μg	0%	铜	0.05	mg	3%
维生素 C		mg	0%	锰	2.22	mg	74%

【性味归经】

鳝鱼性温,味甘;入肝、脾、肾经。

【烹调应用】

鳝鱼肉厚刺少,鲜味独特,适于多种烹调方法和调味,常切段、丝、条入烹。烹制鳝鱼时宜与蒜瓣相配,成菜后加胡椒粉,风味更佳。代表菜式如干煸鳝丝、红烧鳝段、脆鳝等。

【饮食宜忌】

鳝鱼适宜风湿痹痛、四肢酸疼无力、身体虚弱、气血不足、营养不良者食用；脱肛、子宫脱垂、妇女劳伤、内痔出血者也可多食；糖尿病、高脂血症、冠心病、动脉硬化患者都可多食。鳝鱼动风，有瘙痒性皮肤病者忌食；有痼疾宿病者，如支气管哮喘、淋巴结核、癌症、红斑狼疮等应谨慎食用；另凡病属虚热，或热证初愈、痢疾、腹胀属实者不宜食用。热病后、疟、痢、胀满诸病及虚热者，不宜食用鳝鱼。

【注意事项】

由于死后的黄鳝体内含较多的组胺而具有毒性，所以不应食用。

十二、牡蛎

【营养特点】

牡蛎又称蛎黄、蚝白、海蛎子、青蚵、生蚝、牡蛤、蛎蛤等。牡蛎肉肥爽滑，味道鲜美，营养丰富，含有丰富的蛋白质、脂肪、钙、磷、铁等营养成分，素有"海底牛奶"之美称。其含碘量远远高于牛奶和鸡蛋。牡蛎还含有海洋生物特有的多种活性物质及多种氨基酸。

每100g牡蛎的营养素含量及NRV值见表1-175。

表1-175 每100g牡蛎的营养素含量及NRV值
食物名称：牡蛎 食物编号12-4-108

营养成分	含量	单位	NRV	营养成分	含量	单位	NRV
能量	305	kJ	4%	维生素A	27	μgRE	3%
蛋白质	5.3	g	9%	维生素D	—	μg	0%
脂肪	2.1	g	4%	维生素E	0.81	mg α-TE	6%
饱和脂肪酸	0.5	g	3%	维生素K		μg	
胆固醇	100	mg	33%	维生素B$_1$	0.01	mg	1%
碳水化合物	8.2	g	3%	维生素B$_2$	0.13	mg	9%
膳食纤维	—	g	0%	维生素B$_6$	0	mg	0%

营养成分	含量	单位	NRV	营养成分	含量	单位	NRV
维生素 B$_{12}$	—	μg	0%	钾	200	mg	10%
维生素 C	—	mg	0%	钠	462.1	mg	23%
烟酸	1.4	mg	10%	镁	65	mg	22%
叶酸	0	μgDFE	0%	铁	7.1	mg	47%
泛酸		mg		锌	7.39	mg	49%
生物素		μg		碘	60	μg	40%①
胆碱		mg		硒	86.64	μg	173%
钙	131	mg	16%	铜	8.13	mg	542%
磷	115	mg	16%	锰	0.85	mg	28%

① 综合英国、瑞典等国测定数据。

【性味归经】

牡蛎性平，味甘、咸；归肝、心、肾经。

【烹调应用】

牡蛎肉味鲜美，生食、熟食均可，适用于余、炒、蒸、烩、炸等多种烹调方法及多种调味。牡蛎可作主料、配料，用于制作冷盘、热炒、大菜、汤羹、馅料、点心、小吃等。在洁净水质中生长的牡蛎可以直接生食。

【饮食宜忌】

牡蛎适宜肺门淋巴结核、颈淋巴结核、瘰疬、阴虚烦热失眠、心神不安、癌症及放疗、化疗后患者食用。适宜糖尿病、干燥综合征、高血压、动脉硬化、高脂血症患者食用；体质虚弱儿童、妇女更年期综合征和怀孕期间皆宜食用。患有急慢性皮肤病者忌食；脾胃虚寒、滑精、慢性腹泻、便溏者不宜多吃。

【注意事项】

生牡蛎容易感染细菌，对肠胃较弱的人不太适宜。

十三、海蜇

【营养特点】

海蜇又名水母、白皮子，犹如一顶降落伞，也像一个白蘑菇。形如蘑菇头的部分就是"海蜇皮"；伞盖下像蘑菇柄一样的口腔与触须便是"海蜇头"。海蜇皮是一层胶质物，营养价值较高，海蜇头稍硬，营养物质与海蜇皮相近。海蜇还含有丰富的蛋白质、钙、磷、铁和维生素 B_1、维生素 B_2 等营养成分，脂肪含量极低。

每 100g 海蜇的营养素含量及 NRV 值见表 1-176、表 1-177。

表 1-176 每 100g 海蜇皮的营养素含量及 NRV 值
食物名称：海蜇皮 食物编号 12-9-004

营养成分	含量	单位	NRV	营养成分	含量	单位	NRV
能量	138	kJ	2%	烟酸	0.2	mg	1%
蛋白质	3.7	g	6%	叶酸	0	μgDFE	0%
脂肪	0.3	g	1%	泛酸		mg	
饱和脂肪酸	0.1	g	1%	生物素		μg	
胆固醇	8	mg	3%	胆碱		mg	
碳水化合物	3.8	g	1%	钙	150	mg	19%
膳食纤维	—	g	0%	磷	30	mg	4%
维生素 A	—	μgRE	0%	钾	160	mg	8%
维生素 D	—	μg	0%	钠	325	mg	16%
维生素 E	2.13	mg α-TE	15%	镁	124	mg	41%
维生素 K		μg		铁	4.8	mg	32%
维生素 B_1	0.03	mg	2%	锌	0.55	mg	4%
维生素 B_2	0.05	mg	4%	碘	0	μg	0%
维生素 B_6	0	mg	0%	硒	15.54	μg	31%
维生素 B_{12}	—	μg	0%	铜	0.12	mg	8%
维生素 C	—	mg	0%	锰	0.44	mg	15%

表 1-177　每 100g 海蜇头的营养素含量及 NRV 值

食物名称：海蜇头　食物编号 12-9-005

营养成分	含量	单位	NRV	营养成分	含量	单位	NRV
能量	310	kJ	4%	烟酸	0.3	mg	2%
蛋白质	6	g	10%	叶酸	0	μgDFE	0%
脂肪	0.3	g	1%	泛酸		mg	
饱和脂肪酸	0.1	g	1%	生物素		μg	
胆固醇	10	mg	3%	胆碱		mg	
碳水化合物	11.8	g	4%	钙	120	mg	15%
膳食纤维	—	g	0%	磷	22	mg	3%
维生素 A	14	μgRE	2%	钾	331	mg	17%
维生素 D		μg	0%	钠	467.7	mg	23%
维生素 E	2.82	mg α-TE	20%	镁	114	mg	38%
维生素 K		μg		铁	5.1	mg	34%
维生素 B$_1$	0.07	mg	5%	锌	0.42	mg	3%
维生素 B$_2$	0.04	mg	3%	碘	0	μg	0%
维生素 B$_6$	0	mg	0%	硒	16.6	μg	33%
维生素 B$_{12}$		μg		铜	0.021	mg	1%
维生素 C	—	mg	0%	锰	1.76	mg	60%

【性味归经】

海蜇性平，味咸；入肝、肾经。

【烹调应用】

海蜇皮多直切成细丝，海蜇头多切成片。海蜇多凉拌入馔，可制成咸鲜、酸甜、麻辣、葱油等口味，作为筵席的凉菜；也可制成热菜。

【饮食宜忌】

海蜇适宜中老年急慢性支气管炎、咳嗽哮喘、痰多黄稠、头昏脑涨、烦热口渴以及大便秘结者服食；适宜高血压病、单纯性甲状腺肿患者食用；也适宜醉酒后烦渴者食用。脾胃虚寒者慎食。

【注意事项】

海蜇必须经盐、白矾反复浸渍处理，脱去水和黏性毒蛋白后，方可食用；过量生食海蜇可加重消化系统慢性疾病的病情；食用未腌渍透的海蜇可引起中毒。海蜇和含果酸较多的食物同时食用，不利于蛋白质的消化吸收，还会引起腹胀等胃肠道不适症状。

十四、海参

【营养特点】

海参被称为"海人参"，因补益作用类似人参而得名。海参含蛋白质、脂肪、碳水化合物、钙、磷、铁，以及维生素 B_1、维生素 B_2、烟酸等。海参含胆固醇极低，为一种典型的高蛋白、低脂肪、低胆固醇食物。

每 100g 海参的营养素含量及 NRV 值见表 1-178。

表 1-178　每 100g 海参的营养素含量及 NRV 值

食物名称：海参　食物编号 12-9-001

营养成分	含量	单位	NRV	营养成分	含量	单位	NRV
能量	326	kJ	4%	维生素 K		μg	
蛋白质	16.5	g	28%	维生素 B_1	0.03	mg	2%
脂肪	0.2	g	0.3%	维生素 B_2	0.04	mg	3%
饱和脂肪酸		g		维生素 B_6	0	mg	0%
胆固醇	51	mg	17%	维生素 B_{12}	—	μg	0%
碳水化合物	2.5	g	1%	维生素 C	—	mg	0%
膳食纤维	—	g	0%	烟酸	0.1	mg	1%
维生素 A		μgRE		叶酸	0	μgDFE	0%
维生素 D	—	μg	0%	泛酸		mg	
维生素 E	3.14	mg α-TE	22%	生物素		μg	

营养成分	含量	单位	NRV	营养成分	含量	单位	NRV
胆碱		mg		铁	13.2	mg	88%
钙	285	mg	36%	锌	0.63	mg	4%
磷	28	mg	4%	碘	0	μg	0%
钾	43	mg	2%	硒	63.93	μg	128%
钠	502.9	mg	25%	铜	0.05	mg	3%
镁	149	mg	50%	锰	0.76	mg	25%

【性味归经】

海参性温，味咸；入心、肾经。

【烹调应用】

海参在烹饪中多以干品入馔，烹调前须经涨发。海参本身无显味，以其肉质细嫩、富有弹性、爽利滑润的特点取胜。烹制海参时多与其他鲜味原料合烹，适用于扒、烧、烩、煨、蒸、酿等多种烹调方法，为筵席大菜之一。此外，海参还可切成粒、末，作臊子或馅心用料，也常利用其色泽和独特的形状制作一些工艺菜肴。

【饮食宜忌】

海参适宜虚劳羸弱、气血不足、营养不良、病后产后体虚、肾阳不足、阳痿遗精、小便频数、年老体弱者食用；适宜高血压病、高脂血症、冠心病、动脉硬化患者食用；适宜癌症患者放疗、化疗、手术后食用；适宜肝炎、肾炎、糖尿病及肝硬化腹水和神经衰弱者食用；也适宜血友病患者及易于出血者食用。急性肠炎、细菌性痢疾、感冒、咳痰、气喘及大便溏薄、出血兼有瘀滞及湿邪阻滞的患者忌食。

【注意事项】

多食海参影响肾脏功能。烹制海参不宜加醋。海参与柿子、石榴、葡萄、橄榄等水果一起食用，可导致蛋白质凝固，消化吸收困难，还会引起腹痛、恶心、呕吐等症状。

十五、河蟹

【营养特点】

河蟹又称螃蟹、大闸蟹、清水蟹、毛蟹等。河蟹含有蛋白质、脂肪、碳水化合物、钙、磷、维生素 A、维生素 B_1、维生素 B_2、烟酸等营养成分。河蟹肌肉中含十余种游离氨基酸，其中谷氨酸、甘氨酸、精氨酸、胱氨酸、丙氨酸、脯氨酸、组氨酸量较多。蟹黄含有大量的胆固醇。

每 100g 河蟹的营养素含量及 NRV 值见表 1-179。

表 1-179   每 100g 河蟹的营养素含量及 NRV 值

食物名称：河蟹   食物编号 12-3-002

营养成分	含量	单位	NRV	营养成分	含量	单位	NRV
能量	431	kJ	5%	烟酸	1.7	mg	12%
蛋白质	17.5	g	29%	叶酸	0	μgDFE	0%
脂肪	2.6	g	4%	泛酸		mg	
饱和脂肪酸	0.5	g	3%	生物素		μg	
胆固醇	267	mg	89%	胆碱		mg	
碳水化合物	2.3	g	1%	钙	126	mg	16%
膳食纤维	—	g	0%	磷	182	mg	26%
维生素 A	386	μgRE	48%	钾	181	mg	9%
维生素 D	—	μg	0%	钠	193.5	mg	10%
维生素 E	6.09	mg α-TE	44%	镁	23	mg	8%
维生素 K		μg		铁	0.9	mg	6%
维生素 B_1	0.06	mg	4%	锌	3.68	mg	25%
维生素 B_2	0.28	mg	20%	碘	0	μg	0%
维生素 B_6	0	mg	0%	硒	56.72	μg	113%
维生素 B_{12}	—	μg	0%	铜	2.97	mg	198%
维生素 C	—	mg	0%	锰	0.42	mg	14%

【性味归经】

河蟹性寒，味咸；入肝、胃经。

【烹调应用】

河蟹适合蒸、煮、炒等。

【饮食宜忌】

河蟹适宜跌打骨折、筋断骨碎、瘀血肿痛、产后胎盘残留或孕妇临产阵缩无力者食用。河蟹性寒，脾胃虚寒、外邪未清者不宜食。

【注意事项】

蟹、柿不可同食，因两物皆性寒，同食易伤脾胃阳气，引起呕吐。河蟹死后体内的组氨酸会分解产生组胺。组胺为一种有毒的物质，随着死亡时间的延长，蟹体内积累的组胺会越来越多，毒性越来越大，即使蟹煮熟了，这种毒素也不易被破坏。因此，死河蟹不可食用。

十六、虾

【营养特点】

虾主要分为淡水虾和海水虾，对虾、明虾、基围虾、琵琶虾等都是海水虾。虾中蛋白质含量高，和鱼肉相比，虾所含的人体必需氨基酸缬氨酸并不高，但却是营养均衡的蛋白质来源。另外，虾类含有甘氨酸，这种氨基酸的含量越高，虾的甜味就越高。和鱼肉禽肉相比，虾脂肪含量少，并且几乎不含作为能量来源的动物多糖。虾中的胆固醇含量较高，同时含有丰富的能降低人体血清胆固醇的牛磺酸。虾还含有丰富的钾、碘、镁、磷等矿物质；虾皮中钙的含量很高。虾的通乳作用较强。

每100g虾的营养素含量及NRV值见表1-180。每100g虾仁（红）的营养素含量及NRV值表1-181。

【性味归经】

虾性温，味甘、咸；入肝、肾经。

【烹调应用】

虾的吃法多样，可制成多种美味佳肴。如清炒虾仁、白灼虾、油焖大虾、香辣虾等。

表 1-180　每 100g 虾的营养素含量及 NRV 值

食物名称：虾　食物编号 12-2-112

营养成分	含量	单位	NRV	营养成分	含量	单位	NRV
能量	356	kJ	4%	烟酸	4	mg	29%
蛋白质	13.4	g	22%	叶酸	0	μgDFE	0%
脂肪	1.8	g	3%	泛酸		mg	
饱和脂肪酸		g		生物素		μg	
胆固醇	273	mg	91%	胆碱		mg	
碳水化合物	3.8	g	1%	钙	75	mg	9%
膳食纤维		g	0%	磷	189	mg	27%
维生素 A	—	μgRE	0%	钾	238	mg	12%
维生素 D		μg	0%	钠	119	mg	6%
维生素 E	1.55	mg α-TE	11%	镁	31	mg	10%
维生素 K		μg		铁	0.6	mg	4%
维生素 B$_1$	0.01	mg	1%	锌	3.59	mg	24%
维生素 B$_2$	0.04	mg	3%	碘	0	μg	0%
维生素 B$_6$	0	mg	0%	硒	25.48	μg	51%
维生素 B$_{12}$		μg		铜	0.09	mg	6%
维生素 C	—		0%	锰	0.02	mg	1%

表 1-181　每 100g 虾仁（红）的营养素含量及 NRV 值

食物名称：虾仁（红）　食物编号 12-2-204

营养成分	含量	单位	NRV	营养成分	含量	单位	NRV
能量	202	kJ	2%	碳水化合物	0	g	0%
蛋白质	10.4	g	17%	膳食纤维	—	g	0%
脂肪	0.7	g	1%	维生素 A	Tr	μgRE	0%
饱和脂肪酸	—	g	0%	维生素 D		μg	0%
胆固醇	—	mg	0%	维生素 E	0.7	mg α-TE	5%

营养成分	含量	单位	NRV	营养成分	含量	单位	NRV
维生素 K	—	μg	0%	钙	23	mg	3%
维生素 B$_1$	0.01	mg	0.7%	磷	157	mg	22%
维生素 B$_2$	0.02	mg	1%	钾	98	mg	5%
维生素 B$_6$	0.01	mg	0.7%	钠	272.1	mg	14%
维生素 B$_{12}$	—	μg	0%	镁	9	mg	3%
维生素 C	Tr	mg	0%	铁	0.6	mg	4%
烟酸	Tr	mg	0%	锌	0.62	mg	4%
叶酸	—	μgDFE	0%	碘	—	μg	0%
泛酸		mg	0%	硒	10.86	μg	22%
生物素	0.5	μg	2%	铜	0.07	mg	5%
胆碱	59.4	mg	13%	锰	0.05	mg	2%

【饮食宜忌】

虾适宜于肾虚阳痿、遗精早泄、乳汁不通、筋骨疼痛、手足抽搐、全身瘙痒、皮肤溃疡、身体虚弱和神经衰弱者食用。

【注意事项】

虾不宜与富含维生素C的食物合用。色发红、身软、掉壳的虾不新鲜，尽量不吃，腐败变质虾不可食；虾背上的虾线应挑去不吃。

十七、龙虾

【营养特点】

龙虾是海洋中最大的虾类。龙虾的蛋白质含量高于大多数的淡水和海水鱼虾，其氨基酸组成优于肉类，还含有脊椎动物体内含量很少的精氨酸，另外，龙虾还含有幼儿必需的组氨酸；龙虾的脂肪含量不但比畜禽肉低得多，比青虾、对虾还低许多，其脂肪大多是不饱和脂肪酸，易被人体消化和吸收。

每100g龙虾的营养素含量及NRV值见表1-182。

表 1-182 每 100g 龙虾的营养素含量及 NRV 值

食物名称：龙虾 食物编号 12-2-111

营养成分	含量	单位	NRV	营养成分	含量	单位	NRV
能量	377	kJ	4%	烟酸	4.3	mg	31%
蛋白质	18.9	g	32%	叶酸	0	μgDFE	0%
脂肪	1.1	g	2%	泛酸		mg	
饱和脂肪酸	0.2	g	1%	生物素		μg	
胆固醇	121	mg	40%	胆碱			
碳水化合物	1	g	0.3%	钙	21	mg	3%
膳食纤维	—	g	0%	磷	221	mg	32%
维生素 A	—	μgRE	0%	钾	257	mg	13%
维生素 D	—	μg	0%	钠	190	mg	10%
维生素 E	3.58	mg α-TE	26%	镁	242	mg	81%
维生素 K		μg		铁	1.3	mg	9%
维生素 B_1	Tr	mg	0%	锌	2.79	mg	19%
维生素 B_2	0.03	mg	2%	碘	0	μg	0%
维生素 B_6	0	mg	0%	硒	39.36	μg	79%
维生素 B_{12}		μg		铜	0.54	mg	36%
维生素 C	—	mg	0%	锰		mg	0%

【性味归经】

龙虾性温、湿，味甘、咸；入肾、脾经；

【烹调应用】

吃龙虾，多蒸或煮熟后剥壳取肉，蘸姜、醋等调味料食用。龙虾在西餐中既可做冷菜也可做热菜，属高档烹饪原料。

【饮食宜忌】

龙虾适宜于肾虚阳痿、遗精早泄、乳汁不通、筋骨疼痛、手足抽搐、全身瘙痒、皮肤溃疡、身体虚弱和神经衰弱者食用。

【注意事项】

不应食用未熟透的龙虾，龙虾不宜与富含维生素 C 的食物同食。

十八、田螺

【营养特点】

田螺肉丰腴细腻,味道鲜美,素有"盘中明珠"的美誉。它富含蛋白质、维生素和人体必需的氨基酸和微量元素,是典型的高蛋白、低脂肪、高钙质的天然动物性保健食品。田螺肉含有丰富的维生素 B_1、维生素 B_2、铁和钙。

每 100g 田螺的营养素含量及 NRV 值见表 1-183。

表 1-183　每 100g 田螺的营养素含量及 NRV 值

食物名称:田螺　食物编号 12-4-306

营养成分	含量	单位	NRV	营养成分	含量	单位	NRV
能量	251	kJ	3%	烟酸	2.2	mg	16%
蛋白质	11	g	18%	叶酸	0	μgDFE	0%
脂肪	0.2	g	0.3%	泛酸		mg	
饱和脂肪酸		g		生物素		μg	
胆固醇	154	mg	51%	胆碱		mg	
碳水化合物	3.6	g	1%	钙	1030	mg	129%
膳食纤维	—	g	0%	磷	93	mg	13%
维生素 A		μgRE	0%	钾	98	mg	5%
维生素 D		μg	0%	钠	26	mg	1%
维生素 E	0.75	mg α-TE	5%	镁	77	mg	26%
维生素 K		μg		铁	19.7	mg	131%
维生素 B_1	0.02	mg	1%	锌	2.71	mg	18%
维生素 B_2	0.19	mg	14%	碘	0	μg	0%
维生素 B_6	0	mg	0%	硒	16.73	μg	33%
维生素 B_{12}	—	μg	0%	铜	0.8	mg	53%
维生素 C		mg	0%	锰	1.26	mg	42%

【性味归经】

田螺性寒，味甘、咸；入膀胱、胃、肠经。

【烹调应用】

田螺可整用也可取肉烹制，可用爆、炒、烩等方法快速成菜，体现其脆嫩的特点；也可带壳用烧、煮等方法成菜。

【饮食宜忌】

田螺适宜黄疸、水肿、小便不通、痔疮便血、脚气、消渴、风热目赤肿痛以及醉酒者食用；也适宜糖尿病、癌症、干燥综合征、肥胖症、高脂血症、冠心病、动脉硬化、脂肪肝患者食用。凡属脾胃虚寒、便溏腹泻者忌食；因螺性大寒，故风寒感冒期间忌食，女子行经期间及妇人产后忌食，素有胃寒病者忌食。

【注意事项】

田螺与香瓜同食可导致腹泻；田螺与木瓜同食不利于消化；田螺与冰镇食物同食可导致腹泻。

十九、蛤蜊

【营养特点】

蛤蜊有花蛤、文蛤、西施舌等诸多品种。蛤蜊肉质鲜美无比，被称为"天下第一鲜""百味之冠"，江苏民间还有"吃了蛤蜊肉，百味都失灵"之说。蛤蜊具有高蛋白、高铁、高钙、低脂的营养特点；蛤蜊肉含一种具有降低血清胆固醇作用的 $\Delta 7$-胆固醇和24-亚甲基胆固醇，它们兼有抑制胆固醇在肝脏合成和加速排泄胆固醇的独特作用，从而使体内胆固醇浓度下降。

每100g蛤蜊的营养素含量及NRV值见表1-184。

表1-184　每100g蛤蜊的营养素含量及NRV值

食物名称：蛤蜊　食物编号12-4-201

营养成分	含量	单位	NRV	营养成分	含量	单位	NRV
能量	259	kJ	3%	饱和脂肪酸		g	
蛋白质	10.1	g	17%	胆固醇	156	mg	52%
脂肪	1.1	g	2%	碳水化合物	2.8	g	1%

营养成分	含量	单位	NRV	营养成分	含量	单位	NRV
膳食纤维	—	g	0%	生物素		μg	
维生素 A	21	μgRE	3%	胆碱		mg	
维生素 D	—	μg	0%	钙	133	mg	17%
维生素 E	2.41	mg α-TE	17%	磷	128	mg	18%
维生素 K		μg		钾	140	mg	7%
维生素 B$_1$	0.01	mg	1%	钠	425.7	mg	21%
维生素 B$_2$	0.13	mg	9%	镁	78	mg	26%
维生素 B$_6$	—	mg	0%	铁	10.9	mg	73%
维生素 B$_{12}$	0	μg	0%	锌	2.38	mg	16%
维生素 C		mg		碘	0	μg	0%
烟酸	1.5	mg	11%	硒	54.31	μg	109%
叶酸	0	μgDFE	0%	铜	0.11	mg	7%
泛酸		mg		锰	0.44	mg	15%

【性味归经】

蛤蜊性寒，味咸；入胃经。

【烹调应用】

蛤蜊肉鲜美可口，营养价值高，适宜于氽、爆、炒、蒸、烧、煮等烹调方法。

【饮食宜忌】

蛤蜊适宜肺结核盗汗、咯血、糖尿病消渴、更年期潮热烘热、癌症、高胆固醇血症、高脂血症、甲状腺肿大、支气管炎、胃病等疾病患者食用。有宿疾者应慎食，脾胃虚寒者不宜多吃蛤蜊。寒性体质忌用蛤蜊。

二十、鲍鱼

【营养特点】

鲍鱼含有丰富的蛋白质，还含有较多的钙、铁、硒、维生素

A 等营养元素。

每 100g 鲍鱼的营养素含量及 NRV 值见表 1-185。

表 1-185　每 100g 鲍鱼的营养素含量及 NRV 值

食物名称：鲍鱼　食物编号 12-4-101

营养成分	含量	单位	NRV	营养成分	含量	单位	NRV
能量	351	kJ	4%	烟酸	0.2	mg	1%
蛋白质	12.6	g	21%	叶酸	0	μgDFE	0%
脂肪	0.8	g	1%	泛酸		mg	
饱和脂肪酸	0.3	g	2%	生物素		μg	
胆固醇	242	mg	81%	胆碱		mg	
碳水化合物	6.6	g	2%	钙	266	mg	33%
膳食纤维	—	g	0%	磷	77	mg	11%
维生素 A	24	μgRE	3%	钾	136	mg	7%
维生素 D	—	μg	0%	钠	2011.7	mg	101%
维生素 E	2.2	mg α-TE	16%	镁	59	mg	20%
维生素 K		μg		铁	22.6	mg	151%
维生素 B$_1$	0.01	mg	1%	锌	1.75	mg	12%
维生素 B$_2$	0.16	mg	11%	碘	0	μg	0%
维生素 B$_6$	0	mg	0%	硒	21.38	μg	43%
维生素 B$_{12}$	—	μg	0%	铜	0.72	mg	48%
维生素 C	—	mg	0%	锰	0.4	mg	13%

【性味归经】

鲍鱼性平，味甘、咸；归肝经。

【烹调应用】

鲍鱼适合制作烧、扒、烩等类菜肴。

【饮食宜忌】

夜尿频、气虚哮喘、血压不稳、精神难以集中者适宜多吃鲍鱼；糖尿病患者也可用鲍鱼作辅助治疗，但必须配药同炖，才有疗效。感冒发热或阴虚喉痛的人不宜食用鲍鱼；素有顽癣痼疾之人忌食鲍鱼。

【注意事项】

鲍鱼不宜与鸡肉、野猪肉、牛肝同食。

二十一、鱿鱼

【营养特点】

鱿鱼又称枪乌贼、柔鱼、小管仔。鱿鱼是乌贼的一种，它和墨鱼、章鱼等软体腕足类海产品在营养功用方面基本相同，都富含蛋白质、钙、磷、铁等，并含有十分丰富的硒、锰、铜等微量元素。

每 100g 鱿鱼的营养素含量及 NRV 值见表 1-186。

表 1-186　每 100g 鱿鱼的营养素含量及 NRV 值

食物名称：鱿鱼　食物编号 12-9-010

营养成分	含量	单位	NRV	营养成分	含量	单位	NRV
能量	314	kJ	4%	维生素 B_{12}	—	μg	0%
蛋白质	17	g	28%	维生素 C		mg	0%
脂肪	0.8	g	1%	烟酸	—	mg	0%
饱和脂肪酸	0.3	g	2%	叶酸	0	μgDFE	0%
胆固醇	—	mg	0%	泛酸		mg	
碳水化合物	0	g	0%	生物素		μg	
膳食纤维	—	g	0%	胆碱		mg	
维生素 A	16	μgRE	2%	钙	43	mg	5%
维生素 D	—	μg	0%	磷	60	mg	9%
维生素 E	0.94	mg α-TE	7%	钾	16	mg	1%
维生素 K		μg		钠	134.7	mg	7%
维生素 B_1	—	mg	0%	镁	61	mg	20%
维生素 B_2	0.03	mg	2%	铁	0.5	mg	3%
维生素 B_6		mg	0%	锌	1.36	mg	9%

营养成分	含量	单位	NRV	营养成分	含量	单位	NRV
碘	0	μg	0%	铜	0.8	mg	53%
硒	13.65	μg	27%	锰	0.06	mg	2%

【性味归经】

鱿鱼性平，味酸；归肝、肾经。

【烹调应用】

鱿鱼可经爆、炒、烧、烩、氽等方法制作菜肴。

【饮食宜忌】

鱿鱼适宜阴虚血少者食用；女性月经不调或月经过多、功能失调性子宫出血、白带频多、产前产后之时，常食有益。脾胃虚寒、高脂血症、高胆固醇血症、动脉硬化等心血管病及肝病、湿疹、荨麻疹等疾病患者忌食。

二十二、梭子蟹

【营养特点】

梭子蟹又称白蟹，是中国沿海的重要经济蟹类。其肉质细嫩、洁白，富含蛋白质、脂肪及多种矿物质。中医认为梭子蟹具有清热、散血、滋阴之功效。

每 100g 梭子蟹的营养素含量及 NRV 值见表 1-187。

表 1-187　每 100g 梭子蟹的营养素含量及 NRV 值

食物名称：梭子蟹　食物编号 12-3-004

营养成分	含量	单位	NRV	营养成分	含量	单位	NRV
能量	397	kJ	5%	膳食纤维	—	g	0%
蛋白质	15.9	g	27%	维生素 A	121	$\mu g RE$	15%
脂肪	3.1	g	5%	维生素 D	—	μg	0%
饱和脂肪酸	0.6	g	3%	维生素 E	4.56	mg α-TE	33%
胆固醇	142	mg	47%	维生素 K	—	μg	0%
碳水化合物	0.9	g	0.3%	维生素 B_1	0.03	mg	2%

营养成分	含量	单位	NRV	营养成分	含量	单位	NRV
维生素 B$_2$	0.3	mg	21%	磷	152	mg	22%
维生素 B$_6$	0	mg	0%	钾	208	mg	10%
维生素 B$_{12}$	—	μg	0%	钠	481.4	mg	24%
维生素 C	—	mg	0%	镁	65	mg	22%
烟酸	1.9	mg	14%	铁	2.5	mg	17%
叶酸	0	μgDFE	0%	锌	5.5	mg	37%
泛酸	—	mg	0%	碘	0	μg	0%
生物素	—	μg	0%	硒	90.96	μg	182%
胆碱	—	mg	0%	铜	1.25	mg	83%
钙	280	mg	35%	锰	0.26	mg	9%

【性味归经】

梭子蟹性寒，味咸；归肝、胃经。

【烹调应用】

梭子蟹鲜食以蒸食为主，还可盐渍加工"呛蟹"、蟹酱；蟹卵经漂洗晒干，即可成为"蟹籽"。代表菜有红烧梭子蟹、梭子蟹肉蒸蛋、蟹肉豆腐羹等。

【饮食宜忌】

梭子蟹性寒，对蟹有过敏史，或有荨麻疹、过敏性哮喘、过敏性皮炎者，尤其是过敏体质的儿童、老人、孕妇最好不要吃蟹。

【注意事项】

蟹含有大量的蛋白质和较高的胆固醇，一次不能吃太多。死亡时间长的梭子蟹不宜食用。

二十三、墨鱼

【营养特点】

墨鱼也称乌鱼、墨斗鱼等。墨鱼味道极其鲜美，含有丰富的蛋白质、脂肪、钙、磷、铁及多种维生素等营养成分。中医认为，墨鱼肉有养血滋阴、益胃通气、祛瘀止痛的功效。妇女食用墨鱼有养血、明目、通经、安胎、利产、止血、催乳等功效。墨鱼肉中含的多肽有抗病毒、抗射线作用。

每 100g 墨鱼的营养素含量及 NRV 值见表 1-188。

表 1-188　每 100g 墨鱼的营养素含量及 NRV 值

食物名称：墨鱼　食物编号 12-9-006

营养成分	含量	单位	NRV	营养成分	含量	单位	NRV
能量	347	kJ	4%	烟酸	1.8	mg	13%
蛋白质	15.2	g	25%	叶酸	0	μgDFE	0%
脂肪	0.9	g	2%	泛酸	—	mg	0%
饱和脂肪酸	0.3	g	2%	生物素	—	μg	0%
胆固醇	226	mg	75%	胆碱	—	mg	0%
碳水化合物	3.4	g	1%	钙	15	mg	2%
膳食纤维		g	0%	磷	165	mg	24%
维生素 A	—	μgRE	0%	钾	400	mg	20%
维生素 D	—	μg	0%	钠	165.5	mg	8%
维生素 E	1.49	mg α-TE	11%	镁	39	mg	13%
维生素 K		μg	0%	铁	1	mg	7%
维生素 B$_1$	0.02	mg	1%	锌	1.34	mg	9%
维生素 B$_2$	0.04	mg	3%	碘	0	μg	0%
维生素 B$_6$	0	mg	0%	硒	37.52	μg	75%
维生素 B$_{12}$	—	μg	0%	铜	0.69	mg	46%
维生素 C		mg		锰	0.1	mg	3%

【性味归经】

墨鱼性平，味咸；入肝、肾经。

【烹调应用】

墨鱼的食用方法有红烧、爆炒、熘、炖、烩、凉拌、做汤，还可制成墨鱼馅饺子和墨鱼肉丸子；墨鱼仔分切小块，更易入味；常见菜式有凉拌墨鱼丝、黄酒墨鱼、东坡墨鱼、铁盘花枝卷、爆乌花等。

【饮食宜忌】

脾胃虚寒者应少吃墨鱼；高脂血症、高胆固醇血症、动脉硬化等心血管病及肝病患者应慎食墨鱼；患有湿疹、荨麻疹、痛风、肾脏病、糖尿病等疾病的人及易过敏者忌食。

【注意事项】

墨鱼以新鲜、体完整、无伤痕、无污染为佳；墨鱼颜色若发红，则质量不佳。墨鱼宜冷藏、冷冻、干制存储。

第十节　油脂、糖类

一、猪油

【营养特点】

猪油是由猪肉提炼出的微黄色半透明液体。猪油中含有多种脂肪酸，有一定营养价值，并能提供较高热量。

每100g猪油（炼）的营养素含量及 NRV 值见表 1-189。

表 1-189　每100g猪油（炼）的营养素含量及 NRV 值

食物名称：猪油（炼）　食物编号 19-1-007

营养成分	含量	单位	NRV	营养成分	含量	单位	NRV
能量	3753	kJ	45%	维生素 A	27	μgRE	3%
蛋白质	—	g	0%	维生素 D	—	μg	0%
脂肪	99.6	g	166%	维生素 E	5.21	mg α-TE	37%
饱和脂肪酸	41.1	g	206%	维生素 K		μg	
胆固醇	93	mg	31%	维生素 B$_1$	0.02	mg	1%
碳水化合物	0.2	g	0.1%	维生素 B$_2$	0.03	mg	2%
膳食纤维	—	g	0%	维生素 B$_6$	0	mg	0%

营养成分	含量	单位	NRV	营养成分	含量	单位	NRV
维生素 B_{12}	0	μg	0%	钾	—	mg	0%
维生素 C	—	mg	0%	钠		mg	0%
烟酸		mg	0%	镁	—	mg	0%
叶酸	0	$\mu g DFE$	0%	铁		mg	0%
泛酸		mg		锌		mg	0%
生物素		μg		碘	0	μg	0%
胆碱		mg		硒		μg	0%
钙	—	mg	0%	铜	—	mg	0%
磷		mg	0%	锰		mg	0%

【性味归经】

猪油性凉,味甘;归脾、胃经。

【饮食宜忌】

猪油适用于体弱精神疲乏、毛枯易折、体虚汗出、津伤而致大便不利、燥咳、皮肤皲裂等症。

【注意事项】

猪油含较高的饱和脂肪酸,吃得太多容易引起高血脂、脂肪肝、动脉硬化、肥胖等。

二、芝麻油

【营养特点】

芝麻油又叫香油、麻油,是以芝麻为原料所制取的油品。其脂肪酸大体含油酸 35.0%～49.4%,亚油酸 37.7%～48.4%,花生酸 0.4%～1.2%。芝麻油的消化吸收率达 98%。芝麻油中不含对人体有害的成分,而含有特别丰富的维生素 E 和比较丰富的亚油酸。

每 100g 芝麻油的营养素含量及 NRV 值见表 1-190。

表 1-190　每100g芝麻油的营养素含量及 NRV 值

食物名称：芝麻油　食物编号 19-2-026

营养成分	含量	单位	NRV	营养成分	含量	单位	NRV
能量	3758	kJ	45％	烟酸	—	mg	0％
蛋白质	0	g	0％	叶酸	0	μgDFE	0％
脂肪	99.7	g	166％	泛酸		mg	
饱和脂肪酸	11.7	g	59％	生物素		μg	
胆固醇	—	mg	0％	胆碱		mg	
碳水化合物	0.2	g	0.1％	钙	0	mg	0％
膳食纤维	—	g	0％	磷	—	mg	0％
维生素 A	Tr	μgRE	0％	钾	—	mg	0％
维生素 D	—	μg	0％	钠	0.3	mg	0.02％
维生素 E	69.79	mg α-TE	499％	镁	—	mg	0％
维生素 K		μg		铁	0.2	mg	1％
维生素 B_1	—	mg	0％	锌	0.14	mg	1％
维生素 B_2	—	mg	0％	碘	—	μg	0％
维生素 B_6	0	mg	0％	硒	—	μg	0％
维生素 B_{12}	—	μg	0％	铜	—	mg	0％
维生素 C	0	mg	0％	锰	0.02	mg	1％

【性味归经】

芝麻油性平，味甘；归肾、肝、脾、胃经。

【饮食宜忌】

芝麻油适宜胆固醇过高、动脉粥样硬化、心血管疾病、高血压、便秘患者食用。

三、花生油

【营养特点】

花生油含不饱和脂肪酸 80％ 以上（其中含油酸 41.2％，亚油酸 37.6％），另外还含有软脂酸、硬脂酸和花生酸等饱和脂肪酸 19.9％。另外，花生油中还含有甾醇、麦胚酚、磷脂、维生素 E、胆碱等对人体有益的物质。

每 100g 花生油的营养素含量及 NRV 值见表 1-191。

表 1-191　每 100g 花生油的营养素含量及 NRV 值

食物名称：花生油　食物编号 19-2-021

营养成分	含量	单位	NRV	营养成分	含量	单位	NRV
能量	3764	kJ	45％	烟酸	—	mg	0％
蛋白质	0	g	0％	叶酸	0	μgDFE	0％
脂肪	99.9	g	167％	泛酸		mg	
饱和脂肪酸	12.9	g	65％	生物素		μg	
胆固醇	—	mg	0％	胆碱			
碳水化合物	0.1	g	0.03％	钙	4	mg	1％
膳食纤维	0	g	0％	磷		mg	0％
维生素 A	Tr	μgRE	0％	钾	0	mg	0％
维生素 D		μg		钠	2.8	mg	0.1％
维生素 E	51.88	mg α-TE	371％	镁	1	mg	0.3％
维生素 K		μg		铁	0.5	mg	3％
维生素 B₁	—	mg	0％	锌	1.49	mg	10％
维生素 B₂		mg		碘	—	μg	0％
维生素 B₆	0	mg	0％	硒	1.13	μg	2％
维生素 B₁₂		μg		铜		mg	0％
维生素 C	0	mg	0％	锰	0.06	mg	2％

【性味归经】

花生油性平，味甘；归脾、胃、大肠经。

【饮食宜忌】

花生油适宜湿热、腹泻、痢疾、虫积腹痛、心血管疾病、动脉粥样硬化等症患者食用。

四、大豆色拉油

【营养特点】

大豆色拉油的颜色因大豆种皮及大豆的品种不同而异。一般为淡黄、略绿、深褐色等。精炼过的大豆油为淡黄色。大豆油脂肪酸构成较好，含有丰富的亚油酸，可降低血清胆固醇含量，有预防心脑血管疾病的功效。大豆油的人体消化吸收率极高，是一种营养价值很高的优良食用油。

每 100g 大豆色拉油的营养素含量及 NRV 值见表 1-192。

表 1-192　每 100g 大豆色拉油的营养素含量及 NRV 值

食物名称：大豆色拉油　食物编号 19-2-207

营养成分	含量	单位	NRV	营养成分	含量	单位	NRV
能量	3764	kJ	45%	烟酸	—	mg	0%
蛋白质	0	g	0%	叶酸	0	μgDFE	0%
脂肪	99.9	g	167%	泛酸		mg	
饱和脂肪酸	13.5	g	68%	生物素		μg	
胆固醇	—	mg	0%	胆碱			
碳水化合物	0.1	g	0.03%	钙	1	mg	0.1%
膳食纤维	0	g	0%	磷		mg	0%
维生素 A	Tr	μgRE	0%	钾		mg	
维生素 D	—	μg	0%	钠	9.1	mg	0.5%
维生素 E	102.95	mg α-TE	735%	镁	1	mg	0.3%
维生素 K		μg		铁	0.3	mg	2%
维生素 B₁		mg	0%	锌	1.81	mg	12%
维生素 B₂	—	mg	0%	碘	—	μg	0%
维生素 B₆	0	mg	0%	硒		μg	0%
维生素 B₁₂	0	μg	0%	铜	—	mg	0%
维生素 C		mg	0%	锰		mg	0%

【性味归经】

大豆色拉油性热，味辛、甘；归心、脾、胃经。

【饮食宜忌】

大豆色拉油适宜肠道梗阻、大便秘结不通、胆固醇过高、动脉粥样硬化、心脑血管病等疾病患者。

五、橄榄油

【营养特点】

橄榄油在地中海沿岸国家有几千年的历史。由于橄榄油营养成分丰富、医疗保健功能突出而被公认为绿色保健食用油，素有"液体黄金"的美誉。橄榄油被认为是迄今所发现的油脂中最适合人体营养的油脂。橄榄油对婴幼儿的发育极为适宜，它的基本脂肪酸的比例与母乳非常相仿。无论是老年时期，还是生长发育时期，橄榄油都是人类的最佳食用油。

每 100g 橄榄油的营养素含量及 NRV 值见表 1-193。

表 1-193 每 100g 橄榄油的营养素含量及 NRV 值

食物名称：橄榄油 食物编号 19-2-019

营养成分	含量	单位	NRV	营养成分	含量	单位	NRV
能量	3696	kJ	44%	维生素 B_1	Tr	mg	0%
蛋白质	Tr	g	0%	维生素 B_2	Tr	mg	0%
脂肪	99.9	g	167%	维生素 B_6	0	mg	0%
饱和脂肪酸		g		维生素 B_{12}	0	μg	0%
胆固醇	0	mg	0%	维生素 C	0	mg	0%
碳水化合物	0	g	0%	烟酸	Tr	mg	0%
膳食纤维	0	g	0%	叶酸	0	μgDFE	0%
维生素 A	0	μgRE	0%	泛酸		mg	
维生素 D	—	μg		生物素		μg	
维生素 E	—	mg α-TE	0%	胆碱		mg	
维生素 K		μg		钙	Tr	mg	0%

营养成分	含量	单位	NRV	营养成分	含量	单位	NRV
磷	Tr	mg	0%	锌		mg	
钾	—	mg	0%	碘	0	μg	0%
钠	Tr	mg	0%	硒	Tr	μg	0%
镁	Tr	mg	0%	铜	Tr	mg	0%
铁	0.4	mg	4%	锰	Tr	mg	0%

【性味归经】

橄榄油性平，味甘；归心、肺经。

【饮食宜忌】

橄榄油适宜肌肤枯槁、血脉不通、皮肤暗淡衰老者食用，对癌症、高血压、脑血管硬化、烫伤等患者也非常适宜。

【注意事项】

高品质初榨橄榄油的颜色为浓醇的金黄色，又好像映照着绿茵似的，透明、清纯、无杂质等。相反，品质差的初榨橄榄油看起来浊、稠、不太透明。在冬天，品质越好的橄榄油反而越容易凝固。

六、葵花籽油

【营养特点】

从葵花籽中提取的油类称葵花籽油，葵花籽油色金黄、清明透亮，有令人喜食的清香味，是欧洲人的主要食用油。葵花籽油含有甾醇、维生素、亚油酸等多种对人类有益的物质，其中天然维生素 E 含量较高；亚油酸含量可达 70% 左右。葵花籽油能降低血清中胆固醇、甘油三酯水平，有降低血压的作用。

每 100g 葵花籽油的营养素含量及 NRV 值见表 1-194。

【性味归经】

葵花籽油性平、温，味甘；归心经。

【饮食宜忌】

无特殊禁忌。

表 1-194　每 100g 葵花籽油的营养素含量及 NRV 值

食物名称：葵花籽油　食物编号 19-2-022

营养成分	含量	单位	NRV	营养成分	含量	单位	NRV
能量	3764	kJ	45%	烟酸	—	mg	0%
蛋白质	0	g	0%	叶酸	0	μgDFE	0%
脂肪	99.9	g	167%	泛酸		mg	
饱和脂肪酸	9.6	g	48%	生物素		μg	
胆固醇	—	mg	0%	胆碱			
碳水化合物	0.1	g	0.03%	钙	2	mg	0.3%
膳食纤维	0	g	0%	磷	—	mg	0%
维生素 A	Tr	μgRE	0%	钾	0	mg	0%
维生素 D	—	μg	0%	钠	2.1	mg	0.1%
维生素 E	83.72	mg α-TE	598%	镁	1	mg	0.3%
维生素 K		μg		铁	1.5	mg	10%
维生素 B_1	—	mg	0%	锌	0.2	mg	1%
维生素 B_2	—	mg	0%	碘		μg	0%
维生素 B_6	0	mg	0%	硒		μg	0%
维生素 B_{12}	0	μg	0%	铜	0.01	mg	1%
维生素 C	0	mg	0%	锰	0.01	mg	0.3%

七、蜂蜜

【营养特点】

　　蜂蜜因蜂种、蜜源、环境之不同，其化学组成有很大差异。其主要成分是果糖和葡萄糖，两者含量合计约占 70%，尚含少量蔗糖、麦芽糖、糊精、树胶以及含氮化合物、有机酸、挥发油、色素、蜡、天然香料、植物残片（特别是花粉粒）、酵母、酶类、无机盐等。蜂蜜有清热补中缓急、润燥滑肠、润肺止咳、生津止渴、解毒止痛之功效。《神农本草经》将其奉为上品，谓其能"安五脏诸不足，益气补中"。在民间亦有"常服蜂蜜，面若桃花"之说。

　　每 100g 蜂蜜（槐花蜜）的营养素含量及 NRV 值见表 1-195。

表 1-195　每 100g 蜂蜜（槐花蜜）的营养素含量及 NRV 值

食物名称：蜂蜜（槐花蜜）　食物编号 18-4-002

营养成分	含量	单位	NRV	营养成分	含量	单位	NRV
能量	1512	kJ	18%	烟酸	0.09	mg	0.6%
蛋白质	0.2	g	0.3%	叶酸	1.3	μgDFE	0.3%
脂肪	0.3	g	0.5%	泛酸	—	mg	0%
饱和脂肪酸	—	g	0%	生物素	Tr	μg	0%
胆固醇		mg	0%	胆碱	58	mg	13%
碳水化合物	89.5	g	30%	钙	2	mg	0.25%
膳食纤维	—	g	0%	磷		mg	0%
维生素 A		μgRE	0%	钾	174	mg	9%
维生素 D	—	μg	0%	钠	2	mg	0.1%
维生素 E	Tr	mg α-TE	0%	镁	0	mg	0%
维生素 K		μg	0%	铁	0.3	mg	2%
维生素 B$_1$	0.01	mg	0.7%	锌	0.82	mg	5%
维生素 B$_2$	0.01	mg	0.7%	碘	4.2	μg	3%
维生素 B$_6$		mg	0%	硒	—	μg	0%
维生素 B$_{12}$	Tr	μg	0%	铜	0.02	mg	1%
维生素 C	—	mg	0%	锰	0.08	mg	3%

【性味归经】

蜂蜜性平，味甘；入心、脾、胃、肝、大肠经。

【烹调应用】

蜂蜜一般作为饮品，如蜂蜜柚子茶、柠檬蜂蜜水等。

【饮食宜忌】

蜂蜜因能助湿，令人中满，且可滑肠，故有湿热疾病、胸闷不宽及便溏或腹泻者忌用。

【注意事项】

蜂蜜用温开水或凉水冲泡时口感甜，用较高温度水冲泡口感会变酸。在夏季高温时，蜂蜜会发酵变酸，同时会色泽变深，稠度下降。

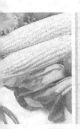

第二章
营养素功能速查

第一节　蛋白质的生理功能

1. 构成和修复组织

蛋白质是构成机体组织、器官的重要成分，人体各组织、器官无一不含蛋白质。在人体的瘦组织中，如肌肉组织和心、肝、肾等器官均含有大量蛋白质；骨骼、牙齿，乃至指、趾也含有大量蛋白质；细胞中，除水分外，蛋白质约占细胞内物质的80%。因此，构成机体组织、器官的成分是蛋白质最重要的生理功能。身体的生长发育可视为蛋白质的不断积累过程。蛋白质对生长发育期的儿童尤为重要。

人体内各种组织细胞的蛋白质始终在不断更新。例如，人血浆蛋白质的半寿期约为10天，肝中大部分蛋白质的半寿期为1～8天，某些蛋白质的半寿期很短，只有数秒钟。只有摄入足够的蛋白质方能维持组织的更新。身体受伤后也需要蛋白质作为修复材料。

2. 调节生理功能

机体生命活动之所以能够有条不紊地进行，有赖于多种生理活性物质的调节。而蛋白质在体内是构成多种重要生理活性物质的成分，参与调节生理功能。如核蛋白构成细胞核并影响细胞功能；酶蛋白具有促进食物消化、吸收和利用的作用；免疫蛋白具有维持机体免疫功能的作用；收缩蛋白，如肌球蛋白具有调节肌肉收缩的功能；血液中的脂蛋白、运铁蛋白、视黄醇结合蛋白具有运送营养素的作用；血红蛋白具有携带、运送氧的功能；白蛋白具有调节渗透压、维持体液平衡的功能；由蛋白质或蛋白质衍生物构成的某些激素，如垂体激素、甲状腺素、胰岛素及肾上腺素等都是机体的重要调节物质。

3. 供给能量

蛋白质在体内降解成氨基酸后，经脱氨基作用生成的仅一酮酸，可以直接或间接经三羧酸循环氧化分解，同时释放能量，是人体能量来源之一。但是，蛋白质的这种功能可以由碳水化合物、脂肪所代替。因此，供给能量是蛋白质的次要功能。

第二节　脂类的生理功能

1. 供给能量

一般合理膳食的总能量有 20％～30％由脂肪提供。储存脂肪常处于分解（供能）与合成（储能）的动态平衡中。哺乳类动物一般含有两种脂肪组织：一种是含储存脂肪较多的白色脂肪组织；另一种是含线粒体、细胞色素较多的褐色脂肪组织，后者较前者更容易分解供能。初生婴儿上躯干和颈部含褐色脂肪组织较多，故呈褐色。由于婴儿体表面积与体脂之比值较高，体温散失较快，褐色脂肪组织即可及时分解生热以补偿体温的散失。在体脂逐渐增加后，白色脂肪组织也随之增多。1g 脂肪在体内氧化可产能 37.56kJ，相当于 9kcal 的能量。

2. 构成身体成分

正常人按体重计算含脂类为 14％～19％，胖人约含 32％，过胖人可高达 60％左右。绝大部分脂类是以甘油三酯形式储存于脂肪组织内。脂肪组织所含脂肪细胞，多分布于腹腔、皮下、肌纤维间。这一部分脂肪常称为储存脂肪，因受营养状况和机体活动的影响而增减，故又称之为可变脂。一般储存脂肪在正常体温下多为液态或半液态。皮下脂肪因含不饱和脂肪酸较多，故熔点低而流动度大，有利于在较冷的体表温度下仍能保持液态，从而进行各种代谢。机体深处储存脂肪的熔点较高，常处于半固体状态，有利于保护内脏器官，防止体温丧失。类脂包括磷脂和固醇类物质，是组织结构的组成成分，约占总脂的 5%，该类脂类比较稳定，不太受营养和机体活动状况影响，故称为定脂。类脂的组成因组织不同而有差异。

人体脂类的分布受年龄和性别影响较显著。例如，中枢神经系统的脂类含量，由胚胎时期到成年时期可增加一倍以上。又如，女性的皮下脂类高于男性，而男性皮肤的总胆固醇含量则高于女性。

细胞膜、内质网膜、线粒体膜、核膜、神经髓鞘膜以及红细胞膜是机体主要的生物膜。脂类，特别是磷脂和胆固醇，是所有生物膜的重要组成成分。生物膜按重量计，一般含蛋白质约 20%，含磷脂 50%～70%，含胆固醇 20%～30%，糖脂和甘油三酯的含量甚低或无。由于功能不同，各种膜的脂类含量也有显著差异。亚细胞结构的膜含磷脂较高，因而胆固醇与磷脂之比值较低，细胞膜及红细胞膜含胆固醇较高，故比值较高。神经髓鞘膜除含较多的胆固醇、磷脂和脑苷脂外，尚含一定量的糖脂。磷脂中的不饱和脂肪酸有利于膜的流动性，饱和脂肪酸和胆固醇则有利于膜的坚性。所有生物膜的结构和功能与所含脂类成分有密切关系，膜上许多酶蛋白均与脂类结合而存在并发挥作用。

3. 供给必需脂肪酸

必需脂肪酸是磷脂的重要成分，而磷脂又是细胞膜的主要结构成分，故必需氨基酸与细胞的结构和功能密切相关；亚油酸是合成前列腺素的前体，前列腺素在体内有多种生理功能；必需脂肪酸还与胆固醇代谢有密切关系。必需脂肪酸缺乏，可引起生长迟缓、生殖障碍、皮肤受损（出现皮疹）等；另外，还可引起肝脏、肾脏、神经和视觉等方面多种疾病。

此外，脂肪还可提供脂溶性维生素并促进脂溶性维生素的吸收；保护脏器和维持体温；节约蛋白质；脂肪还可增加膳食的美味和增加饱腹感；脂肪具有内分泌作用，构成参与某些内分泌的激素。

第三节　碳水化合物的生理功能

碳水化合物是生命细胞结构的主要成分及主要供能物质，并且有调节细胞活动的重要功能。

1. 供给和储存能量

膳食碳水化合物是人类获取能量的最经济和最主要的来源。每克葡萄糖在体内氧化可以产生 16.7kJ（4kcal）的能量。维持人体健康所需要的能量中，55%～65%由碳水化合物提供。糖原是肌肉和肝脏碳水化合物的储存形式，肝脏约储存机体内 1/3 的糖原。一旦机体需要，肝脏中的糖原即将分解为葡萄糖以提供能量。碳水化合物在体内释放能量较快，供能也快，是神经系统和心肌的主要能源，也是肌肉活动时的主要燃料，对维持神经系统和心脏的正常供能、增强耐力、提高工作效率都有重要意义。

2. 构成组织及重要生命物质

碳水化合物是构成机体组织的重要物质，并参与细胞的组成和多种活动。每个细胞都有碳水化合物，其含量为 2%～10%，主要以糖脂、糖蛋白和蛋白多糖的形式存在。核糖核酸和脱氧核糖核酸两种重要生命物质均含有 D-核糖，即五碳醛糖；一些具有重要生理功能的物质，如抗体、酶和激素的组成成分，也需碳水化合物参与。

3. 节约蛋白质作用

机体需要的能量，主要由碳水化合物提供，当膳食中碳水化合物供应不足时，机体为了满足自身对葡萄糖的需要，则通过糖原异生作用动用蛋白质以产生葡萄糖，供给能量；而当摄入足够量的碳水化合物时则能预防体内或膳食蛋白质消耗，不需要动用蛋白质来供能，即碳水化合物具有节约蛋白质作用。

4. 抗生酮作用

脂肪酸被分解所产生的乙酰基需要与草酰乙酸结合进入三羧

酸循环，而最终被彻底氧化和分解产生能量。当膳食中碳水化合物供应不足时，草酰乙酸供应相应减少；而体内脂肪或食物脂肪被动员并加速分解为脂肪酸来供应能量。这一代谢过程中，由于草酰乙酸不足，脂肪酸不能彻底氧化而产生过多的酮体，酮体不能及时被氧化而在体内蓄积以致产生酮血症和酮尿症。膳食中充足的碳水化合物可以防止上述现象的发生，因此称为碳水化合物的抗生酮作用。

5. 解毒作用

经糖醛酸途径生成的葡萄糖醛酸，是体内一种重要的结合解毒剂，在肝脏中能与许多有害物质如细菌毒素、酒精、砷等结合，以消除或减轻这些物质的毒性或生物活性，从而起到解毒作用。

6. 增强肠道功能

非淀粉多糖类如纤维素和果胶、抗性淀粉、功能性低聚糖等抗消化的碳水化合物，虽不能在小肠消化吸收，但刺激肠道蠕动，增加了结肠内的发酵，发酵产生的短链脂肪酸和肠道菌群增殖，有助于正常消化和增加排便量。

第四节　维生素的生理功能

一、维生素 A 的生理功能

1. 维持正常的视觉功能，防治夜盲症

眼视网膜中的杆状细胞和锥状细胞是接受光感的细胞，杆状细胞中的视色素又称视紫红质，锥状细胞中的视色素又称视紫蓝质。视紫红质是视黄醛与带有赖氨酸基的视蛋白相结合的复合物。当视网膜接受光线时，视紫红质发生一系列变化，经过各种中间构型最终被漂白，此反应物的刺激通过视神经纤维传到大脑，形成视觉，称为"光适应"。由于在光亮处对光敏感的视紫红质被大量消耗，因此，一旦由亮处到暗处，不能看见暗处物

体，则称为夜盲症。如果视网膜处有足量视黄醛积存，即可被存在于细胞中的视黄醛异构酶异构化为 11-顺式视黄醛，并与视蛋白结合形成视紫红质，从而恢复对光的敏感性，在一定的光照度下的暗处能够看见物体，称为"暗适应"。暗适应的快慢显然与体内维生素 A 的营养水平有关。

2. 维持上皮组织的正常形式，并维持其结构完整性

上皮组织细胞遍及全身，如呼吸道、消化道、泌尿道、性腺以及其他腺体。细胞膜表面蛋白主要是糖蛋白，糖蛋白的合成需要视黄醇，当视黄醇缺乏时，糖蛋白合成受阻，黏膜上皮的正常结构和功能改变，上皮组织发生鳞状角化。

3. 促进骨骼、牙齿和机体生长发育和细胞的增殖

缺乏维生素 A，可出现生长停滞，骨骼和牙齿发育受到影响，还影响生殖能力。

4. 抗肿瘤

维生素 A 有一定的抗上皮肿瘤的发生、发展作用。研究发现，维生素 A 有延缓和阻止癌前病变，防止化学性致癌物致癌的作用，特别是防止上皮肿瘤的作用。

5. 维持正常免疫功能

维生素 A 对许多细胞功能活动的维持和促进作用，是通过其在细胞核内的特异性受体——视黄酸受体实现的。在存在 9-顺式视黄酸的情况下，视黄酸受体可对靶细胞基因的相应区域进行调控。这种对基因调控的结果可以促进免疫细胞产生抗体的能力，也可以促进细胞免疫的功能，以及促进 T 淋巴细胞产生某些淋巴因子。维生素 A 缺乏时，免疫细胞内视黄酸受体的表达相应下降，因此影响机体的免疫功能。

二、维生素 D 的生理功能

1. 促进肠道对钙、磷的吸收

维生素 D 主要参与钙、磷代谢，不仅促进其在体内的吸收，而且作用于骨骼组织，影响其在骨组织的沉积。此外，$1,25\text{-}(OH)_2D_3$ 可与肠黏膜细胞中的特异受体结合，它先在肠黏膜细胞诱发一种特异蛋白（钙结合蛋白；CaBP）的合成，CaBP 的作用是能把钙

从肠腔的刷状缘处主动转运透过细胞进入循环，促进肠中钙的吸收，升高血钙水平，促进骨中钙的沉积。$1,25-(OH)_2D_3$还可直接促进肠细胞对钙的吸收。维生素 D 也能激发肠道对磷的转运过程，这种运转是独立的，与钙的转运不相互影响。

2. 对骨骼钙的动员

维生素 D 与甲状旁腺激素协同，使未成熟的破骨细胞前体转变为成熟的破骨细胞，促进骨质吸收；使旧骨中的骨盐溶解，钙、磷转运到血内，以提高血钙和血磷的浓度；另外，刺激成骨细胞，促进骨样组织成熟和骨盐沉着。

3. 促进肾脏重吸收钙、磷

维生素 D 对肾脏也有直接作用，促进肾小管对钙、磷的重吸收以提高血钙、血磷的浓度，减少钙、磷丢失。

三、维生素 E 的生理功能

1. 抗氧化作用

维生素 E 是高效抗氧化剂，在体内保护细胞免受自由基损害，维生素 E 与超氧化物歧化酶、谷胱甘肽过氧化物酶一起构成体内抗氧化系统，保护生物膜上多烯脂肪酸、细胞骨架及其他蛋白质的巯基免受自由基攻击。维生素 E 可抑制不饱和脂肪酸的氧化，保护生物膜免遭过氧化物的损害，与硒协同作用保持细胞膜和细胞器的完整性和稳定性。

2. 促进蛋白质合成

维生素 E 可促进核 RNA 更新蛋白质合成，促某些酶蛋白的合成，降低分解代谢酶等的活性。

3. 预防衰老

人体细胞膜含有不饱和脂肪酸，在含氧较多的组织中易发生氧化生成脂褐素，俗称老年斑，随着年龄的增长，脂褐素不断沉积。补充维生素 E 可减少脂褐素的形成，改善皮肤弹性，提高免疫力。

4. 对胚胎发育和生殖的作用

目前尚未找到维生素 E 对人类生殖作用的证据。但妇女妊娠期间，维生素 E 的需要量随妊娠月份增加而增加；也发现妊娠异常时，其相应妊娠月份的血浆 α-生育酚浓度比正常孕妇低。因此孕妇可以补充小剂量（50mg/d）维生素 E。

5. 维护骨骼肌、心肌、平滑肌和心血管系统的正常功能

维生素 E 缺乏时可出现心肌损害、耗氧量增加、肌肉萎缩和营养障碍等。人体神经肌肉及视网膜的适当功能需要适量维生素 E。神经系统产生神经递质伴随产生大量自由基。维生素 E 在防止线粒体和神经系统的轴突膜受自由基损伤方面是必需的。

6. 调节血小板的黏附力和聚集作用

充足的维生素 E 可抑制细胞膜脂质的过氧化反应，增加低密度脂蛋白胆固醇（LDL-C）的抗氧化能力，减少氧化的低密度脂蛋白（ox-LDL）的产生，保护 LDL-C 免受氧化。维生素 E 还有抑制血小板在血管表面凝集和保护血管内皮的作用，维生素 E 缺乏时血小板聚集和凝血作用增强，增加心肌梗死及脑卒中的危险性。

7. 抗癌作用

亚硝胺是一种强致癌物，维生素 E 能够阻断亚硝胺形成途径，从而抑制肿瘤发生。

四、维生素 K 的生理功能

1. 促进血液凝固的作用

维生素 K 能促进肝脏合成凝血酶原（凝血因子Ⅱ），还能调节另外 3 种凝血因子（Ⅶ、Ⅸ、Ⅹ）的合成。当组织受伤时，凝血酶原和钙与血小板中的凝血致活酶相接触，变成凝血酶，使纤维蛋白原变性为纤维蛋白使血液凝固。缺乏维生素 K 时，肝脏所产生的凝血酶原下降，血中几种凝血因子均下降，致使出血后血液凝固发生障碍，轻者凝血时间延长，重者可有显著出血情况：皮下出现紫斑或瘀斑、鼻衄、齿龈出血、创伤后流血不止，有时还会出现肾脏和胃肠道出血。

2. 参与体内氧化还原过程

维生素 K 具萘醌式结构，可还原成无色氢醌，参与氧化还原过程。缺乏维生素 K 时，肌肉中的 ATP 和磷酸肌酸含量都下降，ATP 酶活力下降。

3. 增强胃肠道蠕动和分泌机能

维生素 K 缺乏时，平滑肌张力及收缩能力减弱。维生素 K 可延缓糖皮质激素在肝中的分解，具有氢化可的松的作用。长期注射维生素 K 可增加甲状腺内分泌的活性，患甲状腺毒症的人，血中凝血因子含量下降，给予维生素 K 可纠正。

五、维生素 B₁ 的生理功能

1. 构成辅酶，参与代谢

维生素 B_1 在硫胺素焦磷酸激酶的作用下，与三磷酸腺苷（ATP）结合形成硫胺素焦磷酸（TPP）。TPP 是碳水化合物代谢过程中脱羧酶和转酮基酶的辅酶，如丙酮酸——→乙酰 CoA 和 α-酮戊二酸——→琥珀酸 CoA。TPP 还是葡萄糖代谢的重要酶之一，直接影响体内核糖的合成。

2. 抑制胆碱酯酶的活性，促进胃肠蠕动

维生素 B_1 可抑制胆碱酯酶对乙酰胆碱的水解。乙酰胆碱有促进胃肠蠕动作用。维生素 B_1 缺乏时胆碱酯酶活性增强，乙酰胆碱水解加速，因而胃肠蠕动缓慢，腺体分泌减少，食欲减退。

3. 对神经组织的作用

TPP 可能与膜钠离子通道有关，当 TPP 缺乏时渗透梯度无法维持，引起电解质与水转移。

六、维生素 B₂ 的生理功能

维生素 B_2 在体内以 FAD、FMN 与特定蛋白质结合，形成黄素蛋白，通过三羧酸循环中的一些酶及呼吸链等参与体内氧化还原反应与能量生成。在氨基酸、脂肪和糖的代谢中，逐渐释放出能量供细胞利用。FAD 被谷胱甘肽还原酶及其辅酶利用，并有利于稳定其结构，烟酰胺腺嘌呤二核苷酸磷酸（NADPH）由葡萄糖-6-磷酸脱氢酶产生，谷胱甘肽还原酶在 NADPH 消耗时，将氧化型谷胱甘肽（GSSG）转化为还原型谷胱甘肽（GSH），恢复其还原作用，如将过氧化氢转化为水等，维护皮肤和黏膜的完整性。维生素 B_2 对眼的感光过程、晶状体的角膜呼吸过程具有重大作用。此外，维生素 B_2 还可激活维生素 B_6，参与色氨酸形成烟酸的过程。维生素 B_2 还与人体内铁的吸收、储存与动员有关，在防治缺铁性贫血方面有重要作用。

七、维生素 PP 的生理功能

维生素 PP 在体内构成烟酰胺腺嘌呤二核苷酸（辅酶Ⅰ，NAD^+ 或 CoⅠ）及烟酰胺腺嘌呤二核苷酸磷酸（辅酶Ⅱ，$NADP^+$ 或 CoⅡ），参与 EMP-TCA，在生物氧化中起递氢体作用。CoⅠ和 CoⅡ的这种作用，主要有赖于其分子结构中的烟酰胺部分。烟酰胺的吡啶环具有可逆地加氢加电子和脱氢脱电子的特性，因此在酶促反应过程中能够传递氢和传递电子。烟酸与铬、谷胱甘肽组成葡萄糖耐量因子（GTF），有增加葡萄糖的利用及促使葡萄糖转化为脂肪的作用。烟酸可维护皮肤、消化系统及神经系统的正常功能，可降低血胆固醇。CoⅡ在维生素 B_6、泛酸、生物素存在下参与脂肪、类固醇的生物合成。

八、维生素 B_6 的生理功能

进入人体的维生素 B_6，被磷酸化后以辅酶形式参与许多酶系代谢。目前已知有 60 种左右的酶依赖磷酸吡哆醛，其主要作用表现在：①参与氨基酸代谢，如转氨、脱氨、脱羧、转硫和色氨酸转化等作用；②参与糖原与脂肪酸代谢，维生素 B_6 的磷酸酯是磷酸化酶的一个基本成分，催化肌肉与肝中糖原转化，还参与亚油酸合成花生四烯酸和胆固醇的合成与转运；③脑和其他组织中的能量转化、核酸代谢、内分泌腺功能、辅酶 A 的生物合成以及草酸盐转化为甘氨酸等过程，也都需要维生素 B_6 的参与。

九、叶酸的生理功能

叶酸在体内的活性形式为四氢叶酸，在体内许多重要的生物合成中作为一碳单位的载体而发挥重要的生理功能。所谓一碳单位，是指在代谢过程中某些化合物分解代谢生成的含一个碳原子的基团，如甲基（—CH_3）、亚甲基（＝CH_2）、次甲基、甲酰基（—CHO）、亚氨甲基（—CH＝NH）等。四氢叶酸携带这些一

碳单位，与血浆蛋白相结合，主要转运到肝脏储存。组氨酸、丝氨酸、甘氨酸、蛋氨酸等均可供给一碳单位，这些一碳单位从氨基酸释出后，以四氢叶酸作为载体，参与其他化合物的生成和代谢，主要包括：参与嘌呤和胸腺嘧啶的合成，进一步合成 DNA、RNA；参与氨基酸之间的相互转化，充当一碳单位的载体，如丝氨酸与甘氨酸的互换（亦需维生素 B_6）、组氨酸转化为谷氨酸、同型半胱氨酸与蛋氨酸之间的互换（亦需维生素 B_{12}）等；参与血红蛋白及重要的甲基化合物合成，如肾上腺素、胆碱、肌酸等。

可见，叶酸携带一碳单位的代谢与许多重要的生化过程密切相关。体内叶酸缺乏则一碳单位传递受阻，核酸合成及氨基酸代谢均受影响，而核酸及蛋白质合成正是细胞增殖、组织生长和机体发育的物质基础，因此，叶酸对于细胞分裂和组织生长具有极其重要的作用。

十、维生素 B_{12} 的生理功能

维生素 B_{12} 可提高叶酸利用率，增加核酸和蛋白质合成，以利红细胞的发育和成熟。如体内缺乏维生素 B_{12}，红细胞不会正常成熟，会形成大而未成熟的细胞，并释放到血液中诱发恶性贫血（巨幼细胞贫血）。维生素 B_{12} 是活泼甲基的输送者，甲基与钴相连形成甲基钴胺素，参与许多重要化合物的甲基化作用，对合成核酸、核苷酸、蛋氨酸、胆碱等重要物质，维护肾上腺的功能，保证糖和蛋白质的代谢都有重要作用，其中最重要的是维护神经髓鞘的代谢与功能。缺乏维生素 B_{12} 时可引起神经、脊髓变性等，并引起严重的精神症状。年幼患者可出现呕吐嗜睡、精神抑郁、智力下降和生长发育迟缓、身材矮小等。给予肝病患者维生素 B_{12} 可防止发生脂肪肝。

十一、维生素 C 的生理功能

1. 促进生物氧化还原过程，维持细胞膜完整性

维生素 C 在体内的氧化还原作用与巯基（—SH）、双硫键（—S—S—）系统相关联，由于维生素 C 具有还原作用，使

—S—S—还原为—SH，提高了体内—SH 水平。—SH 在体内与其他抗氧化剂一起清除自由基，阻止脂类氧化，阻止某些过氧化物的形成，目的是保护 DNA、蛋白质和膜结构。

2. 参与羟化反应

羟化反应是体内许多重要物质合成或分解的必要步骤，如胶原和神经递质的合成，各种有机药物或毒物的转化等，都需要通过羟化作用才能完成。在羟化过程中，维生素 C 必须参与。故维生素 C 可促进胶原合成，若缺乏维生素 C，胶原蛋白合成受阻，使伤口愈合延缓。

3. 促进铁吸收

维生素 C 可以氧化型，又可以还原型存在于体内，所以既可作为供氢体，又可作为受氢体，在体内氧化还原反应过程中发挥重要作用。维生素 C 能将 Fe^{3+} 还原成 Fe^{2+} 以利吸收，并促进运铁蛋白的铁转移到器官铁蛋白中，以利铁在体内的储存。缺乏维生素 C 使骨髓萎缩、生血功能下降。缺铁性贫血和巨幼细胞贫血用维生素 C 作辅疗，可取得良好的效果。

4. 抗坏血病作用

人体是由细胞组成，这些细胞是靠细胞间质把它们联结起来。胶原蛋白是细胞间质的重要组成部分。缺少维生素 C 时，胶原蛋白不能正常合成，从而导致细胞联结障碍，出现血管壁脆弱，通透性增加，易出血等坏血病的典型症状。

5. 防治癌症

维生素 C 能阻断致癌物亚硝胺生成，能合成透明质酸酶抑制物阻止癌扩散，并能减轻抗癌药物的副作用，对防治癌症有良好效果。研究表明，食管癌、胃癌高发区居民维生素 C 的摄入量低；而肿瘤的发生率与每日摄入维生素 C 的平均值成反比，这说明维生素 C 对癌症有一定的预防作用。

6. 抗感染和防病作用

维生素 C 对抗体的形成、白细胞的吞噬活性都有激活作用，能抑制细菌毒素的毒性，增强机体的抗病力，促进外伤愈合。缺乏维生素 C 时，机体的抗病力下降，易感染疾病，外伤不易愈合。大剂量维生素 C 可作为防治感冒、长期发热、急性克山病、大面积烧伤、急性风湿性心脏病的辅助治疗。

7. 防止动脉粥样硬化

维生素 C 参与肝脏内胆固醇的羟化作用形成胆酸，促进胆固醇的排泄，降低血液中胆固醇的含量，防止胆固醇在动脉内壁沉积，还可降低毛细血管的脆性，对治疗高胆固醇血症、预防动脉粥样硬化和胆石症有一定疗效。

维生素 C 可减轻砷和重金属对肝功能的损害，常用来缓解铅、汞、砷、钴、甲苯等慢性中毒，被称为万能解毒剂。维生素 C 还能协助某些氨基酸的代谢，防止酪氨酸氧化不完全产生尿黑酸或生成黑色素。

第五节　矿物质的生理功能

一、钙的生理功能

1. 构成骨骼和牙齿

骨骼系统是以钙、磷、镁为基础，在蛋白质的作用下组成羟基磷灰石，从而构成了支撑人体的骨架。

2. 维持神经、肌肉活动的兴奋性

人体神经肌肉的兴奋性、神经冲动的传导、心脏的正常搏动等都依靠混溶钙池中钙浓度的正常。钙能降低神经肌肉的兴奋性，如血清钙浓度低于 7mg/dL，则兴奋性增加，发生抽搐。

$$神经肌肉兴奋性 \propto \frac{[Na^+]+[K^+]}{[Ca^{2+}]+[Mg^{2+}]+[H^+]}$$

3. 调节人体酶的活性

人体许多酶的活性调节需要钙的参与。如 Ca^{2+} 能直接参与脂肪酶、ATP 酶等的活性调节，还能激活多种酶（腺苷酸环化酶、鸟苷酸环化酶及钙调蛋白等）调节代谢过程及一系列细胞内生命活动；Ca^{2+} 与细胞的吞噬、分泌、分裂等活动密切相关。

4. 参与调节人体的血液凝固（通过维生素 K）

Ca^{2+} 是血液凝固过程所必需的凝血因子，在凝血酶原转变为凝血酶时，钙起催化剂的作用，然后凝血酶将纤维蛋白原聚合为纤维蛋白造成血的凝固。

5. 维持毛细血管和细胞膜的完整性和通透性

Ca^{2+}影响毛细血管通透性，并参与调节生物膜的完整性和质膜的通透性及其转换过程；维持毛细血管的正常通透性，防止渗出，控制炎症和水肿。

二、磷的生理功能

1. 构成骨、牙齿以及软组织

磷是骨骼、牙齿的钙化及生长发育所必需的，磷酸盐与胶原纤维的共价联结在矿化中起决定作用。在骨形成中 2g 钙需 1g 磷。

2. 参与能量代谢

磷酸盐能调节能量释放，机体代谢中能量多以 ADP＋磷酸＋能量 $\Longleftrightarrow$ ATP，及磷酸肌酸形式储存，需要时释放，即 ADP、ATP、磷酸肌酸等作为储存、转移和释放能量的物质，是细胞内化学能的主要来源。

3. 酶的重要成分

人体内许多酶如焦磷酸硫胺素、磷酸吡哆醛、辅酶Ⅰ、辅酶Ⅱ等都需磷参与。

4. 磷酸盐能参与物质活化

B族维生素（维生素 B_1、维生素 B_6、烟酸等）只有经过磷酸化，才具有辅酶的作用。碳水化合物和脂肪的中间代谢与吸收，均须先经过磷酸化后才能继续进行反应。

5. 参与调节酸碱平衡的作用

磷酸盐能与氢离子结合，并以不同形式的磷酸盐从尿中排出，从而调节体液的酸碱度。

三、铁的生理功能

铁作为血红蛋白与肌红蛋白、细胞色素 A 以及某些呼吸酶的成分参与体内氧与二氧化碳的转运、交换和组织呼吸过程。铁与红细胞的形成和成熟有关。铁还有许多重要功能，如催化 β-胡萝卜素转化为维生素 A、嘌呤与胶原的合成、抗体的产生、脂类从血液中转运以及药物在肝脏的解毒等作用。

四、碘的生理功能

碘的生理功能是参与甲状腺素的形成，故其生理功能也通过甲状腺素的作用表现出来。甲状腺素在体内主要是促进和调节代谢及生长发育，具体表现为促进人体的生长、发育，增加基础代谢率和耗氧量，促进蛋白质的合成，调节胆固醇代谢（除能增加胆固醇的合成外，还能加速胆固醇转变为胆酸，并从粪便中排出），促进糖和脂肪的代谢，调节水盐代谢，维持人体的代谢平衡。

五、锌的生理功能

1. 锌是很多酶的组成成分，同时也是酶的激活剂

目前已知含锌酶有 200 多种，如 DNA 聚合酶、乳酸脱氢酶、羧肽酶等。锌对酶主要有催化、结构维持、活性调节等作用。锌的主要生理功能可通过这些酶表现出来。

2. 锌能促进生长发育和组织再生

锌在 DNA 合成、蛋白质代谢、细胞增殖、酶活性以及激素的生物学作用等方面都发挥着重要作用。缺锌会导致蛋白质合成和生长发生障碍。儿童严重缺锌可出现侏儒症。锌与维生素 A 的代谢及胰腺、性腺和脑下垂体的活动都有密切关系。锌可调节 DNA 复制、转移和转录的 DNA 聚合酶活性。

3. 参与免疫功能

临床实验研究发现锌与免疫系统及吞噬细胞的功能有一定的关系，它能促进 T 淋巴细胞和 B 淋巴细胞的复制。

4. 促进食欲

味觉素是一种与味觉有关的蛋白质，有营养和促进味蕾生长

的作用，它可作为介质影响味觉和食欲。锌是味觉素的结构成分，在参与味蕾细胞的转化方面有重要作用。唾液中的磷酸酶的活性、唾液的分泌都与锌有关。

5. 促进维生素 A 代谢

锌对于维持正常暗适应能力有重要作用。锌对于维持皮肤健康也是必需的。

生长期儿童锌缺乏主要表现为生长迟缓、垂体调节功能障碍，食欲不振、味觉异常（异食癖）甚至丧失（厌食症），皮肤创伤不易愈合、易感染等，性成熟延迟、第二性特征发育障碍、性功能减退、精子产生过少等。此外，肠源性肢端皮炎是一种家族遗传病，经锌治疗可以得到迅速康复，可能与缺锌有关。

六、硒的生理功能

1. 构成含硒蛋白与含硒酶

主要含硒蛋白与含硒酶有：谷胱甘肽过氧化物酶（GSH-Px）、硫氧蛋白还原酶（TR）、碘甲腺原氨酸脱碘酶（ID）。医学研究发现许多疾病的发病过程都与活性氧自由基有关。如化学、辐射和吸烟等致癌过程，克山病心肌氧化损伤，动脉粥样硬化的脂质过氧化损伤，白内障形成，衰老过程，炎症发生等无不与活性氧自由基有关。谷胱甘肽过氧化物酶能催化还原型谷胱甘肽变成氧化型谷胱甘肽，同时，使有毒的过氧化物还原成无毒的羟基化合物，并使过氧化氢分解，因而可以保护细胞膜的结构和功能不受过氧化物的损害和干扰。其反应式如下：

$$ROOH + 2GSH \xrightarrow{\text{GSH-Px}} ROH + GSSG + H_2O$$

$$H_2O_2 + 2GSH \xrightarrow{\text{GSH-Px}} GSSG + 2H_2O$$

式中，GSH 为还原型谷胱甘肽；GSSG 为氧化型谷胱甘肽；GSH-Px 为谷胱甘肽过氧化物酶。

2. 加强维生素 E 的抗氧化作用

硒的抗氧化作用比维生素 E 高 500 倍，且两者有协同作用。

反应式如下：

$$-CH=CH- \xrightarrow[H_2O]{[O]} \underset{O-OH}{-CH-CH_2} \xrightarrow[2GSH \quad GSSG]{} \underset{OH}{-CH-CH_2} + H_2O$$

维生素E　　　　　　　　　　GSH-Px

3. 解毒作用

硒与进入体内的砷、汞、镉等有害金属、类金属结合形成金属硒蛋白复合物而解毒，并使其排出体外，保护组织不受有毒物质的损害；对某些化学致癌物有拮抗作用，可提高血中抗体含量，起免疫佐剂的作用。动物实验发现硒可缓解黄曲霉毒素 B_1 急性损伤，减轻肝中心小叶坏死程度，降低死亡率。

4. 保护心血管、维护心肌的功能

含硒高的地区心血管疾病发病率低；动物实验表明硒对心肌纤维、小动脉及微血管的结构及功能有重要作用；以心肌损害为特征的克山病可能与缺硒有关。

5. 维持正常免疫功能

硒具有促进免疫球蛋白生成、保护吞噬细胞完整的作用，适宜硒水平对于保持细胞免疫和体液免疫是必需的。硒在白细胞中的检出和硒作为 GPX 组分的发现，为硒在免疫系统中的作用提供了初步解释。硒在脾、肝、淋巴结等所有免疫器官中都有检出，并观察到缺硒时补硒可提高宿主抗体和补体的应答能力等。

6. 促进生长和繁殖、保护和改善视觉器官功能及抗肿瘤作用

已经有实验表明硒对生长与繁殖是必需的，缺硒可导致生长迟缓，白内障患者及糖尿病性失明者补充硒之后，其视觉功能会有所改善。调查发现，硒缺乏地区肿瘤发病率明显较高，胃癌的发病与缺硒相关。

七、铜的生理功能

铜在体内与十余种氧化酶的活性有关，因此也以这些酶的形

式参与许多作用。

1. 维持正常造血功能

铜参与铁的代谢和红细胞生成。铜蓝蛋白和亚铁氧化酶催化 Fe^{2+} 氧化为 Fe^{3+}，血浆中只有 Fe^{3+} 才能与运铁蛋白结合。铜对于形成运铁蛋白促进铁的转运与储存有重要作用，并可将铁从小肠腔和储存点运送到红细胞生成点，促进血红蛋白的形成。故铜缺乏时可产生寿命短的异常红细胞。铜蓝蛋白可能与细胞色素氧化酶一起参与促进血红蛋白的合成。铜有利于肠黏膜细胞中的铁与血浆运铁蛋白结合，被带入血液循环，运到需要铁的组织中。缺铜引起细胞色素氧化酶活性下降，使 Fe^{3+} 不能与原卟啉合成血红素，可引起贫血。亚铁氧化酶的活性低会导致铁流回到骨骼的量减少，从而降低了红细胞生成速度。

2. 促进结缔组织形成

铜主要是通过赖氨酰氧化酶促进结缔组织中胶原蛋白和弹性蛋白的交联，是形成强壮、柔软的结缔组织所必需。因此，它在皮肤和骨骼的形成、骨矿化、心脏和血管系统的结缔组织完善中起着重要的作用。铜缺乏时，交联难以形成，影响胶原结构，导致骨骼、皮肤、血管结构的改变。

3. 超氧化物转化

广泛分布的超氧化物歧化酶（SOD）、细胞外的铜蓝蛋白和主要在细胞内的铜硫蛋白等含铜酶具有抗氧化作用。SOD能催化超氧阴离子转变为过氧化物，过氧化物又通过过氧化氢酶或谷胱甘肽过氧化物酶作用进一步转变为水，从而保护细胞膜免受毒性很强的超氧阴离子的损害。

4. 维护中枢神经系统的健康

铜在神经系统中起着多种作用。细胞色素氧化酶能促进髓鞘的形成。在脑组织中多巴胺 β-羟化酶催化多巴胺转变成神经递质去甲肾上腺素，该酶还与儿茶酚胺的生物合成有关。缺铜可致脑组织萎缩、灰质和白质变性、神经元减少、精神发育停滞、运动障碍等。

5. 促进正常黑色素形成及维护毛发正常结构

酪氨酸氧化酶能催化酪氨酸羟基化转变为多巴，并进而转变为黑色素，为皮肤、毛发和眼睛所必需。先天性缺酪氨酸氧化酶，引起毛发脱色，称为白化病。硫氢基氧化酶具有维护毛发的正常结构及防止其角化的作用，铜缺乏时毛发角化并出现具有铜丝样头发的卷发症，称为 Menke 病。

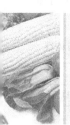

第三章
营养素缺乏病速查

营养素缺乏病是由于机体长期缺少一种或数种营养素而引起的一类疾病。当前比较常见的营养素缺乏病主要有：蛋白质-能量营养不良、缺铁性贫血、单纯性甲状腺肿（碘缺乏）、钙缺乏症、锌缺乏症、干眼病（维生素 A 缺乏）、佝偻病（维生素 D 缺乏）、脚气病（维生素 B_1 缺乏）、维生素 B_2 缺乏症、癞皮病（烟酸缺乏）、巨幼细胞贫血（叶酸缺乏）等。其中蛋白质-能量营养不良症、缺铁性贫血、单纯性甲状腺肿和干眼病，被称为世界四大营养素缺乏病。

第一节 蛋白质-能量营养不良症

蛋白质和（或）能量的供给不能满足机体维持正常生理功能的需要，就会发生蛋白质-能量营养不良症（protein-energy malnutrition，PEM）。重度营养不良可分为 3 型：

① 水肿型营养不良：以蛋白质缺乏为主而能量供给尚能适应机体需要，以全身水肿为特征。

② 消瘦型营养不良：以能量不足为主，表现为皮下脂肪和骨骼肌显著消耗及内脏器官萎缩。

③ 混合型营养不良：蛋白质和能量均有不同程度的缺乏，常同时伴有维生素和其他营养素的缺乏。

7～14岁儿童少年蛋白质-能量营养不良症的主要症状与体征见表 3-1。蛋白质-能量营养不良症判断要点见表 3-2。

表 3-1　7～14 岁儿童少年蛋白质-能量营养不良症的主要症状与体征

主要指标	轻度	重度
体重	低于正常值 20%～30%	低于正常值 30%以上
身高	基本正常	低于正常
腹部皮褶厚度	减少	明显减少或消失
面部皮褶厚度	减少	明显消瘦
肌肉	轻微松弛	明显松弛
头发	不明显	明显稀疏、脆,易脱落
肤色及弹性	苍白、弹性稍差	苍白、弹性明显差
精神状态	无明显变化	精神不好、反应差

表 3-2　蛋白质-能量营养不良症判断要点

评价要点	个人史	食物/营养史	人体测量	实验室指标	体检结果
诊断指标（至少一个）	先天性营养不良 吸收不良疾病或残疾 服用影响食欲的药物	长期食物摄入不足 母乳不足 喂养不当 饥饿 拒食	皮褶厚度减少 BMI<18.5 儿童可根据生长发育曲线图	血红蛋白、血清蛋白、血清运铁蛋白、血清甲状腺素结合前白蛋白等指标下降	消瘦型： 　明显消瘦,肌肉重量减少,肌萎缩 　皮肤干燥、毛发稀少 水肿型： 　凹陷性水肿,肝脏肿大 　皮肤干燥、毛发稀少 　色素沉着 　精神萎靡、反应冷淡

第二节　维生素缺乏病

一、维生素 A 缺乏病

维生素 A 缺乏病诊断依据主要有营养不良，四肢伸侧有毛囊角化性丘疹，同时合并暗适应障碍或夜盲症、结膜干燥、角膜软化，结合暗适应检查与血浆维生素 A 水平测定可以确诊。

学龄前儿童维生素 A 缺乏的主要表现症状为夜盲，眼睛会出现结膜干燥，结膜中的环状细胞消失，并出现毕脱斑，继而角膜发生软化症，严重者可出现穿孔甚至导致失明。维生素 A 缺乏的早期表现是生理盲点扩大，暗适应能力降低。典型的临床表现为夜盲、角膜干燥及皮肤毛囊角化三大特征。

视网膜的视轴正对终点为黄斑中心凹。黄斑区是视网膜上视觉最敏锐的特殊区域，直径约 1～3mm，其中央为一小凹，即中心凹。黄斑鼻侧约 3mm 处有一直径为 1.5mm 的淡红色区，为视盘，亦称视乳头，是视网膜上视觉纤维汇集向视觉中枢传递的出眼球部位，无感光细胞，故视野上呈现为固有的暗区，称生理盲点。

维生素 A 缺乏病判断要点见表 3-3。

二、维生素 D 缺乏病

少年儿童维生素 D 缺乏导致佝偻病，初期和急性期可以出现神经精神症状：患儿不活泼、食欲缺乏、易激动、睡眠不安、多汗（头部更明显）。由于血钙低，6 个月以下的幼儿经常出现肌肉痉挛等症状。骨骼变化与年龄、生长速度及维生素 D 缺乏程度等因素有关。颅骨软化多发生在 3～9 个月的婴儿，患儿出牙迟缓，牙齿的排列和发育往往不良。2 岁以上患儿可见有鸡胸、肋骨串珠等胸廓畸形。能站立行走时则发生下肢弯曲，形成"O"形或"X"形腿。严重的佝偻病患儿易发生骨折。

表 3-3 维生素 A 缺乏病判断要点

评价要点	个人史	体检结果	食物/营养史	实验室指标
诊断指标（至少一个）	吸收不良 其他代谢疾病或消化疾病 服用影响维生素 A 吸收的药物或食物	夜盲症、毕脱斑、滤泡角化过度 眼睛：结膜干燥、皱褶，可见结膜干燥斑。此斑多在角膜两侧，呈圆形和椭圆形，灰白，表面泡沫状，无光泽，不能擦去 皮肤：干燥、粗糙、脱屑，鳞皮（常在小腿部）、丘疹（常在四肢伸侧、颈、臂、肩背部）、毛囊角化 毛发：干燥、无光泽、脆、易脱落 指甲：无光泽，脆，多纹，可有纵横嵴	富含维生素 A 的食物长期摄入不足 喂养不当 脂肪摄入不足 节食和（或）限制食物类别、偏食 食物选择不当和（或）不良的膳食行为	维生素 A：血清视黄醇小于 $0.70\mu mol/L$

骨软化症发生于成年人，多见于妊娠多产的妇女及体弱多病的老年人。最常见的症状是骨痛、肌无力和骨压痛，一般在活动时加重。重度者有脊柱压迫性弯曲、身材变矮、骨盆变形等现象。有些患者有自发性、多发性骨折或假性骨折。

骨质疏松症多见于老年人，肾功能降低，胃肠吸收欠佳，而且户外活动减少，容易造成骨质疏松症，严重者引起骨折。

维生素 D 缺乏病判断要点见表 3-4。各期佝偻病 X 线检查表现见表 3-5。佝偻病诊断检查项目见表 3-6。

表 3-4 维生素 D 缺乏病判断要点

评价要点	个人史	体检结果	食物/营养史	实验室指标
诊断指标（至少一个）	吸收不良 其他代谢疾病或消化疾病 服用影响维生素 D 和钙吸收的药物 骨质疏松、骨质软化、骨折次数 日光照射不足 生育次数	身高是否有改变 手足痉挛症：抽搐、惊厥、肌无力 X 线检查改变	富含维生素 D 或钙的食物长期摄入不足 食物选择不当和（或）不良的膳食行为	低血钙、低血磷、维生素 D 小于 20nmol/mL[25-(OH)D₃] 血清碱性磷酸酶活性升高

表 3-5 各期佝偻病 X 线检查表现

时期	X 线检查表现
初期或轻症期	改变不显著，干骺端钙化预备线可有轻度模糊，以尺骨、桡骨端明显
活动期	干骺端钙化预备线消失，呈毛刷状，常有杯口状凹陷；骺线显著增宽，骨质稀疏，皮质变薄，可伴有不完全骨折及下肢弯曲畸形
恢复期	钙化预备线重新出现，但仍不太规则，杯口状消失，骨密度逐渐恢复

表 3-6　佝偻病诊断检查项目

项目	佝偻病诊断检查项目	
	主要条件	次要条件
临床症状	多汗、夜惊	烦躁不安
体征	乒乓头、肋珠串、鸡胸、手足镯、"O"形腿	方颅、肋软沟
血液钙磷乘积	<30	30～40
碱性磷酸酶活性(金氏法)	>28U	20～28U
胸骨 X 线(干骺端)	毛刷状/杯口状	钙化预备线模糊

三、维生素 B₁ 缺乏病

维生素 B_1 缺乏病即脚气病,主要损害神经系统,依靠病史、临床症状和体征、心电图、X线检查、实验室检查和实验性维生素 B_1 治疗可做出诊断。

成人维生素 B_1 缺乏病前驱症状有下肢软弱无力,有沉重感、肌肉酸痛,尤以腓肠肌明显,厌食、体重下降、消化不良和便秘。此外,可有头痛、失眠、不安、易怒、健忘等神经精神的症状。病程长者有肌肉萎缩、共济失调,出现异常步态。循环系统有心悸、气促、心动过速和水肿。患者常出现心界扩大,以右心明显;也可出现收缩期杂音,舒张压多降低,故脉压增大。

湿性维生素 B_1 缺乏病最显著的症状为水肿,可从下肢遍及全身。干性维生素 B_1 缺乏病以神经症状为主。以水肿和心脏症状为主的称为脚气性心脏病。混合型脚气病严重者可同时出现神经和心血管系统症状。

婴儿维生素 B_1 缺乏病多发生于出生数月的婴儿。病情急,发病突然,以心血管系统症状占优势,初期有食欲不振、呕吐、兴奋、腹痛、便秘、水肿、心跳快、呼吸急促及困难;由于喉水肿而失声,形成独特的喉鸣。晚期有发绀、心脏扩大、心力衰竭,脑淤血、肺淤血及肝淤血均可发生。

维生素 B_1 缺乏病判断要点见表 3-7。

表 3-7　维生素 B₁ 缺乏病判断要点

评价要点	个人史	体检结果	食物/营养史	实验室指标
可能的判断指标（必须包括一个或更多）	摄入不足，吸收障碍 其他代谢疾病或消化疾病 服用影响维生素 B₁ 吸收的药物或食物	结膜充血 喉咙疼痛，咽、口腔黏膜水肿充血，口角炎，舌炎，唇炎 脂溢性皮炎 贫血	报告或观察富含维生素 B₁ 的食物长期摄入不足 喂养不当（婴幼儿及儿童） 节食和（或）限制食物类别、偏食 食物选择不当和（或）不良的膳食行为	红细胞核黄素测定：<270μmol/L（100μg） 尿核黄素测定：24h 排出量<300μmol/L（120μg）

四、维生素 B₂ 缺乏病

维生素 B₂ 缺乏病是我国常见的营养素缺乏病，其症状以口腔和阴囊病变为常见，即所谓"口腔生殖器综合征"。阴囊症状为：在初发时发生阴囊瘙痒，夜间尤烈，以后出现皮肤病变，大致可分为红斑型、丘疹型和湿疹型 3 种，分别出现片状红斑、红色扁平丘疹和一般湿疹样病变。口腔症状主要表现为口角炎、唇炎和舌炎；眼睛发生结膜充血，角膜周围血管形成并侵入角膜。严重时角膜浑浊，下部有溃疡，眼睑边缘糜烂。此外，患者还可发生脂溢性皮炎和某些神经症状，如四肢有周围神经症状，感觉过敏、发冷、疼痛及对触觉、温度不敏感等。

维生素 B₂ 缺乏病判断要点见表 3-8。

五、烟酸缺乏病

人体缺乏烟酸和烟酰胺将产生糙皮病（也称癞皮病）。糙皮病患者常有前期症状，如疲劳乏力、工作能力减退、记忆力差和失眠等。如不及时治疗则可出现皮肤、胃肠道和神经系统的典型变化，即所谓的三 D 症状：皮炎（dermatitis）、腹泻（diarrhea）

表 3-8　维生素 B_2 缺乏病判断要点

评价要点	个人史	体检结果	食物/营养史	实验室指标
可能的判断指标（必须包括一个或更多）	摄入不足,吸收障碍 其他代谢疾病或消化疾病 服用影响维生素 B_2 吸收的药物或食物	喉咙疼痛,咽、口腔黏膜水肿充血,口角炎,舌炎,唇炎 　贫血 　口腔症状包括唇干裂、口角炎、舌炎等 　唇早期为红肿,纵裂纹加深;后则干燥、皲裂及色素沉着,主要见于下唇。有的唇内口腔黏膜有潜在性溃疡 　口角有糜烂、裂隙和湿白斑,多为双侧对称,因有裂隙,张口则感疼痛,重者有出血。结痂和小脓疱也常发生 　舌自觉疼痛,尤以进食酸、辣、热的食物为甚。重者全舌呈紫红色或红、紫相间的地图样改变。蕈状乳头充血肥大,先在舌尖部,后波及其他部位。丝状乳头充血者少见。重者伴有咽炎、喉炎,声嘶或吞咽困难 　眼部症状有结膜充血,角膜周围血管形成并侵入角膜。角膜、结膜相连处可发生水疱。严重维生素 B_2 缺乏时,角膜下部有溃疡,眼睑边缘糜烂及角膜浑浊等。自觉怕光、流泪、有烧灼感。视物模糊并容易疲劳 　脂溢性皮炎多见于皮脂分泌旺盛处,如鼻唇沟、下颌、两眉间、眼外眦及耳后,可见到脂性堆积物位于暗红色基底之上 　阴囊症状:阴囊瘙痒为初发的自觉症状,夜间尤为剧烈,重者影响睡眠。可有阴囊皮损	报告或观察 富含维生素 B_2 的食物长期摄入不足 喂养不当(婴幼儿及儿童) 节食和(或)限制食物类别、偏食 食物选择不当和(或)不良的膳食行为	红细胞核黄素测定:<270 $\mu mol/L$(100μg) 尿核黄素测定:24h排出量<300$\mu mol/L$(120μg)

和痴呆（dementia）。

烟酸缺乏的早期表现为食欲不振、失眠、头痛、体重减轻、记忆力减退，进而出现皮肤、消化系统和神经系统症状。皮肤症状主要为肢体暴露部位对称性皮炎，包括急性红斑、褶烂、慢性肥厚、萎缩、色素沉着等；消化系统症状有舌炎、口角炎、恶心呕吐、慢性胃炎、便秘和腹泻等；神经系统症状有精神错乱、神志不清，甚至痴呆。烟酸缺乏常与维生素 B_2 缺乏同时存在。

烟酸缺乏病判断要点见表3-9。

表3-9　烟酸缺乏病判断要点

评价要点	个人史	体检结果	食物/营养史	实验室指标
可能的判断指标（必须包括一个或更多）	胃肠道疾病，包括各种原因引起的长期腹泻、幽门梗阻、慢性肠梗阻、肠结核等，可引起烟酸的吸收不良 先天性缺陷如Hartnup病，由于小肠和肾小管对色氨酸和其他几种氨基酸的转运缺陷引起 类癌综合征，由于大量色氨酸转变为5-羟色胺而不转化为烟酸引起	皮肤皮炎为本病最典型症状，常在肢体暴露部位对称出现，以手背、足背、腕、前臂、手指、踝部等最多，其次则为肢体受摩擦处 消化系统以舌炎及腹泻最为显著 神经系统早期症状较轻，可有头昏、眼花、烦躁、焦虑、抑郁、健忘、失眠及感觉异常等表现 本病常与脚气病、维生素 B_2 缺乏病及其他营养素缺乏病同时存在	摄入不足 酗酒 药物（异烟肼）有干扰吡哆醇的作用，而吡哆醇是色氨酸、烟酰胺代谢途径中的重要辅酶。某些抗癌药物，特别是巯嘌呤长期服用可导致烟酸缺乏	尿 N'-甲基烟酰胺 尿负荷试验

六、维生素 C 缺乏病

血浆维生素 C 浓度接近零时，便出现明显的维生素 C 缺乏的临床表现。

前驱症状多有体重减轻、四肢无力、衰弱、肌肉及关节疼痛等症状。成人患者除上述症状外，早期即有牙龈肿胀，或有感染发炎。婴儿则有不安、四肢动痛、四肢长骨端肿胀以及有出血倾向等。

出血维生素 C 缺乏病患者可有全身点状出血（瘀点），起初局限于毛囊周围及牙龈等处，进一步发展可有皮下组织、肌肉、关节、腱鞘等处出血，甚至血肿或瘀斑。

牙龈炎牙龈可见出血、肿胀、炎症，尤以牙龈尖端最为显著，稍加按压即可出血，并有溃疡及继发感染。牙龈出血是维生素 C 缺乏病的主要症状。

维生素 C 缺乏病判断要点见表 3-10。

表 3-10 维生素 C 缺乏病判断要点

评价要点	个人史	体检结果	食物/营养史	实验室指标
诊断指标（至少一个）	吸收不良 其他代谢疾病或消化疾病 服用影响维生素 C 吸收的药物或食物	疲劳、困倦 牙龈肿胀出血、皮下出血、瘀斑 关节液渗出，关节疼痛	富含维生素 C 的食物长期摄入不足 喂养不当 节食和（或）限制食物类别、偏食 食物选择不当和（或）不良的膳食行为	维生素 C:血浆浓度<0.2mg/dL（11.4μmol/L）

七、叶酸缺乏病

叶酸缺乏与贫血的关系早已得到证实，近年叶酸与出生缺陷、心血管疾病及肿瘤的关系也随着研究的深入逐渐得到认识。

巨幼细胞贫血：患者表现为头晕、乏力、精神萎靡、面色苍白，并出现舌炎、食欲下降以及腹泻等消化系统症状。

对孕妇胎儿的影响：叶酸缺乏可使孕妇先兆子痫、胎盘剥离的发生率增高。患有巨幼细胞贫血的孕妇，易出现胎儿宫内发育迟缓、早产及新生儿低出生体重。怀孕早期叶酸缺乏可引起胎儿神经管畸形的发生率增加，主要有脊柱裂和无脑。

高同型半胱氨酸血症：血中同型半胱氨酸增高是心血管疾病的危险因素。膳食中叶酸、维生素 B_6 和维生素 B_{12} 缺乏都可引起高同型半胱氨酸血症。

八、维生素 B$_{12}$缺乏病

巨幼细胞贫血：维生素 B$_{12}$缺乏引起蛋氨酸合成酶的抑制，使蛋氨酸合成和由 5-甲基四氢叶酸转变成四氢叶酸减少，进一步导致合成胸腺嘧啶所需的 5,10-亚甲基四氢叶酸形成不足，导致红细胞中 DNA 合成障碍，诱发巨幼细胞贫血。维生素 B$_{12}$缺乏引起的巨幼细胞贫血正是细胞内叶酸缺乏的结果。

神经系统损害：维生素 B$_{12}$缺乏抑制蛋氨酸合成酶，甲基化反应不足导致髓磷脂蛋白质的合成不足。

高同型半胱氨酸血症。

第三节　矿物质缺乏相关疾病

一、碘缺乏病

常见的碘缺乏病为地方性甲状腺肿和克汀病，前者主要见于成人，后者见于儿童。地方性甲状腺肿可见甲状腺增生肥大，巨大肿块压迫气管，可有呼吸困难。克汀病有智力低下和精神发育不全。碘缺乏病的临床表现取决于机体缺碘的程度、缺碘时机体处于的发育时期，以及机体对缺碘的反应性或代偿适应能力。

碘缺乏病的疾病谱带见表 3-11。

二、缺铁性贫血

贫血是指全身循环血液中红细胞总量减少至正常值以下。但由于全身循环血液中红细胞总量的测定技术比较复杂，所以临床上一般指外周血中血红蛋白的浓度低于患者同年龄组、同性别和同地区的正常标准。沿海和平原地区，成年男子的血红蛋白如低于 12.5g/dL，成年女子的血红蛋白低于 11.0g/dL，可以认为有贫血。12 岁以下儿童比成年男子的血红蛋白正常值约低 15％左右，男孩和女孩无明显差别。海拔高的地区一般要高些。

表 3-11　碘缺乏病的疾病谱带

发育时期	碘缺乏病表现
胎儿期	流产、死胎、先天畸形 围生期、婴幼儿期死亡率增高 地方性克汀病 神经型:智力落后、聋哑、斜视、痉挛性瘫痪、不同程度的步态和姿态异常 黏肿型:黏液性水肿、侏儒、智力落后 神经运动功能发育落后 胎儿甲状腺功能减退
新生儿期	新生儿甲状腺功能减退、新生儿甲状腺肿
儿童期和青春期	甲状腺肿 青春期甲状腺功能减退 亚临床型克汀病 智力发育障碍、体格发育障碍 单纯聋哑
成人期	甲状腺肿及其并发症 甲状腺功能减退 智力障碍 碘致性甲状腺功能亢进

① 出血性贫血　急性大量出血（如胃和十二指肠溃疡病、食管静脉曲张破裂或外伤等）所引起的贫血。

② 溶血性贫血　红细胞过度破坏所引起的贫血,但较少见;常伴有黄疸,称为溶血性黄疸。

③ 巨幼细胞贫血　缺乏红细胞成熟因素而引起的贫血,缺乏叶酸或维生素 B_{12} 引起的巨幼细胞贫血,多见于婴儿和孕妇长期营养不良;巨幼细胞贫血是指骨髓中出现大量巨幼细胞的一类贫血。实际上巨幼细胞是形态上和功能上都异常的各阶段幼稚红细胞。这种巨幼细胞的形成是 DNA 合成缺陷的结果,核的发育和成熟落后于含血红蛋白的胞浆。

④ 再生障碍性贫血　伴有胃酸缺乏和脊髓侧柱、后柱萎缩,病程缓慢;再生障碍性贫血是造血功能障碍引起的贫血,是由多种原因引起的骨髓干细胞、造血微环境损伤以及免疫机制改变,

导致骨髓造血功能衰竭，出现以全血细胞（红细胞、粒细胞、血小板）减少为主要表现的疾病。

⑤ 缺铁性贫血　是体内铁的储存不能满足正常红细胞生成的需要而发生的贫血，是由于铁摄入量不足、吸收量减少、需要量增加、铁利用障碍或丢失过多所致。形态学表现为小细胞低色素性贫血。缺铁性贫血不是一种疾病，而是疾病的症状，症状与贫血程度和起病的缓急相关。

缺铁性贫血判断要点见表3-12。

表3-12　缺铁性贫血判断要点

评价要点	个人史	体检结果	食物/营养史	实验室指标
诊断指标（至少一个）	吸收不良其他代谢疾病　服用影响食欲或抑制铁吸收的药物	心慌、气促、头昏、畏寒、抵抗力下降　口唇、甲床、黏膜苍白　易疲劳　儿童发育迟缓、注意力不集中、认知能力障碍等	长期食物（特别是动物性食物）摄入不足　喂养不当　节食和（或）限制食物类别　食物选择不当和（或）不良的膳食行为	血红蛋白、血清铁、血清白蛋白、血清运铁蛋白、血清甲状腺素结合前白蛋白等指标下降　Hb：男性＜130g/L；女性＜120g/L

三、钙缺乏病

钙缺乏病主要表现为骨骼的病变。儿童期生长发育旺盛，对钙的需要量较多，如果长期摄入钙不足，常伴有蛋白质和维生素D缺乏，引起生长迟缓，新骨结构异常，骨钙化不良，骨骼变形，发生佝偻病。运动员由于运动量大，消耗多，对钙的需要增加，如果钙摄入不足，运动员会出现抽筋，损害运动能力。成年人缺钙，会发生骨质疏松。尤其是绝经后的妇女，雌激素分泌减少，骨丢失速度加快，骨密度降低，骨结构的完整性受到破坏，甚至压缩变形，以致易发生骨折。

四、锌缺乏病

锌在体内参与多种代谢活动，能促进生长发育，提高机体免疫能力。生长期儿童锌缺乏的主要影响是生长迟缓、食欲不振、皮肤创伤不易愈合；性成熟延迟、第二性征发育障碍、性功能减退、精子产生过少等。

锌缺乏病判断要点见表3-13。

表 3-13　锌缺乏病判断要点

评价要点	个人史	人体测量	体检结果	疾病/营养史	实验室指标
可能的判断指标(必须包括一个或更多)	摄入不足或吸收障碍 其他代谢疾病或消化疾病 服用影响锌吸收的药物或食物	身高、体重等指标低于正常范围，生长发育迟缓	性器官发育不良 皮肤干燥、粗糙、毛发稀疏发黄 口腔溃疡、口角炎等	嗜睡、情绪波动 食欲不振、异食 反复消化道或呼吸道感染 富含维生素A的食物摄入不足 喂养不当(婴幼儿) 节食和(或)限制食物类别、偏食 食物选择不当和(或)不良的膳食行为	血清锌浓度和发锌、尿锌水平低于正常

五、硒缺乏与克山病

克山病发生在低硒地带，患者头发和血液中的硒明显低于非病区居民，而口服亚硒酸钠可以预防克山病的发生，说明硒与克山病的发生有关。但鉴于病区虽然普遍低硒，而发病仅占居民的一小部分，且缺硒不能解释克山病的年度和季节多发，所以还应考虑克山病的发生除低硒外尚有多种其他因素参与的可能，如水土和营养因素、病毒感染等。

主要临床表现为急性和慢性心功能不全，心脏扩大，心律失常以及脑、肺和肾等脏器的栓塞。

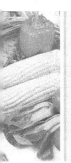

第四章
生化测定方法和评价指标速查

评价营养状况的生化测定包括：血液中营养素含量；营养素经尿中排泄的速率、浓度和总量；尿中营养素代谢产物水平；由于营养不良造成血、尿中出现营养素的异常代谢产物；与营养素摄入量有关的血液成分或酶活性的改变；营养素负荷试验、饱和试验及核素试验；毛发和指甲营养成分的测定。

第一节　宏量营养素测定

一、蛋白质营养状况评价指标

检测蛋白质营养状况的生化指标有血清总蛋白、血清蛋白分类（白蛋白、球蛋白、运铁蛋白等）、血清氨基酸等。长期的低血清蛋白质，表明机体蛋白质营养不良。蛋白质营养不良时，血液总容积降低，血浆蛋白浓度可以保持不变。因此，除了测定血浆蛋白质浓度外，同时应测定血液的容积，以便校正。

在实际应用中还经常采用氮平衡指标评定蛋白质营养状况。成人的氮平衡，是在维持总平衡的基础上再加一个安全系数（约15％）作为蛋白质营养是否满足的标准。儿童和青少年应保持正氮平衡。

蛋白质营养状况评价标准见表4-1。不同血清白蛋白参考值见表4-2。

表 4-1　蛋白质营养状况评价标准

评价指标	正常	轻度缺乏	中度缺乏	重度缺乏
血清总蛋白/(g/L)	≥65	60~64	<60	
血清白蛋白/(g/L)	>35	30~35	25~29	<25
血清运铁蛋白/(g/L)	>2.0	1.5~2.0	1.0~1.4	<1.0
血清前白蛋白/(mg/L)	>250	150~250	100~149	<100
白蛋白/球蛋白	(1.5~2.5)∶1			
空腹血浆必需氨基酸量/总氨基酸量	0.3~0.5			
血浆游离氨基酸/(mg/L)	40~60			
尿氨基酸/(mg/d)	100~400			
血液比重	>1.015			
尿羟脯氨酸系数(尿肌酐系数)/(mmol/L)	>2.0~2.5			
每日必要损失氮(ONL)	男 58mg/kg，女 55mg/kg			

表 4-2　不同血清白蛋白参考值　　　单位：g/L

年龄	缺乏值	接受值
0~11 月		≥25
1~5 岁	<28	≥30
6~17 岁	<28	≥35
成人	<28	≥35
孕早期	<30	≥40
孕中后期	<30	≥40

二、脂类营养状况评价指标

脂类营养状况评价以确认高血脂为主，可分为正常、临界、高血脂三级。常用的评价指标为血清总胆固醇、血清总甘油三酯、血清低密度脂蛋白胆固醇、血清高密度脂蛋白胆固醇和血清极低密度脂蛋白胆固醇等。

脂类营养状况评价标准见表4-3。

表4-3　脂类营养状况评价标准

评价指标		正常	临界	高血脂
血清总胆固醇	mmol/L	≤5.20	5.23～5.69	≥5.72
	mg/dL	≤200	201～219	≥220
血清总甘油三酯	mmol/L	≤1.70		≥1.70
	mg/dL	≤150		≥150
血清低密度脂蛋白胆固醇	mmol/L	≤3.12	3.15～3.61	≥3.64
	mg/dL	≤120	121～139	≥140
血清高密度脂蛋白胆固醇	mmol/L	≥1.04	0.91～1.04	≤0.91
	mg/dL	≥40	36～39	≤35
血清游离脂肪酸/(mmol/L)		0.2～0.6		
血酮体/(μmol/L)	原子吸收分光光度法	男 11.0～22.0		
		女 12.6～24.4		
		儿童 12.6～29.9		
	比色法	男 10.99～21.98		
		女 12.56～23.55		

第二节　微量营养素测定

一、铁营养状况评价指标

铁缺乏可分为三个阶段：铁储存耗空期，红细胞生成缺铁期和缺铁性贫血期。铁储存耗空期表现为仅有血清铁蛋白降低，不会引起有害的生理后果。红细胞生成缺铁期又称为无贫血的铁缺乏期，其特征是因缺乏足够的铁而影响血红蛋白和其他铁化合物生成的生化改变，以运铁蛋白饱和度下降或红细胞游离原卟啉、血清运铁蛋白受体或红细胞分布宽度（RDW）增加为特征。缺铁性贫血期出现明显的贫血症状与体征，其严重程度取决于血红蛋白水平下降的程度。一系列反映铁代谢的血液学生化指标可以用于评价铁营养状况。

1. 血清铁蛋白

血清铁蛋白是目前认为反映铁缺乏最灵敏的指标，它能够最早反映铁耗竭状况。当血清铁蛋白<12μg/L时，表明机体储存铁开始消耗。但当机体储存铁完全或几乎完全耗竭时，血清铁蛋白不能提供组织铁缺乏的进一步信息。当血清铁蛋白超过其上限时，可能表明铁过量。

2. 运铁蛋白饱和度

运铁蛋白饱和度是血清铁除以血清总铁结合力并乘以100%计算出来的，其值随血清铁的变化而变化（血清铁本身呈昼夜变化，早晨比晚上高30%），可以反映运送到骨髓的铁是否能满足血红蛋白合成的需要。

3. 红细胞游离原卟啉

红细胞游离原卟啉是血红素的前体，反映红细胞内的铁能否满足血红蛋白合成的需要。在铁缺乏时，红细胞游离原卟啉发生蓄积。铅中毒时游离原卟啉也升高，因此应注意鉴别。铅中毒者一般都有铅接触史。

4. 平均红细胞容量

平均红细胞容量降低反映血红蛋白合成减少。在发生缺铁性贫血时，平均红细胞容量降低早于血红蛋白水平下降。另一个反映红细胞大小的变异指标是红细胞分布宽度（RDW），该指标增长表明铁缺乏，可以弥补平均红细胞容量这一指标的敏感性问题。

5. 血红蛋白和红细胞比容（HCT或PCV）

当铁缺乏进展到贫血期时，血红蛋白和红细胞比容才出现下降。由于血红蛋白和红细胞比容是随年龄、性别、妊娠、运动训练程度不同情况而变化的，因此用它作为评价铁营养状况时需要不同的界值。此外，其他原因的贫血也会导致血红蛋白的下降，应注意鉴别诊断。

6. 血清或血浆运铁蛋白受体

血清或血浆运铁蛋白受体是目前研究表明有较好的灵敏性、特异性和可靠性的指标，尤其是在感染、轻度到中度铁蛋白缺乏和妊娠时，是一个很有前景的指标。但测试费用较高。

7. 骨髓铁含量

抽取骨髓，测其中铁的含量，可准确反映铁营养状况。但有创伤性且花费高，一般采用少。确定人体铁营养状况较为理想的指标是铁蛋白模式，包括血清铁蛋白、血清运铁蛋白饱和度和红细胞游离原卟啉。血清中运铁蛋白受体亦是较好的指标。

铁营养状况评价指标见表4-4。

表 4-4   铁营养状况评价指标

评价指标		正常	铁减少期	红细胞生成缺铁期	缺铁性贫血
血清铁蛋白/(μg/L)		≥14	<14	<14	<14
血清运铁蛋白饱和度/%		>20	15~20	<15	<15
血清总铁结合力	mmol/L	<45	45~65	>65	>65
	μg/L	<2500	2500~3600	>3600	>3600
红细胞游离原卟啉	mmol/L	≤0.9	<0.9	>0.9	>0.9
	μg/L	≤500	<500	>500	>500
血红蛋白/(g/L)		≥120	≥120	≥120	<120
红细胞压积/%		40~50(男)			
		37~48(女)			
平均红细胞容量/μm³		80~90			

二、钠和钾营养状况评价指标

一般情况下，不存在钠、钾缺乏问题，只有在高温环境条件下进行高强度训练时，由于大量出汗、未能及时补液而可能发生一时性缺乏现象。钠、钾的营养状况除了膳食调查，还可以通过测定血清钠、尿钠、血清钾和尿钾来进行评价。人体血清中钠和钾的正常值分别为：钠 130～145mmol/L；钾 305～505mmol/L。

三、钙、磷、镁营养状况评价指标

1. 钙

骨质测量可直接反映钙的营养状况，因为人体内 99％的钙存在于骨骼中。骨质测量包括骨矿物质含量（BMC）和骨矿物质密度（BMD，即骨密度，骨矿物质含量除以检查部位的骨面积）。对于生长发育期的儿童少年，骨矿物质含量的变化是钙储留的有用指标，而骨矿物质密度则不如骨矿物质含量适用。对于成人，因骨骼已具有稳定的大小，则骨矿物质含量和骨矿物质密度同样适用。骨密度测量的方法有层面 3 线照相术的定量计算（QCT）、单光子和双光子吸收（DPA）测量、双能量 X 线吸收（DEXA）测量。其中，DEXA 测量放射剂量低，但应用中 DPA 测量较多，而 QCT 因为费用高、放射剂量高，不太实用。由于骨矿物质密度的个体差异较大，影响因素较多，因此在解释检测结果时应慎重。

2. 磷

血清无机磷浓度直接受磷摄入量的影响，并且低磷血症或高磷血症均为功能失调或有关疾病的结果，因此血清无机磷浓度是评价磷营养状况的最合理指标。

3. 镁

用于评定镁营养状况的生化指标有血清镁、离子镁、细胞内的游离镁和尿镁。虽然血清镁不能反映机体内镁的水平，但由于测试方便，仍常用于评价镁营养状况。与蛋白质结合的离子镁易受白蛋白和酸碱度的影响，酸中毒使之结合减少，碱中毒使之结合增多。因此，在判断镁缺乏时，离子化的镁或可超滤的镁水平在某些情况下可能比血清镁更有意义。由于镁分布于多种组织细胞，包括红细胞、骨骼肌细胞、外周淋巴细胞等，且在细胞内酶反应中起重要作用，所以以检测细胞内镁的浓度比血清镁能更好地反映机体有关镁的营养状况。目前已有用核磁共振检测红细胞镁、荧光探针检测淋巴细胞和血小板中的游离镁的报道。细胞内游离镁的测定可能对了解镁离子的功能有价值，此类研究正在进行中。尿镁半定量负荷试验可用于估计在给镁耗竭患者静脉注射镁后，镁在机体内的储留量情况。

常用钙、磷、镁营养状况评价指标及正常值参见表4-5。

表4-5　常用钙、磷、镁营养状况评价指标及正常值

评价指标	参考范围
血清总钙/(mmol/L)	
甲基麝香草酚蓝比色法	成人:2.08～2.60
	儿童:2.23～2.80
邻甲酚酞络合酮比色法	成人:2.03～2.54
	儿童:2.25～2.67
乙二胺四乙酸二钠滴定法	成人:2.25～2.75
	儿童:2.5～3.0
血清离子钙/(mmol/L)	1.10～1.34
血清无机磷/(mmol/L)	
紫外分光光度法	成人:0.9～1.34
硫酸亚铁钼蓝比色法	成人:0.96～1.62
血清碱性磷酸酶	
速率法/(U/L)	女:1～12岁,<500;>15岁,40～150
	男:1～12岁,<500;12～15岁, <750;>25岁,40～150
比色法	成人:3～13金氏单位
	儿童:5～28金氏单位
血清镁/(mmol/L)	>0.7

四、维生素A营养状况评价指标

1. 血清或血浆视黄醇

血清或血浆视黄醇可反映近期膳食维生素A的摄入量和维生素A从肝脏的释放量，是评价机体维生素A营养状况常用的指标。血液维生素A浓度只有当肝脏维生素A储存量接近耗竭或机体在短期内摄入大量维生素A时才有明显的降低或升高，并且受蛋白质、锌缺乏、妊娠、肾功能、肝病等因素的影响。

2. 血浆视黄醇结合蛋白（RBP）

RBP是维生素A在体内运转的载体蛋白，其合成及释出受维生素A水平的调节，因此可用于评价维生素A的营养状况。常用的检测方法有放射免疫法和酶联免疫双抗体法。

3. 肝脏维生素A含量

肝脏维生素A含量是评价机体维生素A营养状况、膳食维生素A供应水平的良好指标。其测定方法有相对剂量反应法和改进的相对剂量反应法。

4. 维生素A耐量试验

采用口服维生素A 1000IU/kg体重后，测定4h、6h、8h和24h血中维生素A含量。以时间为横坐标、血维生素A含量为纵坐标，作耐量曲线，找出高峰所对应的血维生素A含量进行评价。

维生素A营养状况生化评价指标及其参考值见表4-6。

表4-6　维生素A营养状况生化评价指标及其参考值

指标		正常	临界缺乏	缺乏
血清或血浆视黄醇	成人/(μmol/L)	0.70～1.75	0.35～0.70	<0.35
	儿童/(mg/L)	>0.3	0.2～0.3	<0.2
血浆视黄醇/(μmol/L)		10～13		
血浆 RBP/(μmol/L)		1.9～4.28		
脱羟视黄醇/视黄醇		<0.03	>0.03	
相对剂量反应（RDR）		<20%	>20%	
4h耐量试验			7.4～10.5	<7.4
血浆维生素 A/(μmol/L)		≥10.5		
肝脏维生素 A/(μmol/kg)		>70	17.5～70	<17.5

五、维生素 D 营养状况评价指标

根据维生素 D 发挥作用的方式,通过检测血浆中 25-(OH)D$_3$ 水平可评价维生素 D 的营养状况。

1. 血浆 25-(OH)D$_3$

25-(OH)D$_3$ 是维生素 D 在血液中的主要存在形式,其在血液中的水平与骨质或骨密度之间的相关性很强。户外接触阳光和膳食维生素 D 摄入量对血液 25-(OH)D$_3$ 有轻度影响。其正常值为 35～200mmol/L。

2. 血清钙磷乘积和血清碱性磷酸酶活性

这两个指标常常用于判断佝偻病,也可作为判断维生素营养状况的参考指标。具体应用时要注意考虑其他影响因素。

六、维生素 E 营养状况评价指标

1. 血浆维生素 E

目前用于评价维生素 E 营养状况的生化指标主要是血浆维生素 E 水平,它可以直接反映体内维生素 E 的储存情况。血浆维生素 E 含量与总脂质相关。当血脂低时,血维生素 E 也低,但维生素 E 可能并不缺乏,故可以每克血浆脂质中维生素 E 含量计算。测定方法一般采用高效液相色谱法。

2. 红细胞溶血试验

根据维生素 E 的抗氧化功能,用过氧化氢与红细胞作用,观察其溶血程度,来评价维生素 E 的营养状况。

3. 尿 α-羧基乙基-羟基苯并氢(化)吡喃 (α-CEHC)

α-CEHC 是维生素 E 的代谢产物,近年有人提出用此代谢物来监测维生素 E 的营养状况。其应用价值尚有待进一步研究。

维生素 E 营养状况生化评价指标及其正常参考值见表 4-7。

表 4-7　维生素 E 营养状况生化评价指标及其正常参考值

指标	正常	不足	缺乏
血浆维生素 E/(μmol/L)	>17	12～17	<12
红细胞 H_2O_2 溶血/%	<10	10～20	>20

七、维生素 B₁ 营养状况评价指标

维生素 B_1 营养状况的生化评价指标常用的有尿中维生素 B_1 排出量（包括每克肌酐尿硫胺素排出量、24h 尿中硫胺素排出量、空腹尿中硫胺素排出量和口服 5mg 维生素 B_1 负荷后 4h 尿中硫胺素排出量等）、红细胞转酮醇酶活性（ETK-AC）系数或焦磷酸硫胺素效应（TPP 效应）百分率、红细胞中硫胺素含量以及葡萄糖负荷法。由于酶功能检查方法比较客观、灵敏，而且在缺乏早期便出现变化，因此有人将之称为亚临床检查法。

1. 4h 负荷试验

方法：清晨排空膀胱后口服维生素 B_1 5mg，收集以后 4h 尿液，测定尿量，分析尿中硫胺素含量。然后，根据评价标准判断维生素 B_1 营养状况。

2. ETK-AC 系数或 TPP 效应

ETK-AC 系数即红细胞转酮醇酶活性试验，由于维生素 B_1 在红细胞中是转酮醇酶的辅酶，因此，根据此酶活性可以更早、更灵敏地测定机体中维生素 B_1 的营养水平。方法是将红细胞溶血处理后分为两管，其中一管内含有 TPP，另一个管内不含有 TPP，然后各加入过量底物核糖-5-磷酸，37℃恒温水浴 1h，用三氯乙酸终止酶反应，然后利用苔黑酚反应测定核糖-5-磷酸的剩余量。因加 TPP 而引起酶活性增加的作用称为 TPP 效应；不加 TPP 所得值为酶的绝对活性。若剩余的核糖-5-磷酸多则表示酶活性低，TPP 效应高；反之，酶活性高，TPP 效应低。

3. 葡萄糖负荷

先检查受试者空腹时血丙酮酸，然后口服 100g 葡萄糖，1h 后再查血丙酮酸含量。正常者血丙酮酸浓度比空腹时增加 30%；维生素 B_1 缺乏者，空腹血丙酮酸增高，口服葡萄糖 1h 后也高于正常值。

维生素 B_1 不同营养情况时血丙酮酸水平见表 4-8。维生素 B_1 生化评价方法及其标准参考值见表 4-9。

表 4-8 维生素 B₁ 不同营养情况时血丙酮酸水平

受试者体内维生素 B₁ 情况		血丙酮酸水平/(mg/L)	
		空腹	口服 100g 葡萄糖 1h 后
正常对照		2.75±0.078	3.72±0.138
维生素 B₁ 缺乏	急性患者	4.31±0.252	10.11±1.436
	周围神经炎	4.49±0.177	9.27±1.306
	临床前期	3.84±0.344	7.88±0.923

表 4-9 维生素 B₁ 生化评价方法及其标准参考值

指标	正常	不足	缺乏
ETK-AC 值	<1.2	1.20~1.25	>1.25
TPP 效应/%	<15	15~25	>25
RBC 中硫胺素/(mmol/L)	>90	70~90	<70
尿中硫胺素/(μg/g 肌酐)	>66	27~66	<27
24h 尿中硫胺素/(μg/d)	>100	40~100	<40
4h 负荷尿中硫胺素/μg	≥200	100~199	<100

八、维生素 B₂ 营养状况评价指标

用于评价维生素 B₂ 的生化指标一般比较灵敏，主要有红细胞谷胱甘肽还原酶活性系数、红细胞核黄素类物质含量及尿中核黄素类物质排出量。尿中核黄素的排出量与体内储备量和摄入量有关，但由于膳食蛋白质和维生素 B₂ 平等因素影响尿中维生素 B₂ 的排出量，因此在使用这个指标时应注意。负氮平衡、饥饿、机体受热等可以使维生素 B₂ 的排出量增高；短时期重体力劳动可减少维生素 B₂ 的排出量。

1. 红细胞谷胱甘肽还原酶活性系数（EGRAC）

体内的核黄素参与腺嘌呤二核苷酸（FAD）的合成，FAD是谷胱甘肽还原酶（GR）的辅酶，催化氧化型谷胱甘肽还原，保持巯基的还原性。EGRAC 是通过加入或不加入 FAD 来检测红细胞谷胱甘肽还原酶活性，计算活性系数来评价核黄素营养状况。

2. 红细胞核黄素类物质含量

红细胞中核黄素辅酶约占核黄素类物质总量的 90% 以上，通过水解后采用荧光比色或微生物试验测定红细胞核黄素类物质含量可反映体内核黄素的营养状况。

3. 尿中核黄素类物质排出量

采用高效液相分离方法可以精确地测定空腹尿、24h 尿或负荷尿中核黄素的实际排出量，来评价机体维生素 B_2 营养状况。

维生素 B_2 营养状况评价标准见表 4-10。

表 4-10　维生素 B_2 营养状况评价标准

评价指标		充足	正常	不足	缺乏
红细胞谷胱甘肽还原酶活性系数			<1.2	1.2~1.4	>1.4
红细胞核黄素	$\mu g/L$		150		<100
	$\mu mol/L$		0.4		<0.27
尿中核黄素/($\mu g/g$ 肌酐)		>270	80~270	27~<80	<27
24h 尿中核黄素/($\mu g/d$)		>400	120~400	40~<120	<40
4h 负荷尿/μg		>1300	800~1300	400~<800	<400

九、维生素 B_6 营养状况评价指标

评价维生素 B_6 营养状况的生化方法有直接法（血或尿中维生素 B_6 浓度）和间接法或功能评价法（红细胞转氨酶 5-磷酸吡哆醛饱和度、色氨酸代谢物）。大多数情况下，这些指标的变化随维生素 B_6 摄入量的增加或降低而变化。

1. 血浆 5-磷酸吡哆醛和维生素 B_6

血浆 5-磷酸吡哆醛是肝脏维生素 B_6 的主要存在形式，并且反映组织中的储存情况，一般与其他维生素 B_6 指标的相关性较好。但是，血浆 5-磷酸吡哆醛对维生素 B_6 摄入量的反应比较慢，需要 10 天才能达到一个新的稳定状态。全血维生素 B_6 不适用于评价维生素 B_6 的营养状况，因为其测定值波动大，而且随女性月经周期波动。

2. 尿吡哆酸和总维生素 B_6 含量

尿维生素 B_6，尤其是尿 4-吡哆酸的含量被广泛用于研究维生素 B_6 的需要量。4-吡哆酸的排出量反映近期膳食维生素 B_6 的摄入情况。4-吡哆酸的排出量约占维生素 B_6 摄入量的 50%。

3. 红细胞转氨酶活性

用 5-磷酸吡哆醛活化红细胞天冬氨酸转氨酶（α-EAST）和红细胞丙氨酸转氨酶（α-EALT），可用于评价机体长期维生素 B_6 的营养状况。

4. 尿色氨酸负荷试验

维生素 B_6 缺乏的最早的标记物之一是尿中黄尿酸的排出量，正常情况下黄尿酸是一种微量的色氨酸降解产物。当维生素 B_6 缺乏时，色氨酸的降解产物黄尿酸增加。但应注意维生素 B_6 缺乏或不足者尿中色氨酸代谢产物可受蛋白质摄入量、运动情况、无脂体质的大小、个体差异、负荷试验用的色氨酸量等因素的影响。方法是给受试者口服负荷剂量色氨酸（0.1g/kg 体重），收集 24h 尿，测定其中黄尿酸含量，计算黄尿酸指数。

维生素 B_6 生化评价标准参考值见表 4-11。

表 4-11　维生素 B_6 生化评价标准参考值

生化指标	正常值
血浆 5-磷酸吡哆醛/(nmol/L)	＞20
尿 4-吡哆酸/(μmol/d)	＞3
红细胞转氨酶活性	
α-EAST	＜1.6
α-EALT	＜1.25
24h 尿色氨酸负荷	
黄尿酸指数	0～1.5
黄尿酸排出量/(μmol/d)	＜65(口服色氨酸 2g)

十、烟酸营养状况评价指标

评价烟酸（尼克酸、维生素 PP）营养状况的常用的生化评价指标有：

① 尿中 N-甲基烟酰胺排出量　正常情况下，成人尿中烟酸的代谢物 N-甲基烟酰胺占 20％～30％，N-甲基-2-吡啶酮-5-羟酰胺（2-吡啶酮）占 40％～60％。当 2-吡啶酮/N-甲基烟酰胺的比值＜1.0 时，表明有潜在性烟酸缺乏。但以测定 N-甲基烟酰胺简便易行。

② 尿中 2-吡啶酮/N-甲基烟酰胺比值　受蛋白质摄入水平的影响，对边缘性烟酸缺乏不灵敏。

③ 负荷试验　口服烟酸 50mg 后，收集 4h 尿，测定 N-甲基烟酰胺排出量。

④ 红细胞辅酶 I 含量　可作为烟酸缺乏的灵敏指标。

⑤ 血浆 2-吡啶酮　口服 20mg 烟酰胺（70kg 体重）后测定血浆 2-吡啶酮浓度可反映烟酸的营养状况，有研究结果显示，烟酸摄入不足时血浆 2-吡啶酮浓度下降。

烟酸营养状况生化评价指标及其标准见表 4-12。

表 4-12　烟酸营养状况生化评价指标及其标准

指标	正常	不足	缺乏
24h 尿 N-甲基烟酰胺/(μmol/d)	＞17.5	5.8～17.5	＜5.8
4h 尿负荷/mg	3.0～3.9	2.0～2.9	＜2.0
任意尿 N-甲基烟酰胺/(mg/d 肌酐)	1.6～4.2	0.5～1.59	＜0.5
红细胞辅酶 I /红细胞辅酶 II	＞1.0		

十一、叶酸营养状况评价指标

① 血清叶酸含量　只能反映近期膳食叶酸摄入的情况，不能反映组织内叶酸的储存状态。

② 红细胞叶酸含量　能反映体内组织叶酸的储存状况。

③ 血浆同型半胱氨酸含量　当受试者维生素 B_6 和维生素 B_1 营养状况适宜时，血浆同型半胱氨酸可作为反映叶酸营养状况的敏感和特异指标。叶酸缺乏者血中叶酸水平降低，而血浆同型半胱氨酸含量增高。

④ 组氨酸负荷试验　口服负荷剂量组氨酸 18h 或 24h 后尿中亚胺甲基谷氨酸排出量增加。亚胺甲基谷氨酸是组氨酸转化为

谷氨酸代谢过程中的中间产物。当叶酸缺乏时，亚胺甲基谷氨酸由于缺乏一碳单位传递体而不能转化为谷氨酸，致使尿中排出量增加。但此指标特异性差，应用不普遍。

⑤ 血液检查　叶酸缺乏的早期，可见血液内出现卵圆红细胞及巨多核中性粒细胞增多等。

叶酸营养状况生化评价指标及其评定标准见表4-13。

表4-13　叶酸营养状况生化评价指标及其评定标准

指标	正常	不足	缺乏
血清叶酸/(nmol/L)	11.3～36.3	6.8～11.29	<6.8
红细胞叶酸/(nmol/L)	>362	318～362	<318
血浆同型半胱氨酸/(μmol/L)			>16

十二、维生素 C 营养状况评价指标

评价维生素 C 营养状况的常用生化指标有血浆维生素 C 和尿负荷试验。

1. 血浆维生素 C

当体内维生素 C 水平达到饱和状态时，血浆维生素 C 含量在 1.0～1.4mmol/dL。但血浆维生素 C 水平只能反映近期的维生素 C 摄入量，不能反映体内的储存情况。白细胞维生素 C 是反映体内维生素 C 储存的良好指标。

2. 4h 尿负荷试验

口服一定负荷量（成人 500mg）维生素 C，收集 4h 尿液，测定其中维生素 C 总量，进行评价。

维生素 C 营养状况生化评价指标及其标准见表4-14。

表4-14　维生素 C 营养状况生化评价指标及其标准

评价指标	充足	正常	不足	缺乏
血浆维生素 C/(mg/L)	10～14	>5	4～5	<4
全血维生素 C/(mg/L)	≥8	6～8	<6	≤3
白细胞维生素 C/(mg/100g)	20～30		20～10	<10
24h 尿负荷/mg	>40	>25	10～25	<10
4h 尿负荷/mg		>10	3～10	<3

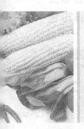

第五章
体格测量速查

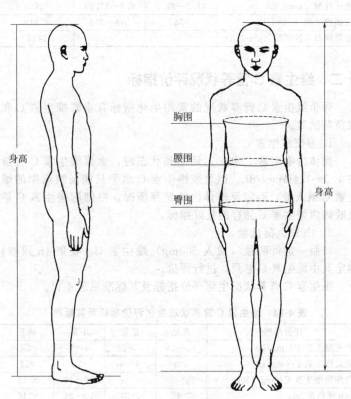

胸围

腰围

臀围

身高

身高

图 5-1　体格测量常用指标

第一节　儿童体格测量方法

　　WHO儿童生长标准包含的指标有：年龄别身长/身高、年龄别体重、身长别体重、身高别体重、年龄别体重指数、年龄别头围、年龄别上臂围、年龄别三头肌皮褶厚度、年龄别肩胛下角皮褶厚度。

　　WHO儿童生长标准的指标和相应的时间范围见表5-1。体格测量常用指标的示意图见图5-1。

表5-1　WHO儿童生长标准的指标和相应的时间范围

生长指标	范围
年龄别身长/身高	0～60个月
年龄别体重	0～60个月
身长别体重	45～110cm
身高别体重	65～120cm
年龄别体重指数（BMI）	0～60个月
年龄别头围	0～60个月
年龄别上臂围	3～60个月
年龄别三头肌皮褶厚度	3～60个月
年龄别肩胛下角皮褶厚度	3～60个月

一、年龄别身长/身高

　　年龄别身长/身高指标包含0～24个月（出生到2周岁）的身长指标和24～60个月（2～5周岁）的身高指标。0～24个月时，儿童测量时采用躺着的姿势，所以叫身长指标；24～60个月时，儿童测量时采用站立的姿势，所以叫身高指标。

　　根据对18～30个月的儿童的身长和身高的分析，发现儿童在躺着和站立测量时指标的值会差0.7cm左右，也就是躺着的姿势比站立的姿势测量结果会多 0.7cm 左右。所以，如果在 24 个月以内采用站立姿势测量，测量结果要加上 0.7cm，如果在 24 个月以后采用躺着姿势测量，测量结果要减去 0.7cm，之后，再与 WHO 的年龄别身长/身高指标比较。

这个指标可以辅助判断儿童身材矮小是否由于长期营养不良或者多病，但是儿童身材高却很少发现问题，除非过高或内分泌紊乱。

测量方法：0～24 个月儿童建议采用躺着测量的方式。可以自制一个测量工具，如图 5-2 所示。

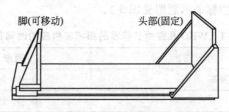

图 5-2　测量床

测量工具头部的位置是固定的，脚部的位置可以根据儿童的身高移动。稍微改造一下，也可成为站立测量的工具，即脚部的位置固定，头部的位置可以调节。该足板必须与顶板平行，与底板垂直，在底板中线两侧要嵌有两条与长边平行的量尺，其刻度可读至 0.1cm。

测量步骤：①将量板放在平坦地面或桌面；②让母亲脱去小儿鞋帽和厚衣裤，使其仰卧于量板中线上；③助手固定小儿头部使其接触头板。此时小儿面向上，两耳在一水平上，两侧耳郭上缘与眼眶下缘的连线与量板垂直；④测量者位于小儿右侧，在确定小儿平卧于板中线后，将左手置于小儿膝部，使其固定，用右手滑动滑板，使之紧贴小儿足跟，然后读取读数至小数点后一位（0.1cm）。

注意事项：要让儿童尽量清楚你的意图，要让他保持放松，不要强迫去测量。速度是关键，要在短时间内完成测量，免得引起儿童不适或儿童开始变换姿势。测量要至少两个人来完成，一个人扶着儿童的头部，贴在头部的立板上，另一个人让儿童的腿尽量伸直，脚掌贴在立板上，完成测量。

0～24个月儿童身长测量方式见图5-3。

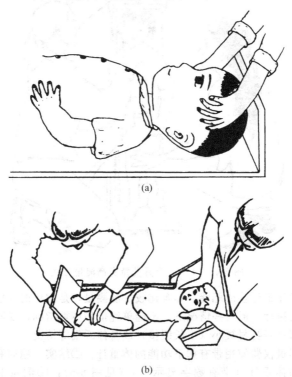

(a)

(b)

图5-3　0～24个月儿童身长测量方式

24～60个月的儿童建议采用站立姿势测量。

24～60个月儿童身高测量方式见图5-4。

二、年龄别体重

年龄别体重是0～60个月（出生到5周岁）的体重指标。测量体重时，要注意儿童是否有双脚水肿，并进行记录。这个指标通常用来评估儿童体重是否不足或严重不足，但通常不用它来判

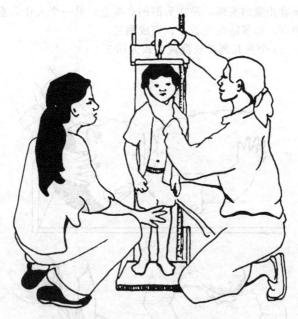

图 5-4　24～60 个月儿童身高测量方式

断儿童体重超重或肥胖。体重比较容易测量，是常用的评估生长发育的指标，但有些情况下，不能单纯依赖体重指标，要同时注意儿童是否身材矮小（生长缓慢）或身体纤细等情况。

测量仪器使用带有如下功能的体重计：①结实、稳固和持久耐用的体重计（带有数字显示屏）（见图5-5）；②测量上限是150kg；③测量精度是0.1kg（100g）；④去除包装重量。去除包装重量是指可以将包装放置在体重计的情况下，重量可以被重置为0。例如：一个母亲可以站在体重计上，测量出体重，然后重置为0，再将儿童递给她，此时体重计显示出的重量是儿童的体重。

测量方法：测量儿童体重时，可以分两种情况。①如果儿童自己可以单独站立，可以让儿童自己站在体重计上，测量体重。②如果儿童自己无法单独站立，需要母亲抱着儿童一起测量体

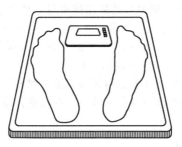

图 5-5　体重计

重，然后再减去母亲的体重。

三、身长别体重

身长别体重是指不同身长的儿童体重的标准值。身长的范围是 45～110cm。如果在测量身高时，采用躺着的姿势，则测量出的就是身长的值。

四、身高别体重

身高别体重是指不同身高的儿童体重的标准值。身高的范围是 65～120cm。如果在测量身高时，采用站立的姿势，则测量出的就是身高的值。身长别体重和身高别体重在无法知道儿童确切年龄的情况下特别有用。

儿童低的指标值可能是消瘦或过度消瘦。消瘦通常由于近期的疾病或食物短缺导致体重严重下降，当然，也可能是长期的营养不良或疾病。儿童高的指标值预示着可能有变成超重或肥胖的风险。

五、年龄别体重指数

体重指数是体重（kg）与横卧身长或直立身高（m）的平方之比。为处理身长与身高之间的差别，用于计算年龄别体重指数的方法与上述针对年龄别身长/身高的方法不同。体重指数在0～24 个月（出生到 2 周岁）是采用体重与身长的平方之比，在

24～60个月（2～5周岁）是采用体重与身高的平方之比。因此，在计算时，0～24个月的儿童如果采用站立姿势测量，需要加上0.7cm再进行计算，24～60个月的儿童如果采用躺着姿势测量的话，需要减去0.7cm再进行计算。

体重指数在判断儿童是否超重或肥胖时特别有用。

体重指数曲线图与身长别体重、身高别体重的曲线图的结果往往非常相似。

六、年龄别头围

年龄别头围是指儿童在0～60个月（出生到5周岁）的头围的标准值。

对3岁以下儿童测量头围时，头围测量以厘米为单位，精确到0.1cm。通常使用无伸缩性材料制成的卷尺，刻度须读至0.1cm。测量者立于被测者的前方或右方，用拇指将软尺零点固定于头部右侧齐眉弓上缘处，软尺从头部右侧经过枕骨粗隆最高处回到零点，读到0.1cm。测量时软尺应紧贴皮肤，左右对称，长发者应将头发在软尺经过处向上下分开。

头围是反映孩子脑发育的一个重要指标。头围在生后第一年增长最快。脑发育主要在生后头3年。正常小儿后囟门3个月闭合，前囟门1岁至1岁半闭合。过迟闭合要考虑有无佝偻病的可能。有的孩子出生时囟门就较小，闭合也会早些。这与母亲孕期营养状况较好有关。孩子的头围在正常范围内就可以了。头围过大则要考虑有无脑肿瘤、脑积水的可能。

建议测量方法：

① 准备软尺一根。

② 寻找儿童两条眉毛的眉弓（眉弓就是眉毛的最高点）。

③ 想象左右两眉中有一条线，并找到这条线的中心点。

④ 将软尺的零点（0cm部分）放在眉弓连线的中点上，以此为起点，准备开始测量头围。

⑤ 将软尺沿眉毛水平绕向儿童的头后。

⑥ 寻找儿童脑后枕骨结节，并找到结节的中点，这是儿童头围测量中，脑后的最高点。

⑦ 将软尺绕过儿童后脑结节中点，并准备将软尺绕回前脑。

⑧ 将软尺重叠交叉，交叉处的数字即为儿童头围。

七、年龄别上臂围

年龄别上臂围是指儿童在 3～60 个月（3 个月到 5 周岁）的上臂围的标准值。上臂围是骨骼、肌肉和皮肤、皮下组织的综合指标，可用以反映皮下脂肪厚度及营养状况。

建议测量方法：

① 准备软尺一根，一般测量左上臂。

② 将软尺零点固定于上臂外侧肩峰至鹰嘴连线的中点，将软尺在同一水平绕上臂一周至零点，读数至小数点后一位数。

③ 测量时上肢放松下垂，软尺只须紧挨皮肤即可，勿压迫皮下组织。

八、年龄别三头肌皮褶厚度

年龄别三头肌皮褶厚度是指儿童在 3～60 个月（3 个月到 5 周岁）的三头肌皮褶厚度的标准值。皮下脂肪含量约占全身脂肪总量的 50%，通过皮下脂肪含量的测量可推算全身脂肪总量。

建议测量方法：

① 采用专用的皮褶厚度测量仪器。

② 儿童左上臂自然下垂，取左上臂背侧肩胛骨肩峰至尺骨鹰嘴连线的中点为被测点。

③ 于该点上方 1cm 处，以左手拇指与食指将皮肤连同皮下脂肪捏起成皱褶，捏起处两边的皮肤须对称。

④ 用压力为 $10g/mm^2$ 的皮褶厚度计夹住皮褶。

⑤ 应在夹住后保持 2～3s，测量时间延长可使被测点皮下脂肪被压缩，引起误差。

⑥ 为减少误差，可连续测量 3 次取平均值。

九、年龄别肩胛下角皮褶厚度

年龄别肩胛下角皮褶厚度是指儿童在 3～60 个月（3 个月到 5 周岁）的肩胛下角皮褶厚度的标准值。

建议测量方法：

① 采用专用的皮褶厚度测量仪器。

② 儿童左上臂自然下垂，取左肩胛骨下角，测量方法同三头肌皮褶厚度。

第二节　成人体格测量方法

一、身高

1. 测量意义

身高是反映人体骨骼生长发育和人体纵向高度的主要形态指标。通过与体重、其他肢体长度及围、宽度指标的比例关系，可以反映人体匀称度和体型特点，此外在计算身体指数、评价体格特征和相对运动能力时也有较为重要的应用价值和实际意义。

2. 测量仪器

电子或机械标准身高计。使用前应用标准钢尺校正，1m 的误差不得大于 0.1cm。同时应检查立柱与底板是否垂直、连接处是否紧密、有无晃动、零件有无松脱等情况并及时加以纠正。

3. 测量方法

受试者赤足，立正姿势站在身高计的底板上（上肢自然下垂，足跟并拢，足尖分开成 60°）。足跟、骶骨部及两肩胛间与立柱相接触，躯干自然挺直，头部正直，两眼平视前方，使其耳屏上缘与两眼眶下缘呈水平位。测量人员站在受试者右侧，将水平压板轻轻沿立柱下滑，轻压于受试者头顶。测量人员读数时双眼应与压板平面等高。记录以厘米为单位，精确到小数点后一位，填入方格内。电子身高计直接读显示屏上的数字并记录。

4. 注意事项

① 身高计应选择平坦靠墙的地方放置，立柱的刻度尺应面向光源。

② 严格掌握"三点靠立柱""两点呈水平"的测量姿势要求，测量人员读数时两眼一定与压板等高，两眼高于压板时要下

蹲，低于压板时应垫高。

③ 压板与头部接触时，松紧要适度，头发蓬松者要压实，头顶的发辫、发结要放开，饰物要取下。

④ 读数完毕，立即将水平压板轻轻推向安全高度，以防碰坏。

⑤ 测量身高前，受试者不应进行体育活动和体力劳动。

二、坐高

1. 测量意义

坐高通常表示躯干的长度，可以间接地了解内脏器官的发育状况。另外，坐高与身高或体重的比值，对于评价人体体型和营养状况具有一定的实际意义。

2. 测量仪器

身高坐高计。测量前校正坐高计零点，以三角尺一边平放于坐板上，尖端朝外，直角朝内检查坐板与立柱是否垂直，用钢尺校对，1m误差不大于0.1cm。

3. 测量方法

受试者坐于身高坐高计的坐板上，使骶骨部、两肩胛间靠立柱，躯干自然挺直，头部正直，两眼平视前方，以保持耳屏的上缘与眼眶下缘呈水平位。两腿并拢，大腿与地面平行并小腿呈直角。上肢自然下垂，双手不得支撑坐板，双足平踏在地面上。如受试者小腿较短，适当调节踏板高度以维持正确测量姿势。测量人员站在受试者右侧，将水平压板轻轻沿立柱下滑，轻压受试者头顶。测量人员两眼与压板呈水平位进行读数，以厘米为单位，精确到小数点后一位。将读数记入方格内。

4. 注意事项

① 测量时，受试者应先弯腰使骶骨部紧靠立柱然后坐下，以保证测量姿势正确。

② 较小儿童应选择宽度适宜的坐板和合适高度的足踏垫板，以免测量时受试者向前滑动，而影响测量值的准确性。

③ 其他注意事项与身高测量相同。

三、体重

1. 测量意义

体重是反映人体横向生长及围、宽、厚度及重量的整体指标。它不仅能反映人体骨骼、肌肉、皮下脂肪及内脏器官的发育状况和人体充实度，而且可以间接地反映人体营养状况。体重过重，可出现不同程度的肥胖，而过度肥胖，又是引发许多心血管疾病的重要原因。体重过轻，则可作为营养不良或患有疾病的重要特征。因此，适宜的体重对于人体的健康和体质有重要的意义。

2. 测量仪器

测量仪器为电子体重秤。使用前须检验其准确度和灵敏度。准确度要求每千克误差小于 0.1kg。检验方法是：以备用的 10kg、20kg、30kg 标准砝码（或用等重标定重物代替）分别进行称量，检查指示读数与标准砝码误差是否在允许范围。灵敏度检验方法是：置 100g 重砝码，电子体重计应显示 0.1kg。

3. 测量方法

测量时，电子体重秤应放在平坦地面上，按归零键回零。男性受试者身着短裤，女性受试者身着短裤和短袖衫（背心），站立于秤中央。等受试者站稳后，测量人员将显示屏的数据记录下来。记录以千克（kg）为单位，精确到小数点后一位。

4. 注意事项

① 每天使用前均须校正仪器。

② 受试者站在仪器中央，上、下仪器动作要轻。

③ 测量体重前受试者不得进行体育活动和体力劳动。

四、上臂围

1. 测量意义

利用上臂紧张围与上臂松弛围二者之差，表示肌肉的发育状况。一般此差值越大说明肌肉发育状况越好，反之说明脂肪发育状况良好。

2. 测量仪器

无伸缩性材料制成的卷尺，刻度须读至 0.1cm。

3. 测量方法

（1）上臂紧张围　上臂紧张围指上臂肱二头肌最大限度收缩时的围度。被测者上臂斜平举约 45°，手掌向上握拳并用力屈肘；测量者站于其侧面或对面，将卷尺在上臂肱二头肌最粗处绕一周进行测量。注意：①测量时被测者要使肌肉充分收缩，卷尺的松紧度要适宜；②测量误差不超过 0.5cm。

（2）上臂松弛围　上臂松弛围指上臂肱二头肌最大限度松弛时的围度。在测量上臂紧张围后，将卷尺保持原来的位置不动，令被测者将上臂缓慢伸直，将卷尺在上臂肱二头肌最粗处绕一周进行测量。

4. 注意事项

① 测量上臂松弛围时，要注意由紧张变换到放松时，勿使卷尺移位。

② 测量误差不超过 0.5cm。

五、皮褶厚度

1. 测量意义

皮褶厚度的测量，是了解人体成分（即体脂肪量、体脂百分比和瘦体重等）的一种简易方法。人体过胖或过瘦，会给人的健康带来很大影响。现代社会的许多文明病，如高血压、心血管疾病、肥胖症和营养不良症等，都与人体内脂肪的含量和分布状态有密切的关系。

2. 测量部位

测量部位有上臂肱三头肌部、肩胛下角部、腹部、髂嵴上部等，其中前 3 个部位最重要，可分别代表个体肢体、躯干、腰腹等部分的皮下脂肪堆积情况，对判断肥胖和营养不良有重要价值。

3. 测量仪器

测量仪器为皮褶厚度计（见图 5-6）。卡钳钳头接触皮肤的面积为 $20 \sim 40 mm^2$，测量时钳头钳压皮褶的压力规定为 $10 gf/mm^2$（$1 gf/mm^2 = 9806.65 Pa$）。测量前要进行校正。

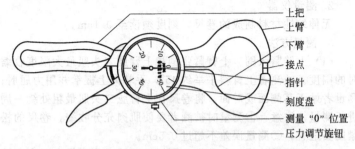

上把
上臂
下臂
接点
指针
刻度盘
测量 "0" 位置
压力调节旋钮

图 5-6　皮褶厚度计

4. 测量方法

受试者自然站立，被测部位充分裸露。测量人员用左手拇指、食指和中指将被测部位皮肤和皮下组织捏提起来，用皮褶厚度计在提起点皮褶下方距手指 1cm 处测量其厚度，共测量三次，取中间值或两次相同的值。记录以毫米为单位，精确到小数点后 1 位。

（1）上臂部皮褶厚度　见图 5-7。

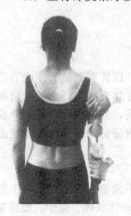

图 5-7　上臂部皮褶厚度

① 受试者自然站立，被测部位充分裸露。

② 测量人员找到肩峰、尺骨鹰嘴（肘部骨性突起）部位，并用油笔标记出右臂后面从肩峰到尺骨鹰嘴连线中点处。

③ 用左手拇指和食指、中指将被测部位皮肤和皮下组织夹提起来。

④ 在该皮褶提起点的下方用皮褶厚度计测量其厚度，用右拇指松开皮褶厚度计卡钳钳柄，使钳尖部充分夹住皮褶；在皮褶厚度计指针快速回落后立即读数。要连续测量 3 次，记录以毫米（mm）为单位，精确到 0.1mm。

（2）腹部皮褶厚度　脐水平方向与右锁骨中线交界处（约在脐旁右侧 2cm 处），纵向测量，见图 5-8。

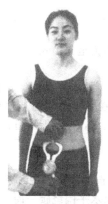

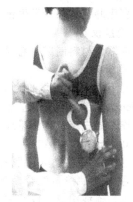

图 5-8　腹部皮褶厚度　　　　图 5-9　肩胛下角皮褶厚度

（3）肩胛下角皮褶厚度　测量右肩胛骨下角下方 1cm 处，皮褶走向与脊柱成 45°，见图 5-9。

① 受试者自然站立，被测部位充分裸露。

② 测量人员用油笔标出右肩胛下角位置。

③ 在右肩胛骨下角下方 1cm 处，顺自然皮褶方向（即皮褶走向与脊柱成 45°），用左手拇指和食指、中指将被测部位皮肤和皮下组织夹提起来。

④ 同前（1）上臂部皮褶厚度④。

5. 注意事项

① 受试者自然站立，肌肉放松，体重就平均落在两腿上。

② 测量时要把皮肤与皮下组织一起捏提起来，但不能把肌肉捏提起来。

③ 测量过程中皮褶厚度计的长轴应与皮褶的长轴一致，以免因组织张力增加而影响测量的精度。

④ 测量前应将皮褶厚度计校准。测量过程中，卡钳的刻度盘和钳口压力应经常校正。

六、腰围

1. 测量意义

腰围（WC）是反映脂肪总量和脂肪分布的综合指标。根据腰围检测肥胖症，很少发生错误。

2. 测量仪器

无伸缩性材料制成的卷尺，刻度须读至 0.1cm。

3. 测量方法

世界卫生组织推荐的测量方法是：被测者站立，双脚分开 25～30cm，体重均匀分配。测量位置在水平位髂前上棘和第 12 肋下缘连线的中点。将测量尺紧贴软组织，但不能压迫，测量值精确到 0.1cm。

① 被测者自然站立，平视前方。

② 要两名测量员配合。测量员甲选肋下缘最底部和髂前上棘最高点，连线中点，以此中点将卷尺水平围绕腰一周，在被测者呼气末，吸气未开始时读数。测量员乙要充分协助，观察卷尺围绕腰的水平面是否与身体垂直，并记录读数。

4. 注意事项

① 注意被测者勿用力挺胸或收腹，要保持自然呼吸状态。

② 测量误差不超过 1cm。

七、臀围

1. 测量仪器

无伸缩性材料制成的卷尺，刻度须读至 0.1cm。

2. 测量方法

① 被测者自然站立，臀部放松，平视前方。

② 要两名测量员配合，测量员甲将卷尺置于臀部向后最突出部位，以水平围绕臀一周测量。测量员乙要充分协助，观察卷尺围绕臀部的水平面是否与身体垂直，并记录读数。

3. 注意事项

① 注意被测者要放松两臀，保持自然呼吸状态。

② 测量误差不超过 1cm。

八、胸围

1. 测量意义

胸围是胸廓的最大围度，可以表示胸廓大小和肌肉发育状况，是人体宽度和厚度最有代表性的指标，在一定程度上反映身体形态和呼吸器官的发育状况，同时也是评价人体生长发育水平的重要指标。

2. 测量仪器

衬有尼龙丝的塑料带尺。使用前经钢卷尺校对，每米误差不超过 0.2cm。

3. 测量方法

受试者自然站立，两足分开与肩同宽，双肩放松，两臂自然下垂，平静呼吸。测量人员立于受试者前面，将带尺上缘经背部肩胛下角下缘围向胸前乳头上缘，对已发育的女性，带尺经第 4 胸肋关节处。带尺围绕胸部的松紧度应适宜，以对皮肤不产生明显压迫感为度。在受试者呼气末时读取数值。带尺上与零点相交的数值即为胸围值。以厘米为单位，精确到小数点后一位，读数填入方格内。

4. 注意事项

① 测量人员进行测量时，注意受试者姿势是否正确，有无低头、耸肩、挺胸、驼背等，及时予以纠正。

② 测量人员应严格掌握带尺的松紧度，并做到测量全过程的一致性，以求减小误差。

③ 肩胛下角如触摸不到，可令受试者挺胸，触摸清楚后受试者应恢复正确检测姿势。

④ 两侧肩胛下角高低不一样时，以低侧为准，若两肩胛下角高低相差过大时应剔除。

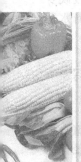

第六章
营养素推荐摄入量参考值
与食品标签营养素速查

第一节 营养素推荐摄入量参考值

DRI（膳食营养素参考摄入量）是在旧标准的 RDA（膳食营养素平均供给量）基础上发展起来的一组每日平均膳食营养素摄入量的参考值，其中包括 4 项内容：平均需要量（EAR）、推荐摄入量（RNI）、适宜摄入量（AI）和可耐受最高摄入量（UL）。

1. 平均需要量（EAR）

EAR 是根据个体需要量的研究资料制定的，是根据某些指标判断可以满足某一特定性别、年龄及生理状况群体中 50% 个体需要量的摄入水平。这一摄入水平不能满足群体中另外 50% 个体对该营养素的需要。EAR 是制定 RNI 的基础。

2. 推荐摄入量（RNI）

RNI 相当于传统使用的 RDA，是可以满足某一特定性别、年龄及生理状况群体中绝大多数（97%～98%）个体需要量的摄入水平。长期摄入 RNI 水平的营养素，可以满足身体对该营养素的需要，保持健康和维持组织中有适当的储备。RNI 的主要用途是作为个体每日摄入该营养素的目标值。

RNI 是以 EAR 为基础制定的。如果已知 EAR 的标准差，则 RNI 定为 EAR 加两个标准差（SD），即 RNI＝EAR＋2SD。如果关于需要量变异的资料不够充分，不能计算 SD 时，一般设 EAR 的变异系数为 10％，这样 RNI＝1.2×EAR。

3. 适宜摄入量（AI）

在个体需要量的研究资料不足而不能计算 EAR，因而不能求得 RNI 时，可设定 AI 来代替 RNI。AI 是通过观察或实验获得的健康人群某种营养素的摄入量。例如纯母乳喂养的足月产健康婴儿，从出生到 4～6 个月，他们的营养素全部来自母乳。母乳中供给的营养素量就是他们的 AI 值。AI 的主要用途是作为个体营养素摄入量的目标。

制定 AI 时不仅考虑到预防营养素缺乏的需要，而且也纳入了减少某些疾病风险的概念。根据营养"适宜"的某些指标制定的 AI 值一般都超过 EAR，也有可能超过 RNI。

4. 可耐受最高摄入量（UL）

UL 是平均每日摄入营养素的最高限量。这个量对一般人群中的几乎所有个体是不致引起不利于健康的作用。当摄入量超过 UL 而进一步增加时，损害健康的危险性随之增大。UL 并不是一个建议的摄入水平。"可耐受"指这一剂量在生物学上大体是可以耐受的，但并不表示可能是有益的，健康个体摄入量超过 RNI 或 AI 是没有明确的益处的。鉴于营养素强化食品和膳食补充剂的日渐发展，需要制定 UL 来指导安全消费。如果某营养素的毒副作用与摄入总量有关，则该营养素的 UL 值依据食物、饮水及补充剂提供的总量而定。如毒副作用仅与强化食物和补充剂有关，则 UL 依据这些来源而不是总摄入量来制定。对许多营养素来说还没有足够的资料来制定其 UL。所以未定 UL 并不意味着过多摄入没有潜在的危害。

一、中国居民膳食能量需要量（EER）

见表 6-1。

表6-1 中国居民膳食能量需要量（EER）

人群	能量/(MJ/d)						能量/(kcal/d)					
	男			女			男			女		
	身体活动水平（轻）	身体活动水平（中）	身体活动水平（重）	身体活动水平（轻）	身体活动水平（中）	身体活动水平（重）	身体活动水平（轻）	身体活动水平（中）	身体活动水平（重）	身体活动水平（轻）	身体活动水平（中）	身体活动水平（重）
0~0.5岁	0.38MJ/(kg·d)			0.38MJ/(kg·d)			90kcal/(kg·d)			90kcal/(kg·d)		
0.5~1岁	0.33MJ/(kg·d)			0.33MJ/(kg·d)			80kcal/(kg·d)			80kcal/(kg·d)		
1~2岁		3.77			3.35			900			800	
2~3岁		4.60			4.18			1100			1000	
3~4岁		5.23			5.02			1250			1200	
4~5岁		5.44			5.23			1300			1250	
5~6岁		5.86			5.44			1400			1300	
6~7岁	5.86	6.69	7.53	5.23	6.07	6.90	1400	1600	1800	1250	1450	1650
7~8岁	6.28	7.11	7.95	5.65	6.49	7.32	1500	1700	1900	1350	1550	1750
8~9岁	6.90	7.74	8.79	6.07	7.11	7.95	1650	1850	2100	1450	1700	1900
9~10岁	7.32	8.37	9.41	6.49	7.53	8.37	1750	2000	2250	1550	1800	2000
10~11岁	7.53	8.58	9.62	6.90	7.95	9.00	1800	2050	2300	1650	1900	2150

人群	能量/(MJ/d) 男			能量/(MJ/d) 女			能量/(kcal/d) 男			能量/(kcal/d) 女		
	身体活动水平（轻）	身体活动水平（中）	身体活动水平（重）	身体活动水平（轻）	身体活动水平（中）	身体活动水平（重）	身体活动水平（轻）	身体活动水平（中）	身体活动水平（重）	身体活动水平（轻）	身体活动水平（中）	身体活动水平（重）
11～14岁	8.58	9.83	10.88	7.53	8.58	9.62	2050	2350	2600	1800	2050	2300
14～18岁	10.46	11.92	13.39	8.37	9.62	10.67	2500	2850	3200	2000	2300	2550
18～50岁	9.41	10.88	12.55	7.53	8.79	10.04	2250	2600	3000	1800	2100	2400
50～65岁	8.79	10.25	11.72	7.32	8.58	9.83	2100	2450	2800	1750	2050	2350
65～80岁	8.58	9.83	—①	7.11	8.16	—	2050	2350	—	1700	1950	—
80岁以上	7.95	9.20	—	6.28	7.32	—	1900	2200	—	1500	1750	—
孕妇（早）	—	—	—	+0②	+0	+0	—	—	—	+0	+0	+0
孕妇（中）	—	—	—	+1.26	+1.26	+1.26	—	—	—	+300	+300	+300
孕妇（晚）	—	—	—	+1.88	+1.88	+1.88	—	—	—	+450	+450	+450
乳母	—	—	—	+2.09	+2.09	+2.09	—	—	—	+500	+500	+500

① 未制定参考值者用"—"表示。

② "+"表示在同龄人群参考值基础上额外增加量。

二、中国居民膳食蛋白质参考摄入量（DRI）

见表 6-2。

表 6-2　中国居民膳食蛋白质参考摄入量（DRI）

人群	EAR/(g/d)		RNI/(g/d)	
	男	女	男	女
0～0.5 岁	—①	—	9(AI)	9(AI)
0.5～1 岁	15	15	20	20
1～2 岁	20	20	25	25
2～3 岁	20	20	25	25
3～4 岁	25	25	30	30
4～5 岁	25	25	30	30
5～6 岁	25	25	30	30
6～7 岁	25	25	35	35
7～8 岁	30	30	40	40
8～9 岁	30	30	40	40
9～10 岁	40	40	45	45
10～11 岁	40	40	50	50
11～14 岁	50	45	60	55
14～18 岁	60	50	75	60
18～50 岁	60	50	65	55
50～65 岁	60	50	65	55
65～80 岁	60	50	65	55
80 岁以上	60	50	65	55
孕妇(早)	—	+0②	—	+0
孕妇(中)	—	+10	—	+15
孕妇(晚)	—	+25	—	+30
乳母	—	+20	—	+25

① 未制定参考值者用 "—" 表示。

② "＋" 表示在同龄人群参考值基础上额外增加量。

三、中国居民膳食碳水化合物、脂肪酸参考摄入量（DRI）

见表 6-3。

表 6-3 中国居民膳食碳水化合物、脂肪酸参考摄入量（DRI）

人群	总碳水化合物 /(g/d)	亚油酸 /% E[2]	α-亚麻酸 /% E[2]	EPA＋DHA /(g/d)
	EAR	AI	AI	AI
0～0.5 岁	60(AI)	7.3(0.15g[3])	0.87	0.10[4]
0.5～1 岁	85(AI)	6.0	0.66	0.10[4]
1～4 岁	120	4.0	0.60	0.10[4]
4～7 岁	120	4.0	0.60	—
7～11 岁	120	4.0	0.60	—
11～14 岁	150	4.0	0.60	—
14～18 岁	150	4.0	0.60	—
18～50 岁	120	4.0	0.60	—
50～65 岁	120	4.0	0.60	—
65～80 岁	—[1]	4.0	0.60	—
80 岁以上	—	4.0	0.60	—
孕妇(早)	130	4.0	0.60	0.25(0.20[4])
孕妇(中)	130	4.0	0.60	0.25(0.20[4])
孕妇(晚)	130	4.0	0.60	0.25(0.20[4])
乳母	160	4.0	0.60	0.25(0.20[4])

① 未制定参考值者用"—"表示。

② 占能量的百分比。

③ 花生四烯酸。

④ DHA。

注：我国 2 岁以上儿童及成人膳食中来源于食品工业加工产生的反式脂肪酸的 UL 为＜1%E。

四、中国居民膳食常量元素参考摄入表（DRI）

见表 6-4。

五、中国居民膳食微量元素参考摄入表（DRI）

见表 6-5。

六、中国居民膳食脂溶性维生素参考摄入表（DRI）

见表 6-6。

七、中国居民膳食水溶性维生素参考摄入表（DRI）

见表 6-7。

八、中国居民膳食微量营养素平衡需要量（EAR）

见表 6-8。

九、中国居民膳食矿物质推荐摄入量（RNI/AI）

见表 6-9。

十、中国居民膳食维生素摄入量/适宜摄入量（RNI/AI）

见表 6-10。

十一、中国居民膳食微量营养素可耐受最高摄入量（UL）

见表 6-11。

十二、中国居民膳食宏量营养素可接受范围（AMDR）

见表 6-12。

表6-4 中国居民膳食常量元素参考摄入量表 （DRI）

人群	钙/(mg/d)			磷/(mg/d)			钾/(mg/d)		钠/(mg/d)		镁/(mg/d)		氯/(mg/d)
	EAR	RNI	UL	EAR	RNI	UL①	AI	PI	AI	PI	EAR	RNI	AI
0~0.5岁	—①	200(AI)	1000	—	100(AI)	—	350	—	170	—	—	20(AI)	260
0.5~1岁	—	250(AI)	1500	—	180(AI)	—	550	—	350	—	—	65(AI)	550
1~4岁	500	600	1500	250	300	—	900	—	700	—	110	140	1100
4~7岁	650	800	2000	290	350	—	1200	2100	900	1200	130	160	1400
7~11岁	800	1000	2000	400	470	—	1500	2800	1200	1500	180	220	1900
11~14岁	1000	1200	2000	540	640	—	1900	3400	1400	1900	250	300	2200
14~18岁	800	1000	2000	590	710	—	2200	3900	1600	2200	270	320	2500
18~50岁	650	800	2000	600	720	3500	2000	3600	1500	2000	280	330	2300
50~65岁	800	1000	2000	600	720	3500	2000	3600	1400	1900	280	330	2200
65~80岁	800	1000	2000	590	700	3000	2000	3600	1400	1800	270	320	2200
80岁以上	800	1000	2000	560	670	3000	2000	3600	1300	1700	260	310	2000
孕妇（早）	+0②	+0	2000	+0	+0	3500	+0	3600	+0	2000	+30	+40	+0
孕妇（中）	+160	+200	2000	+0	+0	3500	+0	3600	+0	2000	+30	+40	+0
孕妇（晚）	+160	+200	2000	+0	+0	3500	+0	3600	+0	2000	+30	+40	+0
乳母	+160	+200	2000	+0	+0	3500	+400	3600	+0	2000	+0	+0	+0

① 未制定参考值者用 "—" 表示。

② "+" 表示在同龄人群参考值基础上额外增加量。

③ 有些营养素未制定可耐受最高摄入量，主要是因为研究资料不充分，并不表示过量摄入没有健康风险。

表 6-5 中国居民膳食微量元素参考摄入表 (DRI)

人群	铁/(mg/d) EAR 男	铁 EAR 女	铁 RNI 男	铁 RNI 女	铁 UL①	碘/(μg/d) EAR	碘 RNI	碘 UL②	锌/(mg/d) EAR 男	锌 EAR 女	锌 RNI 男	锌 RNI 女	锌 UL	硒/(μg/d) EAR	硒 RNI	硒 UL	铜/(mg/d) EAR	铜 RNI	铜 UL	氟/(mg/d) AI	氟 UL	铬/(μg/d) AI	锰/(mg/d) AI	锰 UL	钼/(μg/d) EAR	钼 RNI	钼 UL
0~0.5 岁	—①		0.3 (AI)		—	—	85 (AI)	—			2.0 (AI)		—	—	15 (AI)	55	—	0.3 (AI)	—	0.01	—	0.2	0.01	—	—	2 (AI)	
0.5~1 岁	7		10		—	—	115 (AI)	—	2.8		3.5		—	—	20 (AI)	80	—	0.3 (AI)	—	0.23	—	4.0	0.7	—	—	15 (AI)	
1~4 岁	6		9		25	65	90	—	3.2		4.0		8	20	25	100	0.25	0.3	2	0.6	0.8	15	1.5	—	35	40	200
4~7 岁	7		10		30	65	90	200	4.6		5.5		12	25	30	150	0.30	0.4	3	0.7	1.1	20	2.0	3.5	40	50	300
7~11 岁	10		13		35	65	90	300	5.9		7.0		19	35	40	200	0.40	0.5	4	1.0	1.7	25	3.0	5.0	55	65	450
11~14 岁	11	14	15	18	40	75	110	400	8.2	7.6	10.0	9.0	28	45	55	300	0.55	0.7	6	1.3	2.5	30	4.0	8.0	75	90	650
14~18 岁	12	14	16	18	40	85	120	500	9.7	6.9	11.5	8.5	35	50	60	350	0.60	0.8	7	1.5	3.1	35	4.5	10	85	100	800
18~50 岁	9	15	12	20	42	85	120	600	10.4	6.1	12.5	7.5	40	50	60	400	0.60	0.8	8	1.5	3.5	30	4.5	11	85	100	900

人群	铁/(mg/d)					碘/(μg/d)			锌/(mg/d)					硒/(μg/d)			铜/(mg/d)			氟/(mg/d)		铬/(μg/d)	锰/(mg/d)		钼/(μg/d)		
	EAR		RNI		UL①	EAR	RNI	UL	EAR		RNI		UL	EAR	RNI	UL	EAR	RNI	UL	AI	UL	AI	AI	UL	EAR	RNI	UL
	男	女	男	女					男	女	男	女															
50~65岁	9	9	12	12	42	85	120	600	10.4	6.1	12.5	7.5	40	50	60	400	0.60	0.8	8	1.5	3.5	30	4.5	11	85	100	900
65~80岁	9	9	12	12	42	85	120	600	10.4	6.1	12.5	7.5	40	50	60	400	0.60	0.8	8	1.5	3.5	30	4.5	11	85	100	900
80岁以上	9	9	12	12	42	85	120	600	10.4	6.1	12.5	7.5	40	50	60	400	0.60	0.8	8	1.5	3.5	30	4.5	11	85	100	900
孕妇(早)	—	+0②	—	+0	42	+75	+110	600	—	+1.7	—	+2.0	40	+4	+5	400	+0.10	+0.1	8	+0	3.5	+1.0	+0.4	11	+7	+10	900
孕妇(中)	—	+4	—	+4	42	+75	+110	600	—	+1.7	—	+2.0	40	+4	+5	400	+0.10	+0.1	8	+0	3.5	+4.0	+0.4	11	+7	+10	900
孕妇(晚)	—	+7	—	+9	42	+75	+110	600	—	+1.7	—	+2.0	40	+4	+5	400	+0.10	+0.1	8	+0	3.5	+6.0	+0.4	11	+7	+10	900
乳母	—	+3	—	+4	42	+85	+120	600	—	+3.8	—	+4.5	40	+15	+18	400	+0.50	+0.6	8	+0	3.5	+7.0	+0.3	11	+3	+3	900

① 未制定参考值者用"—"表示。

② "+"表示在同龄人群参考值基础上额外增加量。

③ 有些营养素未制定可耐受最高摄入量，主要是因为研究资料不充分，并不表示过量摄入没有健康风险。

表 6-6 中国居民膳食脂溶性维生素参考摄入表 (DRI)

人群	维生素 A/(μgRAE/d)①					维生素 D/(μg/d)			维生素 E/(mg α-TE/d)③		维生素 K/(μg/d)
	EAR		RNI		UL②	EAR	RNI	UL	AI	UL④	AI
	男	女	男	女							
0~0.5 岁	—①	—	300 (AI)		600	—	10 (AI)	20	3	—	2
0.5~1 岁	—		350 (AI)		600	—	10 (AI)	20	4	—	10
1~4 岁	220		310		700	8	10	20	6	150	30
4~7 岁	260		360		900	8	10	30	7	200	40
7~11 岁	360		500		1500	8	10	45	9	350	50
11~14 岁	480	450	670	630	2100	8	10	50	13	500	70
14~18 岁	590	450	820	630	2700	8	10	50	14	600	75
18~50 岁	560	480	800	700	3000	8	10	50	14	700	80
50~65 岁	560	480	800	700	3000	8	10	50	14	700	80

人群	维生素 A /(μgRAE/d)①					维生素 D /(μg/d)			维生素 E/(mg α-TE/d)④		维生素 K /(μg/d)
	EAR		RNI		UL④	EAR	RNI	UL	AI	UL⑤	AI
	男	女	男	女							
65~80岁	560	480	800	700	3000	8	15	50	14	700	80
80岁以上	560	480	800	700	3000	8	15	50	14	700	80
孕妇(早)	—	+0②	—	+0	3000	+0	+0	50	+0	700	+0
孕妇(中)	—	+50	—	+70	3000	+0	+0	50	+0	700	+0
孕妇(晚)	—	+50	—	+70	3000	+0	+0	50	+0	700	+0
乳母	—	+400	—	+600	3000	+0	+0	50	+3	700	+5

① 未制定参考值者备用。

② "+"表示在同龄人群参考值基础上额外增加量。

③ 视黄醇活性当量(RAE,μg)=膳食或补充剂来源全反式视黄醇(μg)+1/2补充剂纯品全反式β-胡萝卜素(μg)+1/12膳食全反式β-胡萝卜素(μg)+1/24其他膳食维生素A原类胡萝卜素(μg)。

④ α-生育酚当量(α-TE,mg)，膳食中总α-TE当量(mg)=1×α-生育酚(mg)+0.5×β-生育酚(mg)+0.1×γ-生育酚(mg)+0.02×β-生育酚+0.3×α-三烯生育酚(mg)。

⑤ 有些营养素未制定可耐受最高摄入量，主要是因为研究资料不充分，并不表示过量摄入没有健康风险。

⑥ 不包括来自膳食维生素A原类胡萝卜素的RAE。

表 6-7 中国居民膳食水溶性维生素参考摄入表 (DRI)

人群	维生素B₁ /(mg/d) EAR 男	女	RNI 男	女	维生素B₂ /(mg/d) EAR 男	女	RNI 男	女	维生素B₆ /(mg/d) EAR	RNI	UL②	维生素B₁₂ /(μg/d) EAR	RNI	泛酸 /(mg/d) AI	叶酸 /(μgDFE/d)③ EAR	RNI	UL④	烟酸 /(mgNE/d)⑤ EAR 男	女	RNI 男	女	UL	烟酰胺 /(mg/d) UL	胆碱 /(mg/d) AI 男	女	UL	生物素 /(μg/d) AI	维生素C /(mg/d) EAR	RNI	PI	UL
0~0.5岁	—①	—	0.1(AD)		—		0.4(AD)		—	0.2(AD)	—		0.3(AD)	1.7	—	65(AD)	—	—		2(AD)		—	—	120		—	5	—	40(AD)	—	—
0.5~1岁			0.3(AD)		—		0.5		—	0.4(AD)	—		0.6(AD)	1.9	—	100(AD)	—	—		3(AD)		—	—	150		—	9	—	40(AD)	—	—
1~4岁	0.5		0.6		0.5		0.6		0.5	0.6	20	0.8	1.0	2.1	130	160	300	5	5	6	6	10	100	200		1000	17	35	40	—	400
4~7岁	0.6		0.8		0.6		0.7		0.6	0.7	25	1.0	1.2	2.5	150	190	400	7	6	8	8	15	130	250		1000	20	40	50	—	600
7~11岁	0.8		1.0		0.8		1.0		0.8	1.0	35	1.3	1.6	3.5	210	250	600	9	8	11	10	20	180	300		1500	25	55	65	—	1000
11~14岁	1.1	1.0	1.3	1.1	1.1	0.9	1.3	1.1	1.1	1.3	45	1.8	2.1	4.5	290	350	800	11	10	14	12	25	240	400		2000	35	75	90	—	1400

人群	维生素B₁ /(mg/d) EAR 男	女	RNI 男	女	维生素B₂ /(mg/d) EAR 男	女	RNI 男	女	维生素B₆ /(mg/d) EAR	RNI	UL⑥	维生素B₁₂ /(μg/d) EAR	RNI	泛酸 /(mg/d) AI	叶酸 /(μgDFE/d)③ EAR	RNI	UL④	烟酸 /(mgNE/d)⑤ EAR 男	女	RNI 男	女	UL	烟酰胺 /(mg/d) UL	胆碱 /(mg/d) AI 男	女	UL	生物素 /(μg/d) AI	维生素C /(mg/d) EAR	RNI	PI	UL
14~18岁	1.3	1.1	1.6	1.3	1.3	1.0	1.5	1.2	1.2	1.4	55	2.0	2.4	5.0	320	400	900	14	11	16	13	30	280	500	400	2500	40	85	100	—	1800
18~50岁	1.2	1.0	1.4	1.2	1.2	1.0	1.4	1.2	1.2	1.4	60	2.0	2.4	5.0	320	400	1000	12	10	15	12	35	310	500	400	3000	40	85	100	200	2000
50~65岁	1.2	1.0	1.4	1.2	1.2	1.0	1.4	1.2	1.3	1.6	60	2.0	2.4	5.0	320	400	1000	12	10	14	12	35	310	500	400	3000	40	85	100	200	2000
65~80岁	1.2	1.0	1.4	1.2	1.2	1.0	1.4	1.2	1.3	1.6	60	2.0	2.4	5.0	320	400	1000	11	9	14	11	35	300	500	400	3000	40	85	100	200	2000
80岁以上	1.2	1.0	1.4	1.2	1.2	1.0	1.4	1.2	1.3	1.6	60	2.0	2.4	5.0	320	400	1000	11	8	13	10	30	280	500	400	3000	40	85	100	200	2000
孕妇（早）	—	+0②	—	+0	—	+0	—	+0	+0.7	+0.8	60	+0.4	+0.5	+1.0	+200	+200	1000	—	+0	—	+0	35	310	—	+20	3000	+0	+0	+0	200	2000

续表

人群	维生素B₁ /(mg/d) EAR 男	女	RNI 男	女	维生素B₂ /(mg/d) EAR 男	女	RNI 男	女	维生素B₆ /(mg/d) EAR	RNI	UL④	维生素B₁₂ /(μg/d) EAR	RNI	泛酸 /(mg/d) AI	叶酸 /(μgDFE/d)③ EAR	RNI	UL④	烟酸 /(mgNE/d)⑤ EAR 男	女	RNI 男	女	UL	烟酰胺 /(mg/d) UL	胆碱 /(mg/d) AI 男	女	UL	生物素 /(μg/d) AI	维生素C /(mg/d) EAR	RNI	PI	UL
孕妇(中)	—	+0.1	—	+0.2	—	+0.1	—	+0.2	+0.7	+0.8	60	+0.4	+0.5	+1.0	+200	+200	1000	—	+0	—	+0	35	310	—	+20	3000	+0	+10	+15	200	2000
孕妇(晚)	—	+0.2	—	+0.3	—	+0.2	—	+0.3	+0.7	+0.8	60	+0.4	+0.5	+1.0	+200	+200	1000	—	+0	—	+0	35	310	—	+20	3000	+0	+10	+15	200	2000
乳母	—	+0.2	—	+0.3	—	+0.2	—	+0.3	+0.2	+0.3	60	+0.6	+0.8	+2.0	+130	+150	1000	+2	+2	+3	+3	35	310	—	+120	3000	+10	+40	+50	200	2000

① 未制定参考值者用 "—" 表示。

② "+" 表示在同龄人群参考值基础上额外增加量。

③ 膳食叶酸当量(DFE,μg)=天然食物来源叶酸(μg)+1.7×合成叶酸(μg)。

④ 指合成叶酸摄入量上限，不包括天然食物中的叶酸，单位 μg/d。

⑤ 烟酸当量(NE,mg)=烟酸(mg)+1/60 色氨酸(mg)。

⑥ 有些营养素未制定可耐受最高摄入量，主要是因为研究资料不充分，并不表示过量摄入没有健康风险。

表6-8 中国居民膳食微量营养素平衡需要量（EAR）

人群	钙 /(mg/d)	磷 /(mg/d)	镁 /(mg/d)	铁 /(mg/d) 男	铁 /(mg/d) 女	碘 /(μg/d)	锌 /(mg/d) 男	锌 /(mg/d) 女	硒 /(μg/d)	铜 /(mg/d)	钼 /(μg/d)	维生素A /(μgRAE/d)② 男	维生素A /(μgRAE/d)② 女	维生素D /(μg/d)	维生素B1 /(mg/d) 男	维生素B1 /(mg/d) 女	维生素B2 /(mg/d) 男	维生素B2 /(mg/d) 女	维生素B6 /(mg/d)	维生素B12 /(μg/d)	叶酸 /(μgDFE/d)③	烟酸 /(mgNE/d)④ 男	烟酸 /(mgNE/d)④ 女	维生素C /(mg/d)
0~0.5岁	—①	—	—	—	—	—	—	—	—	—	—	—	—	—	—	—	—	—	—	—	—	—	—	—
0.5~1岁	—	—	110	7	7	—	2.8	2.8	—	—	—	—	—	—	—	—	—	—	—	—	—	—	—	—
1~4岁	500	250	130	6	6	65	3.2	3.2	20	0.25	35	220	220	8	0.5	0.5	0.5	0.5	0.5	0.8	130	5	5	35
4~7岁	650	290	180	7	7	65	4.6	4.6	25	0.30	40	260	260	8	0.6	0.6	0.6	0.6	0.6	1.0	150	7	6	40
7~11岁	800	400	250	10	10	65	5.9	5.9	35	0.40	55	360	360	8	0.8	0.8	0.8	0.8	0.8	1.3	210	9	8	55
11~14岁	1000	540	270	11	14	75	8.2	7.6	45	0.55	75	480	450	8	1.1	1.0	1.1	0.9	1.1	1.8	290	11	10	75
14~18岁	800	590	280	12	14	85	9.7	6.9	50	0.60	85	590	450	8	1.3	1.1	1.3	1.0	1.2	2.0	320	14	11	85
18~50岁	650	600	280	9	15	85	10.4	6.1	50	0.60	85	560	480	8	1.2	1.0	1.2	1.0	1.2	2.0	320	12	10	85
50~65岁	800	600	280	9	9	85	10.4	6.1	50	0.60	85	560	480	8	1.2	1.0	1.2	1.0	1.3	2.0	320	12	10	85
65~80岁	800	590	270	9	9	85	10.4	6.1	50	0.60	85	560	480	8	1.2	1.0	1.2	1.0	1.3	2.0	320	11	9	85

人群	钙/(mg/d)	磷/(mg/d)	镁/(mg/d)	铁/(mg/d) 男	铁/(mg/d) 女	碘/(μg/d)	锌/(mg/d) 男	锌/(mg/d) 女	硒/(μg/d)	铬/(mg/d)	维生素A/(μgRAE/d)② 男	维生素A 女	维生素D/(μg/d)	维生素B_1/(mg/d) 男	维生素B_1 女	维生素B_2/(mg/d) 男	维生素B_2 女	维生素B_6/(mg/d)	维生素B_{12}/(μg/d)	叶酸/(μgDFE/d)③	烟酸/(mgNE/d)④ 男	烟酸 女	维生素C/(mg/d)
80岁以上	800	560	260	9	9	85	10.4	6.1	50	0.60	560	480	8	1.2	1.0	1.2	1.0	1.3	2.0	320	11	8	85
孕妇(早)	+0	+0	+30	—	+0⑤	+75	—	+1.7	+4	+0.10	—	+0	+0	—	+0	—	+0	+0.7	+0.4	+200	—	+0	+0
孕妇(中)	+160	+0	+30	—	+4	+75	—	+1.7	+4	+0.10	—	+50	+0	—	+0.1	—	+0.1	+0.7	+0.4	+200	—	+0	+10
孕妇(晚)	+160	+0	+30	—	+7	+75	—	+1.7	+4	+0.10	—	+50	+0	—	+0.2	—	+0.2	+0.7	+0.4	+200	—	+0	+10
乳母	+160	+0	+0	—	+3	+85	—	+3.8	+15	+0.50	—	+400	+0	—	+0.2	—	+0.2	+0.2	+0.6	+130	—	+2	+40

① 未制定参考值者用"—"表示。

② 视黄醇活性当量(RAE，μg)＝膳食或补充剂来源全反式视黄醇(μg)＋1/2补充剂纯品全反式β-胡萝卜素(μg)＋1/12膳食全反式β-胡萝卜素(μg)＋1/24其他膳食维生素A原类胡萝卜素(μg)。

③ 膳食叶酸当量(DFE，μg)＝天然食物来源叶酸(μg)＋1.7×合成叶酸(μg)。

④ 烟酸当量(NE，mg)＝烟酸(mg)＋1/60色氨酸(mg)。

⑤ "+"表示在同龄人群参考值基础上额外增加量。

表6-9 中国居民膳食矿物质推荐摄入量 (RNI/AI)

人群	钙/(mg/d) RNI	磷/(mg/d) RNI	钾/(mg/d) AI	钠/(mg/d) AI	镁/(mg/d) RNI	氯/(mg/d) AI	铁/(mg/d) RNI 男	铁/(mg/d) RNI 女	碘/(μg/d) RNI	锌/(mg/d) RNI 男	锌/(mg/d) RNI 女	硒/(μg/d) RNI	铜/(mg/d) RNI	氟/(mg/d) AI	铬/(μg/d) AI	锰/(mg/d) AI	钼/(μg/d) RNI
0~0.5岁	200 (AI)	100 (AI)	350	170	20 (AI)	260	0.3 (AI)		85 (AI)	2.0 (AI)		15 (AI)	0.3 (AI)	0.01	0.2	0.01	2 (AI)
0.5~1岁	250 (AI)	180 (AI)	550	350	65 (AI)	550	10		115 (AI)	3.5		20 (AI)	0.3 (AI)	0.23	4.0	0.7	15 (AI)
1~4岁	600	300	900	700	140	1100	9		90	4.0		25	0.3	0.6	15	1.5	40
4~7岁	800	350	1200	900	160	1400	10		90	5.5		30	0.4	0.7	20	2.0	50
7~11岁	1000	470	1500	1200	220	1900	13		90	7.0		40	0.5	1.0	25	3.0	65
11~14岁	1200	640	1900	1400	300	2200	15	18	110	10.0	9.0	55	0.7	1.3	30	4.0	90
14~18岁	1000	710	2200	1600	320	2500	16	18	120	11.5	8.5	60	0.8	1.5	35	4.5	100
18~50岁	800	720	2000	1500	330	2300	12	20	120	12.5	7.5	60	0.8	1.5	30	4.5	100

人群	钙 /(mg /d) RNI	磷 /(mg/d) RNI	钾 /(mg/d) AI	钠 /(mg/d) AI	镁 /(mg/d) RNI	氯 /(mg/d) AI	铁 /(mg/d) RNI 男	铁 /(mg/d) RNI 女	碘 /(μg/d) RNI	锌 /(mg/d) RNI 男	锌 /(mg/d) RNI 女	硒 /(μg/d) RNI	铜 /(mg/d) RNI	氟 /(mg/d) AI	铬 /(μg/d) AI	锰 /(mg/d) AI	钼 /(μg/d) RNI
50~65岁	1000	720	2000	1400	330	2200	12	12	120	12.5	7.5	60	0.8	1.5	30	4.5	100
65~80岁	1000	700	2000	1400	320	2200	12	12	120	12.5	7.5	60	0.8	1.5	30	4.5	100
80岁以上	1000	670	2000	1300	310	2000	12	12	120	12.5	7.5	60	0.8	1.5	30	4.5	100
孕妇(早)	+0②	+0	+0	+0	+40	+0	—①	+0	+110	—	+2.0	+5	+0.1	+0	+1.0	+0.4	+10
孕妇(中)	+200	+0	+0	+0	+40	+0	—	+4	+110	—	+2.0	+5	+0.1	+0	+4.0	+0.4	+10
孕妇(晚)	+200	+0	+0	+0	+40	+0	—	+9	+110	—	+2.0	+5	+0.1	+0	+6.0	+0.4	+10
乳母	+200	+0	+400	+0	+0	+0	—	+4	+120	—	+4.5	+18	+0.6	+0	+7.0	+0.3	+3

① 未制定参考值者用 "—" 表示。

② "+" 表示在同龄人群参考值基础上额外增加量。

表 6-10 中国居民膳食维生素摄入量/适宜摄入量（RNI/AI）

人群	维生素A /(μgRAE/d)③ RNI 男	维生素A /(μgRAE/d)③ RNI 女	维生素D /(μg/d) RNI	维生素E /(mgα-TE/d)④ AI	维生素K /(μg/d) AI	维生素B₁ /(mg/d) RNI 男	维生素B₁ /(mg/d) RNI 女	维生素B₂ /(mg/d) RNI 男	维生素B₂ /(mg/d) RNI 女	维生素B₆ /(mg/d) RNI	维生素B₁₂ /(μg/d) RNI	泛酸 /(mg/d) AI	叶酸 /(μg DFE/d)⑤ RNI	烟酸 /(mgNE/d)⑥ RNI 男	烟酸 /(mgNE/d)⑥ RNI 女	胆碱 /(mg/d) RNI 男	胆碱 /(mg/d) RNI 女	生物素 /(μg/d) AI	维生素C /(mg/d) RNI
0~0.5岁	300 (AI)		10 (AI)	3	2	0.1(AI)		0.4(AI)		0.2 (AI)	0.3 (AI)	1.7	65 (AI)	2(AI)		120		5	40 (AI)
0.5~1岁	350 (AI)		10 (AI)	4	10	0.3(AI)		0.5(AI)		0.4 (AI)	0.6 (AI)	1.9	100 (AI)	3(AI)		150		9	40 (AI)
1~4岁	310		10	6	30	0.6		0.6		0.6	1.0	2.1	160	6		200		17	40
4~7岁	360		10	7	40	0.8		0.7		0.7	1.2	2.5	190	8		250		20	50
7~11岁	500		10	9	50	1.0		1.0		1.0	1.6	3.5	250	11	10	300		25	65
11~14岁	670	630	10	13	70	1.3	1.1	1.3	1.1	1.3	2.1	4.5	350	14	12	400		35	90

人群	维生素A /(μgRAE/d)① RNI 男	女	维生素D /(μg/d) RNI	维生素E /(mg α-TE/d)④ AI	维生素K /(μg/d) AI	维生素B₁ /(mg/d) RNI 男	女	维生素B₂ /(mg/d) RNI 男	女	维生素B₆ /(mg/d) RNI	维生素B₁₂ /(μg/d) RNI	泛酸 /(mg/d) AI	叶酸 /(μg DFE/d)⑤ RNI	烟酸 /(mgNE/d)④ RNI 男	女	胆碱 /(mg/d) RNI 男	女	生物素 /(μg/d) AI	维生素C /(mg/d) RNI
14~18岁	820	630	10	14	75	1.6	1.3	1.5	1.2	1.4	2.4	5.0	400	16	13	500	400	40	100
18~50岁	800	700	10	14	80	1.4	1.2	1.4	1.2	1.4	2.4	5.0	400	15	12	500	400	40	100
50~65岁	800	700	10	14	80	1.4	1.2	1.4	1.2	1.6	2.4	5.0	400	14	12	500	400	40	100
65~80岁	800	700	15	14	80	1.4	1.2	1.4	1.2	1.6	2.4	5.0	400	14	11	500	400	40	100
80岁以上	800	700	15	14	80	1.4	1.2	1.4	1.2	1.6	2.4	5.0	400	13	10	500	400	40	100
孕妇(早)	—①	+0②	+0	+0	+0	—	+0	—	+0	+0.8	+0.5	+1.0	+200	—	+0	—	+20	+0	+0

人群①	维生素A /(μgRAE /d)③		维生素D /(μg /d)	维生素E /(mg α-TE /d)④	维生素K /(μg /d)	维生素B₁ /(mg/d)		维生素B₂ /(mg/d)		维生素B₆ /(mg /d)	维生素B₁₂ /(μg /d)	泛酸 /(mg /d)	叶酸 /(μg DFE /d)⑤	烟酸 /(mgNE /d)⑥		胆碱 /(mg/d)		生物素 /(μg /d)	维生素C /(mg /d)
	RNI		RNI	AI	AI	RNI		RNI		RNI	RNI	AI	RNI	RNI		RNI		AI	RNI
	男	女				男	女	男	女					男	女	男	女		
孕妇（中）	—	+70	+0	+0	+0	—	+0.2	—	+0.2	+0.8	+0.5	+1.0	+200	—	+0	—	+20	+0	+15
孕妇（晚）	—	+70	+0	+0	+0	—	+0.3	—	+0.3	+0.8	+0.5	+1.0	+200	—	+0	—	+20	+0	+15
乳母	—	+600	+0	+3	+5	—	+0.3	—	+0.3	+0.3	+0.8	+2.0	+150	—	+3	—	+120	+10	+50

① 未制定参考值者用"—"表示。

② "+"表示在同龄人群参考值基础上额外增加量。

③ 视黄醇活性当量(RAE,μg)=膳食或补充剂来源全反式视黄醇(μg)+1/2补充剂纯品全反式视黄醇(μg)+1/12膳食全反式β-胡萝卜素(μg)+1/24其他膳食维生素A原类胡萝卜素(μg)。

④ α-生育酚当量(α-TE),膳食中总α-TE当量(mg)=1×α-生育酚(mg)+0.5×β-生育酚(mg)+0.1×γ-生育酚(mg)+0.02×δ-生育酚(mg)+0.3×α-三烯生育酚(mg)。

⑤ 膳食叶酸当量(DFE,μg)=天然食物来源叶酸(μg)+1.7×合成叶酸(μg)。

⑥ 烟酸当量(NE,mg)=烟酸(mg)+1/60色氨酸(mg)。

表 6-11　中国居民膳食微量营养素可耐受最高摄入量（UL）

人群	钙/(mg)/(d)	磷/(mg)/(d)	铁/(mg)/(d)	碘/(μg)/(d)	锌/(mg)/(d)	硒/(μg)/(d)	铜/(mg)/(d)	氟/(mg)/(d)	锰/(mg)/(d)	钼/(μg)/(d)	维生素A①/(μg RAE)/(d)②	维生素D/(μg)/(d)	维生素E/(mg α-TE)/(d)③	维生素B6/(mg)/(d)	叶酸/(μg DFE)/(d)⑤	烟酸/(mg NE)/(d)④	烟酰胺/(mg)/(d)	胆碱/(mg)/(d)	维生素C/(mg)/(d)
～0.5岁	1000	—①	—	—	—	55	—	—	—	—	600	20	—	—	—	—	—	—	—
0.5～1岁	1500	—	—	—	—	80	—	—	—	—	600	20	—	—	—	—	—	—	—
1～4岁	1500	—	25	—	8	100	2	0.8	—	200	700	20	150	20	300	10	100	1000	400
4～7岁	2000	—	30	200	12	150	3	1.1	3.5	300	900	30	200	25	400	15	130	1000	600
7～11岁	2000	—	35	300	19	200	4	1.7	5.0	450	1500	45	350	35	600	20	180	1500	1000
11～14岁	2000	—	40	400	28	300	6	2.5	8.0	650	2100	50	500	45	800	25	240	2000	1400
14～18岁	2000	—	40	500	35	350	7	3.1	10	800	2700	50	600	55	900	30	280	2500	1800
18～50岁	2000	3500	42	600	40	400	8	3.5	11	900	3000	50	700	60	1000	35	310	3000	2000
50～65岁	2000	3500	42	600	40	400	8	3.5	11	900	3000	50	700	60	1000	35	310	3000	2000
65～80岁	2000	3000	42	600	40	400	8	3.5	11	900	3000	50	700	60	1000	35	300	3000	2000

续表

人群	钙 /(mg /d)	磷 /(mg /d)	铁 /(mg /d)	碘 /(μg /d)	锌 /(mg /d)	硒 /(μg /d)	铜 /(mg /d)	氟 /(mg /d)	锰 /(mg /d)	钼 /(μg /d)	维生素A① /(μg RAE /d)②	维生素D /(μg /d)	维生素E /(mg α-TE /d)③	维生素B₆ /(mg /d)	叶酸 /(μg DFE /d)⑤⑥	烟酸 /(mg NE /d)④	烟酰胺 /(mg /d)	胆碱 /(mg /d)	维生素C /(mg /d)
80岁以上	2000	3000	42	600	40	400	8	3.5	11	900	3000	50	700	60	1000	30	280	3000	2000
孕妇（早）	2000	3500	42	600	40	400	8	3.5	11	900	3000	50	700	60	1000	35	310	3000	2000
孕妇（中）	2000	3500	42	600	40	400	8	3.5	11	900	3000	50	700	60	1000	35	310	3000	2000
孕妇（晚）	2000	3500	42	600	40	400	8	3.5	11	900	3000	50	700	60	1000	35	310	3000	2000
乳母	2000	3500	42	600	40	400	8	3.5	11	900	3000	50	700	60	1000	35	310	3000	2000

① 未制定 UL 值者用 "—" 表示。这些营养素未制定可耐受最高摄入量，主要是因为研究资料不充分，并不表示过量摄入没有健康风险。

② 视黄醇活性当量（RAE, μg）＝膳食或补充剂来源全反式视黄醇（μg）＋1/2 补充剂纯品全反式 β-胡萝卜素（μg）＋1/12 膳食全反式 β-胡萝卜素（μg）＋1/24 其他膳食维生素 A 原类胡萝卜素（μg）。

③ α-生育酚当量（α-TE），膳食中总 α-TE 当量（mg）＝1×α-生育酚（mg）＋0.5×β-生育酚（mg）＋0.1×γ-生育酚（mg）＋0.02×δ-生育酚（mg）＋0.3×α-三烯生育酚（mg）。

④ 烟酸当量（NE, mg）＝烟酸（mg）＋1/60 色氨酸（mg）。

⑤ 指合成叶酸摄入量上限，不包括天然食物来源的叶酸量。

⑥ 不包括来自膳食维生素 A 原类胡萝卜素的 RAE.

表 6-12 中国居民膳食宏量营养素可接受范围（AMDR）

人群	总碳水化合物[1]/%	添加糖[1]/%	总脂肪[1]/%	饱和脂肪酸[1]/%	n-6 多不饱和脂肪酸[1]/%	n-3 多不饱和脂肪酸[1]/%	EPA+DHA/(g/d)
0~0.5 岁	—[2]	—	48(AI)	—	—	—	—
0.5~1 岁	—	—	40(AI)	—	—	—	—
1~4 岁	50~65	—	35(AI)	—	—	—	—
4~7 岁	50~65	<10	20~30	<8	—	—	—
7~11 岁	50~65	<10	20~30	<8	—	—	—
11~14 岁	50~65	<10	20~30	<8	—	—	—
14~18 岁	50~65	<10	20~30	<8	—	—	—
18~50 岁	50~65	<10	20~30	<10	2.5~9.0	0.5~2.0	0.25~2.0
50~65 岁	50~65	<10	20~30	<10	2.5~9.0	0.5~2.0	0.25~2.0
65~80 岁	50~65	<10	20~30	<10	2.5~9.0	0.5~2.0	0.25~2.0
80 岁以上	50~65	<10	20~30	<10	2.5~9.0	0.5~2.0	0.25~2.0
孕妇（早）	50~65	<10	20~30	<10	2.5~9.0	0.5~2.0	—
孕妇（中）	50~65	<10	20~30	<10	2.5~9.0	0.5~2.0	—
孕妇（晚）	50~65	<10	20~30	<10	2.5~9.0	0.5~2.0	—
乳母	50~65	<10	20~30	<10	2.5~9.0	0.5~2.0	—

[1] 占能量的百分比。

[2] 未制定参考值者用 "—" 表示。

十三、中国居民膳食营养素建议摄入量（PI）

见表 6-13。

表 6-13　中国居民膳食营养素建议摄入量（PI）

人群	钾/(mg/d)	钠/(mg/d)	维生素 C/(mg/d)
0～0.5 岁	—①	—	—
0.5～1 岁	—	—	—
1～4 岁	—	—	—
4～7 岁	2100	1200	—
7～11 岁	2800	1500	—
11～14 岁	3400	1900	—
14～18 岁	3900	2200	—
18～50 岁	3600	2000	200
50～65 岁	3600	1900	200
65～80 岁	3600	1800	200
80 岁以上	3600	1700	200
孕妇（早）	3600	2000	200
孕妇（中）	3600	2000	200
孕妇（晚）	3600	2000	200
乳母	3600	2000	200

① 未制定参考值者用"—"表示。

十四、中国居民膳食水适宜摄入量（AI）

见表 6-14。

表 6-14　中国居民膳食水适宜摄入量（AI）

人群	饮水量①/(L/d)		总摄入量②/(L/d)	
	男	女	男	女
0～0.5 岁	—③		0.7④	

人群	饮水量[1]/(L/d)		总摄入量[2]/(L/d)	
	男	女	男	女
0.5~1 岁	—		0.9	
1~4 岁	—		1.3	
4~7 岁	0.8		1.6	
7~11 岁	1.0		1.8	
11~14 岁	1.3	1.1	2.3	2.0
14~18 岁	1.4	1.2	2.5	2.2
18~50 岁	1.7	1.5	3.0	2.7
50~65 岁	1.7	1.5	3.0	2.7
65~80 岁	1.7	1.5	3.0	2.7
80 岁以上	1.7	1.5	3.0	2.7
孕妇(早)	—	+0.2[5]	—	+0.3
孕妇(中)	—	+0.2	—	+0.3
孕妇(晚)	—	+0.2	—	+0.3
乳母	—	+0.6	—	+1.1

① 温和气候条件下，轻身体活动水平。如果在高温或进行中等以上身体活动时，应适当增加水摄入量。

② 总摄入量包括食物中的水以及饮水中的水。

③ 未制定参考值者用"—"表示。

④ 来自母乳。

⑤ "+"表示在同龄人群参考值基础上额外增加量。

十五、中国成人其他膳食成分特定建议值(SPL)和可耐受最高摄入量（UL）

见表 6-15。

表 6-15　中国成人其他膳食成分特定建议值（SPL）
和可耐受最高摄入量（UL）

其他膳食成分	SPL	UL
膳食纤维/(g/d)	25（AI）	—①
植物甾醇/(g/d)	0.9	2.4
植物甾醇酯/(g/d)	1.5	3.9
番茄红素/(mg/d)	18	70
叶黄素/(mg/d)	10	40
原花青素/(mg/d)	—	800
大豆异黄酮②/(mg/d)	55	120
花色苷/(mg/d)	50	—
氨基葡萄糖/(mg/d)	1000	—
硫酸或盐酸氨基葡萄糖/(mg/d)	1500	—
姜黄素/(mg/d)	—	720

① 未制定参考值者用 "—" 表示。

② 对于绝经后妇女这一人群。

第二节　中国食品标签营养素参考值

一、定义

中国食品标签营养素参考值（nutrient reference values，NRV，以下简称 "营养素参考值"）是食品营养标签上比较食品营养素含量多少的参考标准，是消费者选择食品时的一种营养参照尺度。营养素参考值依据我国居民膳食营养素推荐摄入量（RNI）和适宜摄入量（AI）而制定。

二、适用范围

NRV 仅适用于预包装食品营养标签的标示，但 4 岁以下的儿童食品和专用于孕妇的食品除外。

三、使用方式

① 用于比较和描述能量或营养成分含量的多少，如占营养素参考值（NRV）的百分数。

② 指定其修约间隔为1，如1％、5％、16％等。

③ 使用营养声称和零数值的标示时，用作标准参考数值。

食品标签营养素参考值（NRV）（见表6-16），以下数值经中国营养学会第六届六次常务理事会通过并发布。

表6-16 营养素参考值（NRV）

营养成分	NRV	营养成分	NRV
能量①	8400kJ	泛酸	5mg
蛋白质	60g	生物素	30μg
脂肪	＜60g	胆碱	450mg
饱和脂肪酸	＜20g	钙	800mg
胆固醇	＜300mg	磷	700mg
碳水化合物	300g	钾	2000mg
膳食纤维②	25g	钠	2000mg
维生素 A	800μg RE	镁	300mg
维生素 D	5μg	铁	15mg
维生素 E	14mg α-TE	锌	15mg
维生素 K	80μg	碘	150μg
维生素 B_1	1.4mg	硒	50μg
维生素 B_2	1.4mg	铜	1.5mg
维生素 B_6	1.4mg	氟	1mg
维生素 B_{12}	2.4μg	铬	50μg
维生素 C	100mg	锰	3mg
烟酸	14mg	钼	40μg
叶酸	400μg DFE		

① 8400kJ能量相当于2000kcal；蛋白质、脂肪、碳水化合物供能分别占总能量的13％、27％与60％。

② 膳食纤维暂为营养成分。

四、标示和计算

在营养标签上，以营养素含量占营养素参考值（NRV）的百分比标示，指定其修约间隔为1。

计算公式为：

$$\frac{X}{\text{NRV}} \times 100\% = Y$$

式中，X 为食品中某营养素的含量；NRV 为该营养素的营养素参考值；Y 为营养素占营养素参考值的百分比（％）。

【举例】 经测定或计算得知100g饼干中含有：能量1823kJ；蛋白质9.0g；脂肪12.7g；碳水化合物70.6g；钠204mg；维生素 A 72mg RE；维生素 B_1 0.09mg。

参照表6-16中上述营养素的 NRV 数值，根据公式计算结果，并按修约间隔取整数。饼干的营养成分列于表6-17中。

表6-17　营养成分表

项目	每100g饼干	NRV
能量	1823kJ	22％
蛋白质	9.0g	15％
脂肪	12.7g	21％
碳水化合物	70.6g	24％
钠	204mg	10％
维生素 A	72μg RE	9％
维生素 B_1	0.09mg	6％

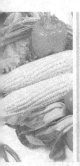

第七章
膳食指南及膳食平衡宝塔速查

《中国居民膳食指南（2016）》是2016年5月13日由国家卫生计生委疾控局发布，为了提出符合我国居民营养健康状况和基本需求的膳食指导建议而制定的法规。指南由一般人群膳食指南、特定人群膳食指南和中国居民平衡膳食实践三个部分组成。该指南同时推出了中国居民膳食宝塔（2016）、中国居民平衡膳食餐盘（2016）和儿童平衡膳食算盘等三个可视化图形，指导大众在日常生活中进行具体实践。

第一节　一般人群膳食指南

一、食物多样，谷类为主

平衡膳食模式是最大程度保障人体营养和健康的基础，食物多样是平衡膳食模式的基本原则。食物可分为五大类，包括薯类、蔬菜水果类、畜禽鱼蛋奶类、大豆坚果类和油脂类。不同食物中营养素及有益膳食成分的种类和含量不同。除供6月龄内婴儿的母乳外，没有任何一种食物能满足人体所需的能量及全部营养素。因此，只有多种食物组成的膳食才能满足人体对能量和各种营养素的需要。建议我国居民的平衡膳食应做到食物多样，平均每天摄入12种以上食物，每周25种以上的食物。平衡膳食模式能最大程度地满足人体正常生长发育及各种生理活动的需要，并且可降低包括高血压、心血管疾病等多种疾病的发病风险。

谷类为主是指谷薯类食物所提供的能量占膳食总能量的一半以上，也是中国人平衡膳食模式的重要特征。谷类食物含有丰富的碳水化合物，是提供人体所需能量的最经济和最重要的食物来源，也是提供B族维生素、矿物质、膳食纤维和蛋白质的重要食物来源，在保障儿童青少年生长发育，维持人体健康方面发挥着重要作用。近30年来，我国居民膳食模式正在悄然发生着变化，居民的谷类消费量逐年下降，动物性食物和油脂摄入量逐年增多，导致能量摄入过剩；谷类过度精加工导致B族维生素、矿物质和膳食纤维丢失而引起摄入量不足，这些因素都可能增加慢性非传染性疾病（以下简称"慢性病"）的发生风险。因此，坚持谷类为主，特别是增加全谷物摄入，有利于降低2型糖尿病、心血管疾病、结直肠癌等与膳食相关的慢性病的发病风险，以及减少体重增加的风险。建议一般成年人每天摄入谷薯类250～400g，其中全谷物和杂豆类50～150g，薯类50～100g。

在轻身体活动水平下，针对各年龄段人群所建议的每天或每周谷薯类摄入量见表7-1。

表7-1　各年龄段人群所建议的每天或每周谷薯类摄入量

食物类别	单位	幼儿/岁		儿童青少年/岁			成人/岁	
		2～3	4～6	7～10	11～13	14～17	18～64	65以上
谷类	g/d	85～100	100～150	150～200	225～250	250～300	200～300	200～250
	份/d	1.5～2	2～3	3～4	4.5～5	5～6	4～6	4～5
全谷物和杂豆类	g/d	适量		30～70			50～150	50～150
薯类	g/d	适量		25～50			50～100	50～75
	份/周	适量		2～4		4～8	4～8	4～6

注：能量需要量水平计算按照2～3岁（1000～1200kcal/d），4～6岁（1200～1400kcal/d），7～10岁（1400～1600kcal/d），11～13岁（1800～2000kcal/d），14～17岁（2000～2400kcal/d），18～64岁（1600～2400kcal/d），65岁以上（1600～2000kcal/d）。

二、吃动平衡，保持健康体重

食物摄入量和身体活动量是保持能量平衡、维持健康体重的两个主要因素。如果吃得过多或活动不足，多余的能量就会在体内以脂肪的形式积存下来，使体重增加，造成超重或肥胖；相反，若吃得过少或活动过多，可由于能量摄入不足或能量消耗过多引起体重过低或消瘦。体重过高和过低都是不健康的表现，易患多种疾病，缩短寿命。成人健康体重的体质指数（BMI）应在 $18.5\sim23.9$。

目前，我国大多数的居民身体活动不足或缺乏运动锻炼，能量摄入相对过多，导致超重和肥胖的发生率逐年增加。超重或肥胖是许多疾病的独立危险因素，如 2 型糖尿病、冠心病、乳腺癌等。增加身体活动或运动不仅有助于保持健康体重，还能够调节机体代谢，增强体质，降低全因死亡风险和冠心病、脑卒中、2型糖尿病、结肠癌等慢性病的发生风险；同时也有助于调节心理平衡，有效消除压力，缓解抑郁和焦虑等不良精神状态。食不过量可以保证每天摄入的能量不超过人体的需要，增加运动可增加代谢和能量消耗。

各个年龄段人群都应该天天运动，保持能量平衡和健康体重。久坐不动是增加全因死亡率的独立危险因素。推荐成人积极参加日常活动和运动，每周至少进行 5 天中等强度身体活动，累计150min 以上，平均每天主动身体活动 6000 步。多运动多获益，减少久坐时间，每小时起来动一动。多动会吃，保持健康体重。

推荐的成人身体活动量见表 7-2。

三、多吃蔬果、奶类、大豆

新鲜蔬菜水果、奶类、大豆及豆制品是平衡膳食的重要组成部分，坚果是膳食的有益补充。蔬菜水果是维生素、矿物质、膳食纤维和植物化学物的重要来源，对提高膳食微量营养素和植物

表 7-2　推荐的成人身体活动量

项目	推荐活动量	时间
每天	主动性运动,相当于快步走 6000 步	30～60min
每周	每周至少进行 5 天中等强度身体活动	150min
提醒	减少久坐时间,每小时起来动一动	

注:快步走 6000 步所需时间,因年龄和体格不同而不同。

化学物的摄入量起到重要作用。循证研究发现,提高蔬菜水果摄入量,可维持机体健康,有效降低心血管、肺癌和糖尿病等慢性病的发病风险。奶类富含钙,是优质蛋白质和 B 族维生素的良好来源。增加奶类摄入有利于儿童少年生长发育,促进成人骨骼健康。大豆富含优质蛋白质、必需脂肪酸、维生素 E,并含有大豆异黄酮、植物固醇等多种植物化学物。多吃大豆及其制品可以降低乳腺癌和骨质疏松症的发病风险。坚果富含脂类和多不饱和脂肪酸、蛋白质等营养素,适量食用有助于预防心血管疾病。

近年来,我国居民蔬菜摄入量逐渐下降,水果、大豆、奶类摄入量仍处于较低水平。基于其营养价值和健康意义,建议增加蔬菜水果、奶类和大豆及其制品的摄入。推荐每天摄入蔬菜 300～500g,其中深色蔬菜占 1/2;水果 200～350g;每天饮奶 300g 或食用相当量的奶制品;平均每天摄入大豆和坚果 25～35g。坚持餐餐有蔬菜,天天有水果,把牛奶、大豆当作膳食的重要组成部分。

不同人群蔬果奶豆类食物建议摄入量见表 7-3。

表 7-3　不同人群蔬果奶豆类食物建议摄入量

食物类别	单位	幼儿/岁		儿童青少年/岁			成人/岁	
		2～3	4～6	7～10	11～13	14～17	18～64	65 以上
蔬菜	g/d	200～250	250～300	300	400～450	450～500	300～500	300～450
	份/d	2～2.5	2.5～3	3	4～4.5	4.5～5	3～5	3～4.5

食物类别	单位	幼儿/岁		儿童青少年/岁			成人/岁	
		2～3	4～6	7～10	11～13	14～17	18～64	65 以上
水果	g/d	100～150	150	150～200	200～300	300～350	200～350	200～300
	份/d	1～1.5	1.5	1.5～2	2～3	3～3.5	2～3.5	2～3
乳类	g/d	500	350～500	300	300	300	300	300
	份/d	2.5	2～2.5	1.5	1.5	1.5	1.5	1.5
大豆	g/周	35～105	105	105	105	105～175	105～175	105
	份/周	1.5～4	4	4	4	4～7	4～7	4
坚果	g/周	—	—	—		50～70		
	份/周	—	—	—		5～7		

注：能量需要量水平计算按照 2～6 岁（1000～1400kcal/d），7～10 岁（1400～1600kcal/d），11～13 岁（1800～2000kcal/d），14～17 岁（2000～2400kcal/d），18～64 岁（1600～2400kcal/d），65 岁以上（1600～2000kcal/d）。

四、适量吃鱼、禽、蛋、瘦肉

鱼、禽、蛋和瘦肉均属于动物性食物，富含优质蛋白质、脂类、脂溶性维生素、B 族维生素和矿物质等，是平衡膳食的重要组成部分。此类食物蛋白质的含量普遍较高，其氨基酸组成更适合人体需要，利用率高，但脂肪含量较多，能量高，有些含有较多的饱和脂肪酸和胆固醇，摄入过多可增加肥胖和心血管疾病等的发病风险，应当适量摄入。

水产品类脂肪含量相对较低，且含有较多的不饱和脂肪酸，对预防血脂异常和心血管疾病等有一定作用，可首选。禽类脂肪含量也相对较低，其脂肪酸组成优于畜类脂肪，选择应先于畜肉。蛋类各种营养成分比较齐全，营养价值高，但胆固醇含量也高，摄入量不宜过多。畜肉类脂肪含量较多，但瘦肉中脂肪含量较低，因此吃畜肉应当选瘦肉。烟熏和腌制肉类在加工过程中易受到一些致癌物污染，过多食用可增加肿瘤发生的风险，应当少吃或不吃。

目前我国多数居民摄入畜肉较多，禽类和鱼类较少，对居民营养健康不利，需要调整比例。建议成人每天平均摄入水产类40～75g，畜禽肉类40～75g，蛋类40～50g，平均每天摄入总量120～200g。

不同人群动物性食物建议摄入量见表7-4。

表7-4 不同人群动物性食物建议摄入量

食物类别	单位	幼儿/岁		儿童青少年/岁			成人/岁	
		2～3	4～6	7～10	11～13	14～17	18～64	65以上
畜禽肉类	g/d	15～25	25～40	40	50	50～75	40～75	40～50
	份/周	2～3.5	3.5～5.5	5.5	7	7～10.5	7～10.5	5.5～7
蛋类	g/d	20～25	25	25～40	40～50	50	40～50	40～50
	份/周	2～3.5	3.5～5.5	3.5～5.5	5.5～7	7	5.5～7	5.5～7
水产品	g/d	15～20	20～40	40	50	50～75	40～75	40～50
	份/周	2～3	3～5.5	5.5	7	7～10.5	7～10.5	5.5～7

注：能量需要量水平计算按照2～3岁（1000～1200kcal/d），4～6岁（1200～1400kcal/d），7～10岁（1400～1600kcal/d），11～13岁（1800～2000kcal/d），14～17岁（2000～2400kcal/d），18～64岁（1600～2400kcal/d），65岁以上（1600～2000kcal/d）。

五、少盐少油，控糖限酒

食盐是食物烹饪或加工食品的主要调味品。我国居民的饮食习惯中食盐摄入量过高，而过多的盐摄入与高血压、胃癌和脑卒中有关，因此要降低食盐摄入，培养清淡口味，逐渐做到量化用盐用油，推荐每天食盐摄入量不超过6g。

烹调油包括植物油和动物油，是人体必需脂肪酸和维生素E的重要来源。目前我国居民烹调油摄入量过多。过多脂肪摄入会增加肥胖、心血管疾病的发生风险。应减少烹调油用量，每天的烹调油摄入量为25～30g。对于成年人，脂肪提供能量应占总能量的30%以下。

添加糖是纯能量食物，过多摄入可导致龋齿，引发肥胖等。建议每天摄入添加糖提供的能量不超过总能量的10%，最好不超过总能量的5%。对于儿童青少年来说，含糖饮料是添加糖的主要来源，建议不喝或少喝含糖饮料和食用高糖食品。

过量饮酒与多种疾病相关，会增加肝损伤、痛风、心血管疾病和某些癌症发生的风险。因此应避免过量饮酒。若饮酒，成年男性一天饮用的酒精量不超过25g，成年女性一天不超过15g，儿童青少年、孕妇、乳母等特殊人群不应饮酒。

水是膳食的重要组成部分，在生命活动中发挥重要功能。推荐饮用白开水或茶水，成年人每天饮用量1500～1700mL（7～8杯）。

推荐的不同人群（轻身体活动水平）食盐、烹调油和饮水摄入量见表7-5。

表7-5　推荐的不同人群（轻身体活动水平[①]）
食盐、烹调油和饮水摄入量

项目	幼儿/岁		儿童青少年/岁			成人/岁	
	2～3	4～6	7～10	11～13	14～17	18～64	65以上
食盐/(g/d)	<2	<3	<4	<6	<6	<6	<5
烹调油/(g/d)	15～20	20～25	20～25	25～30			
水/(mL/d)	总1300	总1600	1000～1300	1200～1400		1500～1700	
（杯/日）			5～6	6～7		7～8	

① 2～4岁总脂肪占能量的35%，4岁以上20%～30%。

注：2～6岁儿童的总水摄入量包括了来自粥、奶、汤中的水和饮水。1杯水约为200～250mL。

六、杜绝浪费，兴新食尚

食物是人类获取营养、赖以生存和发展的物质基础。勤俭节约是中华民族的传统美德。食物资源宝贵、来之不易；应尊重劳动，珍惜食物，杜绝浪费。

优良饮食文化是实施平衡膳食的保障。"新食尚"鼓励优良饮食文化的传承和发扬。家庭应按需选购食物，适量备餐；在外点餐应根据人数确定数量，集体用餐时采取分餐制和简餐，文明用餐，反对铺张浪费。倡导在家吃饭，与家人一起分享食物和享受亲情。

食物在生产、加工、运输、储存等过程中如果遭受致病性微生物、寄生虫和有毒有害等物质的污染，可导致食源性疾病，威胁人体健康。因此，应选择新鲜卫生的食物；学会阅读食品标签，合理储藏食物，采用适宜的烹调方式，提高饮食卫生水平。

基于我国人口众多，且食物浪费问题比较突出、食源性疾病发生状况不容乐观。减少食物浪费、注重饮食卫生、兴饮食文明新风，对我国社会可持续发展、保障公共健康具有重要意义。

第二节 特定人群膳食指南

特定人群包括孕妇、乳母、婴幼儿、儿童青少年、老年人以及素食人群，根据这些人群的生理特点和营养需要，制定了相应的膳食指南，以期更好地指导孕妇、乳母的营养，婴幼儿科学喂养和辅食添加，以及适应老年人生理和身体变化的膳食安排。合理营养、平衡膳食是提高健康水平和生命质量的保障。

0～2岁的婴幼儿喂养指南，全面地给出了核心推荐和喂养指南，其他特定人群均是在一般人群膳食指南的基础上给予的补充说明。在对2岁以上特定人群指导时，应结合一般人群膳食指南和特定人群膳食指南内容。

一、中国孕妇、乳母膳食指南

女性是社会和家庭的重要组成部分。成熟女性承载着孕育新生命、哺育下一代的重要职责。女性身体的健康和营养状况与能否成功孕育新生命及哺育下一代健康成长密切相关。因此，育龄女性应在计划怀孕前开始做好身体（健康状况）准备、营养（碘、铁、叶酸等）准备和心理准备。

妊娠是个复杂的生理过程，是生命早期1000天机遇窗口期的第一个阶段，为了妊娠的成功，孕期妇女的生理状态及代谢发生了较大的适应性改变，以满足孕期母体生殖器官和胎儿的生长发育，并为产后泌乳进行营养储备。孕期营养状况的优劣对胎儿生长发育直至成年后的健康可产生至关重要的影响。分娩后的哺乳期妇女要分泌乳汁、哺育婴儿，还要逐步补偿妊娠、分娩时营养的消耗，恢复各器官、系统功能，对能量及营养素的需要甚至超过孕期。乳母营养的好坏还直接关系到母乳喂养的成功和婴儿的生长发育。

无论是孕妇还是乳母的膳食构成都应该是由多种多样的食物组成的平衡膳食，只有多样化的平衡膳食才能获得充足而适量的营养。

（一）备孕妇女膳食指南

备孕是指育龄妇女有计划地怀孕并对优孕进行必要的前期准备，是优孕与优生优育的重要前提。备孕妇女的营养状况直接关系着孕育和哺育新生命的质量，并对妇女及其下一代的健康产生长期影响。为保证成功妊娠、提高生育质量、预防不良妊娠结局，夫妻双方都应做好充分的孕前准备。

健康的身体状况、合理膳食、均衡营养是孕育新生命必需的物质基础。准备怀孕的妇女应接受健康体检及膳食和生活方式指导，使健康与营养状况尽可能达到最佳后再怀孕。健康体检要特别关注感染性疾病（如牙周病）以及血红蛋白、血浆叶酸、尿碘等反映营养状况的检测，目的是避免相关炎症及营养素缺乏对受孕成功和妊娠结局的不良影响。

备孕妇女膳食指南在一般人群膳食指南基础上特别补充以下3条关键推荐：

推荐1：调整孕前体重至适宜水平。

孕前体重与新生儿出生体重、婴儿死亡率以及孕期并发症等不良妊娠结局有密切关系。肥胖或低体重的育龄妇女是发生不良妊娠结局的高危人群，备孕妇女宜通过平衡膳食和适量运动来调整体重，使体质指数（BMI）达到 $18.5 \sim 23.9 kg/m^2$。

推荐2：常吃含铁丰富的食物，选用碘盐，孕前3个月开始补充叶酸。

育龄妇女是铁缺乏和缺铁性贫血患病率较高的人群，怀孕前如果缺铁，可导致早产、胎儿生长受限、新生儿低出生体重以及妊娠期缺铁性贫血。因此，备孕妇女应经常摄入含铁丰富、利用率高的动物性食物，铁缺乏或缺铁性贫血者应纠正贫血后再怀孕。碘是合成甲状腺激素不可缺少的微量元素，为避免孕期碘缺乏对胎儿智力和体格发育产生的不良影响，备孕妇女除选用碘盐外，还应每周摄入1次富含碘的海产品。叶酸缺乏可影响胚胎细胞增殖、分化，增加神经管畸形及流产的风险，备孕妇女应从准备怀孕前3个月开始每天补充 $400\mu g$ 叶酸，并持续整个孕期。

推荐3：禁烟酒，保持健康生活方式。

良好的身体状况和营养是成功孕育新生命最重要的条件，而良好的身体状况和营养要通过健康的生活方式来维持。均衡的营养、有规律的运动和锻炼、充足的睡眠、愉悦的心情等，均有利于健康的孕育。计划怀孕的妇女如果有健康和营养问题，应积极治疗相关疾病（如牙周病），纠正可能存在的营养缺乏，保持良好的卫生习惯。此外，吸烟、饮酒会影响精子和卵子质量及受精卵着床与胚胎发育，在准备怀孕前6个月夫妻双方均应停止吸烟、饮酒，并远离吸烟环境。

（二）孕期妇女膳食指南

妊娠期是生命早期1000天机遇窗口期的起始阶段，营养作为最重要的环境因素，对母子双方的近期和远期健康都将产生至关重要的影响。孕期胎儿的生长发育、母体乳腺和子宫等生殖器官的发育，以及为分娩后乳汁分泌进行必要的营养储备，都需要额外的营养，妊娠各期妇女膳食应在非孕妇女的基础上，根据胎儿生长速率及母体生理和代谢的变化进行适当的调整。孕早期胎儿生长发育速度相对缓慢，所需营养与孕前无太大差别。孕中期开始，胎儿生长发育逐渐加速，母体生殖器官的发育也相应加快，对营养的需要增大，应合理增加食物的摄入量。孕期妇女的膳食仍应是由多样化食物组成的营养均衡膳食，除保证孕期的营养需要外，还潜移默化地影响较大婴儿对辅食的接受和后续多样化膳食结构的建立。

孕育生命是一个奇妙的历程，要以积极的心态去适应孕期变化，愉快享受这一过程。母乳喂养对孩子和母亲都是最好的选择，孕期应了解相关的知识，为产后尽早开奶和成功母乳喂养做好各项准备。

孕期妇女膳食指南应在一般人群膳食指南的基础上补充 5 条关键推荐：

推荐 1：补充叶酸，常吃含铁丰富的食物，选用碘盐。

叶酸对预防神经管畸形和高同型半胱氨酸血症、促进红细胞成熟和血红蛋白合成极为重要。孕期叶酸应达到 $600\mu gDFE/d$，除常吃含叶酸丰富的食物外，还应补充叶酸 $400\mu gDFE/d$。为预防早产、流产，满足孕期血红蛋白合成增加和胎儿铁储备的需要，孕期应常吃含铁丰富的食物，铁缺乏严重者可在医师指导下适量补铁。碘是合成甲状腺素的原料，是调节新陈代谢和促进蛋白质合成的必需微量元素，孕期碘的推荐摄入量比非孕时增加了 $110\mu g/d$，除选用碘盐外，每周还应摄入 1～2 次含碘丰富的海产品。

推荐 2：孕吐严重者，可少量多餐，保证摄入含必要量碳水化合物的食物。

受激素水平改变的影响，孕期消化系统功能发生一系列变化，部分孕妇孕早期会出现胃灼热、反胃或呕吐等早孕反应，这是正常的生理现象。严重孕吐影响进食时，机体需要动员身体脂肪来产生能量维持基本的生理需要。脂肪酸不完全分解会产生酮体，当酮体生成量超过机体氧化能力时，血液中酮体升高，称为酮血症或酮症酸中毒。母体血液中过高的酮体可通过胎盘进入胎儿体内，损伤胎儿的大脑和神经系统的发育。为避免酮症酸中毒对胎儿神经系统发育的不利影响，早孕反应进食困难者，也必须保证每天摄入不低于 130g 的碳水化合物。可选择富含碳水化合物的粮谷类食物如米饭、馒头、面包、饼干等。呕吐严重以致完全不能进食者，须寻求医师的帮助。

推荐 3：孕中晚期适量增加奶、鱼、禽、蛋、瘦肉的摄入。

自孕中期开始，胎儿生长发育速度加快，应在孕前膳食的基础上，增加奶类 200g/d，动物性食物（鱼、禽、蛋、瘦肉）在孕中期增加 50g/d，在孕晚期增加 125g/d，以满足对优质蛋白质、维生素 A、钙、铁等营养素和能量增加的需要。建议每周食用 2～3 次鱼类，以供应对胎儿脑发育有重要作用的 n-3 长链多不饱和脂肪酸。

推荐 4：适量身体活动，维持孕期适宜增重。

体重增长是反映孕妇营养状况的最实用的直观指标，与胎儿出生体重、妊娠并发症等密切相关。为保证胎儿正常生长发育、避免不良妊娠结局，应使孕期体重增长保持在适宜的范围。身体活动还有利于愉悦心情和自然分娩。健康的孕妇每天应进行不少于 30min 的中等强度身体活动。

推荐 5：禁烟酒，愉快孕育新生命，积极准备母乳喂养。

烟草、酒精对胚胎发育的各个阶段都有明显的毒性作用，容易引起流产、早产和胎儿畸形。有吸烟饮酒习惯的妇女必须戒烟禁酒，远离吸烟环境，避免二手烟。

（三）哺乳期妇女膳食指南

哺乳期是母体用乳汁哺育新生子代使其获得最佳生长发育并奠定一生健康基础的特殊生理阶段。哺乳期妇女（乳母）既要分泌乳汁、哺育婴儿，还需要逐步补偿妊娠、分娩时的营养素损耗并促进各器官、系统功能的恢复，因此比非哺乳妇女需要更多的营养。哺乳期妇女的膳食仍是由多样化食物组成的营养均衡的膳食，除保证哺乳期的营养需要外，还通过乳汁的口感和气味，潜移默化地影响较大婴儿对辅食的接受和后续多样化膳食结构的建立。

基于母乳喂养对母亲和子代诸多的益处，世界卫生组织建议婴儿 6 个月内应纯母乳喂养，并在添加辅食的基础上持续母乳喂养到 2 岁甚至更长时间。乳母的营养状况是泌乳的基础，如果哺乳期营养不足，将会减少乳汁分泌量，降低乳汁质量，并影响母体健康。此外，产后情绪、心理、睡眠等也会影响乳汁分泌。有鉴于此，哺乳期妇女膳食指南在一般人群膳食指南基础上增加 5 条关键推荐。

推荐 1：增加富含优质蛋白质及维生素 A 的动物性食物和海产品，选用碘盐。

乳母的营养是泌乳的基础，尤其蛋白质的营养状况对泌乳有明显影响。动物性食物如鱼、禽、蛋、瘦肉等可提供丰富的优质蛋白质和一些重要的矿物质和维生素，乳母每天应比孕前增加约 80g 的鱼、禽、蛋、瘦肉。如条件限制，可用富含优质蛋白质的大豆及其制品替代。为保证乳汁中碘、n-3 长链多不饱和脂肪酸（如 DHA）和维生素 A 的含量，乳母应选用碘盐烹调食物，适当摄入海带、紫菜、鱼、贝类等富含碘或 DHA 的海产品，适量增加富含维生素 A 的动物性食物，如动物肝脏、蛋黄等的摄入。奶类是钙的最好食物来源，乳母每天应增饮 200mL 的牛奶，使总奶量达到 400～500mL，以满足其对钙的需要。

推荐 2：产褥期食物多样不过量，重视整个哺乳期营养。

"坐月子"是中国的传统习俗，其间常过量摄入动物性食物，致使能量和宏量营养素摄入过剩。重视整个哺乳阶段的营养，食不过量且营养充足，以保证乳汁的质与量，并能持续地进行母乳喂养。

推荐 3：愉悦心情，充足睡眠，促进乳汁分泌。

乳母的心理及精神状态也可影响乳汁分泌，保持愉悦心情，以确保母乳喂养的成功。

推荐 4：坚持哺乳，适度运动，逐步恢复适宜体重。

孕期体重过度增加及产后体重滞留，是女性肥胖发生的重要原因之一。坚持哺乳、科学活动和锻炼，有利于机体复原和体重恢复。

推荐 5：忌烟酒，避免浓茶和咖啡

吸烟、饮酒会影响乳汁分泌，烟草中的尼古丁和酒精也可通过乳汁进入婴儿体内，影响婴儿睡眠及精神运动发育。此外，茶和咖啡中的咖啡因有可能造成婴儿兴奋，乳母应避免饮用浓茶和大量咖啡。

二、中国婴幼儿喂养指南

中国婴幼儿喂养指南是与一般人群膳食指南并行的喂养指导。出生后至满 2 周岁阶段，占生命早期 1000 天机遇窗口期中三分之二以上的时长，该阶段的良好营养和科学喂养是儿童近期和远期健康最重要的保障。生命早期的营养和喂养对体格生长、智力发育、免疫功能等近期及后续健康持续产生至关重要的影响。

为了帮助父母科学合理地喂养婴幼儿，使每一位儿童得到健康生长和发育，本指南根据婴幼儿生长发育的特点，充分考虑当前婴幼儿喂养中存在的各种问题，充分汲取了近年来国内外的婴幼儿营养学研究成果，提出了中国婴幼儿喂养指南。本指南分为两部分：针对出生后 180 天内的婴儿提出了 6 月龄内婴儿母乳喂养指南，主要内容以纯母乳喂养为目标，鼓励尽早开奶，以获得成功纯母乳喂养，正确对待和解决纯母乳喂养中遇到的问题，追求婴儿健康生长；针对 7～24 月龄婴幼儿提出喂养指南，主要内容是以补充营养和满足饮食行为正常发育为目标的辅食添加，包括方法、方式、食物选择和喂养效果评价等，强调顺应性喂养模式，以助于幼儿健康饮食习惯的形成。

（一）6 月龄内婴儿母乳喂养指南

本指南适用于出生至 180 天内的婴儿。6 月龄内是一生中生长发育的第一个高峰期，对能量和营养素的需要高于其他任何时期。但婴儿消化器官和排泄器官发育尚未成熟，功能不健全，对食物的消化吸收能力及代谢废物的排泄能力仍较低。母乳既可提供优质、全面、充足和结构适宜的营养素，满足婴儿生长发育的需要，又能完美地适应其尚未成熟的消化能力，并促进其器官发育和功能成熟。此外，6月龄内婴儿需要完成从宫内依赖母体营养到宫外依赖食物营养的过渡，来自母体的乳汁是完成这一过渡的最好的食物，基于任何其他食物的喂养方式都不能与母乳喂养相媲美。母乳喂养能满足婴儿6月龄内全部液体、能量和营养素的需要，母乳中的营养素和多种生物活性物质构成一个特殊的生物系统，为婴儿提供全方位呵护，助其在离开母体子宫的保护后，仍能顺利地适应外界的生态环境，健康成长。

6月龄内婴儿处于生命早期1000天机遇窗口期的第二个阶段，营养作为最主要的环境因素对其生长发育和后续健康持续产生至关重要的影响。母乳中适宜水平的营养既能提供婴儿充足而适量的能量，又能避免过度喂养，使婴儿获得最佳的、健康的生长速度，为一生的健康奠定基础。因此，对6月龄内的婴儿应给予纯母乳喂养。

针对我国6月龄内婴儿的喂养需求和可能出现的问题，基于目前已有的充分证据，同时参考世界卫生组织（WHO）、联合国儿童基金会（UNICEF）和其他国际组织的相关建议，提出6月龄内婴儿喂养指南。核心推荐如下6条：

推荐1：产后尽早开奶，坚持新生儿第一口食物是母乳。

初乳富含营养和免疫活性物质，有助于肠道功能发展，并提供免疫保护。母体分娩后，应尽早开奶，让婴儿开始吸吮乳头，获得初乳并进一步刺激泌乳、增加乳汁分泌。婴儿出生后第一口食物应是母乳，有利于预防婴儿过敏，并减少新生儿黄疸、体重下降和低血糖的发生。此外，让婴儿尽早反复吸吮乳头，是确保成功纯母乳喂养的关键。婴儿出生时，体内具有一定的能量储备，可满足至少3天的代谢需求；开奶过程中不用担心新生儿饥饿，可密切关注婴儿体重，体重下降只要不超过出生体重的7%就应坚持纯母乳喂养。温馨环境、愉悦心情、精神鼓励、乳腺按摩等辅助因素，有助于顺利成功开奶。准备母乳喂养应从孕期开始。

推荐2：坚持6月龄内纯母乳喂养。

母乳是婴儿最理想的食物，纯母乳喂养能满足婴儿6月龄以内所需要的全部液体、能量和营养素。此外，母乳有利于肠道健康微生态环境建立和肠道功能成熟，降低感染性疾病和过敏发生的风险。母乳喂养可以营造母子情感交流的环境，给婴儿最大的安全感，有利于婴儿心理行为和情感发展。母乳是最佳的营养支持。母乳喂养经济、安全又方便，同时有利于避免母体产后体重滞留，并降低乳腺癌、卵巢癌和2型糖尿病的发生风险。应坚持纯母乳喂养6个月。母乳喂养需要全社会的努力，专业人员的技术指导，家庭、社区和工作单位应积极支持。充分利用政策和法律保护母乳喂养。

推荐3：顺应喂养，建立良好的生活规律。

母乳喂养应顺应婴儿胃肠道成熟和生长发育过程，从按需喂养模式到规律喂养模式递进。婴儿饥饿是按需喂养的基础，饥饿引起哭闹时应及时喂哺，不要强求喂奶次数和时间，特别是3月龄以前的婴儿。婴儿生后2～4周就基本建立了自己的进食规律，家长应明确感知其进食规律的时间信息。随着月龄增加，婴儿胃容量逐渐增加，单次摄乳量也随之增加，哺喂间隔则会相应延长，喂奶次数减少，应逐渐建立起规律哺喂的良好饮食习惯。如果婴儿哭闹明显不符平日进食规律，应该首先排除非饥饿原因，如胃肠不适等。非饥饿原因哭闹时，增加哺喂次数只能缓解婴儿的焦躁心理，并不能解决根本问题，应及时就医。

推荐4：出生后数日开始补充维生素D，不须补钙。

人乳中维生素D含量低，母乳喂养儿不能通过母乳获得足量的维生素D。适宜的阳光照射会促进皮肤中维生素D的合成，但鉴于养育方式及居住地域的限制，阳光照射可能不是6月龄内婴儿获得维生素D的最方便途径。婴儿出生后数日就应开始每日补充维生素D $10\mu g$（400IU）。纯母乳喂养能满足婴儿骨骼生长对钙的需求，不须额外补钙。推荐新生儿出生后补充维生素K，特别是剖宫产的新生儿。

推荐5：婴儿配方奶是不能纯母乳喂养时的无奈选择。

由于婴儿患有某些代谢性疾病、乳母患有某些传染性或精神性疾病、乳汁分泌不足或无乳汁分泌等原因，不能做到纯母乳喂养婴儿时，建议首选适合于6月龄内婴儿的配方奶喂养，不宜直接用普通液态奶、成人奶粉、蛋白粉、豆奶粉等喂养婴儿。任何婴儿配方奶都不能与母乳相媲美，只能作为纯母乳喂养失败后无奈的选择，或者6月龄后对母乳的补充。6月龄前放弃母乳喂养而选择婴儿配方奶，对婴儿的健康是不利的。以下情况很可能不宜母乳喂养或常规方法的母乳喂养，需要采用适当的配方奶喂养，具体患病情况、母乳喂养禁忌和适用的喂养方案，请咨询营养师或医生：①婴儿患病；②母亲患病；③母亲因各种原因摄入药物；④经过专业人员指导和各种努力后，乳汁分泌仍不足。

推荐6：监测体格指标，保持健康生长。

身长和体重是反映婴儿喂养和营养状况的直观指标。疾病或喂养不当、营养不足会使婴儿生长缓慢或停滞。6月龄内婴儿应每半月测一次身长和体重，病后恢复期可增加测量次数，并选用世界卫生组织的《儿童生长曲线》判断婴儿是否得到正确、合理的喂养。婴儿生长有自身规律，过快、过慢生长都不利于儿童远期健康。婴儿生长存在个体差异，也有阶段性波动，不必相互攀比生长指标。母乳喂养儿体重增长可能低于配方奶喂养儿，只要处于正常的生长曲线轨迹，即是健康的生长状态。

（二）7～24月龄婴幼儿喂养指南

本指南所称7～24月龄婴幼儿是指满6月龄（出生180天）后至2周岁内（24月龄内）的婴幼儿。

对于7～24月龄婴幼儿，母乳仍然是重要的营养来源，但单一的母乳喂养已经不能完全满足其对能量以及营养素的需求，必须引入其他营养丰富的食物。与此同时，7～24月龄婴幼儿胃肠道等消化器官的发育、感知觉以及认知行为能力的发展，也需要其有机会通过接触、感受和尝试，逐步体验和适应多样化的食物，从被动接受喂养转变到自主进食。这一过程从婴儿7月龄开始，到24月龄时完成。这一年龄段婴幼儿的特殊性还在于，父母及喂养者的喂养行为对其营养和饮食行为有显著的影响。顺应婴幼儿需求喂养，有助于健康饮食习惯的形成，并具有长期而深远的影响。

7～24月龄婴幼儿处于1000天机遇窗口期的第三阶段，适宜的营养和喂养不仅关系到近期的生长发育，也关系到长期的健康。针对我国7～24月龄婴幼儿营养和喂养的需求，以及可能出现的问题，基于目前已有的证据，同时参考WHO等的相关建议，提出7～24月龄婴幼儿的喂养指南。推荐以下6条：

推荐1：继续母乳喂养，满6月龄起添加辅食。

母乳仍然可以为满6月龄（出生180天）后婴幼儿提供部分能量、优质蛋白质、钙等重要营养素，以及各种免疫保护因子等。继续母乳喂养也仍然有助于促进母子间的亲密连接，促进婴幼儿发育。因此7～24月龄婴幼儿应继续母乳喂养。不能母乳喂养或母乳不足时，需要以配方奶作为母乳的补充。

婴儿满6月龄时，胃肠道等消化器官已相对发育完善，可消化母乳以外的多样化食物。同时，婴儿的口腔运动功能，味觉、嗅觉、触觉等感知觉，以及心理、认知和行为能力也已准备好接受新的食物。此时开始添加辅食，不仅能满足婴儿的营养需求，也能满足其心理需求，并促进其感知觉、心理及认知和行为能力的发展。

推荐2：从富铁泥糊状食物开始，逐步添加达到食物多样。

7～12月龄婴儿所需能量的1/3～1/2来自辅食，13～24月龄幼儿约1/2～2/3的能量来自辅食，而婴幼儿来自辅食的铁更高达99%。因而婴儿最先添加的辅食应该是富铁的高能量食物，如强化铁的婴儿米粉、肉泥等。在此基础上逐渐引入其他不同种类的食物以提供不同的营养素。

辅食添加的原则：每次只添加一种新食物，由少到多、由稀到稠、由细到粗，循序渐进。从一种富铁泥糊状食物开始，如强化铁的婴儿米粉、肉泥等，逐渐增加食物种类，逐渐过渡到半固体或固体食物，如烂面、肉末、碎菜、水果粒等。每引入一种新的食物应适应2～3天，密切观察是否出现呕吐、腹泻、皮疹等不良反应，适应一种食物后再添加其他新的食物。

推荐3：提倡顺应喂养，鼓励但不强迫进食。

随着婴幼儿生长发育，父母及喂养者应根据其营养需求的变化，感知觉，以及认知、行为和运动能力的发展，顺应婴幼儿的需要进行喂养，帮助婴幼儿逐步达到与家人一致的规律进餐模式，并学会自主进食，遵守必要的进餐礼仪。

父母及喂养者有责任为婴幼儿提供多样化，且与其发育水平相适应的食物，在喂养过程中应及时感知婴幼儿所发出的饥饿或饱足的信号，并作出恰当的回应。尊重婴幼儿对食物的选择，耐心鼓励和协助婴幼儿进食，但绝不强迫进食。

父母及喂养者还有责任为婴幼儿营造良好的进餐环境，保持进餐环境安静、愉悦，避免电视、玩具等对婴幼儿注意力的干扰。控制每餐时间不超过 20min。父母及喂养者也应该是婴幼儿进食的好榜样。

推荐 4：辅食不加调味品，尽量减少糖和盐的摄入。

辅食应保持原味，不加盐、糖以及刺激性调味品，保持淡口味。淡口味食物有利于提高婴幼儿对不同天然食物口味的接受度，减少偏食挑食的风险。淡口味食物也可减少婴幼儿盐和糖的摄入量，降低儿童期及成人期肥胖、糖尿病、高血压、心血管疾病的风险。

强调婴幼儿辅食不额外添加盐、糖及刺激性调味品，也是为了提醒父母在准备家庭食物时也应保持淡口味，既为适应婴幼儿的需要，也为保护全家人的健康。

推荐 5：注重饮食卫生和进食安全。

选择新鲜、优质、无污染的食物和清洁水制作辅食。制作辅食前须先洗手。制作辅食的餐具、场所应保持清洁。辅食应煮熟、煮透。制作的辅食应及时食用或妥善保存。进餐前洗手，保持餐具和进餐环境清洁、安全。

婴幼儿进食时一定要有成人看护，以防进食时发生意外。整粒花生、坚果、果冻等食物不适合婴幼儿食用。

推荐 6：定期监测体格指标，追求健康生长。

适度、平稳生长是最佳的生长模式。每 3 个月一次定期监测并评估 7～24 月龄婴幼儿的体格生长指标有助于判断其营养状况，并可根据体格生长指标的变化，及时调整营养和喂养。对于生长不良、超重肥胖，以及处于急慢性疾病期间的婴幼儿应增加监测次数，达到健康生长的需要。

三、中国儿童少年膳食指南

本指南适用于满 2 周岁至不满 18 岁的未成年人（简称为

2～17岁儿童），分为2～5岁学龄前儿童和6～17岁学龄儿童少年两个阶段。该指南是一般人群指南基础上的补充说明和指导。

2～5岁儿童的生长发育速度与婴幼儿相比略有下降，但仍处于较高水平，这个阶段的生长发育状况也直接关系到青少年期和成人期发生肥胖的风险。经过7～24月龄期间膳食模式的过渡和转变，2～5岁儿童摄入的食物种类和膳食结构已开始接近成人，是饮食行为和生活方式形成的关键时期。与成人相比，2～5岁儿童对各种营养素需要量较高，消化系统尚未完全成熟，咀嚼能力仍较差，因此其食物的加工烹调应与成人有一定的差异。与此同时，2～5岁儿童生活自理能力不断提高，自主性、好奇心、学习能力和模仿能力增强，该时期也是培养良好饮食习惯的重要阶段。

6岁儿童进入学校教育阶段，生长发育迅速，两性特征逐步显现，学习和运动量大，对能量和营养素的需要相对高于成年人。学龄儿童生理、心理发展逐步成熟，膳食模式已经成人化，充足的营养是儿童少年智力和体格正常发育，乃至一生健康的物质保障。形成良好的饮食习惯、运动爱好等仍需要加强引导、培养和逐步完善。家庭、学校和社会要积极开展饮食教育，及时矫正饮食行为的偏差，为国家培养高素质战略人才提供保障。

（一）学龄前儿童膳食

本指南适用于2周岁以后至未满6周岁前的儿童（也称学龄前儿童），是基于2～5岁儿童生理和营养特点，在一般人群膳食指南基础上增加的关键推荐。

2～5岁是儿童生长发育的关键时期，也是良好饮食习惯培养的关键时期。足量食物，平衡膳食，规律就餐，不偏食不挑食，每天饮奶，多饮水，避免含糖饮料是学龄前儿童获得全面营养、健康生长、构建良好饮食行为的保障。

家长要有意识地培养孩子规律就餐、自主进食不挑食的饮食习惯，鼓励每天饮奶，选择健康有营养的零食，避免含糖饮料和高脂肪的油炸食物。为适应学龄前儿童心理发育，鼓励儿童参加家庭食物选择或制作过程，增加儿童对食物的认识和喜爱。

此外，户外活动有利于学龄前儿童身心发育和人际交往能力，应特别鼓励。

推荐 1：规律就餐，自主进食不挑食，培养良好饮食习惯。

足量食物、平衡膳食、规律就餐是 2～5 岁儿童获得全面营养和良好消化吸收的保障。因此要注意引导儿童自主、有规律地进餐，保证每天不少于三次正餐和两次加餐，不随意改变进餐时间、环境和进食量；纠正挑食、偏食等不良饮食行为；培养儿童摄入多样化食物的良好饮食习惯。

推荐 2：每天饮奶，足量饮水，正确选择零食。

目前，我国儿童钙摄入量普遍偏低，对于快速生长发育的儿童，应鼓励多饮奶，建议每天饮奶 300～400mL 或食用相当量的奶制品。儿童新陈代谢旺盛，活动量大。水分需要量相对较多，建议 2～5 岁儿童每天水的总摄入量（即饮水和膳食中汤水、牛奶等总合）为 1300～1600mL。饮水时以白开水为主。零食应尽可能与加餐相结合，以不影响正餐为前提，多选用营养密度高的食物，如乳制品、水果、蛋类及坚果类等食物。

推荐 3：食物应合理烹调，易于消化，少调料、少油炸。

建议多采用蒸、煮、炖、煨等方式烹制儿童膳食，从小培养儿童清淡口味，少放调料、少用油炸。

推荐 4：参与食物选择与制作，增进对食物的认知与喜爱。

鼓励儿童体验和认识各种食物的天然味道和质地，了解食物特性，增进对食物的喜爱。

推荐 5：经常户外活动，保障健康生长。

鼓励儿童经常参加户外游戏与活动，实现对其体能、智能的锻炼培养，维持能量平衡，促进皮肤中维生素 D 的合成和钙的吸收利用。此外，增加户外活动时间，可有效减少儿童近视眼的发生。2～5 岁儿童生长发育速度较快，身高、体重可反映儿童膳食营养摄入状况，家长可通过定期监测儿童的身高、体重，及时调整其膳食和身体活动，以保证儿童正常的健康生长。

（二）学龄儿童膳食指南

学龄儿童是指从 6 岁到不满 18 岁的未成年人。学龄儿童正处于在校学习阶段，生长发育迅速，对能量和营养素的需要量相对高于成年人。充足的营养是学龄儿童智力和体格正常发育，乃至一生健康的物质保障。因此，更需要强调合理膳食、均衡营养。

学龄儿童期是儿童学习营养健康知识、养成健康生活方式、提高营养健康素养的关键时期。学龄儿童应积极学习营养健康知识，传承我国优秀饮食文化和礼仪，提高营养健康素养，认识食物、参与食物的选择和烹调，养成健康的饮食行为。家长应学会并将营养健康知识融入到学龄儿童的日常生活中，学校应开设符合学龄儿童特点的营养与健康教育相关课程，营造校园营养环境。家庭、学校和社会要共同努力，关注和开展学龄儿童的饮食教育，帮助他们从小养成健康的生活方式。

在一般人群膳食指南的基础上，推荐如下5条：

推荐1：认识食物，学习烹饪，提高营养科学素养。

学龄儿童时期是学习营养健康知识、养成健康生活方式、提高营养健康素养的关键时期。了解和认识食物，学会选择食物烹调和合理饮食的生活技能，传承我国优秀饮食文化和礼仪，对于儿童青少年自身健康和我国优良饮食文化传承具有重要意义。

推荐2：三餐合理，规律进餐，培养健康饮食行为。

学龄儿童的消化系统结构和功能还处于发育阶段。一日三餐的合理和规律是培养健康饮食行为的基本。应清淡饮食，少在外就餐，少吃含能量、脂肪或糖高的快餐。

推荐3：合理选择零食，足量饮水，不喝含糖饮料。

足量饮水可以促进儿童健康成长，还能提高学习能力，而经常大量饮用含糖饮料会增加他们发生龋齿和超重肥胖的风险。要合理选择零食，每天饮水800～1400mL，首选白开水，不喝或少喝含糖饮料，禁止饮酒。

推荐4：不偏食节食，不暴饮暴食，保持适宜体重增长。

学龄儿童的营养应均衡，以保持适宜的体重增长。偏食挑食和过度节食会影响儿童青少年健康，容易出现营养不良。暴饮暴食在短时间内会摄入过多的食物，加重消化系统的负担，增加发生超重肥胖的风险。超重肥胖不仅影响学龄儿童的健康，更容易延续到成年期，增加患慢性病的危险。

推荐 5：保证每天至少活动 60min，增加户外活动时间。

充足、规律和多样的身体活动可强健骨骼和肌肉，提高心肺功能，降低慢性病的发病风险。要尽可能减少久坐少动，开展多样化的身体活动，保证每天至少活动 60min，其中每周至少 3 次高强度的身体活动、3 次抗阻力运动和骨质增强型运动；增加户外活动时间，有助于维生素 D 在体内合成，还可有效减缓近视的发生和发展。

四、中国老年人膳食指南

本指南所指老年人为 65 岁以上的人群，是在一般人群指南基础上对老年人膳食指导的补充说明和指导。按照我国第六次人口普查的结果，到 2015 年，我国 65 周岁及以上人口 1.37 亿，占总人口的 10.1%；其中高龄老人人口数量超过 2300 万，并以每年约 100 万的数量增加（老年人和高龄老人分别指 65 岁和 80 岁以上的成年人）。膳食营养是保证老年人健康的基石，与老年人生活质量、家庭、社会经济、医疗负担都有密切关系，对实现成功老龄化，促进社会稳定、和谐发展也有重要影响。

与青年和中年时期相比，老年人身体功能可出现不同程度的衰退，如咀嚼和消化吸收能力下降，酶活性和激素水平异常，心脑功能衰退，视觉、嗅觉、味觉等感官反应迟钝，肌肉萎缩，瘦体组织量减少等。这些变化可明显影响老年人食物摄取、消化和吸收的能力，使得老年人营养缺乏和慢性非传染性疾病发生的风险增加，因此针对这些问题对老年人膳食提出指导很有必要。

老年人除了身体功能有不同程度的衰退，大多数营养需求与成年人相似，因此，一般人群膳食指南的内容也适合于老年人。该指南补充了适合老年人特点的膳食指导内容，旨在帮助老年人更好地适应身体功能的改变，努力做到合理膳食、均衡营养，减少和延缓疾病的发生和发展，延长健康生命时间，促进在中国实现成功老龄化。

老年人膳食应食物多样化，保证食物摄入量充足。对消化能力明显降低的老年人，应制作细软食物，少量多餐。老年人身体对缺水的耐受性下降，要主动饮水，足量饮水。老年人常受生理功能减退的影响，更易出现矿物质和某些维生素的缺乏，因此应精心设计膳食，选择营养食品，精准管理健康。老年人不应过度苛求减重，应使体重维持在一个稳定水平，预防慢性疾病的发生和发展，当发生非自愿的体重下降或进食量明显减少时，应主动去体检和营养咨询。老年人应积极主动参与家庭和社会活动，积极快乐享受生活。全社会都应该创造适合老年人生活的环境。关键推荐有以下 4 条：

推荐 1：少量多餐细饮；预防营养缺乏。

考虑到不少老年人牙齿缺损，消化液分泌和胃肠蠕动减弱，容易出现食欲下降和早饱现象，造成食物摄入量不足和营养缺乏，因此老年人膳食应注意合理设计、精准营养。食物制作要细软，并做到少量多餐。对于有吞咽障碍和高龄的老人，可选择软食，进食中要细嚼慢咽，预防呛咳和误吸；对于贫血，钙和维生素 D、维生素 A 等营养缺乏的老年人，建议在营养师和医生的指导下，选择适合自己的营养强化食品。

推荐 2：主动足量饮水；积极户外活动。

老年人的身体对缺水的耐受性下降。饮水不足可对老年人的健康造成明显影响，因此要足量饮水。每天的饮水量达到 1500～1700mL。应少量多次、主动饮水，首选温热的白开水。户外活动能够更好地接受紫外线照射，有利于体内维生素 D 合成和延缓骨质疏松的发展。老年人应有意识地预防营养缺乏和肌肉衰减，主动运动。

推荐 3：延缓肌肉衰减；维持适宜体重。

骨骼肌是身体的重要组成部分，延缓肌肉衰减对维持老年人活动能力和健康状况极为重要。延缓肌肉衰减的有效方法是吃动结合，一方面要增加摄入富含优质蛋白质的瘦肉、海鱼、豆类等食物，另一方面要进行有氧运动和适当的抗阻运动。老年人体重应维持在正常稳定的水平，不应过度苛求减重，体重过高或过低都会影响健康。从降低营养不良风险和死亡风险的角度考虑，老年人的 BMI 应不低于 $20kg/m^2$ 为好，鼓励通过营养师的个性化评价来指导和改善。

推荐 4：摄入充足食物；鼓励陪伴进餐。

老年人每日应摄入谷薯类、牛奶、畜禽肉、鱼虾肉、蛋、豆腐、蔬菜、水果等多种食物，保证营养均衡。老年人应积极主动参与家庭和社会活动，鼓励与家人一起进餐，主动参与烹饪；独居老年人，可去集体用餐点或多与亲朋一起用餐和活动，以便摄入更多丰富的食物和积极参加集体活动，增加接触社会的机会。

五、素食人群膳食指南

素食人群是指以不食肉、家禽、海鲜等动物性食品为饮食方式的人群。按照所戒食物种类不同，可分为全素、蛋素、奶素、蛋奶素人群等。完全戒食动物性食物及其产品的为全素人群；戒食动物性食物及奶制品，但食用蛋类的为蛋素人群；戒食动物性食物及蛋类，但食用奶制品的为奶素人群；不戒食蛋奶类及其相关产品的为蛋奶素人群。

素食是一种饮食习惯或饮食文化，实践这种饮食文化的人称为素食主义者（vegetarian）。目前我国素食人群的数量约 5000 万人左右。为了满足营养的需要，素食人群需要认真对待和设计膳食。如果膳食组成不合理，将会增加蛋白质、维生素 B_{12}、n-3 多不饱和脂肪酸、铁、锌等营养素缺乏的风险。因此对素食人样的膳食提出科学指导是很必要的。

基于信仰而采用素食者我们应给予尊重；对自由选择者，不主张婴幼儿、儿童、孕妇选择全素膳食。婴幼儿和儿童处于生长发育期，需要充足的各种营养素保障其生长发育；对于基于信仰已选择了全素膳食的儿童、孕妇，须定期进行营养状况监测，以尽早发现其潜在的营养问题从而及时调整饮食结构。

素食人群膳食除动物性食物外，其他食物的种类与一般人群膳食类似，因此，除了动物性食物，一般人群膳食指南的建议均适用于素食人群。

素食是一种饮食文化，素食人群应认真设计自己的膳食，合理利用食物，以确保满足营养需要和促进身体健康。

全素和蛋奶素人群膳食应以谷类为主；食物多样化，每天摄入的食物种类至少12种，每周至少为25种。谷类食物是素食者膳食能量的主要来源，可提供碳水化合物、B族维生素、矿物质和膳食纤维等营养素；全谷物保留了天然谷物的全部成分，营养素含量更为丰富，因此应适量增加谷类食物摄入，特别是全谷物的摄入量。大豆是素食者的重要食物，大豆含有丰富的优质蛋白质、不饱和脂肪酸、B族维生素等，发酵豆制品中含有一定量的维生素 B_{12}，因此素食者应比一般人群增加大豆及其制品的摄入量，并适当选用发酵豆制品（如腐乳、豆豉等）。坚果中富含蛋白质、不饱和脂肪酸、维生素 E、B族维生素、钙、铁等；蔬菜水果和菌菇类含有丰富的维生素和矿物质，藻类中含较多的二十碳和二十二碳 n-3 多不饱和脂肪酸。因此素食者应摄取充足的蔬果、坚果、海藻和菌菇类食物。食用油中的主要成分为脂肪，可为人体提供必需脂肪酸。推荐素食人群使用大豆油和（或）菜籽油烹饪，用亚麻籽油和（或）紫苏油拌凉菜。素食者应合理搭配膳食，避免因缺少动物性食物而引起蛋白质、维生素 B_{12}、n-3 多不饱和脂肪酸、铁、锌等营养素缺乏。

推荐1：谷类为主，食物多样；适量增加全谷物。

谷类食物含有丰富的碳水化合物等多种营养成分，是提供人体能量、B族维生素和矿物质、膳食纤维等的重要来源。为了弥补因动物性食物带来的某些营养素不足，素食人群应食物多样，适量增加谷类食物摄入量。全谷物保留了天然谷类的全部成分，提倡多吃全谷物食物。建议全素人群（成人）每天摄入谷类250～400g，其中全谷类为120～200g；蛋奶素人群（成人）为225～350g，其中全谷类为100～150g。

推荐2：增加大豆及其制品的摄入，每天50～80g；选用发酵豆制品。

大豆含有丰富的优质蛋白质（35％）、不饱和脂肪酸和B族维生素以及其他多种有益健康的物质，如大豆异黄酮、大豆甾醇以及大豆卵磷脂等，发酵豆制品中含有维生素 B_{12}。因此，素食人群应增加大豆及其制品的摄入，选用发酵豆制品。建议全素人群（成人）每天摄入大豆 50～80g 或等量的豆制品，其中包括 5～10g 发酵豆制品，蛋奶素人群（成人）每天摄入大豆 25～60g 或等量的豆制品。

推荐 3：常吃坚果、海藻和菌菇。

坚果类富含蛋白质、不饱和脂肪酸、维生素和矿物质等，常吃坚果有助于心脏的健康，海藻含有二十碳和二十二碳 n-3 多不饱和脂肪酸及多种矿物质，菌菇富含矿物质和真菌多糖类，因此素食人群应常吃坚果、海藻和菌菇。建议全素人群（成人）每天摄入坚果 20～30g，藻类或菌菇 5～10g；蛋奶素人群（成人）每天摄入坚果 15～30g。

推荐 4：蔬菜、水果应充足。

蔬菜水果摄入应充足，食用量同一般人群一致。

推荐 5：合理选择烹调油。

应食用各种植物油，满足必需脂肪酸的需要，α-亚麻酸在亚麻籽油和紫苏油中含量最为丰富，是素食人群膳食 n-3 多不饱和脂肪酸的主要来源。因此应多选择亚麻籽油和紫苏油。

建议全素和蛋奶素人群（成人）膳食组成见表 7-6。

表 7-6 建议全素和蛋奶素人群（成人）膳食组成

食物名称	摄入量/(g/d)	
	全素人群	蛋奶素人群
谷类	250～400	225～350
全谷物	120～200	100～150
薯类	50～125	50～125
蔬菜	300～500	300～500
菌藻类	5～10	5～10
水果	200～350	200～350
大豆及其制品	50～80	25～60
发酵豆制品	5～10	

食物名称	摄入量/(g/d)	
	全素人群	蛋奶素人群
坚果	20～30	15～25
食用油	20～30	20～30
奶	—	300
蛋	—	40～50
食盐	6	6

第三节　中国居民平衡膳食宝塔、餐盘及儿童膳食算盘

一、中国居民平衡膳食宝塔

中国居民平衡膳食宝塔（简称宝塔）是根据《中国居民膳食指南(2016)》的核心内容和推荐，结合中国居民膳食的实际情况，把平衡膳食的原则转化为各类食物的数量和比例的图形化表示。

不同能量摄入水平的平衡膳食模式和食物量如表7-7所示。表中列出了从1000kcal至3000kcal能量需要量水平下的膳食构成，涵盖了2岁儿童以上全人群的能量需要量水平。膳食由五大类食物组成，每一组基本食物都至少提供了一种以上的营养素，每天摄入多种多样的食物是很重要的。例如在2000kcal能量需要水平下，平衡膳食模式的食物构成是谷类250g，其中全谷物和杂豆类75g，新鲜薯类75g（相当于干重15g左右）；蔬菜450g；水果300g；水产禽畜肉蛋各50g共150g；牛奶或者酸奶300g；其他还包括大豆、坚果和食用油等。多样化地选择各类食物，帮助摄入充足的营养素以及其他有益健康的成分。

表 7-7　不同能量摄入水平的平衡膳食模式和食物量

单位：g/（d·人）

食物种类	不同能量摄入水平/kcal										
	1000	1200	1400	1600	1800	2000	2200	2400	2600	2800	3000
谷类	85	100	150	200	225	250	275	300	350	375	400
全谷物及杂豆	适量			50～150							
薯类	适量			50～150					125	125	125
蔬菜	200	250	300	300	400	450	450	500	500	500	600
深色蔬菜	占所有蔬菜的二分之一										
水果	150	150	150	200	200	300	300	350	350	400	400
畜禽肉类	15	25	40	40	50	50	75	75	75	100	100
蛋类	20	25	25	40	40	50	50	50	50	50	50
水产品	15	20	40	40	50	50	75	75	75	100	125
乳制品	500	500	350	300	300	300	300	300	300	300	300
大豆	5	15	15	15	15	15	25	25	25	25	25
坚果	—	适量		10	10	10	10	10	10	10	10
烹调油	15～20	20～25		25	25	25	25	30	30	30	35
食盐	<2	<3	<4	<6	<6	<6	<6	<6	<6	<6	<6

注：膳食宝塔的能量范围在 1600～2400kcal；薯类为鲜重。

中国居民平衡膳食宝塔（Chinese Food Guide Pagoda）（2016）（见图 7-1）形象化的组合遵循了平衡膳食的原则，体现了一个在营养上比较理想的基本构成。平衡膳食宝塔共分 5 层，各层面积大小不同，体现了 5 类食物和食物量的多少；5 类食物包括谷薯类、蔬菜水果、畜禽鱼蛋类、乳类、大豆和坚果类以及烹饪用油盐，其食物数量是根据不同能量需要而设计，宝塔旁边的文字注释，标明了在能量 1600～2400kcal 之间时，一段时间内成人每

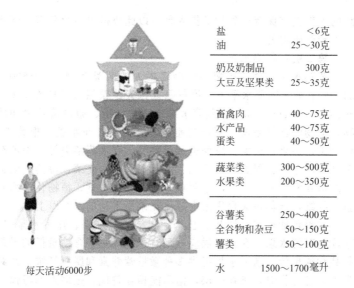

盐	<6克
油	25～30克
奶及奶制品	300克
大豆及坚果类	25～35克
畜禽肉	40～75克
水产品	40～75克
蛋类	40～50克
蔬菜类	300～500克
水果类	200～350克
谷薯类	250～400克
全谷物和杂豆	50～150克
薯类	50～100克
水	1500～1700毫升

每天活动6000步

图 7-1 中国居民平衡膳食宝塔（2016）

注：图片引自中国营养学会网站。

人每天各类食物摄入量的平均范围。

第一层：谷薯类食物

谷薯类是膳食能量的主要来源（碳水化合物提供总能量的50%～65%），也是多种微量营养素和膳食纤维的良好来源。膳食指南中推荐 2 岁以上健康人群的膳食应食物多样，谷物为主。成人每人每天应该摄入谷、薯、杂豆类在 250～440g，其中全谷物 50～150g（包括杂豆类）、新鲜薯类 50～100g。

谷类、薯类和杂豆类是碳水化合物的主要来源，谷类包括小麦、稻米、玉米、高粱等及其制品，如米饭、馒头、烙饼、面包、饼干、麦片等。薯类包括马铃薯、红薯等，可替代部分主食。杂豆类包括大豆以外的其他干豆类，如红小豆、绿豆、芸豆等。全谷物保留了天然谷物的全部成分，是理想膳食模式的重要选择，也是膳食纤维和其他营养素的来源。我国传统膳食中整粒的食物常见的有小米、玉米、绿豆、红豆、荞麦等，现代加工产品有燕麦片等，因此把杂豆与全谷物归为一类。2 岁以上所有年龄的人都应该保持全谷物的摄入量，以此获得更多营养素、膳食纤维和健康益处。

第二层：蔬菜水果

蔬菜水果是膳食指南中鼓励多摄入的两类食物。在 1600～2400kcal 能量需要水平下，推荐每人每天蔬菜摄入量应在 300～500g，水果 200～350g。蔬菜水果是膳食纤维、微量营养素和植物化学物的良好来源，蔬菜包括嫩茎、叶类，花菜类，根菜类，鲜豆类，茄果瓜菜类，葱蒜类及菌藻类，水生蔬菜类等。深色蔬菜是指深绿色、深黄色、紫色、红色等有色的蔬菜，每类蔬菜提供的营养素略有不同，深色蔬菜一般富含维生素、植物化学物和膳食纤维，推荐每天食用量占总体蔬菜摄入量的 1/2 以上。

水果包括仁果、浆果、核果、柑橘类、瓜果、热带水果等。建议吃新鲜水果，在鲜果供应不足时可选择一些含糖量低的干果制品和纯果汁。新鲜水果提供多种微量营养素和膳食纤维。蔬菜和水果各有优势，虽在一层，但不能相互替代。很多人不习惯摄入水果，或者摄入量很低，应努力把水果作为平衡膳食的重要部分。多吃蔬菜水果也是降低膳食能量摄入的不错选择。

第三层：鱼、禽、肉、蛋等动物性食物

鱼、禽、肉、蛋等动物性食物是膳食指南推荐适量食用的一类食物，在能量需要 1600～2400kcal 水平下，推荐每天鱼、禽、肉、蛋摄入量共计 120～200g。新鲜的动物性食物是优质蛋白质、脂肪和脂溶性维生素的良好来源，建议每天畜禽肉的摄入量为 40～75g，少吃加工类肉制品。目前我国汉族居民的肉类摄入以猪肉为主，且增长趋势明显。猪肉含脂肪较高，应尽量选择瘦肉或禽肉。常见的水产品是鱼、虾、蟹和贝类，此类食物富含优质蛋白质、脂类、维生素和矿物质，推荐每天摄入量为 40～75g，有条件可以多吃一些水产品替代畜肉类。

蛋类包括鸡蛋、鸭蛋、鹅蛋、鹌鹑蛋、鸽蛋及其加工制品，蛋类的营养价值较高，推荐每天 1 个鸡蛋（相当于 50g 左右），吃鸡蛋不能弃蛋黄，蛋黄中有丰富的营养成分，如胆碱、卵磷脂、胆固醇、维生素 A、叶黄素、锌、B 族维生素，无论多大年龄食用都具有健康益处。

第四层：乳类、大豆和坚果

乳类、豆类是鼓励多摄入的。乳类、大豆和坚果是蛋白质和钙的良好来源，营养素密度高。在 1600～2400kcal 能量需要水平下，推荐每天应摄入相当于鲜奶 300g 的奶类及奶制品；在全球乳制品消费中，我国人群摄入量一直很低。多吃多种多样的乳制品，有利于提高乳品摄入量。

大豆包括黄豆、黑豆、青豆，其常见的制品包括豆腐、豆浆、豆腐干及千张等。推荐大豆和坚果制品摄入量为 25～35g，以蛋白质为换算单位，1 份 20～25g 大豆相当于北豆腐 60g、南豆腐 110g、内酯豆腐 120g、豆干 45g、豆浆 360～380mL。

坚果包括花生、葵花子、核桃、杏仁、榛子等，部分坚果的蛋白质与大豆相似，富含必需脂肪酸和必需氨基酸，作为菜肴、零食等都是食物多样化的良好选择，建议每周 70g 左右（每天 10g 左右）。10g 重量的坚果仁，相当于 2～3 个核桃、4～5 个板栗、一把松子仁（相当于带皮松子 30～35g）。

第五层：烹调油和盐

油、盐作为烹饪调料，是建议尽量少用的食物。推荐成人每天烹调油不超过 25～30g，食盐摄入量不超过 6g。按照 DRI 中脂肪在总膳食中的能量提供，1～3 岁人群脂肪摄入量占膳食总能量的 35%；4 岁以上人群占 20%～30%。在 1600～2400kcal 膳食总能量需要水平下，脂肪摄入量为 36～80g。脂肪提供高能量，很多食物含有脂肪，所以烹饪用油需要限量，按照 25～30g 计算，烹饪油提供膳食总能量 10% 左右。烹调油包括各种动植物油，植物油包括花生油、豆油、菜籽油、芝麻油、调和油等，动物油包括猪油、牛油、黄油等。烹调油也要多样化，经常更换种类，食用多种植物油可满足人体各种脂肪酸的需要。

我国居民食盐用量普遍较高，盐与高血压关系密切，限制盐的摄入是我国的长期目标，除了少用食盐外，也需要控制隐形高盐食品的摄入量。

运动和饮水

身体活动和水的图示仍包含在可视化图形中，强调增加身体活动和足量饮水的重要性。水是膳食的重要组成部分，是一切生命必需的物质，其需要量主要受年龄、身体活动、环境温度等因素的影响。轻体力活动的成年人每天至少饮水 1500～1700mL（7～8 杯）。在高温或强体力活动的条件下，应适当增加。饮水不足或过多都会对人体健康带来危害。膳食中水分大约占 1/3，推荐一天中饮水和整体膳食（包括食物中的水，如汤、粥、奶等）水摄入共计在 2700～3000mL。

运动或身体活动是能量平衡和保持身体健康的重要手段。运动或身体活动能有效地消耗能量，保持精神和机体代谢的活跃性。鼓励养成天天运动的习惯，坚持每天多做一些消耗体力的活动。推荐成年人每天进行至少相当于快步走 6000 步以上的身体活动，每周最好进行 150min 中等强度的运动，如骑车、跑步、庭院或农田的劳动等。一般而言，轻体力活动的能量消耗通常占总能量消耗的 1/3 左右，而重体力活动可高达 1/2。加强和保持能量平衡，需要通过不断摸索，关注体重变化，找到食物摄入量和运动消耗量之间的平衡点。

值得提出的是，平衡膳食模式中提及的所有食物推荐量都是以原料的生重可食计算的，每类食物又覆盖多种多样的不同食物，熟悉食物营养特点，是保障膳食平衡和合理营养的基础。

二、中国居民平衡膳食餐盘

中国居民平衡膳食餐盘（Food Guide Plate）是按照平衡膳食原则，在不考虑烹饪用油盐的前提下，描述了一个人一餐中膳食的食物组成和大致比例（图 7-2）。餐盘更加直观，一餐膳食的食物组合搭配轮廓清晰明了。

餐盘分成 4 部分，分别是谷薯类、动物性食品和富含蛋白质的大豆、蔬菜、水果，餐盘旁的一杯牛奶提示其重要性。此餐盘适用于 2 岁以上人群，是一餐中的食物基本构成的描述。

与平衡膳食宝塔相比，"平衡膳食餐盘"更加简明，给大家一个框架性认识，容易记忆和操作。对 2 岁以上人群都可参照此结构计划膳食，即便是对素食者而言，也很容易替换肉类为豆类，以获得充足的蛋白质。

如果按照 1600～2400kcal 能量需要水平，计算食物类别和

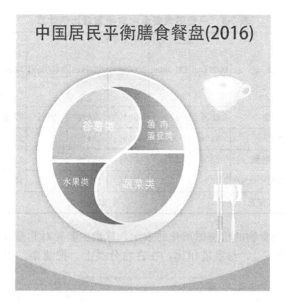

图 7-2　中国居民平衡膳食餐盘

注：图片引自中国营养学会网站。

重量比例，结合餐盘图中色块显示，蔬菜和谷物面积最大，是膳食中的重要组分：按照重量计算蔬菜为膳食总重量的 34％～36％；谷薯类占膳食总重量的 26％～28％；水果次之，占膳食总重量的 20％～25％；提供蛋白质的动物性食品和大豆最少，占膳食总重量的 13％～17％；一杯牛奶为 300g。按照这个重量比例计划膳食，将很容易达到营养需求。

膳食指南强调的细节，如谷物中的 50～150g 应该是全谷物食物，适当增加薯类摄入量，喝水而不要喝含糖的饮料，选择低盐食物等，并不能一一在平衡膳食餐盘中得到表达，还需要参照第一部分内容进行具体解读。

平衡膳食餐盘中食物重量比例计算见表 7-8。

三、中国儿童平衡膳食算盘

平衡膳食算盘（Food Guide Abacus）是根据平衡膳食的原则

表7-8 平衡膳食餐盘中食物重量比例计算

食物	1600kcal	1800kcal	2000kcal	2200kcal	2400kcal	均值	平衡餐盘图形设计比例
谷薯类	28%	27%	26%	26%	27%	27%	25%
蔬菜	34%	36%	36%	34%	34%	35%	35%
水果＋坚果	23%	22%	25%	23%	24%	23%	25%
动物性食物＋大豆	15%	15%	13%	17%	15%	15%	15%
牛奶及其制品	300g						

转化各类食物的份量图形化的表示，算盘主要针对儿童（图7-3，彩图见封三）。与宝塔相比，在食物分类上，把蔬菜、水果分为

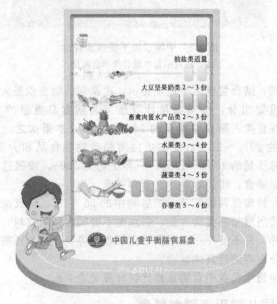

图 7-3 平衡膳食算盘
注：图片引自中国营养学会网站。

两类，算盘分成 6 行，用不同色彩的彩珠标示食物多少，橘色表示谷物，绿色表示蔬菜，蓝色表示水果，紫色表示动物性食物，黄色表示大豆和奶类，红色是油盐。此算盘份量以 8～11 岁儿童中等活动水平计算，在宣传和知识传播中可以寓教于乐，与儿童很好沟通和记忆一日三餐食物基本构成的多少。

"平衡膳食算盘"简单勾画了膳食结构图，食物份量据表 7-9 计算而来，给儿童一个大致膳食模式的认识。图中跑步的儿童身挎水壶，表达了鼓励喝白开水、不忘天天运动、积极活跃的生活和学习习惯。

表 7-9　不同年龄儿童青少年的膳食组成

单位：份/天

食物组	7～10 岁	11～13 岁	14～17 岁
谷薯类	4.5～5.5	6～7	6.5～9
全谷物和薯类	适量		
蔬菜	3～4.5	4.5～5	4.5～6
深色蔬菜	至少 1/2		
水果	2～3	3～3.5	3～4
畜禽肉类	1	1～1.5	1.5～2
蛋类	0.5～1	1	1
水产品	1	1～1.5	1.5～2
乳类	1.5	1.5	1.5
大豆	0.5	0.5～1	1
坚果	适量	0.5	1

注：按中等身体活动下能量需要量水平计算，7～10 岁（1600～2000kcal/d），11～13 岁（2000～2500kcal/d），14～17 岁（2200～3000kcal/d）。

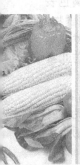

第八章
食物交换份及常见食物血糖指数速查

食物交换份是将常用的食物按照其所含有的营养素量近似值归类，计算出每类食物每份所含的营养素值和食物质量，然后将每类食物的内容列出表格供交换使用，最后，根据不同能量需要，按照蛋白质、脂肪、糖类的合理分配比例，计算出各类食物的交换份数和实际重量，并按每份食物等值交换表选择食物。

第一节　食物交换份法

一、各类食物每单位中的营养成分含量

每单位交换食物的营养价值见表8-1。

每类食物交换份的食物所含的能量相似，每个交换份的同类食物中蛋白质、脂肪、糖类等营养素含量相似。在设计营养食谱时可以参阅有关表格，同类的各种食物可以相互交换。其基本程序：先确定能量需要量，然后查表得出各类食物的份数，再从每类食物中确定具体食物重量，并合理地将这些食物分配到各餐中去，通过烹调组合就形成了营养食谱。

调整食谱时可以适当更换个别食物品种，也可以进行同类食物的更换，即以粮换粮、以豆换豆、以蔬菜换蔬菜等。

表 8-1 每单位交换食物的营养价值

组别	类别	交换份	每份质量/g	能量/kcal	蛋白质/g	脂肪/g	糖类/g
谷薯组	谷薯类	1	大米或米粉约25	90	2.0	1	20.0
果蔬组	蔬菜类	1	甲种蔬菜 400～600 乙种蔬菜 100～350	90	5.0	—	17.0
	水果类	1	200～250	90	1.0		21.0
肉蛋组	大豆类	1	25	90	9.0	4.0	4.0
	乳类	1	160	90	5.0	5.0	6.0
	肉蛋类	1	50	90	9.0	6.0	
热能组	硬果类	1	15	90	4.0	7.0	2.0
	油脂类	1	10	90		10	
	食糖类	1	20	90			20

二、各类食物每单位交换物重量

各类食物每份食物的等值交换表见表 8-2～表 8-7。

表 8-2 谷薯类食物每份食物的等值交换表①

食物名称	质量/g	食物名称	质量/g
大米	25	生面条	35
小米	25	咸面包	35
高粱米	25	干粉条	25
薏米	25	烧饼	35
面粉	25	馒头	35
玉米粉	25	油条	25
燕麦片	25	油饼	25
荞麦面	25	窝头	35
挂面	25	马铃薯	125
生的嫩玉米	200		

① 等值，就是按每份热量 90kcal，含蛋白质 2g，糖类 20g 来计算；即吃 25g 大米蒸成的米饭或煮成的粥就相当于吃 35g 面条的营养价值。

表 8-3　蔬菜、水果每份食物的等值交换表[1]

食物名称	质量/g	食物名称	质量/g
白菜、圆白菜、菠菜、油菜	500	鲜荔枝	150
韭菜、茴香、茼蒿、芹菜	500	香蕉	150
莴苣、菜薹、海带	500	柿子	150
西葫芦、西红柿、冬瓜	500	梨	200
黄瓜、苦瓜、茄子、丝瓜	500	桃	200
豆芽、蘑菇、芥蓝	500	苹果	200
萝卜、青椒、茭白、冬笋	400	猕猴桃	200
南瓜、菜花	350	橘子、橙子、柚子	200
鲜豇豆、扁豆、洋葱、蒜苗	250	李子	200
胡萝卜	200	杏	200
山药、莲藕、凉薯	150	葡萄	250
慈姑、百合、芋头	100	草莓	300
毛豆、鲜豌豆	70	西瓜	600

　　[1] 每份蔬菜提供热能 90kcal，蛋白质 5g，糖类 17g。每份水果提供热能 90kcal，蛋白质 1g，糖类 21g。

表 8-4　肉、蛋类食物每份食物的等值交换表[1]

食物名称	质量/g	食物名称	质量/g
瘦肉香肠	20	鸡蛋(带壳 1 个)	60
肥瘦猪肉、牛肉、羊肉	25	鸭蛋(带壳 1 个)	60
叉烧肉(无糖)、午餐肉	35	松花蛋(带壳 1 个)	60
酱牛肉、酱鸭、大肉肠	35	鹌鹑蛋(带壳 6 个)	60
猪瘦肉、牛羊肉、鱼虾	50	鸡蛋清	150
排骨	50	鸡蛋粉	15
鸭肉	50	草鱼、鲤鱼、甲鱼、比目鱼	80
鹅肉	50	大黄鱼、黑鲢、鲫鱼	80
兔肉	100	对虾、青虾、鲜贝	80
蟹肉、水发鱿鱼	100	水发海参	350

　　[1] 每份肉蛋食品提供蛋白质 9g，脂肪 6g，能量 90kcal。除蛋类为市售品重量，其余一律以净食部分计算。

表 8-5　豆类食物每份食物的等值交换表[1]

食物名称	质量/g	食物名称	质量/g
北豆腐	100	大豆	25
南豆腐	125	大豆粉	25
豆腐干	50	腐竹	20
豆腐丝	50	豆浆	400
油豆腐	50		

[1] 每份大豆及其制品提供蛋白质 9g，脂肪 4g，碳水化合物 4g，能量 90kcal。

表 8-6　乳类食物每份食物的等值交换表[1]

食物名称	质量/g	食物名称	质量/g
奶粉	20	牛奶	160
脱脂奶粉	25	无糖酸奶	130
乳酪	25		

[1] 每份奶类提供蛋白质 5g，脂肪 5g，碳水化合物 6g，能量 90kcal。

表 8-7　供给热能的每份食物的等值交换表[1]

食物名称	质量/g	食物名称	质量/g
花生油	10	芝麻酱	20
玉米油	10	花生米	20
菜籽油	10	核桃	20
红花油	10	杏仁	20
猪油	10	葵花子	30
牛油	10	南瓜子	30
黄油	10	蔗糖	20

[1] 每份油脂提供脂肪 10g，能量 90kcal。

三、不同热能供给量的食物交换份数

根据每个人全天热能的摄入量不同，严格按照产能营养素的热能供给量的比例，安排等价交换的数量，即可进行食物选择。不同热能的食物交换份见表 8-8。

表 8-8　不同能量需要量所需的各组食物交换份数[①]

能量/kcal	交换份	谷薯组	果蔬组	肉蛋组	热能组
1200	13.5	6	2	4	1.5
1300	14.5	7	2	4	1.5
1400	16	8	2	4	2
1500	17	9	2	4	2
1600	18	10	2	4	2
1700	19	11	2	4	2
1800	20	12	2	4	2
1900	21	12.5	2	4	2.5
2000	22	13.5	2	4	2.5
2100	23.5	14.5	2	4.5	2.5
2200	24.5	15.5	2	4.5	2.5
2300	25.5	16	2.5	4.5	2.5
2400	27	17	2.5	4.5	3
2500	28	18	2.5	4.5	3
2600	29	19	2.5	4.5	3
2700	30	19.5	3	4.5	3
2800	31	20	3	4.5	3.5
2900	32	21	3	4.5	3.5
3000	33.5	22.5	3	4.5	3.5
3100	34.5	23	3.5	4.5	3.5
3200	35.5	24	3.5	4.5	3.5

　　① 表中交换份数是按照蛋白质占总热能的 10%～15%、脂肪占 20%～30%、糖类占 55%～65% 的分配比例计算而得。本表不是固定模式，可以适当调整。

四、食物交换份法编制营养食谱

在编制营养食谱时，要根据不同年龄、性别、劳动强度，来确定不同人的每日热能的需要量，根据所需要能量，查询表 8-8 得出各类食物的交换份数，再根据表 8-2～表 8-7 确定每日具体食物重量，并合理地将这些食物分配到一日三餐中去，即可设计出合理的营养食谱。

例如应用食物交换份法为一名 45 岁的男性教师设计一日营养食谱。

教师的劳动强度为轻体力强度，查表知其所需要的能量为 2400kcal，根据食物交换表 8-8，可知需要总交换份 27，其中谷薯类 17 份，肉蛋类 4.5 份，蔬果类 2.5 份，热能 3 份。参看表 8-9 对食物交换表中一日食物原料进行选择。

表 8-9　一日食物表

食物组	谷薯类		肉蛋类		蔬果类		热能类	
交换份	17		4.5		2.5		3	
	名称	质量/份	名称	质量/份	名称	质量/份	名称	质量/份
	大米	225/9	瘦肉	50/1	大白菜	100/0.2	油脂	30/3
	面粉	125/5	鸡肉	25/0.5	芹菜	100/0.2		
	面包	100/3	鱼肉	40/0.5	西红柿	100/0.2		
			豆腐	50/0.5	青椒	100/0.25		
原料			牛奶	240/1.5	冬瓜	100/0.2		
			鸡蛋	30/0.5	萝卜	100/0.25		
					蘑菇	100/0.2		
					胡萝卜	50/0.25		
					雪梨	100/0.5		
					橘子	50/0.25		

将所选择各类食物分配到一日三餐中，可制订出一日食谱。

第二节　食物血糖生成指数速查

食物血糖生成指数（GI）是指含 50g 碳水化合物的食物与相当量的葡萄糖或白面包在一定时间内（一般为 2h）体内血糖反应水平百分比值，它是一个比较而言的数值，反映了食物与葡萄糖相比升高血糖的速度和能力，通常把葡萄糖的血糖生成指数定为 100。

一般而言，食物血糖生成指数＞70 为高食物血糖生成指数食物，它们进入胃肠后消化快，吸收率高，葡萄糖释放快，葡萄糖进入血液后峰值高；食物血糖生成指数＜55 为低食物血糖生成指数食物，它们在胃肠中停留时间长，吸收率低，葡萄糖释放缓慢，葡萄糖进入血液后的峰值低，下降速度慢。

常见食物的 GI 值见表 8-10。

表 8-10　常见食物的 GI 值

食物类	序号	食物名称	GI
糖类	①	葡萄糖	100.0
	②	绵白糖	83.8
	③	蔗糖	65.0
	④	果糖	23.0
	⑤	乳糖	46.0
	⑥	麦芽糖	105.0
	⑦	蜂蜜	73.0
	⑧	胶质软糖	80.0
	⑨	巧克力	49.0
谷类及制品	⑩	＊小麦(整粒,煮)	41.0
	⑪	＊粗麦粉(蒸)	65.0
	⑫	面条(小麦粉)	81.6

食物类	序号	食物名称	GI
谷类及制品	⑬	*面条(强化蛋白质,细,煮)	27.0
	⑭	*面条(全麦粉,细)	37.0
	⑮	*面条(白,细,煮)	41.0
	⑯	*面条(硬质小麦粉,细,煮)	55.0
	⑰	*线面条(实心,细)	35.0
	⑱	*通心面(管状,粗)	45.0
	⑲	面条(小麦粉,硬,扁,粗)	46.0
	⑳	面条(硬质小麦粉,加鸡蛋,粗)	49.0
	㉑	面条(硬质小麦粉,粗)	55.0
	㉒	馒头(富强粉)	88.1
	㉓	烙饼	79.6
	㉔	油条	74.9
	㉕	大米粥	69.4
	㉖	大米饭	83.2
	㉗	*黏米饭(含直链淀粉高,煮)	50.0
	㉘	*黏米饭(含直链淀粉低,煮)	88.0
	㉙	糙米(煮)	87.0
	㉚	稻麸	19.0
	㉛	糯米饭	87.0
	㉜	大米糯米粥	65.3
	㉝	黑米粥	42.3
	㉞	大麦(整粒,煮)	25.0
	㉟	大麦粉	66.0
	㊱	黑麦(整粒煮)	34.0
	㊲	玉米(甜,煮)	55.0
	㊳	玉米面(粗粉,煮)	68.0

续表

食物类	序号	食物名称	GI
谷类及制品	㊴	玉米面粥	50.9
	㊵	玉米糁粥	51.8
	㊶	玉米片	78.5
	㊷	玉米片(高纤维)	74.0
	㊸	小米(煮)	71.0
	㊹	小米粥	61.5
	㊺	米饼	82.0
	㊻	荞麦(黄)	54.0
	㊼	荞麦面条	59.3
	㊽	荞麦面馒头	66.7
	㊾	燕麦麸	55.0
薯类,淀粉及制品	㊿	马铃薯	62.0
	(51)	马铃薯(煮)	66.4
	(52)	*马铃薯(烤)	60.0
	(53)	*马铃薯(蒸)	65.0
	(54)	*马铃薯(用微波炉烤)	82.0
	(55)	*马铃薯(烧烤,无油脂)	85.0
	(56)	*马铃薯泥	73.0
	(57)	马铃薯粉条	13.6
	(58)	甘薯(山芋)	54.0
	(59)	甘薯(红,煮)	76.7
	(60)	藕粉	32.6
	(61)	苕粉	34.5
	(62)	粉丝汤(豌豆)	31.6

食物类	序号	食物名称	GI
	㉓	黄豆(浸泡,煮)	18.0
	㉔	黄豆(罐头)	14.0
	㉕	黄豆挂面	66.6
	㉖	豆腐(炖)	31.9
	㉗	豆腐(冻)	22.3
	㉘	豆腐干	23.7
	㉙	绿豆	27.2
	㉚	绿豆挂面	33.4
	㉛	蚕豆(五香)	16.9
	㉜	扁豆	38.0
	㉝	扁豆(红,小)	26.0
	㉞	扁豆(绿,小)	30.0
豆类及制品	㉟	*扁豆(绿,小,罐头)	52.0
	㊱	*小扁豆汤(罐头)	44.0
	㊲	*利马豆(棉豆)	31.0
	㊳	*利马豆(加5g蔗糖)	30.0
	㊴	*利马豆(加10g蔗糖)	31.0
	㊵	*利马豆(嫩,冷冻)	32.0
	㊶	鹰嘴豆	33.0
	㊷	*鹰嘴豆(罐头)	42.0
	㊸	*咖喱鹰嘴豆(罐头)	41.0
	㊹	*青刀豆	39.0
	㊺	青刀豆(罐头)	45.0
	㊻	*黑眼豆	42.0

食物类	序号	食物名称	GI
豆类及制品	⑧⑦	罗马诺豆	46.0
	⑧⑧	黑豆汤	64.0
蔬菜类	⑧⑨	四季豆	27.0
	⑨⓪	四季豆(高压处理)	34.0
	⑨①	*四季豆(罐头)	52.0
	⑨②	*甜菜	64.0
	⑨③	胡萝卜(金笋)	71.0
	⑨④	南瓜(倭瓜,番瓜)	75.0
	⑨⑤	麝香瓜	65.0
	⑨⑥	山药(薯蓣)	51.0
	⑨⑦	雪魔芋	17.0
	⑨⑧	芋头(蒸)(芋芀,毛芋)	47.7
水果类及制品	⑨⑨	苹果	36.0
	⑩⓪	梨	36.0
	⑩①	桃	28.0
	⑩②	桃(罐头,含果汁)	30.0
	⑩③	*桃(罐头,含糖浓度低)	52.0
	⑩④	*桃(罐头,含糖浓度高)	58.0
	⑩⑤	杏干	31.0
	⑩⑥	杏(罐头,含淡味果汁)	64.0
	⑩⑦	李子	24.0
	⑩⑧	樱桃	22.0
	⑩⑨	葡萄	43.0
	⑪⓪	葡萄干	64.0
	⑪①	葡萄(淡黄色,小,无核)	56.0
	⑪②	猕猴桃	52.0

食物类	序号	食物名称	GI
水果类及制品	⑬	柑	43.0
	⑭	*柚	25.0
	⑮	*巴婆果	58.0
	⑯	*菠萝	66.0
	⑰	*芒果	55.0
	⑱	*芭蕉(甘蕉,板蕉)	53.0
	⑲	香蕉	52.0
	⑳	香蕉(生)	30.0
	㉑	西瓜	72.0
种子类	㉒	*花生	14.0
乳及乳制品	㉓	牛奶	27.6
	㉔	牛奶(加糖和巧克力)	34.0
	㉕	牛奶(加人工甜味剂和巧克力)	24.0
	㉖	全脂牛奶	27.0
	㉗	脱脂牛奶	32.0
	㉘	低脂奶粉	11.9
	㉙	降糖奶粉	26.0
	㉚	老年奶粉	40.8
	㉛	加糖奶粉	47.6
	㉜	酸奶(加糖)	48.0
	㉝	*酸奶酪(普通)	36.0
	㉞	*酸奶酪(低脂)	33.0
	㉟	*酸奶酪(低脂,加人工甜味剂)	14.0
速食食品	㊱	大米(即食,煮1min)	46.0
	㊲	大米(即食,煮6min)	87.0
	㊳	小麦片	69.0

食物类	序号	食物名称	GI
	⑬	桂格燕麦片	83.0
	⑭	荞麦方便面	53.2
	⑭	即食羹	69.4
	⑭	营养饼	65.7
	⑭	*全麦维(家乐氏)	42.0
	⑭	*可可米(家乐氏)	77.0
	⑭	*卜卜米(家乐氏)	88.0
	⑭	*比萨饼(含乳酪)	60.0
	⑭	*汉堡包	61.0
	⑭	白面包	87.9
	⑭	面包(全麦粉)	69.0
速食食品	⑮	*面包(粗面粉)	64.0
	⑮	*面包(黑麦粉)	65.0
	⑮	*面包(小麦粉,高纤维)	68.0
	⑮	*面包(小麦粉,去面筋)	70.0
	⑮	*面包(小麦粉,含水果干)	47.0
	⑮	*面包(50%～80%碎小麦粒)	52.0
	⑮	*面包(75%～80%大麦粒)	34.0
	⑮	*面包(50%大麦粒)	46.0
	⑮	*面包(80%～100%大麦粒)	66.0
	⑮	*面包(黑麦粒)	50.0
	⑯	*面包(45%～50%燕麦麸)	47.0
	⑯	*面包(80%燕麦粒)	65.0
	⑯	*面包(混合谷物)	45.0
	⑯	*新月形面包	67.0
	⑯	*棍子面包	90.0

食物类	序号	食物名称	GI
速食食品	⑯	燕麦粗粉饼干	55.0
	⑯	* 油酥脆饼干	64.0
	⑯	* 高纤维黑麦薄脆饼干	65.0
	⑯	竹芋粉饼干	66.0
	⑯	小麦饼干	70.0
	⑰	苏打饼干	72.0
	⑰	* 格雷厄姆华饼干	74.0
	⑰	* 华夫饼干	76.0
	⑰	* 香草华夫饼干	77.0
	⑰	* 膨化薄脆饼干	81.0
	⑰	达能闲趣饼干	47.1
	⑰	达能牛奶香脆	39.3
	⑰	酥皮糕点	59.0
	⑰	马铃薯片(油炸)	60.3
	⑰	爆玉米花	55.0
饮料类	⑱	苹果汁	41.0
	⑱	水蜜桃汁	32.7
	⑱	* 巴梨汁(罐头)	44.0
	⑱	* 菠萝汁(不加糖)	46.0
	⑱	* 柚子果汁(不加糖)	48.0
	⑱	橘子汁	57.0
	⑱	可乐饮料	40.3
	⑱	* 芬达软饮料	68.0
	⑱	* 冰淇淋	61.0
	⑱	冰淇淋(低脂)	50.0

食物类	序号	食物名称	GI
混合膳食及其他	⑲	馒头＋芹菜炒鸡蛋	48.6
	⑲	馒头＋酱牛肉	49.4
	⑲	馒头＋黄油	68.0
	⑲	饼＋鸡蛋炒木耳	48.4
	⑲	饺子(三鲜)	28.0
	⑲	包子(芹菜猪肉)	39.1
	⑲	硬质小麦粉肉馅馄饨	39.0
	⑲	面条＋牛肉	88.6
	⑲	米饭＋鱼	37.0
	⑲	米饭＋芹菜＋猪肉	57.1
	⑳	米饭＋蒜苗	57.9
	㉑	米饭＋蒜苗＋鸡蛋	68.0
	㉒	米饭＋猪肉	73.3
	㉓	﹡玉米粉＋人造黄油(煮)	69.0
	㉔	猪肉炖粉条	16.7
	㉕	西红柿汤	38.0
	㉖	二合面窝头(玉米面＋面粉)	64.9
	㉗	﹡牛奶蛋糊(牛奶＋淀粉＋糖)	43.0
	㉘	黑五类粉	57.9

注：标注﹡为引用国外数据。

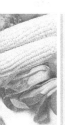

附录 A
常用公式速查

一、体重指数

体重是反映和衡量一个人健康状况的重要标志之一。过胖和过瘦都不利于健康，也不会给人以健美感。不同体型的大量统计材料表明，反映正常体重较理想和简单的指标，可用身高体重的关系来表示。

$$标准体重指数 = \frac{实测体重(kg) - 标准体重(kg)}{标准体重(kg)} \times 100\%$$

$$成人标准体重(kg) = 身高(cm) - 105$$

$$儿童标准体重(kg) = 年龄(岁) \times 2 + 7(3 岁以下)$$

$$或儿童标准体重(kg) = 年龄(岁) \times 2 + 8(3 岁\sim青春前期)$$

成人标准体重指数分级表见附表 A-1。

附表 A-1 成人标准体重指数分级表

标准体重指数	$<-20\%$	$-20\%\sim$ -11%	$-10\%\sim$ 10%	$11\%\sim20\%$	$>20\%$
评价	极度瘦弱	瘦弱	正常	超重	肥胖

二、体质指数

体质指数是评价 18 岁以上成人群体营养状况的常用指标。原多用于婴幼儿营养评价，二十世纪七十年代以来，该指数重新受到欧美学者的重视，认为它不仅能敏感地反映体型的胖瘦状况，而且受身高因素的影响较小，与皮褶厚度、上臂围等营养指标的相关程度也较高。

体质指数的计算公式为：

$$BMI = \frac{体重(kg)}{身高(m)^2}$$

中国成人体质指数评价表见附表 A-2。

附表 A-2　中国成人体质指数评价表

体质指数	<16	16~16.9	17~18.4	18.5~23.99	24~27.99	>28
评价	重度瘦弱	中度消瘦	轻度消瘦	正常	超重	肥胖

三、Kaup 指数

对儿童的体质评价通常使用考普氏指数（Kaup index）、罗氏指数（Rohrer index）。

$$Kaup = \frac{体重(kg)}{身长(cm)^2} \times 10^4$$

Kaup 指数评价表见附表 A-3。

附表 A-3　Kaup 指数评价表

Kaup 指数	<10	10~13	13~15	15~19	19~22	>22
评价	消耗性疾病	营养不良	消瘦	正常	优良	肥胖

四、Rohrer 指数

$$Rohrer = \frac{体重(kg)}{身长(cm)^3} \times 10^7$$

Rohrer 指数评价表见附表 A-4。

附表 A-4　Rohrer 指数评价表

Rohrer 指数	<92	92~109	109~140	140~156	>156
评价	过度消瘦	消瘦	中等	肥胖	过度肥胖

五、Vervaeck 指数

Vervaeck 用于衡量青年的体格发育情况。它是体重与身高之比和胸围与身高之比的总和，充分反映了人体纵轴、横轴和组织密度，与心肺和呼吸机能关系密切。

$$\text{Vervaeck 指数} = \frac{\text{体重(kg)} + \text{胸围(cm)}}{\text{身高(cm)}} \times 100$$

Vervaeck 指数评价表见附表 A-5。

附表 A-5　Vervaeck 指数评价表

评价	男	17 岁	18 岁	19 岁	20 岁	21 岁以上
	女		17 岁	18 岁	19 岁	20 岁以上
优		>85.5	>87.5	>89.5	>89.5	>90.0
良		>80.5	>82.5	>84.5	>84.5	>85.0
中		>75.5	>77.5	>79.0	>79.0	>80.0
营养不良		>70.5	>72.5	>74.0	>74.0	>75.0
重度营养不良		<70.5	<72.5	<74.0	<74.0	<75.0

六、比胸围

$$\text{比胸围} = \frac{\text{胸围(cm)}}{\text{身高(cm)}} \times 100$$

青少年比胸围标准值为 50～55。

七、皮褶厚度

皮褶厚度的测量，是了解人体成分（即体脂肪量、体脂百分比和瘦体重等）的一种简易方法。

$$\text{总厚度} = \text{三头肌部} + \text{肩胛下部}$$

皮褶厚度评价推荐值见附表 A-6。

附表 A-6　皮褶厚度评价推荐值　　单位：mm

性别	瘦弱	中等	肥胖
男	<10	10～40	>40
女	<20	20～50	>50

八、上臂肌围

上臂肌围(cm)＝上臂围(cm)－3.14×三头肌皮褶厚度(cm)

上臂肌围评价推荐值见附表 A-7。

附表 A-7　上臂肌围评价推荐值　　　单位：cm

性别	18～25 岁	26～45 岁	46 岁以上
男	25.9±2.09	27.1±2.51	26.4±3.05
女	24.5±2.08	25.6±2.63	25.6±3.32

轻度肌肉消瘦：相当于正常值的 80%～90%。

中度肌肉消瘦：相当于正常值的 60%～80%。

重度肌肉消瘦：相当于正常值的 60%。

九、腰臀比（WHR）

$$腰臀比＝\frac{腰围(cm)}{臀围(cm)}×100$$

评价：正常成人 WHR 男性＜0.9，女性＜0.85，超过此值为中央型（又称腹内型、内脏型）肥胖。中国人虽然 BMI 高者的数量不多，但实际上可能有脂肪堆积和（或）分布异常，值得进一步调查研究。

附录 B 常用标准速查

一、0~5岁体重标准表（WHO儿童生长标准2006）

附表 B-1 按月龄的方式列出 WHO 儿童生长标准中 0~60 个月（0~5 岁）儿童的体重标准表。表中 SD 是指标准差。0SD 列表示中间值（Median）列。+1SD 列表示加一个标准差之后的值列。其他列类似。计量单位：kg（千克）。

附表 B-1 0~60 个月体重标准表

单位：kg

性别	男							女						
月龄	−3SD	−2SD	−1SD	0SD	+1SD	+2SD	+3SD	−3SD	−2SD	−1SD	0SD	+1SD	+2SD	+3SD
0	2.1	2.5	2.9	3.3	3.9	4.4	5.0	2.0	2.4	2.8	3.2	3.7	4.2	4.8
1	2.9	3.4	3.9	4.5	5.1	5.8	6.6	2.7	3.2	3.6	4.2	4.8	5.5	6.2

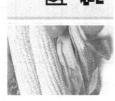

性别	男							女						
月龄	-3SD	-2SD	-1SD	0SD	+1SD	+2SD	+3SD	-3SD	-2SD	-1SD	0SD	+1SD	+2SD	+3SD
2	3.8	4.3	4.9	5.6	6.3	7.1	8.0	3.4	3.9	4.5	5.1	5.8	6.6	7.5
3	4.4	5.0	5.7	6.4	7.2	8.0	9.0	4.0	4.5	5.2	5.8	6.6	7.5	8.5
4	4.9	5.6	6.2	7.0	7.8	8.7	9.7	4.4	5.0	5.7	6.4	7.3	8.2	9.3
5	5.3	6.0	6.7	7.5	8.4	9.3	10.4	4.8	5.4	6.1	6.9	7.8	8.8	10.0
6	5.7	6.4	7.1	7.9	8.8	9.8	10.9	5.1	5.7	6.5	7.3	8.2	9.3	10.6
7	5.9	6.7	7.4	8.3	9.2	10.3	11.4	5.3	6.0	6.8	7.6	8.6	9.8	11.1
8	6.2	6.9	7.7	8.6	9.6	10.7	11.9	5.6	6.3	7.0	7.9	9.0	10.2	11.6
9	6.4	7.1	8.0	8.9	9.9	11.0	12.3	5.8	6.5	7.3	8.2	9.3	10.5	12.0
10	6.6	7.4	8.2	9.2	10.2	11.4	12.7	5.9	6.7	7.5	8.5	9.6	10.9	12.4
11	6.8	7.6	8.4	9.4	10.5	11.7	13.0	6.1	6.9	7.7	8.7	9.9	11.2	12.8
12	6.9	7.7	8.6	9.6	10.8	12.0	13.3	6.3	7.0	7.9	8.9	10.1	11.5	13.1
13	7.1	7.9	8.8	9.9	11.0	12.3	13.7	6.4	7.2	8.1	9.2	10.4	11.8	13.5
14	7.2	8.1	9.0	10.1	11.3	12.6	14.0	6.6	7.4	8.3	9.4	10.6	12.1	13.8

续表

性别		男							女						
月龄	-3SD	-2SD	-1SD	0SD	+1SD	+2SD	+3SD	-3SD	-2SD	-1SD	0SD	+1SD	+2SD	+3SD
15	7.4	8.3	9.2	10.3	11.5	12.8	14.3	6.7	7.6	8.5	9.6	10.9	12.4	14.1
16	7.5	8.4	9.4	10.5	11.7	13.1	14.6	6.9	7.7	8.7	9.8	11.1	12.6	14.5
17	7.7	8.6	9.6	10.7	12.0	13.4	14.9	7.0	7.9	8.9	10.0	11.4	12.9	14.8
18	7.8	8.8	9.8	10.9	12.2	13.7	15.3	7.2	8.1	9.1	10.2	11.6	13.2	15.1
19	8.0	8.9	10.0	11.1	12.5	13.9	15.6	7.3	8.2	9.2	10.4	11.8	13.5	15.4
20	8.1	9.1	10.1	11.3	12.7	14.2	15.9	7.5	8.4	9.4	10.6	12.1	13.7	15.7
21	8.2	9.2	10.3	11.5	12.9	14.5	16.2	7.6	8.6	9.6	10.9	12.3	14.0	16.0
22	8.4	9.4	10.5	11.8	13.2	14.7	16.5	7.8	8.7	9.8	11.1	12.5	14.3	16.4
23	8.5	9.5	10.7	12.0	13.4	15.0	16.8	7.9	8.9	10.0	11.3	12.8	14.6	16.7
24	8.6	9.7	10.8	12.2	13.6	15.3	17.1	8.1	9.0	10.2	11.5	13.0	14.8	17.0
25	8.8	9.8	11.0	12.4	13.9	15.5	17.5	8.2	9.2	10.3	11.7	13.3	15.1	17.3
26	8.9	10.0	11.2	12.5	14.1	15.8	17.8	8.4	9.4	10.5	11.9	13.5	15.4	17.7
27	9.0	10.1	11.3	12.7	14.3	16.1	18.1	8.5	9.5	10.7	12.1	13.7	15.7	18.0

性别		男							女						
月龄	-3SD	-2SD	-1SD	0SD	+1SD	+2SD	+3SD	-3SD	-2SD	-1SD	0SD	+1SD	+2SD	+3SD
28	9.1	10.2	11.5	12.9	14.5	16.3	18.4	8.6	9.7	10.9	12.3	14.0	16.0	18.3
29	9.2	10.4	11.7	13.1	14.8	16.6	18.7	8.8	9.8	11.1	12.5	14.2	16.2	18.7
30	9.4	10.5	11.8	13.3	15.0	16.9	19.0	8.9	10.0	11.2	12.7	14.4	16.5	19.0
31	9.5	10.7	12.0	13.5	15.2	17.1	19.3	9.0	10.1	11.4	12.9	14.7	16.8	19.3
32	9.6	10.8	12.1	13.7	15.4	17.4	19.6	9.1	10.3	11.6	13.1	14.9	17.1	19.6
33	9.7	10.9	12.3	13.8	15.6	17.6	19.9	9.3	10.4	11.7	13.3	15.1	17.3	20.0
34	9.8	11.0	12.4	14.0	15.8	17.8	20.2	9.4	10.5	11.9	13.5	15.4	17.6	20.3
35	9.9	11.2	12.6	14.2	16.0	18.1	20.4	9.5	10.7	12.0	13.7	15.6	17.9	20.6
36	10.0	11.3	12.7	14.3	16.2	18.3	20.7	9.6	10.8	12.2	13.9	15.8	18.1	20.9
37	10.1	11.4	12.9	14.5	16.4	18.6	21.0	9.7	10.9	12.4	14.0	16.0	18.4	21.3
38	10.2	11.5	13.0	14.7	16.6	18.8	21.3	9.8	11.1	12.5	14.2	16.3	18.7	21.6
39	10.3	11.6	13.1	14.8	16.8	19.0	21.6	9.9	11.2	12.7	14.4	16.5	19.0	22.0
40	10.4	11.8	13.3	15.0	17.0	19.3	21.9	10.1	11.3	12.8	14.6	16.7	19.2	22.3

续表

性别	男							女						
月龄	-3SD	-2SD	-1SD	0SD	+1SD	+2SD	+3SD	-3SD	-2SD	-1SD	0SD	+1SD	+2SD	+3SD
41	10.5	11.9	13.4	15.2	17.2	19.5	22.1	10.2	11.5	13.0	14.8	16.9	19.5	22.7
42	10.6	12.0	13.6	15.3	17.4	19.7	22.4	10.3	11.6	13.1	15.0	17.2	19.8	23.0
43	10.7	12.1	13.7	15.5	17.6	20.0	22.7	10.4	11.7	13.3	15.2	17.4	20.1	23.4
44	10.8	12.2	13.8	15.7	17.8	20.2	23.0	10.5	11.8	13.4	15.3	17.6	20.4	23.7
45	10.9	12.4	14.0	15.8	18.0	20.5	23.3	10.6	12.0	13.6	15.5	17.8	20.7	24.1
46	11.0	12.5	14.1	16.0	18.2	20.7	23.6	10.7	12.1	13.7	15.7	18.1	20.9	24.5
47	11.1	12.6	14.3	16.2	18.4	20.9	23.9	10.8	12.2	13.9	15.9	18.3	21.2	24.8
48	11.2	12.7	14.4	16.3	18.6	21.2	24.2	10.9	12.3	14.0	16.1	18.5	21.5	25.2
49	11.3	12.8	14.5	16.5	18.8	21.4	24.5	11.0	12.4	14.2	16.3	18.8	21.8	25.5
50	11.4	12.9	14.7	16.7	19.0	21.7	24.8	11.1	12.6	14.3	16.4	19.0	22.1	25.9
51	11.5	13.1	14.8	16.8	19.2	21.9	25.1	11.2	12.7	14.5	16.6	19.2	22.4	26.3
52	11.6	13.2	15.0	17.0	19.4	22.2	25.4	11.3	12.8	14.6	16.8	19.4	22.6	26.6
53	11.7	13.3	15.1	17.2	19.6	22.4	25.7	11.4	12.9	14.8	17.0	19.7	22.9	27.0

性别	男							女						
月龄	-3SD	-2SD	-1SD	0SD	+1SD	+2SD	+3SD	-3SD	-2SD	-1SD	0SD	+1SD	+2SD	+3SD
54	11.8	13.4	15.2	17.3	19.8	22.7	26.0	11.5	13.0	14.9	17.2	19.9	23.2	27.4
55	11.9	13.5	15.4	17.5	20.0	22.9	26.3	11.6	13.2	15.1	17.3	20.1	23.5	27.7
56	12.0	13.6	15.5	17.7	20.2	23.2	26.6	11.7	13.3	15.2	17.5	20.3	23.8	28.1
57	12.1	13.7	15.6	17.8	20.4	23.4	26.9	11.8	13.4	15.3	17.7	20.6	24.1	28.5
58	12.2	13.8	15.8	18.0	20.6	23.7	27.2	11.9	13.5	15.5	17.9	20.8	24.4	28.8
59	12.3	14.0	15.9	18.2	20.8	23.9	27.6	12.0	13.6	15.6	18.0	21.0	24.6	29.2
60	12.4	14.1	16.0	18.3	21.0	24.2	27.9	12.1	13.7	15.8	18.2	21.2	24.9	29.5

二、0~5岁身高标准表（WHO儿童生长标准2006）

附表 B-2 和附表 B-3 的方式列出 WHO 儿童生长标准中 0~60 个月（0~5 岁）儿童的身高标准表。

表中 SD 是指标准差。0SD 列表示中间值（Median）列。+1SD 列表示加一个标准差之后的值列。其他列类似。

标准中 0~24 个月身高采用躺着的姿势测量，也叫身长。

附表 B-2 0~24个月身高标准表

单位：cm

性别	男							女						
月龄	-3SD	-2SD	-1SD	0SD	+1SD	+2SD	+3SD	-3SD	-2SD	-1SD	0SD	+1SD	+2SD	+3SD
0	44.2	46.1	48.0	49.9	51.8	53.7	55.6	43.6	45.4	47.3	49.1	51.0	52.9	54.7
1	48.9	50.8	52.8	54.7	56.7	58.6	60.6	47.8	49.8	51.7	53.7	55.6	57.6	59.5
2	52.4	54.4	56.4	58.4	60.4	62.4	64.4	51.0	53.0	55.0	57.1	59.1	61.1	63.2
3	55.3	57.3	59.4	61.4	63.5	65.5	67.6	53.5	55.6	57.7	59.8	61.9	64.0	66.1
4	57.6	59.7	61.8	63.9	66.0	68.0	70.1	55.6	57.8	59.9	62.1	64.3	66.4	68.6
5	59.6	61.7	63.8	65.9	68.0	70.1	72.2	57.4	59.6	61.8	64.0	66.2	68.5	70.7
6	61.2	63.3	65.5	67.6	69.8	71.9	74.0	58.9	61.2	63.5	65.7	68.0	70.3	72.5
7	62.7	64.8	67.0	69.2	71.3	73.5	75.7	60.3	62.7	65.0	67.3	69.6	71.9	74.2
8	64.0	66.2	68.4	70.6	72.8	75.0	77.2	61.7	64.0	66.4	68.7	71.1	73.5	75.8
9	65.2	67.5	69.7	72.0	74.2	76.5	78.7	62.9	65.3	67.7	70.1	72.6	75.0	77.4
10	66.4	68.7	71.0	73.3	75.6	77.9	80.1	64.1	66.5	69.0	71.5	73.9	76.4	78.9
11	67.6	69.9	72.2	74.5	76.9	79.2	81.5	65.2	67.7	70.3	72.8	75.3	77.8	80.3

续表

性别	男							女						
月龄	-3SD	-2SD	-1SD	0SD	+1SD	+2SD	+3SD	-3SD	-2SD	-1SD	0SD	+1SD	+2SD	+3SD
12	68.6	71.0	73.4	75.7	78.1	80.5	82.9	66.3	68.9	71.4	74.0	76.6	79.2	81.7
13	69.6	72.1	74.5	76.9	79.3	81.8	84.2	67.3	70.0	72.6	75.2	77.8	80.5	83.1
14	70.6	73.1	75.6	78.0	80.5	83.0	85.5	68.3	71.0	73.7	76.4	79.1	81.7	84.4
15	71.6	74.1	76.6	79.1	81.7	84.2	86.7	69.3	72.0	74.8	77.5	80.2	83.0	85.7
16	72.5	75.0	77.6	80.2	82.8	85.4	88.0	70.2	73.0	75.8	78.6	81.4	84.2	87.0
17	73.3	76.0	78.6	81.2	83.9	86.5	89.2	71.1	74.0	76.8	79.7	82.5	85.4	88.2
18	74.2	76.9	79.6	82.3	85.0	87.7	90.4	72.0	74.9	77.8	80.7	83.6	86.5	89.4
19	75.0	77.7	80.5	83.2	86.0	88.8	91.5	72.8	75.8	78.8	81.7	84.7	87.6	90.6
20	75.8	78.6	81.4	84.2	87.0	89.8	92.6	73.7	76.7	79.7	82.7	85.7	88.7	91.7
21	76.5	79.4	82.3	85.1	88.0	90.9	93.8	74.5	77.5	80.6	83.7	86.7	89.8	92.9
22	77.2	80.2	83.1	86.0	89.0	91.9	94.9	75.2	78.4	81.5	84.6	87.7	90.8	94.0
23	78.0	81.0	83.9	86.9	89.9	92.9	95.9	76.0	79.2	82.3	85.5	88.7	91.9	95.0
24	78.7	81.7	84.8	87.8	90.9	93.9	97.0	76.7	80.0	83.2	86.4	89.6	92.9	96.1

标准中 24~60 个月身高采用站立的姿势测量。

单位：cm

附表 B-3　24~60 个月身高标准表

性别		男							女						
月龄	-3SD	-2SD	-1SD	0SD	+1SD	+2SD	+3SD	-3SD	-2SD	-1SD	0SD	+1SD	+2SD	+3SD
24	78.0	81.0	84.1	87.1	90.2	93.2	96.3	76.0	79.3	82.5	85.7	88.9	92.2	95.4
25	78.6	81.7	84.9	88.0	91.1	94.2	97.3	76.8	80.0	83.3	86.6	89.9	93.1	96.4
26	79.3	82.5	85.6	88.8	92.0	95.2	98.3	77.5	80.8	84.1	87.4	90.8	94.1	97.4
27	79.9	83.1	86.4	89.6	92.9	96.1	99.3	78.1	81.5	84.9	88.3	91.7	95.0	98.4
28	80.5	83.8	87.1	90.4	93.7	97.0	100.3	78.8	82.2	85.7	89.1	92.5	96.0	99.4
29	81.1	84.5	87.8	91.2	94.5	97.9	101.2	79.5	82.9	86.4	89.9	93.4	96.9	100.3
30	81.7	85.1	88.5	91.9	95.3	98.7	102.1	80.1	83.6	87.1	90.7	94.2	97.7	101.3
31	82.3	85.7	89.2	92.7	96.1	99.6	103.0	80.7	84.3	87.9	91.4	95.0	98.6	102.2
32	82.8	86.4	89.9	93.4	96.9	100.4	103.9	81.3	84.9	88.6	92.2	95.8	99.4	103.1
33	83.4	86.9	90.5	94.1	97.6	101.2	104.8	81.9	85.6	89.3	92.9	96.6	100.3	103.9
34	83.9	87.5	91.1	94.8	98.4	102.0	105.6	82.5	86.2	89.9	93.6	97.4	101.1	104.8
35	84.4	88.1	91.8	95.4	99.1	102.7	106.4	83.1	86.8	90.6	94.4	98.1	101.9	105.6

性别		男							女						
月龄	-3SD	-2SD	-1SD	0SD	+1SD	+2SD	+3SD	-3SD	-2SD	-1SD	0SD	+1SD	+2SD	+3SD
36	85.0	88.7	92.4	96.1	99.8	103.5	107.2	83.6	87.4	91.2	95.1	98.9	102.7	106.5
37	85.5	89.2	93.0	96.7	100.5	104.2	108.0	84.2	88.0	91.9	95.7	99.6	103.4	107.3
38	86.0	89.8	93.6	97.4	101.2	105.0	108.8	84.7	88.6	92.5	96.4	100.3	104.2	108.1
39	86.5	90.3	94.2	98.0	101.8	105.7	109.5	85.3	89.2	93.1	97.1	101.0	105.0	108.9
40	87.0	90.9	94.7	98.6	102.5	106.4	110.3	85.8	89.8	93.8	97.7	101.7	105.7	109.7
41	87.5	91.4	95.3	99.2	103.2	107.1	111.0	86.3	90.4	94.4	98.4	102.4	106.4	110.5
42	88.0	91.9	95.9	99.9	103.8	107.8	111.7	86.8	90.9	95.0	99.0	103.1	107.2	111.2
43	88.4	92.4	96.4	100.4	104.5	108.5	112.5	87.4	91.5	95.6	99.7	103.8	107.9	112.0
44	88.9	93.0	97.0	101.0	105.1	109.1	113.2	87.9	92.0	96.2	100.3	104.5	108.6	112.7
45	89.4	93.5	97.5	101.6	105.7	109.8	113.9	88.4	92.5	96.7	100.9	105.1	109.3	113.5
46	89.8	94.0	98.1	102.2	106.3	110.4	114.6	88.9	93.1	97.3	101.5	105.8	110.0	114.2
47	90.3	94.4	98.6	102.8	106.9	111.1	115.2	89.3	93.6	97.9	102.1	106.4	110.7	114.9
48	90.7	94.9	99.1	103.3	107.5	111.7	115.9	89.8	94.1	98.4	102.7	107.0	111.3	115.7

性别		男							女						
月龄	−3SD	−2SD	−1SD	0SD	+1SD	+2SD	+3SD	−3SD	−2SD	−1SD	0SD	+1SD	+2SD	+3SD
49	91.2	95.4	99.7	103.9	108.1	112.4	116.6	90.3	94.6	99.0	103.3	107.7	112.0	116.4
50	91.6	95.9	100.2	104.4	108.7	113.0	117.3	90.7	95.1	99.5	103.9	108.3	112.7	117.1
51	92.1	96.4	100.7	105.0	109.3	113.6	117.9	91.2	95.6	100.1	104.5	108.9	113.3	117.7
52	92.5	96.9	101.2	105.6	109.9	114.2	118.6	91.7	96.1	100.6	105.0	109.5	114.0	118.4
53	93.0	97.4	101.7	106.1	110.5	114.9	119.2	92.1	96.6	101.1	105.6	110.1	114.6	119.1
54	93.4	97.8	102.3	106.7	111.1	115.5	119.9	92.6	97.1	101.6	106.2	110.7	115.2	119.8
55	93.9	98.3	102.8	107.2	111.7	116.1	120.6	93.0	97.6	102.2	106.7	111.3	115.9	120.4
56	94.3	98.8	103.3	107.8	112.3	116.7	121.2	93.4	98.1	102.7	107.3	111.9	116.5	121.1
57	94.7	99.3	103.8	108.3	112.8	117.4	121.9	93.9	98.5	103.2	107.8	112.5	117.1	121.8
58	95.2	99.7	104.3	108.9	113.4	118.0	122.6	94.3	99.0	103.7	108.4	113.0	117.7	122.4
59	95.6	100.2	104.8	109.4	114.0	118.6	123.2	94.7	99.5	104.2	108.9	113.6	118.3	123.1
60	96.1	100.7	105.3	110.0	114.6	119.2	123.9	95.2	99.9	104.7	109.4	114.2	118.9	123.7

三、0～5岁头围标准表（WHO儿童生长标准 2006）

附表 B-4 按月龄的方式列出 WHO 儿童生长标准中 0～60 个月（0～5 岁）儿童的头围标准表。表中 SD 是指标准差。0SD 列表示中间值（Median）。+1SD 列表示加一个标准差之后的值列。其他列类似。

附表 B-4　0～60 个月头围标准表

单位：cm

性别	男								女							
月龄	−3SD	−2SD	−1SD	0SD	+1SD	+2SD	+3SD		−3SD	−2SD	−1SD	0SD	+1SD	+2SD	+3SD	
0	30.7	31.9	33.2	34.5	35.7	37.0	38.3		30.3	31.5	32.7	33.9	35.1	36.2	37.4	
1	33.8	34.9	36.1	37.3	38.4	39.6	40.8		33.0	34.2	35.4	36.5	37.7	38.9	40.1	
2	35.6	36.8	38.0	39.1	40.3	41.5	42.6		34.6	35.8	37.0	38.3	39.5	40.7	41.9	
3	37.0	38.1	39.3	40.5	41.7	42.9	44.1		35.8	37.1	38.3	39.5	40.8	42.0	43.3	
4	38.0	39.2	40.4	41.6	42.8	44.0	45.2		36.8	38.1	39.3	40.6	41.8	43.1	44.4	
5	38.9	40.1	41.4	42.6	43.8	45.0	46.2		37.6	38.9	40.2	41.5	42.7	44.0	45.3	
6	39.7	40.9	42.1	43.3	44.6	45.8	47.0		38.3	39.6	40.9	42.2	43.5	44.8	46.1	
7	40.3	41.5	42.7	44.0	45.2	46.4	47.7		38.9	40.2	41.5	42.8	44.1	45.5	46.8	
8	40.8	42.0	43.3	44.5	45.8	47.0	48.3		39.4	40.7	42.0	43.4	44.7	46.0	47.4	

性别	男							女						
月龄	−3SD	−2SD	−1SD	0SD	+1SD	+2SD	+3SD	−3SD	−2SD	−1SD	0SD	+1SD	+2SD	+3SD
9	41.2	42.5	43.7	45.0	46.3	47.5	48.8	39.8	41.2	42.5	43.8	45.2	46.5	47.8
10	41.6	42.9	44.1	45.4	46.7	47.9	49.2	40.2	41.5	42.9	44.2	45.6	46.9	48.3
11	41.9	43.2	44.5	45.8	47.0	48.3	49.6	40.5	41.9	43.2	44.6	45.9	47.3	48.6
12	42.2	43.5	44.8	46.1	47.4	48.6	49.9	40.8	42.2	43.5	44.9	46.3	47.6	49.0
13	42.5	43.8	45.0	46.3	47.6	48.9	50.2	41.1	42.4	43.8	45.2	46.5	47.9	49.3
14	42.7	44.0	45.3	46.6	47.9	49.2	50.5	41.3	42.7	44.1	45.4	46.8	48.2	49.5
15	42.9	44.2	45.5	46.8	48.1	49.4	50.7	41.5	42.9	44.3	45.7	47.0	48.4	49.8
16	43.1	44.4	45.7	47.0	48.3	49.6	51.0	41.7	43.1	44.5	45.9	47.2	48.6	50.0
17	43.2	44.6	45.9	47.2	48.5	49.8	51.2	41.9	43.3	44.7	46.1	47.4	48.8	50.2
18	43.4	44.7	46.0	47.4	48.7	50.0	51.4	42.1	43.5	44.9	46.2	47.6	49.0	50.4
19	43.5	44.9	46.2	47.5	48.9	50.2	51.5	42.3	43.6	45.0	46.4	47.8	49.2	50.6
20	43.7	45.0	46.4	47.7	49.0	50.4	51.7	42.4	43.8	45.2	46.6	48.0	49.4	50.7
21	43.8	45.2	46.5	47.8	49.2	50.5	51.9	42.6	44.0	45.3	46.7	48.1	49.5	50.9

性别	男							女						
月龄	-3SD	-2SD	-1SD	0SD	+1SD	+2SD	+3SD	-3SD	-2SD	-1SD	0SD	+1SD	+2SD	+3SD
22	43.9	45.3	46.6	48.0	49.3	50.7	52.0	42.7	44.1	45.5	46.9	48.3	49.7	51.1
23	44.1	45.4	46.8	48.1	49.5	50.8	52.2	42.9	44.3	45.6	47.0	48.4	49.8	51.2
24	44.2	45.5	46.9	48.3	49.6	51.0	52.3	43.0	44.4	45.8	47.2	48.6	50.0	51.4
25	44.3	45.6	47.0	48.4	49.7	51.1	52.5	43.1	44.5	45.9	47.3	48.7	50.1	51.5
26	44.4	45.8	47.1	48.5	49.9	51.2	52.6	43.3	44.7	46.1	47.5	48.9	50.3	51.7
27	44.5	45.9	47.2	48.6	50.0	51.4	52.7	43.4	44.8	46.2	47.6	49.0	50.4	51.8
28	44.6	46.0	47.3	48.7	50.1	51.5	52.9	43.5	44.9	46.3	47.7	49.1	50.5	51.9
29	44.7	46.1	47.4	48.8	50.2	51.6	53.0	43.6	45.0	46.4	47.8	49.2	50.6	52.0
30	44.8	46.1	47.5	48.9	50.3	51.7	53.1	43.7	45.1	46.5	47.9	49.3	50.7	52.2
31	44.8	46.2	47.6	49.0	50.4	51.8	53.2	43.8	45.2	46.6	48.0	49.4	50.9	52.3
32	44.9	46.3	47.7	49.1	50.5	51.9	53.3	43.9	45.3	46.7	48.1	49.6	51.0	52.4
33	45.0	46.4	47.8	49.2	50.6	52.0	53.4	44.0	45.4	46.8	48.2	49.7	51.1	52.5
34	45.1	46.5	47.9	49.3	50.7	52.1	53.5	44.1	45.5	46.9	48.3	49.7	51.2	52.6

| 性别 | | 男 | | | | | | | 女 | | | | | | |
月龄	-3SD	-2SD	-1SD	0SD	+1SD	+2SD	+3SD	-3SD	-2SD	-1SD	0SD	+1SD	+2SD	+3SD
35	45.1	46.6	48.0	49.4	50.8	52.2	53.6	44.2	45.6	47.0	48.4	49.8	51.2	52.7
36	45.2	46.6	48.0	49.5	50.9	52.3	53.7	44.3	45.7	47.1	48.5	49.9	51.3	52.7
37	45.3	46.7	48.1	49.5	51.0	52.4	53.8	44.4	45.8	47.2	48.6	50.0	51.4	52.8
38	45.3	46.8	48.2	49.6	51.0	52.5	53.9	44.4	45.8	47.3	48.7	50.1	51.5	52.9
39	45.4	46.8	48.2	49.7	51.1	52.5	54.0	44.5	45.9	47.3	48.7	50.2	51.6	53.0
40	45.4	46.9	48.3	49.7	51.2	52.6	54.1	44.6	46.0	47.4	48.8	50.2	51.7	53.1
41	45.5	46.9	48.4	49.8	51.3	52.7	54.1	44.6	46.1	47.5	48.9	50.3	51.7	53.1
42	45.5	47.0	48.4	49.9	51.3	52.8	54.2	44.7	46.1	47.5	49.0	50.4	51.8	53.2
43	45.6	47.0	48.5	49.9	51.4	52.8	54.3	44.8	46.2	47.6	49.0	50.4	51.9	53.3
44	45.6	47.1	48.5	50.0	51.4	52.9	54.3	44.8	46.3	47.7	49.1	50.5	51.9	53.3
45	45.7	47.1	48.6	50.1	51.5	53.0	54.4	44.9	46.3	47.7	49.2	50.6	52.0	53.4
46	45.7	47.2	48.7	50.1	51.6	53.0	54.5	45.0	46.4	47.8	49.2	50.6	52.1	53.5
47	45.8	47.2	48.7	50.2	51.6	53.1	54.5	45.0	46.4	47.9	49.3	50.7	52.1	53.5

性别	男							女						
月龄	−3SD	−2SD	−1SD	0SD	+1SD	+2SD	+3SD	−3SD	−2SD	−1SD	0SD	+1SD	+2SD	+3SD
48	45.8	47.3	48.7	50.2	51.7	53.1	54.6	45.1	46.5	47.9	49.3	50.8	52.2	53.6
49	45.9	47.3	48.8	50.3	51.7	53.2	54.7	45.1	46.5	48.0	49.4	50.8	52.2	53.6
50	45.9	47.4	48.8	50.3	51.8	53.2	54.7	45.2	46.6	48.0	49.4	50.9	52.3	53.7
51	45.9	47.4	48.9	50.4	51.8	53.3	54.8	45.2	46.7	48.1	49.5	50.9	52.3	53.8
52	46.0	47.5	48.9	50.4	51.9	53.4	54.8	45.3	46.7	48.1	49.5	51.0	52.4	53.8
53	46.0	47.5	49.0	50.4	51.9	53.4	54.9	45.3	46.8	48.2	49.6	51.0	52.4	53.9
54	46.1	47.5	49.0	50.5	52.0	53.5	54.9	45.4	46.8	48.2	49.6	51.1	52.5	53.9
55	46.1	47.6	49.1	50.5	52.0	53.5	55.0	45.4	46.9	48.3	49.7	51.1	52.5	54.0
56	46.1	47.6	49.1	50.6	52.1	53.6	55.0	45.5	46.9	48.3	49.7	51.2	52.6	54.0
57	46.2	47.6	49.1	50.6	52.1	53.6	55.1	45.5	46.9	48.4	49.8	51.2	52.6	54.1
58	46.2	47.7	49.2	50.7	52.1	53.7	55.1	45.6	47.0	48.4	49.8	51.3	52.7	54.1
59	46.2	47.7	49.2	50.7	52.2	53.7	55.2	45.6	47.0	48.5	49.9	51.3	52.7	54.1
60	46.3	47.7	49.2	50.7	52.2	53.7	55.2	45.7	47.1	48.5	49.9	51.3	52.8	54.2

四、0～5岁BMI标准表（WHO儿童生长标准2006）

附表 B-5 和附表 B-6 按月龄的方式列出 WHO 儿童生长标准中 0～60 个月（0～5 岁）儿童的 BMI（体重指数）标准表。

表中 SD 是指标准差。0SD 列表示中间值（Median）列。+1SD 列表示加一个标准差之后的值列。其他列类似。

BMI 的 0～24 个月的值使用的是体重与身长（躺着测量称为身长）的平方之比。

附表 B-5 0～24 个月 BMI 标准表

单位：kg/m²

性别	男							女						
月龄	-3SD	-2SD	-1SD	0SD	+1SD	+2SD	+3SD	-3SD	-2SD	-1SD	0SD	+1SD	+2SD	+3SD
0	10.2	11.1	12.2	13.4	14.8	16.3	18.1	10.1	11.1	12.2	13.3	14.6	16.1	17.7
1	11.3	12.4	13.6	14.9	16.3	17.8	19.4	10.8	12.0	13.2	14.6	16.0	17.5	19.1
2	12.5	13.7	15.0	16.3	17.8	19.4	21.1	11.8	13.0	14.3	15.8	17.3	19.0	20.7
3	13.1	14.3	15.5	16.9	18.4	20.0	21.8	12.4	13.6	14.9	16.4	17.9	19.7	21.5
4	13.4	14.5	15.8	17.2	18.7	20.3	22.1	12.7	13.9	15.2	16.7	18.3	20.0	22.0
5	13.5	14.7	15.9	17.3	18.8	20.5	22.3	12.9	14.1	15.4	16.8	18.4	20.2	22.2
6	13.6	14.7	16.0	17.3	18.8	20.5	22.3	13.0	14.1	15.5	16.9	18.5	20.3	22.3
7	13.7	14.8	16.0	17.3	18.8	20.5	22.3	13.0	14.2	15.5	16.9	18.5	20.3	22.3

性别	男							女						
月龄	-3SD	-2SD	-1SD	0SD	+1SD	+2SD	+3SD	-3SD	-2SD	-1SD	0SD	+1SD	+2SD	+3SD
8	13.6	14.7	15.9	17.3	18.7	20.4	22.2	13.0	14.1	15.4	16.8	18.4	20.2	22.2
9	13.6	14.7	15.8	17.2	18.6	20.3	22.1	12.9	14.1	15.3	16.7	18.3	20.1	22.1
10	13.5	14.6	15.7	17.0	18.5	20.1	22.0	12.9	14.0	15.2	16.6	18.2	19.9	21.9
11	13.4	14.5	15.6	16.9	18.4	20.0	21.8	12.8	13.9	15.1	16.5	18.0	19.8	21.8
12	13.4	14.4	15.5	16.8	18.2	19.8	21.6	12.7	13.8	15.0	16.4	17.9	19.6	21.6
13	13.3	14.3	15.4	16.7	18.1	19.7	21.5	12.6	13.7	14.9	16.2	17.7	19.5	21.4
14	13.2	14.2	15.3	16.6	18.0	19.5	21.3	12.6	13.6	14.8	16.1	17.6	19.3	21.3
15	13.1	14.1	15.2	16.4	17.8	19.4	21.2	12.5	13.5	14.7	16.0	17.5	19.2	21.1
16	13.1	14.0	15.1	16.3	17.7	19.3	21.0	12.4	13.5	14.6	15.9	17.4	19.1	21.0
17	13.0	13.9	15.0	16.2	17.6	19.1	20.9	12.4	13.4	14.5	15.8	17.3	18.9	20.9
18	12.9	13.9	14.9	16.1	17.5	19.0	20.8	12.3	13.3	14.4	15.7	17.2	18.8	20.8
19	12.9	13.8	14.9	16.1	17.4	18.9	20.7	12.3	13.3	14.4	15.7	17.1	18.8	20.7
20	12.8	13.7	14.8	16.0	17.3	18.8	20.6	12.2	13.2	14.3	15.6	17.0	18.7	20.6

性别	男							女						
月龄	-3SD	-2SD	-1SD	0SD	+1SD	+2SD	+3SD	-3SD	-2SD	-1SD	0SD	+1SD	+2SD	+3SD
21	12.8	13.7	14.7	15.9	17.2	18.7	20.5	12.2	13.2	14.3	15.5	17.0	18.6	20.5
22	12.7	13.6	14.7	15.8	17.2	18.7	20.4	12.2	13.1	14.2	15.5	16.9	18.5	20.4
23	12.7	13.6	14.6	15.8	17.1	18.6	20.3	12.2	13.1	14.2	15.4	16.9	18.5	20.4
24	12.7	13.6	14.6	15.7	17.0	18.5	20.3	12.1	13.1	14.2	15.4	16.8	18.4	20.3

BMI 的 24~60 个月的值使用的是体重与身高（站立测量称为身高）的平方之比。

附表 B-6　24~60 个月 BMI 标准表

单位：kg/m^2

性别	男							女						
月龄	-3SD	-2SD	-1SD	0SD	+1SD	+2SD	+3SD	-3SD	-2SD	-1SD	0SD	+1SD	+2SD	+3SD
24	12.9	13.8	14.8	16.0	17.3	18.9	20.6	12.4	13.3	14.4	15.7	17.1	18.7	20.6
25	12.8	13.8	14.8	16.0	17.3	18.8	20.5	12.4	13.3	14.4	15.7	17.1	18.7	20.6
26	12.8	13.7	14.8	15.9	17.3	18.8	20.5	12.3	13.3	14.4	15.6	17.0	18.7	20.6
27	12.7	13.7	14.7	15.9	17.2	18.7	20.4	12.3	13.3	14.4	15.6	17.0	18.6	20.5
28	12.7	13.6	14.7	15.9	17.2	18.7	20.4	12.3	13.3	14.3	15.6	17.0	18.6	20.5

| 性别 | 男 | | | | | | | 女 | | | | | | |
月龄	-3SD	-2SD	-1SD	0SD	+1SD	+2SD	+3SD	-3SD	-2SD	-1SD	0SD	+1SD	+2SD	+3SD
29	12.7	13.6	14.7	15.8	17.1	18.6	20.3	12.3	13.2	14.3	15.6	17.0	18.6	20.4
30	12.6	13.6	14.6	15.8	17.1	18.6	20.2	12.3	13.2	14.3	15.5	16.9	18.5	20.4
31	12.6	13.5	14.6	15.8	17.1	18.5	20.2	12.2	13.2	14.3	15.5	16.9	18.5	20.4
32	12.5	13.5	14.6	15.7	17.0	18.5	20.1	12.2	13.2	14.3	15.5	16.9	18.5	20.4
33	12.5	13.5	14.5	15.7	17.0	18.5	20.1	12.2	13.1	14.2	15.5	16.9	18.5	20.3
34	12.5	13.4	14.5	15.7	17.0	18.4	20.0	12.2	13.1	14.2	15.4	16.8	18.5	20.3
35	12.4	13.4	14.5	15.6	16.9	18.4	20.0	12.1	13.1	14.2	15.4	16.8	18.4	20.3
36	12.4	13.4	14.4	15.6	16.9	18.4	20.0	12.1	13.1	14.2	15.4	16.8	18.4	20.3
37	12.4	13.3	14.4	15.6	16.9	18.3	19.9	12.1	13.1	14.1	15.4	16.8	18.4	20.3
38	12.3	13.3	14.4	15.5	16.8	18.3	19.9	12.1	13.0	14.1	15.4	16.8	18.4	20.3
39	12.3	13.3	14.3	15.5	16.8	18.3	19.9	12.0	13.0	14.1	15.3	16.8	18.4	20.3
40	12.3	13.2	14.3	15.5	16.8	18.2	19.9	12.0	13.0	14.1	15.3	16.8	18.4	20.3
41	12.2	13.2	14.3	15.5	16.8	18.2	19.9	12.0	13.0	14.1	15.3	16.8	18.4	20.4

续表

性别	男							女						
月齡	-3SD	-2SD	-1SD	0SD	+1SD	+2SD	+3SD	-3SD	-2SD	-1SD	0SD	+1SD	+2SD	+3SD
42	12.2	13.2	14.3	15.4	16.8	18.2	19.8	12.0	12.9	14.0	15.3	16.8	18.4	20.4
43	12.2	13.2	14.2	15.4	16.7	18.2	19.8	11.9	12.9	14.0	15.3	16.8	18.4	20.4
44	12.2	13.1	14.2	15.4	16.7	18.2	19.8	11.9	12.9	14.0	15.3	16.8	18.5	20.4
45	12.2	13.1	14.2	15.4	16.7	18.2	19.8	11.9	12.9	14.0	15.3	16.8	18.5	20.5
46	12.1	13.1	14.2	15.4	16.7	18.2	19.8	11.9	12.9	14.0	15.3	16.8	18.5	20.5
47	12.1	13.1	14.2	15.3	16.7	18.2	19.9	11.8	12.8	14.0	15.3	16.8	18.5	20.5
48	12.1	13.1	14.1	15.3	16.7	18.2	19.9	11.8	12.8	14.0	15.3	16.8	18.5	20.6
49	12.1	13.0	14.1	15.3	16.7	18.2	19.9	11.8	12.8	13.9	15.3	16.8	18.5	20.6
50	12.1	13.0	14.1	15.3	16.7	18.2	19.9	11.8	12.8	13.9	15.3	16.8	18.6	20.7
51	12.1	13.0	14.1	15.3	16.6	18.2	19.9	11.8	12.8	13.9	15.3	16.8	18.6	20.7
52	12.0	13.0	14.1	15.3	16.6	18.2	19.9	11.7	12.8	13.9	15.2	16.8	18.6	20.7
53	12.0	13.0	14.1	15.3	16.6	18.2	20.0	11.7	12.7	13.9	15.3	16.8	18.6	20.8
54	12.0	13.0	14.0	15.3	16.6	18.2	20.0	11.7	12.7	13.9	15.3	16.8	18.7	20.8

性别	男							女						
月龄	-3SD	-2SD	-1SD	0SD	+1SD	+2SD	+3SD	-3SD	-2SD	-1SD	0SD	+1SD	+2SD	+3SD
55	12.0	13.0	14.0	15.2	16.6	18.2	20.0	11.7	12.7	13.9	15.3	16.8	18.7	20.9
56	12.0	12.9	14.0	15.2	16.6	18.2	20.1	11.7	12.7	13.9	15.3	16.8	18.7	20.9
57	12.0	12.9	14.0	15.2	16.6	18.2	20.1	11.7	12.7	13.9	15.3	16.9	18.7	21.0
58	12.0	12.9	14.0	15.2	16.6	18.3	20.2	11.7	12.7	13.9	15.3	16.9	18.8	21.0
59	12.0	12.9	14.0	15.2	16.6	18.3	20.2	11.6	12.7	13.9	15.3	16.9	18.8	21.0
60	12.0	12.9	14.0	15.2	16.6	18.3	20.3	11.6	12.7	13.9	15.3	16.9	18.8	21.1

五、0～2岁身长别体重标准表（WHO儿童生长标准2006）

附表 B-7 列出 WHO 儿童生长标准中 0～24 个月（0～2 岁）儿童的身长别体重标准表。表中 SD 是指标准差。0SD 列表示中间值（Median）列。+1SD 列表示加一个标准差之后的值列。其他列类似。

WHO 儿童生长标准中 0～24 个月的儿童身高采用躺着的姿势测量，称为身长。身长的单位是 cm（厘米），体重的单位是 kg（千克）。身长别体重标准表，表的第一列是身长，其余列是不同 SD 的体重值。

附表 B-7　0～24个月身长别体重标准表

单位：kg

性别	男							女						
身长/cm	-3SD	-2SD	-1SD	0SD	+1SD	+2SD	+3SD	-3SD	-2SD	-1SD	0SD	+1SD	+2SD	+3SD
45	1.9	2.0	2.2	2.4	2.7	3.0	3.3	1.9	2.1	2.3	2.5	2.7	3.0	3.3
45.5	1.9	2.1	2.3	2.5	2.8	3.1	3.4	2.0	2.1	2.3	2.5	2.8	3.1	3.4
46	2.0	2.2	2.4	2.6	2.9	3.1	3.5	2.0	2.2	2.4	2.6	2.9	3.2	3.5
46.5	2.1	2.3	2.5	2.7	3.0	3.2	3.6	2.1	2.3	2.5	2.7	3.0	3.3	3.6
47	2.1	2.3	2.5	2.8	3.0	3.3	3.7	2.2	2.4	2.6	2.8	3.1	3.4	3.7
47.5	2.2	2.4	2.6	2.9	3.1	3.4	3.8	2.2	2.4	2.6	2.9	3.2	3.5	3.8
48	2.3	2.5	2.7	2.9	3.2	3.6	3.9	2.3	2.5	2.7	3.0	3.3	3.6	4.0
48.5	2.3	2.6	2.8	3.0	3.3	3.7	4.0	2.4	2.6	2.8	3.1	3.4	3.7	4.1
49	2.4	2.6	2.9	3.1	3.4	3.8	4.2	2.4	2.6	2.9	3.2	3.5	3.8	4.2
49.5	2.5	2.7	3.0	3.2	3.5	3.9	4.3	2.5	2.7	3.0	3.3	3.6	3.9	4.3
50	2.6	2.8	3.0	3.3	3.6	4.0	4.4	2.6	2.8	3.1	3.4	3.7	4.0	4.5
50.5	2.7	2.9	3.1	3.4	3.8	4.1	4.5	2.7	2.9	3.2	3.5	3.8	4.2	4.6
51	2.7	3.0	3.2	3.5	3.9	4.2	4.7	2.8	3.0	3.3	3.6	3.9	4.3	4.8

性别	男							女						
身长/cm	−3SD	−2SD	−1SD	0SD	+1SD	+2SD	+3SD	−3SD	−2SD	−1SD	0SD	+1SD	+2SD	+3SD
51.5	2.8	3.1	3.3	3.6	4.0	4.4	4.8	2.8	3.1	3.4	3.7	4.0	4.4	4.9
52	2.9	3.2	3.5	3.8	4.1	4.5	5.0	2.9	3.2	3.5	3.8	4.2	4.6	5.1
52.5	3.0	3.3	3.6	3.9	4.2	4.6	5.1	3.0	3.3	3.6	3.9	4.3	4.7	5.2
53	3.1	3.4	3.7	4.0	4.4	4.8	5.3	3.1	3.4	3.7	4.0	4.4	4.9	5.4
53.5	3.2	3.5	3.8	4.1	4.5	4.9	5.4	3.2	3.5	3.8	4.2	4.6	5.0	5.5
54	3.3	3.6	3.9	4.3	4.7	5.1	5.6	3.3	3.6	3.9	4.3	4.7	5.2	5.7
54.5	3.4	3.7	4.0	4.4	4.8	5.3	5.8	3.4	3.7	4.0	4.4	4.8	5.3	5.9
55	3.6	3.8	4.2	4.5	5.0	5.4	6.0	3.5	3.8	4.2	4.5	5.0	5.5	6.1
55.5	3.7	4.0	4.3	4.7	5.1	5.6	6.1	3.6	3.9	4.3	4.7	5.1	5.7	6.3
56	3.8	4.1	4.4	4.8	5.3	5.8	6.3	3.7	4.0	4.4	4.8	5.3	5.8	6.4
56.5	3.9	4.2	4.6	5.0	5.4	5.9	6.5	3.8	4.1	4.5	5.0	5.4	6.0	6.6
57	4.0	4.3	4.7	5.1	5.6	6.1	6.7	3.9	4.3	4.6	5.1	5.6	6.1	6.8

| 性别 | | 男 | | | | | | | 女 | | | | | | |
身长/cm	-3SD	-2SD	-1SD	0SD	+1SD	+2SD	+3SD	-3SD	-2SD	-1SD	0SD	+1SD	+2SD	+3SD
57.5	4.1	4.5	4.9	5.3	5.7	6.3	6.9	4.0	4.4	4.8	5.2	5.7	6.3	7.0
58	4.3	4.6	5.0	5.4	5.9	6.4	7.1	4.1	4.5	4.9	5.4	5.9	6.5	7.1
58.5	4.4	4.7	5.1	5.6	6.1	6.6	7.2	4.2	4.6	5.0	5.5	6.0	6.6	7.3
59	4.5	4.8	5.3	5.7	6.2	6.8	7.4	4.3	4.7	5.1	5.6	6.2	6.8	7.5
59.5	4.6	5.0	5.4	5.9	6.4	7.0	7.6	4.4	4.8	5.3	5.7	6.3	6.9	7.7
60	4.7	5.1	5.5	6.0	6.5	7.1	7.8	4.5	4.9	5.4	5.9	6.4	7.1	7.8
60.5	4.8	5.2	5.6	6.1	6.7	7.3	8.0	4.6	5.0	5.5	6.0	6.6	7.3	8.0
61	4.9	5.3	5.8	6.3	6.8	7.4	8.1	4.7	5.1	5.6	6.1	6.7	7.4	8.2
61.5	5.0	5.4	5.9	6.4	7.0	7.6	8.3	4.8	5.2	5.7	6.3	6.9	7.6	8.4
62	5.1	5.6	6.0	6.5	7.1	7.7	8.5	4.9	5.3	5.8	6.4	7.0	7.7	8.5
62.5	5.2	5.7	6.1	6.7	7.2	7.9	8.6	5.0	5.4	5.9	6.5	7.1	7.8	8.7
63	5.3	5.8	6.2	6.8	7.4	8.0	8.8	5.1	5.5	6.0	6.6	7.3	8.0	8.8

性别		男							女						
身长/cm	-3SD	-2SD	-1SD	0SD	+1SD	+2SD	+3SD	-3SD	-2SD	-1SD	0SD	+1SD	+2SD	+3SD
63.5	5.4	5.9	6.4	6.9	7.5	8.2	8.9	5.2	5.6	6.2	6.7	7.4	8.1	9.0
64	5.5	6.0	6.5	7.0	7.6	8.3	9.1	5.3	5.7	6.3	6.9	7.5	8.3	9.1
64.5	5.6	6.1	6.6	7.1	7.8	8.5	9.3	5.4	5.8	6.4	7.0	7.6	8.4	9.3
65	5.7	6.2	6.7	7.3	7.9	8.6	9.4	5.5	5.9	6.5	7.1	7.8	8.6	9.5
65.5	5.8	6.3	6.8	7.4	8.0	8.7	9.6	5.5	6.0	6.6	7.2	7.9	8.7	9.6
66	5.9	6.4	6.9	7.5	8.2	8.9	9.7	5.6	6.1	6.7	7.3	8.0	8.8	9.8
66.5	6.0	6.5	7.0	7.6	8.3	9.0	9.9	5.7	6.2	6.8	7.4	8.1	9.0	9.9
67	6.1	6.6	7.1	7.7	8.4	9.2	10.0	5.8	6.3	6.9	7.5	8.3	9.1	10.0
67.5	6.2	6.7	7.2	7.9	8.5	9.3	10.2	5.9	6.4	7.0	7.6	8.4	9.2	10.2
68	6.3	6.8	7.3	8.0	8.7	9.4	10.3	6.0	6.5	7.1	7.7	8.5	9.4	10.3
68.5	6.4	6.9	7.5	8.1	8.8	9.6	10.5	6.1	6.6	7.2	7.9	8.6	9.5	10.5
69	6.5	7.0	7.6	8.2	8.9	9.7	10.6	6.1	6.7	7.3	8.0	8.7	9.6	10.6

性别	男							女						
身长/cm	-3SD	-2SD	-1SD	0SD	+1SD	+2SD	+3SD	-3SD	-2SD	-1SD	0SD	+1SD	+2SD	+3SD
69.5	6.6	7.1	7.7	8.3	9.0	9.8	10.8	6.2	6.8	7.4	8.1	8.8	9.7	10.7
70	6.6	7.2	7.8	8.4	9.2	10.0	10.9	6.3	6.9	7.5	8.2	9.0	9.9	10.9
70.5	6.7	7.3	7.9	8.5	9.3	10.1	11.1	6.4	6.9	7.6	8.3	9.1	10.0	11.0
71	6.8	7.4	8.0	8.6	9.4	10.2	11.2	6.5	7.0	7.7	8.4	9.2	10.1	11.1
71.5	6.9	7.5	8.1	8.8	9.5	10.4	11.3	6.5	7.1	7.7	8.5	9.3	10.2	11.3
72	7.0	7.6	8.2	8.9	9.6	10.5	11.5	6.6	7.2	7.8	8.6	9.4	10.3	11.4
72.5	7.1	7.6	8.3	9.0	9.8	10.6	11.6	6.7	7.3	7.9	8.7	9.5	10.5	11.5
73	7.2	7.7	8.4	9.1	9.9	10.8	11.8	6.8	7.4	8.0	8.8	9.6	10.6	11.7
73.5	7.2	7.8	8.5	9.2	10.0	10.9	11.9	6.9	7.4	8.1	8.9	9.7	10.7	11.8
74	7.3	7.9	8.6	9.3	10.1	11.0	12.1	6.9	7.5	8.2	9.0	9.8	10.8	11.9
74.5	7.4	8.0	8.7	9.4	10.2	11.2	12.2	7.0	7.6	8.3	9.1	9.9	10.9	12.0
75	7.5	8.1	8.8	9.5	10.3	11.3	12.3	7.1	7.7	8.4	9.1	10.0	11.0	12.2

性别	男							女						
身长/cm	-3SD	-2SD	-1SD	0SD	+1SD	+2SD	+3SD	-3SD	-2SD	-1SD	0SD	+1SD	+2SD	+3SD
75.5	7.6	8.2	8.8	9.6	10.4	11.4	12.5	7.1	7.8	8.5	9.2	10.1	11.1	12.3
76	7.6	8.3	8.9	9.7	10.6	11.5	12.6	7.2	7.8	8.5	9.3	10.2	11.2	12.4
76.5	7.7	8.3	9.0	9.8	10.7	11.6	12.7	7.3	7.9	8.6	9.4	10.3	11.4	12.5
77	7.8	8.4	9.1	9.9	10.8	11.7	12.8	7.4	8.0	8.7	9.5	10.4	11.5	12.6
77.5	7.9	8.5	9.2	10.0	10.9	11.9	13.0	7.4	8.1	8.8	9.6	10.5	11.6	12.8
78	7.9	8.6	9.3	10.1	11.0	12.0	13.1	7.5	8.2	8.9	9.7	10.6	11.7	12.9
78.5	8.0	8.7	9.4	10.2	11.1	12.1	13.2	7.6	8.2	9.0	9.8	10.7	11.8	13.0
79	8.1	8.7	9.5	10.3	11.2	12.2	13.3	7.7	8.3	9.1	9.9	10.8	11.9	13.1
79.5	8.2	8.8	9.5	10.4	11.3	12.3	13.4	7.7	8.4	9.1	10.0	10.9	12.0	13.3
80	8.2	8.9	9.6	10.4	11.4	12.4	13.6	7.8	8.5	9.2	10.1	11.0	12.1	13.4
80.5	8.3	9.0	9.7	10.5	11.5	12.5	13.7	7.9	8.6	9.3	10.2	11.2	12.3	13.5
81	8.4	9.1	9.8	10.6	11.6	12.6	13.8	8.0	8.7	9.4	10.3	11.3	12.4	13.7

性别	男							女						
身长/cm	-3SD	-2SD	-1SD	0SD	+1SD	+2SD	+3SD	-3SD	-2SD	-1SD	0SD	+1SD	+2SD	+3SD
81.5	8.5	9.1	9.9	10.7	11.7	12.7	13.9	8.1	8.8	9.5	10.4	11.4	12.5	13.8
82	8.5	9.2	10.0	10.8	11.8	12.8	14.0	8.1	8.8	9.6	10.5	11.5	12.6	13.9
82.5	8.6	9.3	10.1	10.9	11.9	13.0	14.2	8.2	8.9	9.7	10.6	11.6	12.8	14.1
83	8.7	9.4	10.2	11.0	12.0	13.1	14.3	8.3	9.0	9.8	10.7	11.8	12.9	14.2
83.5	8.8	9.5	10.3	11.2	12.1	13.2	14.4	8.4	9.1	9.9	10.9	11.9	13.1	14.4
84	8.9	9.6	10.4	11.3	12.2	13.3	14.6	8.5	9.2	10.1	11.0	12.0	13.2	14.5
84.5	9.0	9.7	10.5	11.4	12.4	13.5	14.7	8.6	9.3	10.2	11.1	12.1	13.3	14.7
85	9.1	9.8	10.6	11.5	12.5	13.6	14.9	8.7	9.4	10.3	11.2	12.3	13.5	14.9
85.5	9.2	9.9	10.7	11.6	12.6	13.7	15.0	8.8	9.5	10.4	11.3	12.4	13.6	15.0
86	9.3	10.0	10.8	11.7	12.8	13.9	15.2	8.9	9.7	10.5	11.5	12.6	13.8	15.2
86.5	9.4	10.1	11.0	11.9	12.9	14.0	15.3	9.0	9.8	10.6	11.6	12.7	13.9	15.4
87	9.5	10.2	11.1	12.0	13.0	14.2	15.5	9.1	9.9	10.7	11.7	12.8	14.1	15.5

性别	男							女						
身长/cm	−3SD	−2SD	−1SD	0SD	+1SD	+2SD	+3SD	−3SD	−2SD	−1SD	0SD	+1SD	+2SD	+3SD
87.5	9.6	10.4	11.2	12.1	13.2	14.3	15.6	9.2	10.0	10.9	11.8	13.0	14.2	15.7
88	9.7	10.5	11.3	12.2	13.3	14.5	15.8	9.3	10.1	11.0	12.0	13.1	14.4	15.9
88.5	9.8	10.6	11.4	12.4	13.4	14.6	15.9	9.4	10.2	11.1	12.1	13.2	14.5	16.0
89	9.9	10.7	11.5	12.5	13.5	14.7	16.1	9.5	10.3	11.2	12.2	13.4	14.7	16.2
89.5	10.0	10.8	11.6	12.6	13.7	14.9	16.2	9.6	10.4	11.3	12.3	13.5	14.8	16.4
90	10.1	10.9	11.8	12.7	13.8	15.0	16.4	9.7	10.5	11.4	12.5	13.7	15.0	16.5
90.5	10.2	11.0	11.9	12.8	13.9	15.1	16.5	9.8	10.6	11.5	12.6	13.8	15.1	16.7
91	10.3	11.1	12.0	13.0	14.1	15.3	16.7	9.9	10.7	11.7	12.7	13.9	15.3	16.9
91.5	10.4	11.2	12.1	13.1	14.2	15.4	16.8	10.0	10.8	11.8	12.8	14.1	15.5	17.0
92	10.5	11.3	12.2	13.2	14.3	15.6	17.0	10.1	10.9	11.9	13.0	14.2	15.6	17.2
92.5	10.6	11.4	12.3	13.3	14.4	15.7	17.1	10.1	11.0	12.0	13.1	14.3	15.8	17.4
93	10.7	11.5	12.4	13.4	14.6	15.8	17.3	10.2	11.1	12.1	13.2	14.5	15.9	17.5

性别		男							女						
身长/cm	−3SD	−2SD	−1SD	0SD	+1SD	+2SD	+3SD	−3SD	−2SD	−1SD	0SD	+1SD	+2SD	+3SD
93.5	10.7	11.6	12.5	13.5	14.7	16.0	17.4	10.3	11.2	12.2	13.3	14.6	16.1	17.7
94	10.8	11.7	12.6	13.7	14.8	16.1	17.6	10.4	11.3	12.3	13.5	14.7	16.2	17.9
94.5	10.9	11.8	12.7	13.8	14.9	16.3	17.7	10.5	11.4	12.4	13.6	14.9	16.4	18.0
95	11.0	11.9	12.8	13.9	15.1	16.4	17.9	10.6	11.5	12.6	13.7	15.0	16.5	18.2
95.5	11.1	12.0	12.9	14.0	15.2	16.5	18.0	10.7	11.6	12.7	13.8	15.2	16.7	18.4
96	11.2	12.1	13.1	14.1	15.3	16.7	18.2	10.8	11.7	12.8	14.0	15.3	16.8	18.6
96.5	11.3	12.2	13.2	14.3	15.5	16.8	18.4	10.9	11.8	12.9	14.1	15.4	17.0	18.7
97	11.4	12.3	13.3	14.4	15.6	17.0	18.5	11.0	12.0	13.0	14.2	15.6	17.1	18.9
97.5	11.5	12.4	13.4	14.5	15.7	17.1	18.7	11.1	12.1	13.1	14.4	15.7	17.3	19.1
98	11.6	12.5	13.5	14.6	15.9	17.3	18.9	11.2	12.2	13.3	14.5	15.9	17.5	19.3
98.5	11.7	12.6	13.6	14.8	16.0	17.5	19.1	11.3	12.3	13.4	14.6	16.0	17.6	19.5
99	11.8	12.7	13.7	14.9	16.2	17.6	19.2	11.4	12.4	13.5	14.8	16.2	17.8	19.6

性别	男							女						
身长/cm	-3SD	-2SD	-1SD	0SD	+1SD	+2SD	+3SD	-3SD	-2SD	-1SD	0SD	+1SD	+2SD	+3SD
99.5	11.9	12.8	13.9	15.0	16.3	17.8	19.4	11.5	12.5	13.6	14.9	16.3	18.0	19.8
100	12.0	12.9	14.0	15.2	16.5	18.0	19.6	11.6	12.6	13.7	15.0	16.5	18.1	20.0
100.5	12.1	13.0	14.1	15.3	16.6	18.1	19.8	11.7	12.7	13.9	15.2	16.6	18.3	20.2
101	12.2	13.2	14.2	15.4	16.8	18.3	20.0	11.8	12.8	14.0	15.3	16.8	18.5	20.4
101.5	12.3	13.3	14.4	15.6	16.9	18.5	20.2	11.9	13.0	14.1	15.5	17.0	18.7	20.6
102	12.4	13.4	14.5	15.7	17.1	18.7	20.4	12.0	13.1	14.3	15.6	17.1	18.9	20.8
102.5	12.5	13.5	14.6	15.9	17.3	18.8	20.6	12.1	13.2	14.4	15.8	17.3	19.0	21.0
103	12.6	13.6	14.8	16.0	17.4	19.0	20.8	12.3	13.3	14.5	15.9	17.5	19.2	21.3
103.5	12.7	13.7	14.9	16.2	17.6	19.2	21.0	12.4	13.5	14.7	16.1	17.6	19.4	21.5
104	12.8	13.9	15.0	16.3	17.8	19.4	21.2	12.5	13.6	14.8	16.2	17.8	19.6	21.7
104.5	12.9	14.0	15.2	16.5	17.9	19.6	21.5	12.6	13.7	15.0	16.4	18.0	19.8	21.9

性别		男							女						
身长/cm	-3SD	-2SD	-1SD	0SD	+1SD	+2SD	+3SD	-3SD	-2SD	-1SD	0SD	+1SD	+2SD	+3SD
105	13.0	14.1	15.3	16.6	18.1	19.8	21.7	12.7	13.8	15.1	16.5	18.2	20.0	22.2
105.5	13.2	14.2	15.4	16.8	18.3	20.0	21.9	12.8	14.0	15.3	16.7	18.4	20.2	22.4
106	13.3	14.4	15.6	16.9	18.5	20.2	22.1	13.0	14.1	15.4	16.9	18.5	20.5	22.6
106.5	13.4	14.5	15.7	17.1	18.6	20.4	22.4	13.1	14.3	15.6	17.1	18.7	20.7	22.9
107	13.5	14.6	15.9	17.3	18.8	20.6	22.6	13.2	14.4	15.7	17.2	18.9	20.9	23.1
107.5	13.6	14.7	16.0	17.4	19.0	20.8	22.8	13.3	14.5	15.9	17.4	19.1	21.1	23.4
108	13.7	14.9	16.2	17.6	19.2	21.0	23.1	13.5	14.7	16.0	17.6	19.3	21.3	23.6
108.5	13.8	15.0	16.3	17.8	19.4	21.2	23.3	13.6	14.8	16.2	17.8	19.5	21.6	23.9
109	14.0	15.1	16.5	17.9	19.6	21.4	23.6	13.7	15.0	16.4	18.0	19.7	21.8	24.2
109.5	14.1	15.3	16.6	18.1	19.8	21.7	23.8	13.9	15.1	16.5	18.1	20.0	22.0	24.4
110	14.2	15.4	16.8	18.3	20.0	21.9	24.1	14.0	15.3	16.7	18.3	20.2	22.3	24.7

六、2～5岁身高别体重标准表（WHO 儿童生长标准 2006）

附表 B-8 列出 WHO 儿童生长标准中 24～60 个月（2～5 岁）儿童的身高别体重标准表。表中 SD 是指标准差。0SD 列表示中间值（Median）列。+1SD 列表示加一个标准差之后的值列。其他列类似。

WHO 儿童生长标准中 24～60 个月的儿童身高采用站立的姿势测量，称为身高。身高的单位是 cm（厘米），体重的单位是 kg（千克）。身高别体重标准表，表的第一列是身高，其余列是不同 SD 的体重值。

附表 B-8 24～60 个月身高别体重标准表

单位：kg

性别	男								女							
身高/cm	−3SD	−2SD	−1SD	0SD	+1SD	+2SD	+3SD	−3SD	−2SD	−1SD	0SD	+1SD	+2SD	+3SD
65	5.9	6.3	6.9	7.4	8.1	8.8	9.6	5.6	6.1	6.6	7.2	7.9	8.7	9.7
65.5	6.0	6.4	7.0	7.6	8.2	8.9	9.8	5.7	6.2	6.7	7.4	8.1	8.9	9.8
66	6.1	6.5	7.1	7.7	8.3	9.1	9.9	5.8	6.3	6.8	7.5	8.2	9.0	10.0
66.5	6.1	6.6	7.2	7.8	8.5	9.2	10.1	5.8	6.4	6.9	7.6	8.3	9.1	10.1
67	6.2	6.7	7.3	7.9	8.6	9.4	10.2	5.9	6.4	7.0	7.7	8.4	9.3	10.2
67.5	6.3	6.8	7.4	8.0	8.7	9.5	10.4	6.0	6.5	7.1	7.8	8.5	9.4	10.4

续表

性别	男							女						
身高/cm	-3SD	-2SD	-1SD	0SD	+1SD	+2SD	+3SD	-3SD	-2SD	-1SD	0SD	+1SD	+2SD	+3SD
68	6.4	6.9	7.5	8.1	8.8	9.6	10.5	6.1	6.6	7.2	7.9	8.7	9.5	10.5
68.5	6.5	7.0	7.6	8.2	9.0	9.8	10.7	6.2	6.7	7.3	8.0	8.8	9.7	10.7
69	6.6	7.1	7.7	8.4	9.1	9.9	10.8	6.3	6.8	7.4	8.1	8.9	9.8	10.8
69.5	6.7	7.2	7.8	8.5	9.2	10.0	11.0	6.3	6.9	7.5	8.2	9.0	9.9	10.9
70	6.8	7.3	7.9	8.6	9.3	10.2	11.1	6.4	7.0	7.6	8.3	9.1	10.0	11.1
70.5	6.9	7.4	8.0	8.7	9.5	10.3	11.3	6.5	7.1	7.7	8.4	9.2	10.1	11.2
71	6.9	7.5	8.1	8.8	9.6	10.4	11.4	6.6	7.1	7.8	8.5	9.3	10.3	11.3
71.5	7.0	7.6	8.2	8.9	9.7	10.6	11.6	6.7	7.2	7.9	8.6	9.4	10.4	11.5
72	7.1	7.7	8.3	9.0	9.8	10.7	11.7	6.7	7.3	8.0	8.7	9.5	10.5	11.6
72.5	7.2	7.8	8.4	9.1	9.9	10.8	11.8	6.8	7.4	8.1	8.8	9.7	10.6	11.7
73	7.3	7.9	8.5	9.2	10.0	11.0	12.0	6.9	7.5	8.1	8.9	9.8	10.7	11.8
73.5	7.4	7.9	8.6	9.3	10.2	11.1	12.1	7.0	7.6	8.2	9.0	9.9	10.8	12.0

续表

性别	男							女						
身高/cm	−3SD	−2SD	−1SD	0SD	+1SD	+2SD	+3SD	−3SD	−2SD	−1SD	0SD	+1SD	+2SD	+3SD
74	7.4	8.0	8.7	9.4	10.3	11.2	12.2	7.0	7.6	8.3	9.1	10.0	11.0	12.1
74.5	7.5	8.1	8.8	9.5	10.4	11.3	12.4	7.1	7.7	8.4	9.2	10.1	11.1	12.2
75	7.6	8.2	8.9	9.6	10.5	11.4	12.5	7.2	7.8	8.5	9.3	10.2	11.2	12.3
75.5	7.7	8.3	9.0	9.7	10.6	11.6	12.6	7.2	7.9	8.6	9.4	10.3	11.3	12.5
76	7.7	8.4	9.1	9.8	10.7	11.7	12.8	7.3	8.0	8.7	9.5	10.4	11.4	12.6
76.5	7.8	8.5	9.2	9.9	10.8	11.8	12.9	7.4	8.0	8.7	9.6	10.5	11.5	12.7
77	7.9	8.5	9.2	10.0	10.9	11.9	13.0	7.5	8.1	8.8	9.6	10.6	11.6	12.8
77.5	8.0	8.6	9.3	10.1	11.0	12.0	13.1	7.5	8.2	8.9	9.7	10.7	11.7	12.9
78	8.0	8.7	9.4	10.2	11.1	12.1	13.3	7.6	8.3	9.0	9.8	10.8	11.8	13.1
78.5	8.1	8.8	9.5	10.3	11.2	12.2	13.4	7.7	8.4	9.1	9.9	10.9	12.0	13.2
79	8.2	8.8	9.6	10.4	11.3	12.3	13.5	7.8	8.4	9.2	10.0	11.0	12.1	13.3
79.5	8.3	8.9	9.7	10.5	11.4	12.4	13.6	7.8	8.5	9.3	10.1	11.1	12.2	13.4

续表

性别		男							女						
身高/cm		-3SD	-2SD	-1SD	0SD	+1SD	+2SD	+3SD	-3SD	-2SD	-1SD	0SD	+1SD	+2SD	+3SD
80		8.3	9.0	9.7	10.6	11.5	12.6	13.7	7.9	8.6	9.4	10.2	11.2	12.3	13.6
80.5		8.4	9.1	9.8	10.7	11.6	12.7	13.8	8.0	8.7	9.5	10.3	11.3	12.4	13.7
81		8.5	9.2	9.9	10.8	11.7	12.8	14.0	8.1	8.8	9.6	10.4	11.4	12.6	13.9
81.5		8.6	9.3	10.0	10.9	11.8	12.9	14.1	8.2	8.9	9.7	10.6	11.6	12.7	14.0
82		8.7	9.3	10.1	11.0	11.9	13.0	14.2	8.3	9.0	9.8	10.7	11.7	12.8	14.1
82.5		8.7	9.4	10.2	11.1	12.1	13.1	14.4	8.4	9.1	9.9	10.8	11.8	13.0	14.3
83		8.8	9.5	10.3	11.2	12.2	13.3	14.5	8.5	9.2	10.0	10.9	11.9	13.1	14.5
83.5		8.9	9.6	10.4	11.3	12.3	13.4	14.6	8.5	9.3	10.1	11.0	12.1	13.3	14.6
84		9.0	9.7	10.5	11.4	12.4	13.5	14.8	8.6	9.4	10.2	11.1	12.2	13.4	14.8
84.5		9.1	9.9	10.7	11.5	12.5	13.7	14.9	8.7	9.5	10.3	11.3	12.3	13.5	14.9
85		9.2	10.0	10.8	11.7	12.7	13.8	15.1	8.8	9.6	10.4	11.4	12.5	13.7	15.1
85.5		9.3	10.1	10.9	11.8	12.8	13.9	15.2	8.9	9.7	10.6	11.5	12.6	13.8	15.3

性别	男							女						
身高/cm	−3SD	−2SD	−1SD	0SD	+1SD	+2SD	+3SD	−3SD	−2SD	−1SD	0SD	+1SD	+2SD	+3SD
86	9.4	10.2	11.0	11.9	12.9	14.1	15.4	9.0	9.8	10.7	11.6	12.7	14.0	15.4
86.5	9.5	10.3	11.1	12.0	13.1	14.2	15.5	9.1	9.9	10.8	11.8	12.9	14.2	15.6
87	9.6	10.4	11.2	12.2	13.2	14.4	15.7	9.2	10.0	10.9	11.9	13.0	14.3	15.8
87.5	9.7	10.5	11.3	12.3	13.3	14.5	15.8	9.3	10.1	11.0	12.0	13.2	14.5	15.9
88	9.8	10.6	11.5	12.4	13.5	14.7	16.0	9.4	10.2	11.1	12.1	13.3	14.6	16.1
88.5	9.9	10.7	11.6	12.5	13.6	14.8	16.1	9.5	10.3	11.2	12.3	13.4	14.8	16.3
89	10.0	10.8	11.7	12.6	13.7	14.9	16.3	9.6	10.4	11.4	12.4	13.6	14.9	16.4
89.5	10.1	10.9	11.8	12.8	13.9	15.1	16.4	9.7	10.5	11.5	12.5	13.7	15.1	16.6
90	10.2	11.0	11.9	12.9	14.0	15.2	16.6	9.8	10.6	11.6	12.6	13.8	15.2	16.8
90.5	10.3	11.1	12.0	13.0	14.1	15.3	16.7	9.9	10.7	11.7	12.8	14.0	15.4	16.9
91	10.4	11.2	12.1	13.1	14.2	15.5	16.9	10.0	10.9	11.8	12.9	14.1	15.5	17.1
91.5	10.5	11.3	12.2	13.2	14.4	15.6	17.0	10.1	11.0	11.9	13.0	14.3	15.7	17.3

性别	男							女						
身高/cm	-3SD	-2SD	-1SD	0SD	+1SD	+2SD	+3SD	-3SD	-2SD	-1SD	0SD	+1SD	+2SD	+3SD
92	10.6	11.4	12.3	13.4	14.5	15.8	17.2	10.2	11.1	12.0	13.1	14.4	15.8	17.4
92.5	10.7	11.5	12.4	13.5	14.6	15.9	17.3	10.3	11.2	12.1	13.3	14.5	16.0	17.6
93	10.8	11.6	12.6	13.6	14.7	16.0	17.5	10.4	11.3	12.3	13.4	14.7	16.1	17.8
93.5	10.9	11.7	12.7	13.7	14.9	16.2	17.6	10.5	11.4	12.4	13.5	14.8	16.3	17.9
94	11.0	11.8	12.8	13.8	15.0	16.3	17.8	10.6	11.5	12.5	13.6	14.9	16.4	18.1
94.5	11.1	11.9	12.9	13.9	15.1	16.5	17.9	10.7	11.6	12.6	13.8	15.1	16.6	18.3
95	11.1	12.0	13.0	14.1	15.3	16.6	18.1	10.8	11.7	12.7	13.9	15.2	16.7	18.5
95.5	11.2	12.1	13.1	14.2	15.4	16.7	18.3	10.8	11.8	12.8	14.0	15.4	16.9	18.6
96	11.3	12.2	13.2	14.3	15.5	16.9	18.4	10.9	11.9	12.9	14.1	15.5	17.0	18.8
96.5	11.4	12.3	13.3	14.4	15.7	17.0	18.6	11.0	12.0	13.1	14.3	15.6	17.2	19.0
97	11.5	12.4	13.4	14.6	15.8	17.2	18.8	11.1	12.1	13.2	14.4	15.8	17.4	19.2
97.5	11.6	12.5	13.6	14.7	15.9	17.4	18.9	11.2	12.2	13.3	14.5	15.9	17.5	19.3

性别 身高/cm	男							女						
	−3SD	−2SD	−1SD	0SD	+1SD	+2SD	+3SD	−3SD	−2SD	−1SD	0SD	+1SD	+2SD	+3SD
98	11.7	12.6	13.7	14.8	16.1	17.5	19.1	11.3	12.3	13.4	14.7	16.1	17.7	19.5
98.5	11.8	12.8	13.8	14.9	16.2	17.7	19.3	11.4	12.4	13.5	14.8	16.2	17.9	19.7
99	11.9	12.9	13.9	15.1	16.4	17.9	19.5	11.5	12.5	13.7	14.9	16.4	18.0	19.9
99.5	12.0	13.0	14.0	15.2	16.5	18.0	19.7	11.6	12.7	13.8	15.1	16.5	18.2	20.1
100	12.1	13.1	14.2	15.4	16.7	18.2	19.9	11.7	12.8	13.9	15.2	16.7	18.4	20.3
100.5	12.2	13.2	14.3	15.5	16.9	18.4	20.1	11.9	12.9	14.1	15.4	16.9	18.6	20.5
101	12.3	13.3	14.4	15.6	17.0	18.5	20.3	12.0	13.0	14.2	15.5	17.0	18.7	20.7
101.5	12.4	13.4	14.5	15.8	17.2	18.7	20.5	12.1	13.1	14.3	15.7	17.2	18.9	20.9
102	12.5	13.6	14.7	15.9	17.3	18.9	20.7	12.2	13.3	14.5	15.8	17.4	19.1	21.1
102.5	12.6	13.7	14.8	16.1	17.5	19.1	20.9	12.3	13.4	14.6	16.0	17.5	19.3	21.4
103	12.8	13.8	14.9	16.2	17.7	19.3	21.1	12.4	13.5	14.7	16.1	17.7	19.5	21.6

续表

性别		男							女					
身高/cm	−3SD	−2SD	−1SD	0SD	+1SD	+2SD	+3SD	−3SD	−2SD	−1SD	0SD	+1SD	+2SD	+3SD
103.5	12.9	13.9	15.1	16.4	17.8	19.5	21.3	12.5	13.6	14.9	16.3	17.9	19.7	21.8
104	13.0	14.0	15.2	16.5	18.0	19.7	21.6	12.6	13.8	15.0	16.4	18.1	19.9	22.0
104.5	13.1	14.2	15.4	16.7	18.2	19.9	21.8	12.8	13.9	15.2	16.6	18.2	20.1	22.3
105	13.2	14.3	15.5	16.8	18.4	20.1	22.0	12.9	14.0	15.3	16.8	18.4	20.3	22.5
105.5	13.3	14.4	15.6	17.0	18.5	20.3	22.2	13.0	14.2	15.5	16.9	18.6	20.5	22.7
106	13.4	14.5	15.8	17.2	18.7	20.5	22.5	13.1	14.3	15.6	17.1	18.8	20.8	23.0
106.5	13.5	14.7	15.9	17.3	18.9	20.7	22.7	13.3	14.5	15.8	17.3	19.0	21.0	23.2
107	13.7	14.8	16.1	17.5	19.1	20.9	22.9	13.4	14.6	15.9	17.5	19.2	21.2	23.5
107.5	13.8	14.9	16.2	17.7	19.3	21.1	23.2	13.5	14.7	16.1	17.7	19.4	21.4	23.7
108	13.9	15.1	16.4	17.8	19.5	21.3	23.4	13.7	14.9	16.3	17.8	19.6	21.7	24.0
108.5	14.0	15.2	16.5	18.0	19.7	21.5	23.7	13.8	15.0	16.4	18.0	19.8	21.9	24.3

| 性别 | | 男 | | | | | | | 女 | | | | | |
身高/cm	-3SD	-2SD	-1SD	0SD	+1SD	+2SD	+3SD	-3SD	-2SD	-1SD	0SD	+1SD	+2SD	+3SD
109	14.1	15.3	16.7	18.2	19.8	21.8	23.9	13.9	15.2	16.6	18.2	20.0	22.1	24.5
109.5	14.3	15.5	16.8	18.3	20.0	22.0	24.2	14.1	15.4	16.8	18.4	20.3	22.4	24.8
110	14.4	15.6	17.0	18.5	20.2	22.2	24.4	14.2	15.5	17.0	18.6	20.5	22.6	25.1
110.5	14.5	15.8	17.1	18.7	20.4	22.4	24.7	14.4	15.7	17.1	18.8	20.7	22.9	25.4
111	14.6	15.9	17.3	18.9	20.7	22.7	25.0	14.5	15.8	17.3	19.0	20.9	23.1	25.7
111.5	14.8	16.0	17.5	19.1	20.9	22.9	25.2	14.7	16.0	17.5	19.2	21.2	23.4	26.0
112	14.9	16.2	17.6	19.2	21.1	23.1	25.5	14.8	16.2	17.7	19.4	21.4	23.6	26.2
112.5	15.0	16.3	17.8	19.4	21.3	23.4	25.8	15.0	16.3	17.9	19.6	21.6	23.9	26.5
113	15.2	16.5	18.0	19.6	21.5	23.6	26.0	15.1	16.5	18.0	19.8	21.8	24.2	26.8
113.5	15.3	16.6	18.1	19.8	21.7	23.9	26.3	15.3	16.7	18.2	20.0	22.1	24.4	27.1
114	15.4	16.8	18.3	20.0	21.9	24.1	26.6	15.4	16.8	18.4	20.2	22.3	24.7	27.4

性别		男							女						
身高/cm	−3SD	−2SD	−1SD	0SD	+1SD	+2SD	+3SD	−3SD	−2SD	−1SD	0SD	+1SD	+2SD	+3SD
114.5	15.6	16.9	18.5	20.2	22.1	24.4	26.9	15.6	17.0	18.6	20.5	22.6	25.0	27.8
115	15.7	17.1	18.6	20.4	22.4	24.6	27.2	15.7	17.2	18.8	20.7	22.8	25.2	28.1
115.5	15.8	17.2	18.8	20.6	22.6	24.9	27.5	15.9	17.3	19.0	20.9	23.0	25.5	28.4
116	16.0	17.4	19.0	20.8	22.8	25.1	27.8	16.0	17.5	19.2	21.1	23.3	25.8	28.7
116.5	16.1	17.5	19.2	21.0	23.0	25.4	28.0	16.2	17.7	19.4	21.3	23.5	26.1	29.0
117	16.2	17.7	19.3	21.2	23.3	25.6	28.3	16.3	17.8	19.6	21.5	23.8	26.3	29.3
117.5	16.4	17.9	19.5	21.4	23.5	25.9	28.6	16.5	18.0	19.8	21.7	24.0	26.6	29.6
118	16.5	18.0	19.7	21.6	23.7	26.1	28.9	16.6	18.2	19.9	22.0	24.2	26.9	29.9
118.5	16.7	18.2	19.9	21.8	23.9	26.4	29.2	16.8	18.4	20.1	22.2	24.5	27.2	30.3
119	16.8	18.3	20.0	22.0	24.1	26.6	29.5	16.9	18.5	20.3	22.4	24.7	27.4	30.6
119.5	16.9	18.5	20.2	22.2	24.4	26.9	29.8	17.1	18.7	20.5	22.6	25.0	27.7	30.9
120	17.1	18.6	20.4	22.4	24.6	27.2	30.1	17.3	18.9	20.7	22.8	25.2	28.0	31.2

七、0～2岁体重生长速度标准表（WHO儿童生长标准）

WHO于2009年发布了儿童生长标准中0～2岁（0～24个月）儿童的身高、体重、头围生长速度标准。附表B-9～附表B-13列出WHO儿童生长标准中0～24个月（0～2岁）儿童的体重生长速度表。

表中SD是指标准差。0SD列表示中间值（Median）列。+1SD列表示加一个标准差之后的值列。其他列类似。

为了方便使用，WHO提供了1个月、2个月、3个月、4个月、6个月几种不同测量周期的体重生长速度表。可以选择最合适的周期进行比对比对体重生长速度。

例如：儿童测量从4个月到6个月的周期比对比对儿童体重增加了2200g，如果比对体重生长速度，使用2个月周期标准表进行比对比是最合适的。

附表B-9 体重生长速度标准表（1个月测量周期，0～12个月）

单位：g

性别	男							女						
测量周期	-3SD	-2SD	-1SD	0SD	+1SD	+2SD	+3SD	-3SD	-2SD	-1SD	0SD	+1SD	+2SD	+3SD
0～4周	-160	321	694	1023	1325	1608	1876	123	358	611	879	1161	1453	1757
4周～2月	354	615	897	1196	1512	1844	2189	251	490	744	1011	1290	1580	1880
2～3月	178	372	585	815	1061	1322	1597	105	297	502	718	944	1178	1421
3～4月	44	219	411	617	837	1069	1313	14	192	383	585	796	1016	1244

性别	男							女						
测量周期	-3SD	-2SD	-1SD	0SD	+1SD	+2SD	+3SD	-3SD	-2SD	-1SD	0SD	+1SD	+2SD	+3SD
4~5月	-45	128	318	522	738	965	1202	-62	108	293	489	695	911	1134
5~6月	-128	40	224	422	632	853	1083	-132	31	210	401	604	815	1036
6~7月	-183	-21	161	357	565	785	1014	-185	-24	153	344	547	760	982
7~8月	-223	-63	118	316	528	752	987	-224	-64	116	311	519	738	967
8~9月	-256	-98	84	285	500	729	969	-259	-101	77	273	482	702	933
9~10月	-286	-128	55	259	478	711	956	-286	-131	48	245	456	679	913
10~11月	-312	-153	34	243	469	710	963	-307	-151	31	233	451	682	924
11~12月	-333	-172	22	239	475	726	990	-324	-166	22	232	458	699	953

附表 B-10 体重生长速度标准表（2个月测量周期，0~24个月）

单位：g

性别	男							女						
测量周期	-3SD	-2SD	-1SD	0SD	+1SD	+2SD	+3SD	-3SD	-2SD	-1SD	0SD	+1SD	+2SD	+3SD
0~2月	862	1285	1737	2216	2718	3243	3788	742	1085	1469	1897	2368	2884	3445
1~3月	795	1165	1564	1992	2446	2926	3430	695	991	1330	1714	2146	2630	3167

性别	男							女						
测量周期	−3SD	−2SD	−1SD	0SD	+1SD	+2SD	+3SD	−3SD	−2SD	−1SD	0SD	+1SD	+2SD	+3SD
2~4 月	480	773	1093	1438	1808	2202	2619	465	709	989	1307	1667	2071	2522
3~5 月	282	543	831	1145	1484	1846	2233	304	528	783	1074	1400	1766	2172
4~6 月	131	373	644	941	1264	1612	1984	156	367	609	883	1189	1528	1901
5~7 月	16	242	497	778	1084	1414	1769	34	241	477	742	1037	1361	1714
6~8 月	−64	154	400	673	970	1292	1636	−61	148	386	651	944	1263	1607
7~9 月	−126	89	332	601	896	1213	1553	−136	75	315	581	872	1186	1522
8~10 月	−181	32	275	544	837	1153	1491	−199	13	253	517	803	1110	1437
9~11 月	−233	−18	229	502	799	1119	1459	−246	−30	212	478	765	1070	1393
10~12 月	−278	−56	197	478	783	1110	1458	−280	−60	188	458	748	1055	1378
11~13 月	−318	−91	169	458	771	1105	1459	−311	−86	167	441	734	1043	1367
12~14 月	−353	−122	144	437	754	1092	1448	−336	−107	150	428	724	1037	1363
13~15 月	−383	−149	119	414	732	1069	1424	−358	−125	137	420	721	1038	1368
14~16 月	−405	−168	103	401	719	1057	1410	−375	−138	128	416	723	1046	1383

性别	男							女						
测量周期	-3SD	-2SD	-1SD	0SD	+1SD	+2SD	+3SD	-3SD	-2SD	-1SD	0SD	+1SD	+2SD	+3SD
15~17月	-421	-179	98	399	722	1061	1416	-389	-149	123	418	731	1062	1406
16~18月	-434	-187	95	401	726	1068	1424	-402	-159	117	417	738	1076	1428
17~19月	-446	-195	90	398	725	1067	1422	-414	-171	108	413	739	1083	1443
18~20月	-457	-203	84	393	719	1059	1412	-426	-183	99	407	738	1088	1455
19~21月	-467	-211	78	387	712	1051	1401	-438	-194	89	402	738	1093	1466
20~22月	-477	-218	72	382	707	1044	1391	-450	-207	78	393	733	1093	1471
21~23月	-486	-224	68	378	703	1039	1385	-462	-221	64	381	722	1085	1466
22~24月	-495	-230	65	376	701	1037	1382	-474	-234	50	367	710	1074	1457

附表 B-11　体重生长速度标准表（3个月测量周期，0~24个月）

单位：g

性别	男							女						
测量周期	-3SD	-2SD	-1SD	0SD	+1SD	+2SD	+3SD	-3SD	-2SD	-1SD	0SD	+1SD	+2SD	+3SD
0~3月	1401	1899	2428	2989	3578	4194	4836	1231	1629	2085	2604	3192	3855	4600
1~4月	1116	1565	2049	2565	3112	3688	4293	1072	1409	1801	2254	2779	3383	4079

续表

性别	男							女						
测量周期	−3SD	−2SD	−1SD	0SD	+1SD	+2SD	+3SD	−3SD	−2SD	−1SD	0SD	+1SD	+2SD	+3SD
2~5月	758	1139	1558	2012	2500	3022	3576	792	1083	1422	1819	2281	2819	3445
3~6月	488	815	1180	1582	2021	2496	3007	544	809	1118	1478	1894	2376	2931
4~7月	305	595	923	1289	1694	2137	2618	340	594	890	1230	1621	2065	2570
5~8月	179	446	751	1096	1479	1902	2365	175	429	721	1055	1433	1856	2328
6~9月	82	336	629	962	1334	1745	2197	43	300	593	925	1295	1704	2153
7~10月	−2	248	537	865	1232	1637	2081	−58	201	495	824	1189	1587	2019
8~11月	−79	173	464	793	1159	1561	1998	−132	129	424	753	1112	1502	1921
9~12月	−148	109	405	738	1105	1506	1938	−186	79	378	706	1064	1448	1857
10~13月	−208	56	358	696	1066	1466	1893	−228	43	346	677	1033	1413	1815
11~14月	−258	13	322	665	1037	1435	1858	−262	16	323	656	1012	1388	1784
12~15月	−297	−20	295	641	1015	1412	1832	−290	−6	306	642	999	1374	1766
13~16月	−326	−44	275	624	998	1395	1811	−311	−22	295	634	994	1371	1764
14~17月	−346	−61	260	611	986	1382	1797	−323	−33	287	631	996	1379	1779

性别	男							女						
测量周期	-3SD	-2SD	-1SD	0SD	+1SD	+2SD	+3SD	-3SD	-2SD	-1SD	0SD	+1SD	+2SD	+3SD
15~18月	-358	-73	250	602	977	1372	1786	-331	-41	281	629	1000	1392	1802
16~19月	-365	-79	244	595	970	1366	1779	-337	-49	274	625	1002	1403	1824
17~20月	-366	-82	239	590	965	1361	1775	-342	-57	265	618	1001	1409	1841
18~21月	-365	-83	236	586	960	1357	1772	-347	-67	254	609	996	1412	1856
19~22月	-363	-85	232	580	954	1350	1767	-352	-77	242	598	990	1414	1868
20~23月	-362	-89	225	571	943	1339	1756	-358	-87	228	585	981	1412	1878
21~24月	-365	-96	214	557	927	1322	1738	-363	-98	214	571	968	1406	1880

附表 B-12　体重生长速度标准表（4个月测量周期，0～24个月）

单位：g

性别	男							女						
测量周期	-3SD	-2SD	-1SD	0SD	+1SD	+2SD	+3SD	-3SD	-2SD	-1SD	0SD	+1SD	+2SD	+3SD
0~4月	1807	2389	3000	3636	4297	4979	5681	1683	2120	2625	3210	3883	4658	5548
1~5月	1413	1940	2511	3123	3774	4462	5186	1400	1775	2218	2741	3360	4094	4965
2~6月	955	1389	1871	2400	2976	3597	4261	1027	1354	1742	2202	2750	3402	4179

性别	男							女						
测量周期	−3SD	−2SD	−1SD	0SD	+1SD	+2SD	+3SD	−3SD	−2SD	−1SD	0SD	+1SD	+2SD	+3SD
3~7月	673	1039	1456	1924	2444	3017	3641	727	1031	1391	1817	2320	2914	3614
4~8月	486	806	1179	1607	2090	2631	3231	477	773	1122	1532	2009	2563	3202
5~9月	333	627	973	1371	1825	2336	2905	278	572	918	1319	1779	2304	2898
6~10月	202	489	825	1212	1649	2138	2678	130	424	768	1164	1613	2117	2680
7~11月	78	371	711	1098	1528	2000	2513	20	318	663	1055	1495	1984	2521
8~12月	−25	281	633	1026	1457	1921	2418	−62	241	589	980	1412	1884	2396
9~13月	−107	210	573	974	1407	1870	2359	−132	182	536	926	1351	1807	2293
10~14月	−168	154	521	924	1356	1815	2297	−186	139	500	892	1310	1754	2220
11~15月	−217	105	471	871	1297	1748	2219	−229	107	475	869	1284	1719	2172
12~16月	−248	73	438	835	1258	1702	2166	−257	87	460	855	1271	1702	2149
13~17月	−266	57	424	821	1244	1688	2151	−271	75	451	849	1266	1700	2148
14~18月	−275	49	416	815	1239	1684	2146	−274	69	444	844	1265	1705	2162
15~19月	−276	45	411	809	1232	1676	2140	−270	66	437	839	1265	1715	2185

单位：g

性别	测量周期	男							女						
		−3SD	−2SD	−1SD	0SD	+1SD	+2SD	+3SD	−3SD	−2SD	−1SD	0SD	+1SD	+2SD	+3SD
	16～20月	−272	43	404	798	1219	1663	2128	−265	62	429	831	1264	1725	2210
	17～21月	−264	42	395	785	1204	1648	2114	−261	57	419	821	1259	1731	2233
	18～22月	−255	41	387	771	1188	1633	2102	−257	50	406	807	1251	1733	2253
	19～23月	−245	42	381	762	1178	1625	2100	−253	44	393	792	1239	1733	2272
	20～24月	−237	44	379	757	1174	1625	2107	−249	37	379	776	1228	1732	2290

附表 B-13　体重生长速度标准表（6个月测量周期，0～24个月）

单位：g

性别	测量周期	男							女						
		−3SD	−2SD	−1SD	0SD	+1SD	+2SD	+3SD	−3SD	−2SD	−1SD	0SD	+1SD	+2SD	+3SD
	0～6月	2524	3151	3836	4580	5382	6241	7158	2395	2862	3417	4079	4870	5820	6964
	1～7月	1960	2538	3182	3893	4672	5518	6432	1889	2324	2843	3462	4201	5085	6141
	2～8月	1411	1905	2465	3093	3789	4556	5392	1421	1824	2305	2878	3559	4366	5320
	3～9月	1035	1467	1965	2530	3163	3867	4642	1032	1411	1864	2403	3039	3784	4653
	4～10月	772	1166	1625	2152	2748	3414	4152	725	1092	1532	2052	2658	3360	4164

性别	男							女						
测量周期	−3SD	−2SD	−1SD	0SD	+1SD	+2SD	+3SD	−3SD	−2SD	−1SD	0SD	+1SD	+2SD	+3SD
5~11月	566	933	1368	1871	2443	3086	3800	486	852	1288	1799	2386	3053	3802
6~12月	410	766	1192	1688	2255	2893	3602	308	677	1114	1618	2189	2825	3527
7~13月	288	637	1059	1553	2119	2755	3461	182	554	992	1489	2044	2652	3311
8~14月	192	536	954	1445	2006	2636	3333	93	470	908	1400	1941	2526	3153
9~15月	122	460	874	1359	1912	2531	3212	34	415	855	1343	1875	2444	3049
10~16月	73	409	821	1301	1847	2454	3120	−2	381	822	1309	1835	2397	2991
11~17月	40	377	789	1267	1806	2403	3053	−20	362	802	1288	1815	2376	2969
12~18月	16	355	766	1241	1772	2357	2990	−26	352	789	1275	1803	2368	2967
13~19月	0	340	751	1222	1745	2316	2932	−27	345	778	1264	1795	2366	2974
14~20月	−11	331	741	1207	1722	2281	2880	−26	338	768	1253	1787	2365	2984
15~21月	−18	326	735	1196	1702	2249	2832	−30	330	756	1242	1779	2364	2993
16~22月	−23	322	728	1184	1681	2215	2783	−38	317	742	1228	1768	2358	2995
17~23月	−27	318	721	1171	1659	2181	2733	−51	301	724	1210	1752	2345	2986
18~24月	−31	314	715	1158	1638	2148	2687	−66	283	705	1191	1733	2328	2972

八、0～2岁身高生长速度标准表（WHO儿童生长标准）

WHO于2009年发布了儿童生长标准中0～2岁（0～24个月）儿童的身高、体重、头围生长速度标准。附表B-14～附表B-17列出WHO儿童生长标准中0～24个月（0～2岁）儿童的身高生长速度标准表。

表中SD是指标准差。0SD列表示中间值（Median）。+1SD列表示加一个标准差之后的值列。其他列类似。

为了方便使用，WHO提供了2个月、3个月、4个月、6个月儿童不同测量周期的身高生长速度表。可以选择最合适的周期比对儿童的身高生长速度。WHO没有提供1个月测量周期的身高生长标准表。

例如：儿童测量从9个月到12个月12个月身高增加了6cm，如果比对身高生长速度，使用3个月周期标准表进行比对是最合适的。

附表B-14　身高生长速度标准表（2个月测量周期，0～24个月）

单位：cm

性别	男							女						
测量周期	-3SD	-2SD	-1SD	0SD	+1SD	+2SD	+3SD	-3SD	-2SD	-1SD	0SD	+1SD	+2SD	+3SD
0～2月	5.1	6.2	7.3	8.5	9.6	10.8	11.9	4.6	5.7	6.8	7.9	9.0	10.1	11.3
1～3月	4.1	5.0	6.0	7.0	8.0	9.0	10.0	3.5	4.5	5.4	6.4	7.3	8.3	9.3
2～4月	2.7	3.7	4.6	5.6	6.5	7.5	8.5	2.4	3.3	4.2	5.2	6.1	7.0	7.9

性别		男							女						
测量周期	-3SD	-2SD	-1SD	0SD	+1SD	+2SD	+3SD	-3SD	-2SD	-1SD	0SD	+1SD	+2SD	+3SD
3~5月	1.7	2.6	3.6	4.5	5.4	6.4	7.4	1.6	2.5	3.4	4.3	5.2	6.1	7.0
4~6月	1.1	1.9	2.8	3.7	4.6	5.6	6.5	1.0	1.9	2.7	3.6	4.5	5.3	6.2
5~7月	0.7	1.5	2.4	3.2	4.1	5.0	5.9	0.7	1.5	2.4	3.2	4.0	4.8	5.7
6~8月	0.5	1.3	2.1	3.0	3.8	4.7	5.5	0.5	1.3	2.2	3.0	3.8	4.7	5.5
7~9月	0.4	1.2	2.0	2.8	3.6	4.5	5.4	0.4	1.2	2.1	2.9	3.7	4.5	5.4
8~10月	0.3	1.1	1.9	2.7	3.5	4.4	5.2	0.4	1.1	1.9	2.7	3.5	4.3	5.2
9~11月	0.2	1.0	1.8	2.6	3.4	4.2	5.1	0.3	1.1	1.8	2.6	3.4	4.2	5.0
10~12月	0.2	0.9	1.7	2.5	3.3	4.1	4.9	0.2	1.0	1.8	2.5	3.3	4.1	4.9
11~13月	0.1	0.8	1.6	2.4	3.2	4.0	4.8	0.1	0.9	1.7	2.4.0	3.2	4.0	4.8
12~14月	0	0.7	1.5	2.3	3.1	3.9	4.8	0.1	0.8	1.6	2.4	3.1	3.9	4.7
13~15月	0	0.7	1.4	2.2	3.0	3.8	4.7	0.1	0.7	1.5	2.3	3.1	3.9	4.6
14~16月	0	0.6	1.3	2.1	2.9	3.8	4.6	0.1	0.7	1.4	2.2	3.0	3.8	4.6
15~17月	0	0.5	1.3	2.1	2.9	3.7	4.5	0.1	0.6	1.4	2.2	3.0	3.8	4.6

测量周期	男							女						
性别	−3SD	−2SD	−1SD	0SD	+1SD	+2SD	+3SD	−3SD	−2SD	−1SD	0SD	+1SD	+2SD	+3SD
16~18月	0	0.4	1.2	2.0	2.8	3.6	4.5	0.1	0.5	1.3	2.1	2.9	3.7	4.5
17~19月	0	0.4	1.2	1.9	2.8	3.6	4.4	0.1	0.4	1.2	2.0	2.9	3.7	4.5
18~20月	0	0.3	1.1	1.9	2.7	3.5	4.4	0.1	0.4	1.2	2.0	2.8	3.6	4.4
19~21月	0	0.3	1.0	1.8	2.7	3.5	4.4	0.1	0.3	1.1	1.9	2.7	3.5	4.3
20~22月	0	0.2	1.0	1.8	2.6	3.5	4.3	0	0.3	1.1	1.9	2.7	3.5	4.3
21~23月	0	0.2	0.9	1.8	2.6	3.4	4.3	0	0.2	1.0	1.8	2.6	3.4	4.2
22~24月	0	0.1	0.9	1.7	2.5	3.4	4.3	0	0.2	1.0	1.8	2.6	3.4	4.2

附表 B-15　身高生长速度标准表（3 个月测量周期，0~24 个月）

单位：cm

测量周期	男							女						
性别	−3SD	−2SD	−1SD	0SD	+1SD	+2SD	+3SD	−3SD	−2SD	−1SD	0SD	+1SD	+2SD	+3SD
0~3月	7.7	8.9	10.2	11.4	12.7	14.1	15.4	7.0	8.2	9.4	10.6	11.8	13.1	14.4
1~4月	6.0	7.1	8.3	9.5	10.7	11.9	13.2	5.3	6.5	7.6	8.8	10.0	11.2	12.4
2~5月	4.2	5.3	6.4	7.6	8.8	10.0	11.2	3.9	5.0	6.0	7.1	8.3	9.4	10.6

性别	男							女						
测量周期	-3SD	-2SD	-1SD	0SD	+1SD	+2SD	+3SD	-3SD	-2SD	-1SD	0SD	+1SD	+2SD	+3SD
3~6月	3.0	4.0	5.1	6.2	7.4	8.5	9.7	2.9	3.9	4.9	5.9	7.0	8.1	9.2
4~7月	2.3	3.2	4.3	5.3	6.4	7.5	8.6	2.3	3.2	4.2	5.2	6.2	7.2	8.3
5~8月	1.8	2.8	3.7	4.7	5.8	6.8	7.9	1.9	2.8	3.7	4.7	5.7	6.7	7.8
6~9月	1.6	2.5	3.4	4.4	5.4	6.4	7.4	1.7	2.5	3.4	4.4	5.4	6.4	7.4
7~10月	1.4	2.3	3.2	4.1	5.1	6.1	7.1	1.5	2.4	3.3	4.2	5.2	6.1	7.1
8~11月	1.3	2.1	3.0	3.9	4.9	5.8	6.8	1.4	2.3	3.1	4.0	5.0	5.9	6.9
9~12月	1.2	2.0	2.9	3.8	4.7	5.7	6.7	1.3	2.1	3.0	3.9	4.8	5.7	6.7
10~13月	1.1	1.9	2.8	3.7	4.6	5.6	6.5	1.2	2.0	2.8	3.7	4.6	5.6	6.5
11~14月	1.0	1.8	2.6	3.5	4.5	5.4	6.4	1.1	1.9	2.7	3.6	4.5	5.5	6.4
12~15月	0.9	1.7	2.5	3.4	4.3	5.3	6.3	1.0	1.8	2.6	3.5	4.4	5.4	6.3
13~16月	0.7	1.5	2.4	3.3	4.2	5.2	6.1	0.9	1.7	2.5	3.4	4.3	5.3	6.2
14~17月	0.6	1.4	2.3	3.2	4.1	5.0	6.0	0.8	1.6	2.4	3.3	4.2	5.2	6.2
15~18月	0.6	1.3	2.2	3.1	4.0	4.9	5.9	0.7	1.5	2.3	3.2	4.1	5.1	6.1

性别	男							女						
测量周期	-3SD	-2SD	-1SD	0SD	+1SD	+2SD	+3SD	-3SD	-2SD	-1SD	0SD	+1SD	+2SD	+3SD
16~19月	0.5	1.2	2.1	3.0	3.9	4.8	5.8	0.6	1.4	2.2	3.1	4.0	5.0	6.0
17~20月	0.4	1.2	2.0	2.9	3.8	4.8	5.7	0.6	1.3	2.1	3.0	4.0	4.9	5.9
18~21月	0.4	1.1	2.0	2.9	3.8	4.7	5.7	0.5	1.2	2.1	2.9	3.9	4.8	5.8
19~22月	0.3	1.1	1.9	2.8	3.7	4.7	5.6	0.4	1.2	2.0	2.9	3.8	4.7	5.7
20~23月	0.2	1.0	1.8	2.7	3.7	4.6	5.6	0.4	1.1	1.9	2.8	3.7	4.6	5.6
21~24月	0.2	0.9	1.8	2.6	3.6	4.5	5.5	0.3	1.0	1.8	2.7	3.6	4.5	5.5

附表 B-16　身高生长速度标准表（4 个月测量周期，0~24 个月）

单位：cm

性别	男							女						
测量周期	-3SD	-2SD	-1SD	0SD	+1SD	+2SD	+3SD	-3SD	-2SD	-1SD	0SD	+1SD	+2SD	+3SD
0~4月	9.7	11.1	12.6	14	15.4	16.8	18.2	9.0	10.3	11.6	13.0	14.4	15.9	17.3
1~5月	7.3	8.7	10.1	11.5	12.9	14.2	15.6	6.9	8.1	9.4	10.7	12.0	13.3	14.7
2~6月	5.4	6.7	8.0	9.3	10.6	11.9	13.2	5.3	6.4	7.6	8.7	9.9	11.2	12.4
3~7月	4.1	5.3	6.5	7.8	9.0	10.2	11.4	4.2	5.3	6.4	7.5	8.6	9.8	11.0

性别	男							女						
测量周期	-3SD	-2SD	-1SD	0SD	+1SD	+2SD	+3SD	-3SD	-2SD	-1SD	0SD	+1SD	+2SD	+3SD
4~8月	3.3	4.4	5.6	6.7	7.8	9.0	10.1	3.5	4.5	5.5	6.6	7.7	8.8	10.0
5~9月	2.8	3.9	5.0	6.1	7.1	8.2	9.3	3.1	4.0	5.0	6.1	7.1	8.2	9.3
6~10月	2.5	3.6	4.6	5.7	6.7	7.7	8.8	2.8	3.8	4.7	5.7	6.8	7.8	8.9
7~11月	2.3	3.4	4.4	5.4	6.4	7.4	8.4	2.7	3.6	4.5	5.5	6.5	7.5	8.6
8~12月	2.2	3.2	4.2	5.2	6.2	7.1	8.1	2.5	3.4	4.3	5.3	6.2	7.3	8.3
9~13月	2.0	3.0	4.0	5.0	5.9	6.9	7.9	2.4	3.2	4.1	5.1	6.0	7.0	8.1
10~14月	1.9	2.9	3.8	4.8	5.7	6.7	7.6	2.2	3.1	3.9	4.9	5.8	6.8	7.9
11~15月	1.8	2.7	3.7	4.6	5.5	6.5	7.4	2.1	2.9	3.8	4.7	5.7	6.6	7.7
12~16月	1.7	2.6	3.5	4.4	5.4	6.3	7.2	2.0	2.8	3.7	4.6	5.5	6.5	7.5
13~17月	1.6	2.5	3.4	4.3	5.2	6.1	7.0	1.9	2.7	3.5	4.4	5.4	6.4	7.4
14~18月	1.5	2.4	3.3	4.2	5.1	6.0	6.9	1.7	2.6	3.4	4.3	5.3	6.2	7.2
15~19月	1.4	2.3	3.2	4.1	5.0	5.9	6.8	1.7	2.5	3.3	4.2	5.2	6.1	7.1
16~20月	1.3	2.2	3.1	4.0	4.9	5.7	6.6	1.6	2.4	3.2	4.1	5.0	6.0	7.0

续表

性别	男							女						
测量周期	-3SD	-2SD	-1SD	0SD	+1SD	+2SD	+3SD	-3SD	-2SD	-1SD	0SD	+1SD	+2SD	+3SD
17~21月	1.2	2.1	3.0	3.9	4.8	5.6	6.5	1.5	2.3	3.1	4.0	4.9	5.9	6.8
18~22月	1.1	2.0	2.9	3.8	4.7	5.5	6.4	1.4	2.2	3.0	3.9	4.8	5.7	6.7
19~23月	1.0	1.9	2.8	3.7	4.6	5.4	6.3	1.3	2.1	2.9	3.8	4.7	5.6	6.5
20~24月	0.9	1.8	2.7	3.6	4.5	5.4	6.2	1.3	2.0	2.8	3.7	4.5	5.5	6.4

附表 B-17 身高生长速度标准表（6个月测量周期，0~24个月）　　单位：cm

性别	男							女						
测量周期	-3SD	-2SD	-1SD	0SD	+1SD	+2SD	+3SD	-3SD	-2SD	-1SD	0SD	+1SD	+2SD	+3SD
0~6月	12.7	14.3	16.0	17.7	19.3	21.0	22.7	11.8	13.3	14.9	16.5	18.1	19.8	21.6
1~7月	10.0	11.5	13.1	14.7	16.3	18.0	19.6	9.6	11.0	12.4	13.9	15.4	17.0	18.6
2~8月	7.8	9.3	10.8	12.3	13.8	15.4	17.0	7.8	9.1	10.4	11.8	13.2	14.7	16.2
3~9月	6.4	7.7	9.2	10.6	12.0	13.5	15.0	6.7	7.8	9.1	10.3	11.7	13.1	14.5
4~10月	5.4	6.7	8.1	9.4	10.8	12.1	13.5	5.8	7.0	8.1	9.3	10.6	11.9	13.3
5~11月	4.9	6.1	7.4	8.6	9.9	11.2	12.6	5.3	6.4	7.5	8.7	9.9	11.2	12.5

性别	男							女						
测量周期	−3SD	−2SD	−1SD	0SD	+1SD	+2SD	+3SD	−3SD	−2SD	−1SD	0SD	+1SD	+2SD	+3SD
6~12月	4.5	5.7	6.9	8.1	9.3	10.6	11.9	5.0	6.0	7.1	8.2	9.4	10.6	11.9
7~13月	4.3	5.4	6.6	7.7	8.9	10.1	11.3	4.7	5.7	6.8	7.9	9.0	10.3	11.5
8~14月	4.1	5.2	6.3	7.4	8.6	9.7	10.9	4.4	5.4	6.5	7.6	8.7	9.9	11.2
9~15月	3.9	5.0	6.1	7.2	8.3	9.4	10.5	4.2	5.2	6.2	7.3	8.5	9.6	10.9
10~16月	3.8	4.8	5.9	6.9	8.0	9.1	10.2	4.0	5.0	6.0	7.1	8.2	9.4	10.6
11~17月	3.6	4.6	5.7	6.7	7.7	8.8	9.9	3.8	4.8	5.8	6.9	8.0	9.2	10.4
12~18月	3.5	4.5	5.5	6.5	7.5	8.6	9.6	3.7	4.6	5.6	6.7	7.8	9.0	10.2
13~19月	3.3	4.3	5.3	6.3	7.3	8.3	9.4	3.5	4.4	5.4	6.5	7.6	8.8	10.0
14~20月	3.2	4.1	5.1	6.1	7.1	8.1	9.2	3.4	4.3	5.3	6.3	7.4	8.6	9.8
15~21月	3.1	4.0	5.0	5.9	6.9	7.9	9.0	3.2	4.1	5.1	6.1	7.2	8.4	9.6
16~22月	2.9	3.9	4.8	5.8	6.8	7.8	8.8	3.1	4.0	5.0	6.0	7.1	8.2	9.4
17~23月	2.8	3.7	4.7	5.6	6.6	7.6	8.6	3.0	3.8	4.8	5.8	6.9	8.0	9.1
18~24月	2.7	3.6	4.6	5.5	6.5	7.4	8.4	2.8	3.7	4.6	5.6	6.7	7.8	8.9

WHO于2009年发布了0~2岁（0~24个月）儿童的身高、体重、头围的头围生长速度标准。附表B-18~附表B-21列出WHO儿童生长标准中0~24个月（0~2岁）儿童的头围生长速度标准表。

表中SD是指标准差。0SD列表示中间值（Median）列。+1SD列表示加一个标准差之后的值列。其他列类似。

为了方便使用，WHO提供了2个月、3个月、4个月、6个月几种不同测量周期的头围生长速度表。可以选择最合适的周期比对儿童的头围生长速度。WHO没有提供1个月测量周期的头围生长速度表。

例如：儿童测量从11个月到15个月头围增加了0.7cm，如果比对头围生长速度，使用4个月周期标准表进行比对是最合适的。

附表 B-18　头围生长速度标准表（2个月测量周期，0~12个月）

单位：cm

性别	男							女						
测量周期	−3SD	−2SD	−1SD	0SD	+1SD	+2SD	+3SD	−3SD	−2SD	−1SD	0SD	+1SD	+2SD	+3SD
0~2月	2.5	3.2	3.9	4.7	5.4	6.2	7.0	2.3	3.0	3.7	4.4	5.1	5.8	6.5
1~3月	1.9	2.4	2.9	3.4	3.9	4.5	5.1	1.6	2.1	2.6	3.1	3.6	4.2	4.7
2~4月	1.4	1.8	2.1	2.5	2.9	3.4	3.9	1.1	1.5	1.9	2.3	2.8	3.2	3.7
3~5月	1.1	1.4	1.7	2.1	2.5	2.9	3.3	0.8	1.2	1.6	2.0	2.4	2.8	3.2
4~6月	0.8	1.1	1.4	1.7	2.1	2.5	2.9	0.6	0.9	1.3	1.7	2.0	2.4	2.8

单位：cm

性别	男							女						
测量周期	-3SD	-2SD	-1SD	0SD	+1SD	+2SD	+3SD	-3SD	-2SD	-1SD	0SD	+1SD	+2SD	+3SD
5~7月	0.5	0.8	1.1	1.4	1.8	2.2	2.5	0.4	0.7	1.1	1.4	1.8	2.1	2.5
6~8月	0.3	0.6	0.9	1.2	1.5	1.9	2.2	0.2	0.5	0.8	1.2	1.5	1.9	2.2
7~9月	0.1	0.4	0.7	1.0	1.3	1.7	2.0	0.1	0.4	0.7	1.0	1.3	1.7	2.0
8~10月	0	0.3	0.6	0.9	1.2	1.5	1.8	0	0.3	0.5	0.8	1.2	1.5	1.8
9~11月	0	0.2	0.5	0.8	1.1	1.4	1.7	0	0.2	0.5	0.7	1.0	1.4	1.7
10~12月	0	0.1	0.4	0.7	1.0	1.3	1.6	0	0.1	0.4	0.7	1.0	1.3	1.6

附表 B-19 头围生长速度标准表（3个月测量周期，0~12个月）　　单位：cm

性别	男							女						
测量周期	-3SD	-2SD	-1SD	0SD	+1SD	+2SD	+3SD	-3SD	-2SD	-1SD	0SD	+1SD	+2SD	+3SD
0~3月	3.7	4.4	5.2	6.0	6.9	7.8	8.6	3.5	4.1	4.8	5.6	6.4	7.3	8.2
1~4月	2.9	3.4	3.9	4.5	5.2	5.8	6.6	2.5	3.0	3.6	4.2	4.8	5.5	6.2
2~5月	2.2	2.6	3.0	3.5	4.0	4.6	5.2	1.9	2.3	2.8	3.3	3.8	4.3	4.9
3~6月	1.7	2.0	2.4	2.9	3.3	3.8	4.4	1.4	1.8	2.3	2.7	3.2	3.7	4.2

性别	男							女						
测量周期	-3SD	-2SD	-1SD	0SD	+1SD	+2SD	+3SD	-3SD	-2SD	-1SD	0SD	+1SD	+2SD	+3SD
4~7月	1.3	1.6	2.0	2.4	2.8	3.3	3.8	1.1	1.5	1.9	2.3	2.7	3.2	3.7
5~8月	0.9	1.2	1.6	2.0	2.4	2.8	3.3	0.8	1.2	1.6	1.9	2.4	2.8	3.2
6~9月	0.6	1.0	1.3	1.7	2.1	2.4	2.9	0.6	0.9	1.3	1.6	2.0	2.4	2.8
7~10月	0.4	0.7	1.1	1.4	1.8	2.1	2.5	0.4	0.7	1.0	1.4	1.7	2.1	2.5
8~11月	0.3	0.6	0.9	1.2	1.6	1.9	2.3	0.2	0.6	0.9	1.2	1.5	1.9	2.2
9~12月	0.1	0.4	0.8	1.1	1.4	1.7	2.0	0.1	0.4	0.8	1.1	1.4	1.7	2.0

附表 B-20 头围生长速度标准表（4个月测量周期，0~24个月）

单位：cm

性别	男							女						
测量周期	-3SD	-2SD	-1SD	0SD	+1SD	+2SD	+3SD	-3SD	-2SD	-1SD	0SD	+1SD	+2SD	+3SD
0~4月	4.8	5.5	6.3	7.1	8.0	9.0	10.1	4.3	5.0	5.8	6.7	7.5	8.5	9.5
1~5月	3.6	4.2	4.8	5.5	6.2	7.0	7.8	3.2	3.8	4.4	5.1	5.8	6.5	7.3
2~6月	2.7	3.2	3.7	4.3	4.9	5.5	6.2	2.4	2.9	3.5	4.0	4.6	5.2	5.9
3~7月	2.1	2.6	3.0	3.5	4.0	4.6	5.2	1.9	2.4	2.9	3.4	3.9	4.4	5.0

性别\测量周期	男 -3SD	-2SD	-1SD	0SD	+1SD	+2SD	+3SD	女 -3SD	-2SD	-1SD	0SD	+1SD	+2SD	+3SD
4~8月	1.6	2.0	2.5	2.9	3.4	3.9	4.5	1.5	1.9	2.4	2.8	3.3	3.8	4.4
5~9月	1.2	1.6	2.0	2.5	2.9	3.4	3.9	1.2	1.6	2.0	2.4	2.8	3.3	3.8
6~10月	0.9	1.3	1.7	2.1	2.5	2.9	3.4	0.9	1.3	1.6	2.0	2.4	2.9	3.3
7~11月	0.7	1.0	1.4	1.8	2.2	2.6	3.0	0.7	1.0	1.4	1.7	2.1	2.5	2.9
8~12月	0.5	0.8	1.2	1.5	1.9	2.3	2.7	0.5	0.8	1.2	1.5	1.9	2.2	2.6
9~13月	0.3	0.7	1.0	1.3	1.7	2.1	2.4	0.3	0.7	1.0	1.3	1.7	2.0	2.4
10~14月	0.2	0.5	0.9	1.2	1.5	1.9	2.2	0.2	0.5	0.9	1.2	1.5	1.9	2.2
11~15月	0.1	0.4	0.7	1.0	1.4	1.7	2.0	0.1	0.4	0.7	1.1	1.4	1.7	2.1
12~16月	0.1	0.3	0.6	0.9	1.2	1.6	1.9	0	0.3	0.6	1.0	1.3	1.6	1.9
13~17月	0	0.3	0.5	0.8	1.1	1.4	1.7	0	0.2	0.6	0.9	1.2	1.5	1.8
14~18月	0	0.2	0.5	0.8	1.0	1.3	1.6	0	0.2	0.5	0.8	1.1	1.4	1.7
15~19月	0	0.2	0.4	0.7	1.0	1.3	1.6	0	0.1	0.4	0.7	1.1	1.4	1.7
16~20月	0	0.1	0.4	0.7	0.9	1.2	1.5	0	0.1	0.4	0.7	1.0	1.3	1.6

性别	男							女						
测量周期	-3SD	-2SD	-1SD	0SD	+1SD	+2SD	+3SD	-3SD	-2SD	-1SD	0SD	+1SD	+2SD	+3SD
17~21月	0	0.1	0.4	0.6	0.9	1.2	1.5	0	0	0.3	0.6	0.9	1.2	1.5
18~22月	0	0.1	0.3	0.6	0.9	1.1	1.4	0	0	0.3	0.6	0.9	1.2	1.5
19~23月	0	0.1	0.3	0.6	0.8	1.1	1.4	0	0	0.3	0.5	0.8	1.1	1.4
20~24月	0	0	0.3	0.5	0.8	1.0	1.3	0	0	0.2	0.5	0.8	1.0	1.3

单位：cm

附表 B-21　头围生长速度标准表（6个月测量周期，0~24个月）

单位：cm

性别	男							女						
测量周期	-3SD	-2SD	-1SD	0SD	+1SD	+2SD	+3SD	-3SD	-2SD	-1SD	0SD	+1SD	+2SD	+3SD
0~6月	6.2	7.0	7.9	8.9	9.9	10.9	12.1	5.7	6.5	7.3	8.3	9.3	10.4	11.5
1~7月	4.7	5.4	6.2	6.9	7.8	8.7	9.6	4.4	5.1	5.8	6.5	7.3	8.2	9.1
2~8月	3.6	4.2	4.8	5.5	6.2	7.0	7.7	3.5	4.0	4.6	5.2	5.9	6.6	7.4
3~9月	2.8	3.4	3.9	4.5	5.2	5.8	6.5	2.8	3.3	3.8	4.3	4.9	5.6	6.3
4~10月	2.3	2.7	3.3	3.8	4.4	5.0	5.6	2.3	2.7	3.2	3.7	4.2	4.8	5.4
5~11月	1.8	2.2	2.7	3.2	3.7	4.3	4.9	1.8	2.2	2.7	3.1	3.6	4.2	4.7

性别	男							女						
测量周期	−3SD	−2SD	−1SD	0SD	+1SD	+2SD	+3SD	−3SD	−2SD	−1SD	0SD	+1SD	+2SD	+3SD
6~12月	1.4	1.8	2.3	2.7	3.2	3.7	4.3	1.5	1.8	2.3	2.7	3.2	3.6	4.2
7~13月	1.1	1.5	1.9	2.4	2.8	3.3	3.8	1.2	1.5	1.9	2.3	2.8	3.2	3.7
8~14月	0.9	1.3	1.6	2.0	2.5	2.9	3.4	0.9	1.3	1.6	2.0	2.4	2.9	3.3
9~15月	0.7	1.1	1.4	1.8	2.2	2.6	3.1	0.7	1.1	1.4	1.8	2.2	2.6	3.0
10~16月	0.6	0.9	1.2	1.6	2.0	2.4	2.8	0.6	0.9	1.2	1.6	2.0	2.4	2.8
11~17月	0.5	0.8	1.1	1.4	1.8	2.2	2.5	0.5	0.8	1.1	1.5	1.8	2.2	2.6
12~18月	0.4	0.6	1.0	1.3	1.6	2.0	2.3	0.3	0.6	1.0	1.3	1.7	2.0	2.4
13~19月	0.3	0.6	0.9	1.2	1.5	1.8	2.2	0.2	0.5	0.9	1.2	1.6	1.9	2.3
14~20月	0.2	0.5	0.8	1.1	1.4	1.7	2.0	0.2	0.5	0.8	1.1	1.5	1.8	2.2
15~21月	0.2	0.4	0.7	1.0	1.3	1.6	1.9	0.1	0.4	0.7	1.1	1.4	1.7	2.1
16~22月	0.1	0.4	0.7	0.9	1.2	1.6	1.9	0	0.3	0.7	1.0	1.3	1.6	2.0
17~23月	0.1	0.3	0.6	0.9	1.2	1.5	1.8	0	0.3	0.6	0.9	1.2	1.5	1.9
18~24月	0	0.3	0.6	0.9	1.1	1.4	1.7	0	0.2	0.5	0.8	1.1	1.4	1.7

十、5～10岁身高标准表（WHO成长参考2007）

附表 B-22 按月龄的方式列出 WHO 成长参考 2007 版中 61～120 个月（5～10 岁）儿童的身高标准表。

表中 SD 是指标准差。0SD 列表示中间值（Median）列。+1SD 列表示加一个标准差之后的值列。其他列类似。

附表 B-22 61～120 个月身高标准表

单位：cm

性别	男								女							
月龄	-3SD	-2SD	-1SD	0SD	+1SD	+2SD	+3SD	-3SD	-2SD	-1SD	0SD	+1SD	+2SD	+3SD		
61	96.5	101.1	105.7	110.3	114.9	119.4	124.0	95.3	100.1	104.8	109.6	114.4	119.1	123.9		
62	96.9	101.6	106.2	110.8	115.4	120.0	124.7	95.7	100.5	105.3	110.1	114.9	119.7	124.5		
63	97.4	102.0	106.7	111.3	116.0	120.6	125.3	96.1	101.0	105.8	110.6	115.5	120.3	125.2		
64	97.8	102.5	107.2	111.9	116.5	121.2	125.9	96.5	101.4	106.3	111.2	116.0	120.9	125.8		
65	98.2	103.0	107.7	112.4	117.1	121.8	126.5	97.0	101.9	106.8	111.7	116.6	121.5	126.4		
66	98.7	103.4	108.2	112.9	117.7	122.4	127.1	97.4	102.3	107.2	112.2	117.1	122.0	127.0		
67	99.1	103.9	108.7	113.4	118.2	123.0	127.8	97.8	102.7	107.7	112.7	117.6	122.6	127.6		
68	99.5	104.3	109.1	113.9	118.7	123.6	128.4	98.2	103.2	108.2	113.2	118.2	123.2	128.2		

性别	男							女						
月龄	-3SD	-2SD	-1SD	0SD	+1SD	+2SD	+3SD	-3SD	-2SD	-1SD	0SD	+1SD	+2SD	+3SD
69	99.9	104.8	109.6	114.5	119.3	124.1	129.0	98.6	103.6	108.6	113.7	118.7	123.7	128.8
70	100.4	105.2	110.1	115.0	119.8	124.7	129.6	99.0	104.0	109.1	114.2	119.2	124.3	129.3
71	100.8	105.7	110.6	115.5	120.4	125.2	130.1	99.4	104.5	109.6	114.6	119.7	124.8	129.9
72	101.2	106.1	111.0	116.0	120.9	125.8	130.7	99.8	104.9	110.0	115.1	120.2	125.4	130.5
73	101.6	106.5	111.5	116.4	121.4	126.4	131.3	100.2	105.3	110.5	115.6	120.8	125.9	131.1
74	102.0	107.0	111.9	116.9	121.9	126.9	131.9	100.5	105.7	110.9	116.1	121.3	126.4	131.6
75	102.4	107.4	112.4	117.4	122.4	127.5	132.5	100.9	106.1	111.3	116.6	121.8	127.0	132.2
76	102.8	107.8	112.9	117.9	123.0	128.0	133.0	101.3	106.6	111.8	117.0	122.3	127.5	132.7
77	103.2	108.2	113.3	118.4	123.5	128.5	133.6	101.7	107.0	112.2	117.5	122.8	128.0	133.3
78	103.6	108.7	113.8	118.9	124.0	129.1	134.2	102.1	107.4	112.7	118.0	123.3	128.6	133.9
79	103.9	109.1	114.2	119.4	124.5	129.6	134.8	102.5	107.8	113.1	118.4	123.8	129.1	134.4
80	104.3	109.5	114.7	119.8	125.0	130.2	135.3	102.9	108.2	113.6	118.9	124.3	129.6	135.0
81	104.7	109.9	115.1	120.3	125.5	130.7	135.9	103.2	108.6	114.0	119.4	124.8	130.2	135.5

续表

性别		男							女						
月龄	-3SD	-2SD	-1SD	0SD	+1SD	+2SD	+3SD	-3SD	-2SD	-1SD	0SD	+1SD	+2SD	+3SD
82	105.1	110.3	115.6	120.8	126.0	131.2	136.5	103.6	109.0	114.5	119.9	125.3	130.7	136.1
83	105.5	110.8	116.0	121.3	126.5	131.8	137.0	104.0	109.5	114.9	120.3	125.8	131.2	136.7
84	105.9	111.2	116.4	121.7	127.0	132.3	137.6	104.4	109.9	115.3	120.8	126.3	131.7	137.2
85	106.3	111.6	116.9	122.2	127.5	132.8	138.2	104.8	110.3	115.8	121.3	126.8	132.3	137.8
86	106.6	112.0	117.3	122.7	128.0	133.4	138.7	105.2	110.7	116.2	121.8	127.3	132.8	138.3
87	107.0	112.4	117.8	123.1	128.5	133.9	139.3	105.6	111.1	116.7	122.2	127.8	133.3	138.9
88	107.4	112.8	118.2	123.6	129.0	134.4	139.8	106.0	111.6	117.1	122.7	128.3	133.9	139.4
89	107.8	113.2	118.6	124.1	129.5	134.9	140.4	106.4	112.0	117.6	123.2	128.8	134.4	140.0
90	108.1	113.6	119.1	124.5	130.0	135.5	140.9	106.8	112.4	118.0	123.7	129.3	134.9	140.6
91	108.5	114.0	119.5	125.0	130.5	136.0	141.5	107.2	112.8	118.5	124.1	129.8	135.5	141.1
92	108.9	114.4	119.9	125.5	131.0	136.5	142.0	107.6	113.2	118.9	124.6	130.3	136.0	141.7
93	109.2	114.8	120.4	125.9	131.5	137.0	142.6	108.0	113.7	119.4	125.1	130.8	136.5	142.3
94	109.6	115.2	120.8	126.4	132.0	137.5	143.1	108.4	114.1	119.8	125.6	131.3	137.1	142.8

| 性别 | | 男 | | | | | | | 女 | | | | | | |
月龄	-3SD	-2SD	-1SD	0SD	+1SD	+2SD	+3SD	-3SD	-2SD	-1SD	0SD	+1SD	+2SD	+3SD
95	110.0	115.6	121.2	126.8	132.4	138.1	143.7	108.8	114.5	120.3	126.1	131.8	137.6	143.4
96	110.3	116.0	121.6	127.3	132.9	138.6	144.2	109.2	115.0	120.8	126.6	132.4	138.2	143.9
97	110.7	116.4	122.0	127.7	133.4	139.1	144.7	109.6	115.4	121.2	127.0	132.9	138.7	144.5
98	111.0	116.7	122.5	128.2	133.9	139.6	145.3	110.0	115.8	121.7	127.5	133.4	139.2	145.1
99	111.4	117.1	122.9	128.6	134.3	140.1	145.8	110.4	116.3	122.1	128.0	133.9	139.8	145.7
100	111.7	117.5	123.3	129.0	134.8	140.6	146.4	110.8	116.7	122.6	128.5	134.4	140.3	146.2
101	112.1	117.9	123.7	129.5	135.3	141.1	146.9	111.2	117.1	123.1	129.0	134.9	140.9	146.8
102	112.4	118.3	124.1	129.9	135.8	141.6	147.4	111.6	117.6	123.5	129.5	135.5	141.4	147.4
103	112.8	118.7	124.5	130.4	136.2	142.1	148.0	112.0	118.0	124.0	130.0	136.0	142.0	147.9
104	113.1	119.0	124.9	130.8	136.7	142.6	148.5	112.5	118.5	124.5	130.5	136.5	142.5	148.5
105	113.5	119.4	125.3	131.3	137.2	143.1	149.0	112.9	118.9	125.0	131.0	137.0	143.1	149.1
106	113.8	119.8	125.7	131.7	137.6	143.6	149.5	113.3	119.4	125.4	131.5	137.5	143.6	149.7
107	114.2	120.2	126.1	132.1	138.1	144.1	150.1	113.7	119.8	125.9	132.0	138.1	144.2	150.2

性别	男							女						
月龄	-3SD	-2SD	-1SD	0SD	+1SD	+2SD	+3SD	-3SD	-2SD	-1SD	0SD	+1SD	+2SD	+3SD
108	114.5	120.5	126.6	132.6	138.6	144.6	150.6	114.2	120.3	126.4	132.5	138.6	144.7	150.8
109	114.9	120.9	127.0	133.0	139.0	145.1	151.1	114.6	120.7	126.9	133.0	139.1	145.3	151.4
110	115.2	121.3	127.4	133.4	139.5	145.6	151.7	115.0	121.2	127.3	133.5	139.7	145.8	152.0
111	115.6	121.7	127.8	133.9	140.0	146.1	152.2	115.5	121.6	127.8	134.0	140.2	146.4	152.6
112	115.9	122.0	128.2	134.3	140.4	146.6	152.7	115.9	122.1	128.3	134.5	140.7	146.9	153.1
113	116.3	122.4	128.6	134.7	140.9	147.1	153.2	116.3	122.6	128.8	135.0	141.3	147.5	153.7
114	116.6	122.8	129.0	135.2	141.4	147.6	153.8	116.8	123.0	129.3	135.5	141.8	148.1	154.3
115	116.9	123.2	129.4	135.6	141.8	148.1	154.3	117.2	123.5	129.8	136.1	142.3	148.6	154.9
116	117.3	123.5	129.8	136.1	142.3	148.6	154.8	117.7	124.0	130.3	136.6	142.9	149.2	155.5
117	117.6	123.9	130.2	136.5	142.8	149.1	155.3	118.1	124.4	130.8	137.1	143.4	149.7	156.1
118	118.0	124.3	130.6	136.9	143.2	149.5	155.9	118.5	124.9	131.2	137.6	144.0	150.3	156.7
119	118.3	124.7	131.0	137.3	143.7	150.0	156.4	119.0	125.4	131.7	138.1	144.5	150.9	157.2
120	118.7	125.0	131.4	137.8	144.2	150.5	156.9	119.4	125.8	132.2	138.6	145.0	151.4	157.8

十一、10～19岁身高标准表（WHO成长参考2007）

附表B-23按月龄的方式列出WHO成长参考2007版中120～228个月（10～19岁）儿童青少年的身高标准表。

表中SD是指标准差。0SD列表示中间值（Median）列。+1SD列表示加一个标准差之后的值列。其他列类似。

附表 B-23　120～228个月身高标准表

单位：cm

性别			男								女				
月龄	−3SD	−2SD	−1SD	0SD	+1SD	+2SD	+3SD	−3SD	−2SD	−1SD	0SD	+1SD	+2SD	+3SD
120	118.7	125.0	131.4	137.8	144.2	150.5	156.9	119.4	125.8	132.2	138.6	145.0	151.4	157.8
121	119.0	125.4	131.8	138.2	144.6	151.0	157.4	119.9	126.3	132.7	139.2	145.6	152.0	158.4
122	119.3	125.8	132.2	138.6	145.1	151.5	157.9	120.4	126.8	133.2	139.7	146.1	152.6	159.0
123	119.7	126.2	132.6	139.1	145.5	152.0	158.5	120.8	127.3	133.7	140.2	146.7	153.1	159.6
124	120.0	126.5	133.0	139.5	146.0	152.5	159.0	121.3	127.8	134.2	140.7	147.2	153.7	160.2
125	120.4	126.9	133.4	140.0	146.5	153.0	159.5	121.7	128.2	134.8	141.3	147.8	154.3	160.8
126	120.7	127.3	133.8	140.4	146.9	153.5	160.1	122.2	128.7	135.3	141.8	148.3	154.8	161.4

性别	男							女						
月龄	−3SD	−2SD	−1SD	0SD	+1SD	+2SD	+3SD	−3SD	−2SD	−1SD	0SD	+1SD	+2SD	+3SD
127	121.1	127.7	134.3	140.8	147.4	154.0	160.6	122.7	129.2	135.8	142.3	148.9	155.4	162.0
128	121.4	128.1	134.7	141.3	147.9	154.5	161.1	123.2	129.7	136.3	142.9	149.4	156.0	162.6
129	121.8	128.5	135.1	141.7	148.4	155.0	161.7	123.6	130.2	136.8	143.4	150.0	156.6	163.1
130	122.2	128.8	135.5	142.2	148.9	155.5	162.2	124.1	130.7	137.3	143.9	150.5	157.1	163.7
131	122.5	129.2	135.9	142.7	149.4	156.1	162.8	124.6	131.2	137.8	144.5	151.1	157.7	164.3
132	122.9	129.7	136.4	143.1	149.8	156.6	163.3	125.1	131.7	138.3	145.0	151.6	158.3	164.9
133	123.3	130.1	136.8	143.6	150.3	157.1	163.9	125.5	132.2	138.9	145.5	152.2	158.9	165.5
134	123.7	130.5	137.3	144.1	150.8	157.6	164.4	126.0	132.7	139.4	146.1	152.7	159.4	166.1
135	124.1	130.9	137.7	144.5	151.3	158.2	165.0	126.5	133.2	139.9	146.6	153.3	160.0	166.7
136	124.5	131.3	138.2	145.0	151.9	158.7	165.6	127.0	133.7	140.4	147.1	153.8	160.6	167.3
137	124.9	131.7	138.6	145.5	152.4	159.3	166.1	127.4	134.2	140.9	147.7	154.4	161.1	167.9
138	125.3	132.2	139.1	146.0	152.9	159.8	166.7	127.9	134.7	141.4	148.2	154.9	161.7	168.4
139	125.7	132.6	139.6	146.5	153.4	160.4	167.3	128.4	135.2	141.9	148.7	155.5	162.2	169.0

性别	男							女						
月龄	-3SD	-2SD	-1SD	0SD	+1SD	+2SD	+3SD	-3SD	-2SD	-1SD	0SD	+1SD	+2SD	+3SD
140	126.1	133.1	140.0	147.0	154.0	160.9	167.9	128.9	135.7	142.4	149.2	156.0	162.8	169.6
141	126.5	133.5	140.5	147.5	154.5	161.5	168.5	129.3	136.1	142.9	149.7	156.5	163.3	170.1
142	126.9	134.0	141.0	148.0	155.0	162.1	169.1	129.8	136.6	143.4	150.2	157.1	163.9	170.7
143	127.4	134.4	141.5	148.5	155.6	162.7	169.7	130.3	137.1	143.9	150.7	157.6	164.4	171.2
144	127.8	134.9	142.0	149.1	156.2	163.3	170.3	130.7	137.6	144.4	151.2	158.1	164.9	171.8
145	128.3	135.4	142.5	149.6	156.7	163.9	171.0	131.2	138.0	144.9	151.7	158.6	165.4	172.3
146	128.7	135.9	143.0	150.2	157.3	164.5	171.6	131.6	138.5	145.3	152.2	159.1	165.9	172.8
147	129.2	136.4	143.6	150.7	157.9	165.1	172.2	132.0	138.9	145.8	152.7	159.5	166.4	173.3
148	129.7	136.9	144.1	151.3	158.5	165.7	172.9	132.5	139.3	146.2	153.1	160.0	166.9	173.8
149	130.2	137.4	144.6	151.9	159.1	166.3	173.6	132.9	139.8	146.7	153.6	160.5	167.4	174.3
150	130.7	137.9	145.2	152.4	159.7	167.0	174.2	133.3	140.2	147.1	154.0	160.9	167.8	174.7
151	131.2	138.5	145.7	153.0	160.3	167.6	174.9	133.7	140.6	147.5	154.4	161.3	168.3	175.2
152	131.7	139.0	146.3	153.6	160.9	168.3	175.6	134.1	141.0	147.9	154.8	161.8	168.7	175.6

性别	男							女						
月龄	-3SD	-2SD	-1SD	0SD	+1SD	+2SD	+3SD	-3SD	-2SD	-1SD	0SD	+1SD	+2SD	+3SD
153	132.2	139.5	146.9	154.2	161.6	168.9	176.3	134.5	141.4	148.3	155.2	162.2	169.1	176.0
154	132.7	140.1	147.5	154.8	162.2	169.6	176.9	134.8	141.8	148.7	155.6	162.6	169.5	176.4
155	133.2	140.6	148.0	155.4	162.8	170.2	177.6	135.2	142.1	149.1	156.0	162.9	169.9	176.8
156	133.8	141.2	148.6	156.0	163.5	170.9	178.3	135.6	142.5	149.4	156.4	163.3	170.3	177.2
157	134.3	141.7	149.2	156.7	164.1	171.6	179.0	135.9	142.8	149.8	156.7	163.7	170.6	177.6
158	134.8	142.3	149.8	157.3	164.7	172.2	179.7	136.2	143.2	150.1	157.1	164.0	171.0	177.9
159	135.4	142.9	150.4	157.9	165.4	172.9	180.4	136.5	143.5	150.4	157.4	164.3	171.3	178.2
160	135.9	143.4	151.0	158.5	166.0	173.5	181.1	136.9	143.8	150.8	157.7	164.7	171.6	178.6
161	136.4	144.0	151.5	159.1	166.6	174.2	181.8	137.2	144.1	151.1	158.0	165.0	171.9	178.9
162	137.0	144.5	152.1	159.7	167.3	174.8	182.4	137.4	144.4	151.3	158.3	165.3	172.2	179.2
163	137.5	145.1	152.7	160.3	167.9	175.5	183.1	137.7	144.7	151.6	158.6	165.5	172.5	179.4
164	138.0	145.7	153.3	160.9	168.5	176.1	183.7	138.0	144.9	151.9	158.8	165.8	172.7	179.7
165	138.6	146.2	153.8	161.5	169.1	176.7	184.4	138.2	145.2	152.1	159.1	166.0	173.0	179.9

续表

| 性别 | | 男 | | | | | | | 女 | | | | | |
月龄	-3SD	-2SD	-1SD	0SD	+1SD	+2SD	+3SD	-3SD	-2SD	-1SD	0SD	+1SD	+2SD	+3SD
166	139.1	146.7	154.4	162.1	169.7	177.4	185.0	138.5	145.4	152.4	159.3	166.3	173.2	180.2
167	139.6	147.3	154.9	162.6	170.3	178.0	185.6	138.7	145.7	152.6	159.6	166.5	173.5	180.4
168	140.1	147.8	155.5	163.2	170.9	178.6	186.3	139.0	145.9	152.8	159.8	166.7	173.7	180.6
169	140.6	148.3	156.0	163.7	171.4	179.1	186.9	139.2	146.1	153.1	160.0	166.9	173.9	180.8
170	141.1	148.8	156.5	164.3	172.0	179.7	187.4	139.4	146.3	153.3	160.2	167.1	174.1	181.0
171	141.6	149.3	157.1	164.8	172.5	180.3	188.0	139.6	146.5	153.5	160.4	167.3	174.2	181.2
172	142.1	149.8	157.6	165.3	173.1	180.8	188.6	139.8	146.7	153.6	160.6	167.5	174.4	181.3
173	142.5	150.3	158.1	165.8	173.6	181.3	189.1	140.0	146.9	153.8	160.7	167.7	174.6	181.5
174	143.0	150.8	158.5	166.3	174.1	181.8	189.6	140.1	147.1	154.0	160.9	167.8	174.7	181.6
175	143.4	151.2	159.0	166.8	174.6	182.3	190.1	140.3	147.2	154.1	161.0	168.0	174.9	181.8
176	143.9	151.7	159.5	167.2	175.0	182.8	190.6	140.5	147.4	154.3	161.2	168.1	175.0	181.9
177	144.3	152.1	159.9	167.7	175.5	183.3	191.1	140.6	147.5	154.4	161.3	168.2	175.1	182.0
178	144.7	152.5	160.3	168.1	175.9	183.7	191.5	140.8	147.7	154.5	161.4	168.3	175.2	182.1

性别		男							女						
月龄		−3SD	−2SD	−1SD	0SD	+1SD	+2SD	+3SD	−3SD	−2SD	−1SD	0SD	+1SD	+2SD	+3SD
179		145.1	152.9	160.7	168.5	176.3	184.1	191.9	140.9	147.8	154.7	161.6	168.4	175.3	182.2
180		145.5	153.4	161.2	169.0	176.8	184.6	192.4	141.0	147.9	154.8	161.7	168.5	175.4	182.3
181		145.9	153.7	161.5	169.4	177.2	185.0	192.8	141.2	148.0	154.9	161.8	168.6	175.5	182.4
182		146.3	154.1	161.9	169.7	177.5	185.4	193.2	141.3	148.1	155.0	161.9	168.7	175.6	182.5
183		146.7	154.5	162.3	170.1	177.9	185.7	193.5	141.4	148.2	155.1	162.0	168.8	175.7	182.5
184		147.1	154.9	162.7	170.5	178.3	186.1	193.9	141.5	148.3	155.2	162.0	168.9	175.7	182.6
185		147.4	155.2	163.0	170.8	178.6	186.4	194.2	141.6	148.4	155.3	162.1	169.0	175.8	182.6
186		147.7	155.5	163.3	171.1	178.9	186.8	194.6	141.7	148.5	155.4	162.2	169.0	175.9	182.7
187		148.1	155.9	163.7	171.5	179.3	187.1	194.9	141.8	148.6	155.4	162.3	169.1	175.9	182.7
188		148.4	156.2	164.0	171.8	179.6	187.4	195.2	141.9	148.7	155.5	162.3	169.1	176.0	182.8
189		148.7	156.5	164.3	172.1	179.9	187.7	195.4	141.9	148.7	155.6	162.4	169.2	176.0	182.8
190		149.0	156.8	164.6	172.4	180.1	187.9	195.7	142.0	148.8	155.6	162.4	169.2	176.0	182.8
191		149.3	157.1	164.9	172.6	180.4	188.2	196.0	142.1	148.9	155.7	162.5	169.3	176.1	182.9

性别		男							女						
月龄	-3SD	-2SD	-1SD	0SD	+1SD	+2SD	+3SD	-3SD	-2SD	-1SD	0SD	+1SD	+2SD	+3SD
192	149.6	157.4	165.1	172.9	180.7	188.4	196.2	142.2	148.9	155.7	162.5	169.3	176.1	182.9
193	149.9	157.6	165.4	173.1	180.9	188.7	196.4	142.2	149.0	155.8	162.6	169.3	176.1	182.9
194	150.1	157.9	165.6	173.4	181.1	188.9	196.7	142.3	149.1	155.8	162.6	169.4	176.1	182.9
195	150.4	158.1	165.9	173.6	181.4	189.1	196.9	142.3	149.1	155.9	162.6	169.4	176.2	182.9
196	150.6	158.4	166.1	173.8	181.6	189.3	197.0	142.4	149.2	155.9	162.7	169.4	176.2	182.9
197	150.9	158.6	166.3	174.0	181.8	189.5	197.2	142.4	149.2	155.9	162.7	169.4	176.2	182.9
198	151.1	158.8	166.5	174.2	181.9	189.7	197.4	142.5	149.2	156.0	162.7	169.5	176.2	182.9
199	151.3	159.0	166.7	174.4	182.1	189.8	197.5	142.5	149.3	156.0	162.7	169.5	176.2	182.9
200	151.5	159.2	166.9	174.6	182.3	190.0	197.7	142.6	149.3	156.0	162.8	169.5	176.2	182.9
201	151.7	159.4	167.1	174.7	182.4	190.1	197.8	142.6	149.4	156.1	162.8	169.5	176.2	182.9
202	151.9	159.6	167.2	174.9	182.6	190.2	197.9	142.7	149.4	156.1	162.8	169.5	176.2	182.9
203	152.1	159.7	167.4	175.0	182.7	190.3	198.0	142.7	149.4	156.1	162.8	169.5	176.2	182.9
204	152.2	159.9	167.5	175.2	182.8	190.4	198.1	142.8	149.5	156.2	162.9	169.5	176.2	182.9

性别		男							女						
月龄	-3SD	-2SD	-1SD	0SD	+1SD	+2SD	+3SD	-3SD	-2SD	-1SD	0SD	+1SD	+2SD	+3SD
205	152.4	160.0	167.7	175.3	182.9	190.5	198.2	142.8	149.5	156.2	162.9	169.6	176.2	182.9
206	152.5	160.2	167.8	175.4	183.0	190.6	198.2	142.9	149.5	156.2	162.9	169.6	176.2	182.9
207	152.7	160.3	167.9	175.5	183.1	190.7	198.3	142.9	149.6	156.2	162.9	169.6	176.3	182.9
208	152.8	160.4	168.0	175.6	183.2	190.8	198.4	142.9	149.6	156.3	162.9	169.6	176.3	182.9
209	153.0	160.5	168.1	175.7	183.3	190.8	198.4	143.0	149.6	156.3	162.9	169.6	176.3	182.9
210	153.1	160.6	168.2	175.8	183.3	190.9	198.4	143.0	149.7	156.3	163.0	169.6	176.3	182.9
211	153.2	160.8	168.3	175.8	183.4	190.9	198.5	143.1	149.7	156.3	163.0	169.6	176.3	182.9
212	153.3	160.9	168.4	175.9	183.4	191.0	198.5	143.1	149.7	156.4	163.0	169.6	176.3	182.9
213	153.4	160.9	168.5	176.0	183.5	191.0	198.5	143.1	149.8	156.4	163.0	169.6	176.3	182.9
214	153.5	161.0	168.5	176.0	183.5	191.0	198.5	143.2	149.8	156.4	163.0	169.7	176.3	182.9
215	153.6	161.1	168.6	176.1	183.6	191.1	198.6	143.2	149.8	156.4	163.0	169.7	176.3	182.9
216	153.7	161.2	168.7	176.1	183.6	191.1	198.6	143.2	149.8	156.5	163.1	169.7	176.3	182.9

性别		男							女						
月龄	-3SD	-2SD	-1SD	0SD	+1SD	+2SD	+3SD	-3SD	-2SD	-1SD	0SD	+1SD	+2SD	+3SD
217	153.8	161.3	168.7	176.2	183.6	191.1	198.6	143.3	149.9	156.5	163.1	169.7	176.3	182.9
218	153.9	161.4	168.8	176.2	183.7	191.1	198.6	143.3	149.9	156.5	163.1	169.7	176.3	182.9
219	154.0	161.4	168.9	176.3	183.7	191.1	198.6	143.3	149.9	156.5	163.1	169.7	176.3	182.9
220	154.1	161.5	168.9	176.3	183.7	191.1	198.6	143.4	149.9	156.5	163.1	169.7	176.3	182.9
221	154.2	161.6	169.0	176.4	183.8	191.1	198.5	143.4	150.0	156.5	163.1	169.7	176.3	182.9
222	154.2	161.6	169.0	176.4	183.8	191.1	198.5	143.4	150.0	156.6	163.1	169.7	176.3	182.8
223	154.3	161.7	169.0	176.4	183.8	191.2	198.5	143.5	150.0	156.6	163.1	169.7	176.3	182.8
224	154.4	161.7	169.1	176.4	183.8	191.2	198.5	143.5	150.0	156.6	163.1	169.7	176.3	182.8
225	154.5	161.8	169.1	176.5	183.8	191.2	198.5	143.5	150.0	156.6	163.1	169.7	176.3	182.8
226	154.5	161.8	169.2	176.5	183.8	191.1	198.5	143.5	150.0	156.6	163.2	169.7	176.3	182.8
227	154.6	161.9	169.2	176.5	183.8	191.1	198.5	143.6	150.1	156.6	163.2	169.7	176.2	182.8
228	154.6	161.9	169.2	176.5	183.8	191.1	198.4	143.6	150.1	156.6	163.2	169.7	176.2	182.8

十二、5～10岁体重标准表（WHO成长参考 2007）

附表 B-24 按月龄的方式列出 WHO 成长参考 2007 版中 61～120 个月（5～10 岁）学龄儿童的体重标准表。

表中 SD 是指标准差。0SD 列表示中间值（Median）列。+1SD 列表示加一个标准差之后的值列。其他列类似。

附表 B-24 61～120 个月体重标准表

单位：kg

性别	男							女						
月龄	-3SD	-2SD	-1SD	0SD	+1SD	+2SD	+3SD	-3SD	-2SD	-1SD	0SD	+1SD	+2SD	+3SD
61	12.7	14.4	16.3	18.5	21.1	24.2	27.8	12.4	14.0	15.9	18.3	21.2	24.8	29.5
62	12.8	14.5	16.4	18.7	21.3	24.4	28.1	12.5	14.1	16.0	18.4	21.4	25.1	29.8
63	13.0	14.6	16.6	18.9	21.5	24.7	28.4	12.6	14.2	16.2	18.6	21.6	25.4	30.2
64	13.1	14.8	16.7	19.0	21.7	24.9	28.8	12.7	14.3	16.3	18.8	21.8	25.6	30.5
65	13.2	14.9	16.9	19.2	22.0	25.2	29.1	12.8	14.4	16.5	19.0	22.0	25.9	30.9
66	13.3	15.0	17.0	19.4	22.2	25.5	29.4	12.9	14.6	16.6	19.1	22.2	26.2	31.3
67	13.4	15.2	17.2	19.6	22.4	25.7	29.8	13.0	14.7	16.8	19.3	22.5	26.5	31.6

性别	男							女						
月龄	-3SD	-2SD	-1SD	0SD	+1SD	+2SD	+3SD	-3SD	-2SD	-1SD	0SD	+1SD	+2SD	+3SD
68	13.6	15.3	17.4	19.8	22.6	26.0	30.1	13.1	14.8	16.9	19.5	22.7	26.7	32.0
69	13.7	15.4	17.5	19.9	22.8	26.3	30.4	13.2	14.9	17.0	19.6	22.9	27.0	32.3
70	13.8	15.6	17.7	20.1	23.1	26.6	30.8	13.3	15.0	17.2	19.8	23.1	27.3	32.7
71	13.9	15.7	17.8	20.3	23.3	26.8	31.2	13.4	15.2	17.3	20.0	23.3	27.6	33.1
72	14.1	15.9	18.0	20.5	23.5	27.1	31.5	13.5	15.3	17.5	20.2	23.5	27.8	33.4
73	14.2	16.0	18.2	20.7	23.7	27.4	31.9	13.6	15.4	17.6	20.3	23.8	28.1	33.8
74	14.3	16.2	18.3	20.9	24.0	27.7	32.2	13.7	15.5	17.8	20.5	24.0	28.4	34.2
75	14.5	16.3	18.5	21.1	24.2	28.0	32.6	13.8	15.6	17.9	20.7	24.2	28.7	34.6
76	14.6	16.5	18.7	21.3	24.4	28.3	33.0	13.9	15.8	18.0	20.9	24.4	29.0	35.0
77	14.7	16.6	18.8	21.5	24.7	28.6	33.3	14.0	15.9	18.2	21.0	24.6	29.3	35.4
78	14.9	16.8	19.0	21.7	24.9	28.9	33.7	14.1	16.0	18.3	21.2	24.9	29.6	35.8
79	15.0	16.9	19.2	21.9	25.2	29.2	34.1	14.2	16.1	18.5	21.4	25.1	29.9	36.2
80	15.1	17.1	19.3	22.1	25.4	29.5	34.5	14.3	16.3	18.6	21.6	25.3	30.2	36.6

性别		男							女						
月龄	-3SD	-2SD	-1SD	0SD	+1SD	+2SD	+3SD	-3SD	-2SD	-1SD	0SD	+1SD	+2SD	+3SD
81	15.3	17.2	19.5	22.3	25.6	29.8	34.9	14.4	16.4	18.8	21.8	25.6	30.5	37.0
82	15.4	17.4	19.7	22.5	25.9	30.1	35.3	14.5	16.5	18.9	22.0	25.8	30.8	37.4
83	15.5	17.5	19.9	22.7	26.1	30.4	35.7	14.6	16.6	19.1	22.2	26.1	31.1	37.8
84	15.7	17.7	20.0	22.9	26.4	30.7	36.1	14.8	16.8	19.3	22.4	26.3	31.4	38.3
85	15.8	17.8	20.2	23.1	26.6	31.0	36.5	14.9	16.9	19.4	22.6	26.6	31.8	38.7
86	15.9	18.0	20.4	23.3	26.9	31.3	36.9	15.0	17.1	19.6	22.8	26.8	32.1	39.2
87	16.1	18.1	20.6	23.5	27.1	31.7	37.4	15.1	17.2	19.8	23.0	27.1	32.5	39.6
88	16.2	18.3	20.7	23.7	27.4	32.0	37.8	15.2	17.3	19.9	23.2	27.4	32.8	40.1
89	16.3	18.4	20.9	23.9	27.7	32.3	38.2	15.4	17.5	20.1	23.4	27.6	33.1	40.6
90	16.5	18.6	21.1	24.1	27.9	32.6	38.7	15.5	17.6	20.3	23.6	27.9	33.5	41.1
91	16.6	18.7	21.3	24.3	28.2	33.0	39.1	15.6	17.8	20.5	23.9	28.2	33.9	41.5
92	16.7	18.9	21.4	24.6	28.4	33.3	39.6	15.7	17.9	20.7	24.1	28.5	34.2	42.0
93	16.9	19.0	21.6	24.8	28.7	33.7	40.1	15.9	18.1	20.9	24.3	28.8	34.6	42.6

性别	男							女						
月龄	-3SD	-2SD	-1SD	0SD	+1SD	+2SD	+3SD	-3SD	-2SD	-1SD	0SD	+1SD	+2SD	+3SD
94	17.0	19.2	21.8	25.0	29.0	34.0	40.5	16.0	18.3	21.0	24.5	29.1	35.0	43.1
95	17.1	19.3	22.0	25.2	29.2	34.4	41.0	16.2	18.4	21.2	24.8	29.4	35.4	43.6
96	17.3	19.5	22.1	25.4	29.5	34.7	41.5	16.3	18.6	21.4	25.0	29.7	35.8	44.1
97	17.4	19.6	22.3	25.6	29.8	35.1	42.0	16.4	18.8	21.6	25.3	30.0	36.2	44.7
98	17.5	19.8	22.5	25.9	30.1	35.5	42.5	16.6	18.9	21.8	25.5	30.3	36.6	45.2
99	17.7	19.9	22.7	26.1	30.3	35.8	43.1	16.7	19.1	22.0	25.8	30.6	37.0	45.8
100	17.8	20.1	22.9	26.3	30.6	36.2	43.6	16.9	19.3	22.3	26.0	30.9	37.4	46.3
101	17.9	20.2	23.0	26.5	30.9	36.6	44.1	17.0	19.5	22.5	26.3	31.2	37.8	46.9
102	18.1	20.4	23.2	26.7	31.2	37.0	44.7	17.2	19.6	22.7	26.6	31.6	38.3	47.5
103	18.2	20.5	23.4	27.0	31.5	37.4	45.2	17.3	19.8	22.9	26.8	31.9	38.7	48.1
104	18.3	20.7	23.6	27.2	31.8	37.8	45.8	17.5	20.0	23.1	27.1	32.2	39.1	48.7
105	18.4	20.8	23.8	27.4	32.1	38.2	46.4	17.7	20.2	23.3	27.4	32.6	39.6	49.3
106	18.6	21.0	23.9	27.6	32.4	38.6	47.0	17.8	20.4	23.6	27.6	32.9	40.0	49.9

性别	男							女						
月龄	-3SD	-2SD	-1SD	0SD	+1SD	+2SD	+3SD	-3SD	-2SD	-1SD	0SD	+1SD	+2SD	+3SD
107	18.7	21.1	24.1	27.9	32.7	39.0	47.6	18.0	20.6	23.8	27.9	33.3	40.5	50.5
108	18.8	21.3	24.3	28.1	33.0	39.4	48.2	18.1	20.8	24.0	28.2	33.6	41.0	51.1
109	18.9	21.4	24.5	28.3	33.3	39.9	48.8	18.3	21.0	24.3	28.5	34.0	41.4	51.8
110	19.1	21.6	24.7	28.6	33.6	40.3	49.5	18.5	21.2	24.5	28.8	34.4	41.9	52.4
111	19.2	21.7	24.9	28.8	33.9	40.7	50.1	18.7	21.4	24.7	29.1	34.7	42.4	53.1
112	19.3	21.9	25.1	29.1	34.3	41.2	50.8	18.8	21.6	25.0	29.4	35.1	42.9	53.7
113	19.5	22.1	25.3	29.3	34.6	41.7	51.5	19.0	21.8	25.2	29.7	35.5	43.3	54.4
114	19.6	22.2	25.5	29.6	34.9	42.1	52.1	19.2	22.0	25.5	30.0	35.9	43.8	55.0
115	19.7	22.4	25.7	29.8	35.3	42.6	52.8	19.4	22.2	25.7	30.3	36.2	44.3	55.7
116	19.9	22.5	25.9	30.1	35.6	43.1	53.5	19.5	22.4	26.0	30.6	36.6	44.8	56.4
117	20.0	22.7	26.1	30.4	36.0	43.5	54.2	19.7	22.6	26.2	30.9	37.0	45.3	57.1
118	20.1	22.9	26.3	30.6	36.3	44.0	55.0	19.9	22.8	26.5	31.2	37.4	45.8	57.8
119	20.3	23.0	26.5	30.9	36.7	44.5	55.7	20.1	23.0	26.8	31.5	37.8	46.4	58.5
120	20.4	23.2	26.7	31.2	37.0	45.0	56.4	20.3	23.3	27.0	31.9	38.2	46.9	59.2

十三、5～10岁BMI（体重指数）标准表（WHO成长参考2007）

附表B-25按月龄的方式列出WHO成长参考2007版中61～120个月（5～10岁）学龄儿童的BMI（体重指数）标准表。

表中SD是指标准差。0SD列表示中间值（Median）列。+1SD列表示加一个标准差之后的值列。其他列类似。

附表B-25 61～120个月BMI（体重指数）标准表

单位：kg/m²

性别	男								女							
月龄	-3SD	-2SD	-1SD	0SD	+1SD	+2SD	+3SD		-3SD	-2SD	-1SD	0SD	+1SD	+2SD	+3SD
61	12.1	13.0	14.1	15.3	16.6	18.3	20.2		11.8	12.7	13.9	15.2	16.9	18.9	21.3
62	12.1	13.0	14.1	15.3	16.6	18.3	20.2		11.8	12.7	13.9	15.2	16.9	18.9	21.4
63	12.1	13.0	14.1	15.3	16.7	18.3	20.2		11.8	12.7	13.9	15.2	16.9	18.9	21.5
64	12.1	13.0	14.1	15.3	16.7	18.3	20.3		11.8	12.7	13.9	15.2	16.9	18.9	21.5
65	12.1	13.0	14.1	15.3	16.7	18.3	20.3		11.7	12.7	13.9	15.2	16.9	19.0	21.6
66	12.1	13.0	14.1	15.3	16.7	18.4	20.4		11.7	12.7	13.9	15.2	16.9	19.0	21.7
67	12.1	13.0	14.1	15.3	16.7	18.4	20.4		11.7	12.7	13.9	15.2	16.9	19.0	21.7
68	12.1	13.0	14.1	15.3	16.7	18.4	20.5		11.7	12.7	13.9	15.3	17.0	19.1	21.8

续表

性别	男							女						
月龄	−3SD	−2SD	−1SD	0SD	+1SD	+2SD	+3SD	−3SD	−2SD	−1SD	0SD	+1SD	+2SD	+3SD
69	12.1	13.0	14.1	15.3	16.7	18.4	20.5	11.7	12.7	13.9	15.3	17.0	19.1	21.9
70	12.1	13.0	14.1	15.3	16.7	18.5	20.6	11.7	12.7	13.9	15.3	17.0	19.1	22.0
71	12.1	13.0	14.1	15.3	16.7	18.5	20.6	11.7	12.7	13.9	15.3	17.0	19.2	22.1
72	12.1	13.0	14.1	15.3	16.8	18.5	20.7	11.7	12.7	13.9	15.3	17.0	19.2	22.1
73	12.1	13.0	14.1	15.3	16.8	18.6	20.8	11.7	12.7	13.9	15.3	17.0	19.3	22.2
74	12.2	13.1	14.1	15.3	16.8	18.6	20.8	11.7	12.7	13.9	15.3	17.0	19.3	22.3
75	12.2	13.1	14.1	15.3	16.8	18.6	20.9	11.7	12.7	13.9	15.3	17.1	19.3	22.4
76	12.2	13.1	14.1	15.4	16.8	18.7	21.0	11.7	12.7	13.9	15.3	17.1	19.4	22.5
77	12.2	13.1	14.1	15.4	16.9	18.7	21.0	11.7	12.7	13.9	15.3	17.1	19.4	22.6
78	12.2	13.1	14.1	15.4	16.9	18.7	21.1	11.7	12.7	13.9	15.3	17.1	19.5	22.7
79	12.2	13.1	14.1	15.4	16.9	18.8	21.2	11.7	12.7	13.9	15.3	17.2	19.5	22.8
80	12.2	13.1	14.2	15.4	16.9	18.8	21.3	11.7	12.7	13.9	15.3	17.2	19.6	22.9
81	12.2	13.1	14.2	15.4	17.0	18.9	21.3	11.7	12.7	13.9	15.4	17.2	19.6	23.0

性别	男							女						
月龄	-3SD	-2SD	-1SD	0SD	+1SD	+2SD	+3SD	-3SD	-2SD	-1SD	0SD	+1SD	+2SD	+3SD
82	12.2	13.1	14.2	15.4	17.0	18.9	21.4	11.7	12.7	13.9	15.4	17.2	19.7	23.1
83	12.2	13.1	14.2	15.5	17.0	19.0	21.5	11.7	12.7	13.9	15.4	17.3	19.7	23.2
84	12.3	13.1	14.2	15.5	17.0	19.0	21.6	11.8	12.7	13.9	15.4	17.3	19.8	23.3
85	12.3	13.2	14.2	15.5	17.1	19.1	21.7	11.8	12.7	13.9	15.4	17.3	19.8	23.4
86	12.3	13.2	14.2	15.5	17.1	19.1	21.8	11.8	12.8	14.0	15.4	17.4	19.9	23.5
87	12.3	13.2	14.3	15.5	17.1	19.2	21.9	11.8	12.8	14.0	15.5	17.4	20.0	23.6
88	12.3	13.2	14.3	15.6	17.2	19.2	22.0	11.8	12.8	14.0	15.5	17.4	20.0	23.7
89	12.3	13.2	14.3	15.6	17.2	19.3	22.0	11.8	12.8	14.0	15.5	17.5	20.1	23.9
90	12.3	13.2	14.3	15.6	17.2	19.3	22.1	11.8	12.8	14.0	15.5	17.5	20.1	24.0
91	12.3	13.2	14.3	15.6	17.3	19.4	22.2	11.8	12.8	14.0	15.5	17.5	20.2	24.1
92	12.3	13.2	14.3	15.6	17.3	19.4	22.4	11.8	12.8	14.0	15.6	17.6	20.3	24.2
93	12.4	13.3	14.3	15.7	17.3	19.5	22.5	11.8	12.8	14.1	15.6	17.6	20.3	24.4
94	12.4	13.3	14.4	15.7	17.4	19.6	22.6	11.9	12.9	14.1	15.6	17.6	20.4	24.5

续表

性别	男							女						
月龄	-3SD	-2SD	-1SD	0SD	+1SD	+2SD	+3SD	-3SD	-2SD	-1SD	0SD	+1SD	+2SD	+3SD
95	12.4	13.3	14.4	15.7	17.4	19.6	22.7	11.9	12.9	14.1	15.7	17.7	20.5	24.6
96	12.4	13.3	14.4	15.7	17.4	19.7	22.8	11.9	12.9	14.1	15.7	17.7	20.6	24.8
97	12.4	13.3	14.4	15.8	17.5	19.7	22.9	11.9	12.9	14.1	15.7	17.8	20.6	24.9
98	12.4	13.3	14.4	15.8	17.5	19.8	23.0	11.9	12.9	14.2	15.7	17.8	20.7	25.1
99	12.4	13.3	14.4	15.8	17.5	19.9	23.1	11.9	12.9	14.2	15.8	17.9	20.8	25.2
100	12.4	13.4	14.5	15.8	17.6	19.9	23.3	11.9	13.0	14.2	15.8	17.9	20.9	25.3
101	12.5	13.4	14.5	15.9	17.6	20.0	23.4	12.0	13.0	14.2	15.8	18.0	20.9	25.5
102	12.5	13.4	14.5	15.9	17.7	20.1	23.5	12.0	13.0	14.3	15.9	18.0	21.0	25.6
103	12.5	13.4	14.5	15.9	17.7	20.1	23.6	12.0	13.0	14.3	15.9	18.1	21.1	25.8
104	12.5	13.4	14.5	15.9	17.7	20.2	23.8	12.0	13.0	14.3	15.9	18.1	21.2	25.9
105	12.5	13.4	14.6	16.0	17.8	20.3	23.9	12.0	13.1	14.3	16.0	18.2	21.3	26.1
106	12.5	13.5	14.6	16.0	17.8	20.3	24.0	12.1	13.1	14.4	16.0	18.2	21.3	26.2
107	12.5	13.5	14.6	16.0	17.9	20.4	24.2	12.1	13.1	14.4	16.1	18.3	21.4	26.4

性别		男							女						
月龄	-3SD	-2SD	-1SD	0SD	+1SD	+2SD	+3SD	-3SD	-2SD	-1SD	0SD	+1SD	+2SD	+3SD
108	12.6	13.5	14.6	16.0	17.9	20.5	24.3	12.1	13.1	14.4	16.1	18.3	21.5	26.5
109	12.6	13.5	14.6	16.1	18.0	20.5	24.4	12.1	13.2	14.5	16.1	18.4	21.6	26.7
110	12.6	13.5	14.7	16.1	18.0	20.6	24.6	12.1	13.2	14.5	16.2	18.4	21.7	26.8
111	12.6	13.5	14.7	16.1	18.0	20.7	24.7	12.2	13.2	14.5	16.2	18.5	21.8	27.0
112	12.6	13.6	14.7	16.2	18.1	20.8	24.9	12.2	13.2	14.6	16.3	18.6	21.9	27.2
113	12.6	13.6	14.7	16.2	18.1	20.8	25.0	12.2	13.3	14.6	16.3	18.6	21.9	27.3
114	12.7	13.6	14.8	16.2	18.2	20.9	25.1	12.2	13.3	14.6	16.3	18.7	22.0	27.5
115	12.7	13.6	14.8	16.3	18.2	21.0	25.3	12.3	13.3	14.7	16.4	18.7	22.1	27.6
116	12.7	13.6	14.8	16.3	18.3	21.1	25.5	12.3	13.4	14.7	16.4	18.8	22.2	27.8
117	12.7	13.7	14.8	16.3	18.3	21.2	25.6	12.3	13.4	14.7	16.5	18.8	22.3	27.9
118	12.7	13.7	14.9	16.4	18.4	21.2	25.8	12.3	13.4	14.8	16.5	18.9	22.4	28.1
119	12.8	13.7	14.9	16.4	18.4	21.3	25.9	12.4	13.4	14.8	16.6	19.0	22.5	28.2
120	12.8	13.7	14.9	16.4	18.5	21.4	26.1	12.4	13.5	14.8	16.6	19.0	22.6	28.4

十四、10~19 岁 BMI（体重指数）标准表（WHO 成长参考 2007）

附表 B-26 按月龄的方式列出 WHO 成长参考 2007 版中 120~228 个月 （10~19 岁）学龄儿童青少年的 BMI（体重指数）标准表。

表中 SD 是指标标准差。0SD 列表示中间值 （Median）列。+1SD 列表示加一个标准差之后的值列。其他列类似。

附表 B-26　120~228 个月 BMI（体重指数）标准表

单位：kg/m²

性别	男							女						
月龄	-3SD	-2SD	-1SD	0SD	+1SD	+2SD	+3SD	-3SD	-2SD	-1SD	0SD	+1SD	+2SD	+3SD
120	12.8	13.7	14.9	16.4	18.5	21.4	26.1	12.4	13.5	14.8	16.6	19.0	22.6	28.4
121	12.8	13.8	15.0	16.5	18.5	21.5	26.2	12.4	13.5	14.9	16.7	19.1	22.7	28.5
122	12.8	13.8	15.0	16.5	18.6	21.6	26.4	12.4	13.5	14.9	16.7	19.2	22.8	28.7
123	12.8	13.8	15.0	16.6	18.6	21.7	26.6	12.5	13.6	15.0	16.8	19.2	22.8	28.8
124	12.9	13.8	15.0	16.6	18.7	21.7	26.7	12.5	13.6	15.0	16.8	19.3	22.9	29.0
125	12.9	13.9	15.1	16.6	18.8	21.8	26.9	12.5	13.6	15.0	16.9	19.4	23.0	29.1
126	12.9	13.9	15.1	16.7	18.8	21.9	27.0	12.5	13.7	15.1	16.9	19.4	23.1	29.3
127	12.9	13.9	15.1	16.7	18.9	22.0	27.2	12.6	13.7	15.1	17.0	19.5	23.2	29.4

性别		男							女						
月龄	-3SD	-2SD	-1SD	0SD	+1SD	+2SD	+3SD	-3SD	-2SD	-1SD	0SD	+1SD	+2SD	+3SD
128	13.0	13.9	15.2	16.8	18.9	22.1	27.4	12.6	13.7	15.2	17.0	19.6	23.3	29.6
129	13.0	14.0	15.2	16.8	19.0	22.2	27.5	12.6	13.8	15.2	17.1	19.6	23.4	29.7
130	13.0	14.0	15.2	16.9	19.0	22.3	27.7	12.7	13.8	15.3	17.1	19.7	23.5	29.9
131	13.0	14.0	15.3	16.9	19.1	22.4	27.9	12.7	13.8	15.3	17.2	19.8	23.6	30.0
132	13.1	14.1	15.3	16.9	19.2	22.5	28.0	12.7	13.9	15.3	17.2	19.9	23.7	30.2
133	13.1	14.1	15.3	17.0	19.2	22.5	28.2	12.8	13.9	15.4	17.3	19.9	23.8	30.3
134	13.1	14.1	15.4	17.0	19.3	22.6	28.4	12.8	14.0	15.4	17.4	20.0	23.9	30.5
135	13.1	14.1	15.4	17.1	19.3	22.7	28.5	12.8	14.0	15.5	17.4	20.1	24.0	30.6
136	13.2	14.2	15.5	17.1	19.4	22.8	28.7	12.9	14.0	15.5	17.5	20.2	24.1	30.8
137	13.2	14.2	15.5	17.2	19.5	22.9	28.8	12.9	14.1	15.6	17.5	20.2	24.2	30.9
138	13.2	14.2	15.5	17.2	19.5	23.0	29.0	12.9	14.1	15.6	17.6	20.3	24.3	31.1
139	13.2	14.3	15.6	17.3	19.6	23.1	29.2	13.0	14.2	15.7	17.7	20.4	24.4	31.2
140	13.3	14.3	15.6	17.3	19.7	23.2	29.3	13.0	14.2	15.7	17.7	20.5	24.5	31.4

性别	男							女						
月龄	-3SD	-2SD	-1SD	0SD	+1SD	+2SD	+3SD	-3SD	-2SD	-1SD	0SD	+1SD	+2SD	+3SD
141	13.3	14.3	15.7	17.4	19.7	23.3	29.5	13.0	14.3	15.8	17.8	20.6	24.7	31.5
142	13.3	14.4	15.7	17.4	19.8	23.4	29.6	13.1	14.3	15.8	17.9	20.6	24.8	31.6
143	13.4	14.4	15.7	17.5	19.9	23.5	29.8	13.1	14.3	15.9	17.9	20.7	24.9	31.8
144	13.4	14.5	15.8	17.5	19.9	23.6	30.0	13.2	14.4	16.0	18.0	20.8	25.0	31.9
145	13.4	14.5	15.8	17.6	20.0	23.7	30.1	13.2	14.4	16.0	18.1	20.9	25.1	32.0
146	13.5	14.5	15.9	17.6	20.1	23.8	30.3	13.2	14.5	16.1	18.1	21.0	25.2	32.2
147	13.5	14.6	15.9	17.7	20.2	23.9	30.4	13.3	14.5	16.1	18.2	21.1	25.3	32.3
148	13.5	14.6	16.0	17.8	20.2	24.0	30.6	13.3	14.6	16.2	18.3	21.1	25.4	32.4
149	13.6	14.6	16.0	17.8	20.3	24.1	30.7	13.3	14.6	16.2	18.3	21.2	25.5	32.6
150	13.6	14.7	16.1	17.9	20.4	24.2	30.9	13.4	14.7	16.3	18.4	21.3	25.6	32.7
151	13.6	14.7	16.1	17.9	20.4	24.3	31.0	13.4	14.7	16.3	18.5	21.4	25.7	32.8
152	13.7	14.8	16.2	18.0	20.5	24.4	31.1	13.5	14.8	16.4	18.5	21.5	25.8	33.0
153	13.7	14.8	16.2	18.0	20.6	24.5	31.3	13.5	14.8	16.4	18.6	21.6	25.9	33.1

性别	男							女						
月龄	−3SD	−2SD	−1SD	0SD	+1SD	+2SD	+3SD	−3SD	−2SD	−1SD	0SD	+1SD	+2SD	+3SD
154	13.7	14.8	16.3	18.1	20.7	24.6	31.4	13.5	14.8	16.5	18.7	21.6	26.0	33.2
155	13.8	14.9	16.3	18.2	20.8	24.7	31.6	13.6	14.9	16.6	18.7	21.7	26.1	33.3
156	13.8	14.9	16.4	18.2	20.8	24.8	31.7	13.6	14.9	16.6	18.8	21.8	26.2	33.4
157	13.8	15.0	16.4	18.3	20.9	24.9	31.8	13.6	15.0	16.7	18.9	21.9	26.3	33.6
158	13.9	15.0	16.5	18.4	21.0	25.0	31.9	13.7	15.0	16.7	18.9	22.0	26.4	33.7
159	13.9	15.1	16.5	18.4	21.1	25.1	32.1	13.7	15.1	16.8	19.0	22.0	26.5	33.8
160	14.0	15.1	16.6	18.5	21.1	25.2	32.2	13.8	15.1	16.8	19.1	22.1	26.6	33.9
161	14.0	15.2	16.6	18.6	21.2	25.2	32.3	13.8	15.2	16.9	19.1	22.2	26.7	34.0
162	14.0	15.2	16.7	18.6	21.3	25.3	32.4	13.8	15.2	16.9	19.2	22.3	26.8	34.1
163	14.1	15.2	16.7	18.7	21.4	25.4	32.6	13.9	15.2	17.0	19.3	22.4	26.9	34.2
164	14.1	15.3	16.8	18.7	21.5	25.5	32.7	13.9	15.3	17.0	19.3	22.4	27.0	34.3
165	14.1	15.3	16.8	18.8	21.5	25.6	32.8	13.9	15.3	17.1	19.4	22.5	27.1	34.4
166	14.2	15.4	16.9	18.9	21.6	25.7	32.9	14.0	15.4	17.1	19.4	22.6	27.1	34.5

续表

性别		男							女						
月龄	-3SD	-2SD	-1SD	0SD	+1SD	+2SD	+3SD	-3SD	-2SD	-1SD	0SD	+1SD	+2SD	+3SD
167	14.2	15.4	17.0	18.9	21.7	25.8	33.0	14.0	15.4	17.2	19.5	22.7	27.2	34.6
168	14.3	15.5	17.0	19.0	21.8	25.9	33.1	14.0	15.4	17.2	19.6	22.7	27.3	34.7
169	14.3	15.5	17.1	19.1	21.8	26.0	33.2	14.1	15.5	17.3	19.6	22.8	27.4	34.7
170	14.3	15.6	17.1	19.1	21.9	26.1	33.3	14.1	15.5	17.3	19.7	22.9	27.5	34.8
171	14.4	15.6	17.2	19.2	22.0	26.2	33.4	14.1	15.6	17.4	19.7	22.9	27.6	34.9
172	14.4	15.7	17.2	19.3	22.1	26.3	33.5	14.1	15.6	17.4	19.8	23.0	27.7	35.0
173	14.5	15.7	17.3	19.3	22.2	26.4	33.5	14.2	15.7	17.5	19.9	23.1	27.7	35.1
174	14.5	15.7	17.3	19.4	22.2	26.5	33.6	14.2	15.7	17.5	19.9	23.1	27.8	35.1
175	14.5	15.8	17.4	19.5	22.3	26.5	33.7	14.2	15.7	17.6	20.0	23.2	27.9	35.2
176	14.6	15.8	17.4	19.5	22.4	26.6	33.8	14.3	15.7	17.6	20.0	23.3	28.0	35.3
177	14.6	15.9	17.5	19.6	22.5	26.7	33.9	14.3	15.8	17.6	20.1	23.3	28.0	35.4
178	14.6	15.9	17.5	19.6	22.5	26.8	33.9	14.3	15.8	17.7	20.1	23.4	28.1	35.4
179	14.7	16.0	17.6	19.7	22.6	26.9	34.0	14.3	15.8	17.7	20.2	23.5	28.2	35.5

性别	男							女						
月龄	-3SD	-2SD	-1SD	0SD	+1SD	+2SD	+3SD	-3SD	-2SD	-1SD	0SD	+1SD	+2SD	+3SD
180	14.7	16.0	17.6	19.8	22.7	27.0	34.1	14.4	15.9	17.8	20.2	23.5	28.2	35.5
181	14.7	16.1	17.7	19.8	22.8	27.1	34.1	14.4	15.9	17.8	20.3	23.6	28.3	35.6
182	14.8	16.1	17.8	19.9	22.8	27.1	34.2	14.4	15.9	17.8	20.3	23.6	28.4	35.7
183	14.8	16.1	17.8	20.0	22.9	27.2	34.3	14.4	16.0	17.9	20.4	23.7	28.4	35.7
184	14.8	16.2	17.9	20.0	23.0	27.3	34.3	14.5	16.0	17.9	20.4	23.7	28.5	35.8
185	14.9	16.2	17.9	20.1	23.0	27.4	34.4	14.5	16.0	17.9	20.4	23.8	28.5	35.8
186	14.9	16.3	18.0	20.1	23.1	27.4	34.5	14.5	16.0	18.0	20.5	23.8	28.6	35.8
187	15.0	16.3	18.0	20.2	23.2	27.5	34.5	14.5	16.1	18.0	20.5	23.9	28.6	35.9
188	15.0	16.3	18.1	20.3	23.3	27.6	34.6	14.5	16.1	18.0	20.6	23.9	28.7	35.9
189	15.0	16.4	18.1	20.3	23.4	27.7	34.6	14.6	16.1	18.1	20.6	24.0	28.7	36.0
190	15.0	16.4	18.2	20.4	23.4	27.7	34.7	14.6	16.1	18.1	20.6	24.0	28.8	36.0
191	15.1	16.5	18.2	20.4	23.5	27.8	34.7	14.6	16.2	18.1	20.7	24.1	28.8	36.0
192	15.1	16.5	18.2	20.5	23.5	27.9	34.8	14.6	16.2	18.2	20.7	24.1	28.9	36.1

性别	男							女						
月龄	-3SD	-2SD	-1SD	0SD	+1SD	+2SD	+3SD	-3SD	-2SD	-1SD	0SD	+1SD	+2SD	+3SD
193	15.1	16.5	18.3	20.6	23.6	27.9	34.8	14.6	16.2	18.2	20.7	24.1	28.9	36.1
194	15.2	16.6	18.3	20.6	23.7	28.0	34.8	14.6	16.2	18.2	20.8	24.2	29.0	36.1
195	15.2	16.6	18.4	20.7	23.7	28.1	34.9	14.6	16.2	18.2	20.8	24.2	29.0	36.1
196	15.2	16.7	18.4	20.7	23.8	28.1	34.9	14.6	16.2	18.3	20.8	24.3	29.0	36.2
197	15.3	16.7	18.5	20.8	23.8	28.2	35.0	14.6	16.3	18.3	20.9	24.3	29.1	36.2
198	15.3	16.7	18.5	20.8	23.9	28.3	35.0	14.7	16.3	18.3	20.9	24.3	29.1	36.2
199	15.3	16.8	18.6	20.9	24.0	28.3	35.0	14.7	16.3	18.3	20.9	24.4	29.1	36.2
200	15.3	16.8	18.6	20.9	24.0	28.4	35.1	14.7	16.3	18.3	20.9	24.4	29.2	36.2
201	15.4	16.8	18.7	21.0	24.1	28.5	35.1	14.7	16.3	18.4	21.0	24.4	29.2	36.3
202	15.4	16.9	18.7	21.0	24.2	28.5	35.1	14.7	16.3	18.4	21.0	24.4	29.2	36.3
203	15.4	16.9	18.7	21.1	24.2	28.6	35.2	14.7	16.3	18.4	21.0	24.5	29.3	36.3
204	15.4	16.9	18.8	21.1	24.3	28.6	35.2	14.7	16.4	18.4	21.0	24.5	29.3	36.3
205	15.5	17.0	18.8	21.2	24.3	28.7	35.2	14.7	16.4	18.4	21.1	24.5	29.3	36.3

| 性别 | | 男 | | | | | | | 女 | | | | | | |
月龄	-3SD	-2SD	-1SD	0SD	+1SD	+2SD	+3SD	-3SD	-2SD	-1SD	0SD	+1SD	+2SD	+3SD
206	15.5	17.0	18.9	21.2	24.4	28.7	35.2	14.7	16.4	18.4	21.1	24.6	29.3	36.3
207	15.5	17.0	18.9	21.3	24.4	28.8	35.3	14.7	16.4	18.5	21.1	24.6	29.4	36.3
208	15.5	17.1	18.9	21.3	24.5	28.9	35.3	14.7	16.4	18.5	21.1	24.6	29.4	36.3
209	15.6	17.1	19.0	21.4	24.5	28.9	35.3	14.7	16.4	18.5	21.1	24.6	29.4	36.3
210	15.6	17.1	19.0	21.4	24.6	29.0	35.3	14.7	16.4	18.5	21.2	24.6	29.4	36.3
211	15.6	17.1	19.1	21.5	24.7	29.0	35.4	14.7	16.4	18.5	21.2	24.7	29.4	36.3
212	15.6	17.2	19.1	21.5	24.7	29.1	35.4	14.7	16.4	18.5	21.2	24.7	29.5	36.3
213	15.6	17.2	19.1	21.6	24.8	29.1	35.4	14.7	16.4	18.5	21.2	24.7	29.5	36.3
214	15.7	17.2	19.2	21.6	24.8	29.2	35.4	14.7	16.4	18.5	21.2	24.7	29.5	36.3
215	15.7	17.3	19.2	21.7	24.9	29.2	35.4	14.7	16.4	18.6	21.2	24.8	29.5	36.3
216	15.7	17.3	19.2	21.7	24.9	29.2	35.4	14.7	16.4	18.6	21.3	24.8	29.5	36.3
217	15.7	17.3	19.3	21.8	25.0	29.3	35.4	14.7	16.5	18.6	21.3	24.8	29.5	36.3
218	15.7	17.3	19.3	21.8	25.0	29.3	35.5	14.7	16.5	18.6	21.3	24.8	29.6	36.3

性别		男							女						
月龄	-3SD	-2SD	-1SD	0SD	+1SD	+2SD	+3SD	-3SD	-2SD	-1SD	0SD	+1SD	+2SD	+3SD
219	15.7	17.4	19.3	21.8	25.1	29.4	35.5	14.7	16.5	18.6	21.3	24.8	29.6	36.3
220	15.8	17.4	19.4	21.9	25.1	29.4	35.5	14.7	16.5	18.6	21.3	24.8	29.6	36.3
221	15.8	17.4	19.4	21.9	25.1	29.5	35.5	14.7	16.5	18.6	21.3	24.9	29.6	36.2
222	15.8	17.4	19.4	22.0	25.2	29.5	35.5	14.7	16.5	18.6	21.3	24.9	29.6	36.2
223	15.8	17.5	19.5	22.0	25.2	29.5	35.5	14.7	16.5	18.6	21.4	24.9	29.6	36.2
224	15.8	17.5	19.5	22.0	25.3	29.6	35.5	14.7	16.5	18.6	21.4	24.9	29.6	36.2
225	15.8	17.5	19.5	22.1	25.3	29.6	35.5	14.7	16.5	18.7	21.4	24.9	29.6	36.2
226	15.8	17.5	19.6	22.1	25.4	29.6	35.5	14.7	16.5	18.7	21.4	24.9	29.6	36.2
227	15.8	17.5	19.6	22.2	25.4	29.7	35.5	14.7	16.5	18.7	21.4	25.0	29.7	36.2
228	15.9	17.6	19.6	22.2	25.4	29.7	35.5	14.7	16.5	18.7	21.4	25.0	29.7	36.2

附录 C

中国 7 岁以下儿童生长发育参照标准

一、7 岁以下男童身高（长）标准值（cm）

见附表 C-1。

附表 C-1　7 岁以下男童身高（长）标准值

单位：cm

年龄	月龄	−3SD	−2SD	−1SD	中位数	+1SD	+2SD	+3SD
出生	0	45.2	46.9	48.6	50.4	52.2	54.0	55.8
	1	48.7	50.7	52.7	54.8	56.9	59.0	61.2
	2	52.2	54.3	56.5	58.7	61.0	63.3	65.7
	3	55.3	57.5	59.7	62.0	64.3	66.6	69.0
	4	57.9	60.1	62.3	64.6	66.9	69.3	71.7

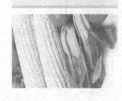

续表

年龄	月龄	-3SD	-2SD	-1SD	中位数	+1SD	+2SD	+3SD
	5	59.9	62.1	64.4	66.7	69.1	71.5	73.9
	6	61.4	63.7	66.0	68.4	70.8	73.3	75.8
	7	62.7	65.0	67.4	69.8	72.3	74.8	77.4
	8	63.9	66.3	68.7	71.2	73.7	76.3	78.9
	9	65.2	67.6	70.1	72.6	75.2	77.8	80.5
	10	66.4	68.9	71.4	74.0	76.6	79.3	82.1
	11	67.5	70.1	72.7	75.3	78.0	80.8	83.6
1岁	12	68.6	71.2	73.8	76.5	79.3	82.1	85.0
	15	71.2	74.0	76.9	79.8	82.8	85.8	88.9
	18	73.6	76.6	79.6	82.7	85.8	89.1	92.4
	21	76.0	79.1	82.3	85.6	89.0	92.4	95.9
2岁	24	78.3	81.6	85.1	88.5	92.1	95.8	99.5
	27	80.5	83.9	87.5	91.1	94.8	98.6	102.5
	30	82.4	85.9	89.6	93.3	97.1	101.0	105.0
	33	84.4	88.0	91.6	95.4	99.3	103.2	107.2

续表

年龄	月龄	-3SD	-2SD	-1SD	中位数	+1SD	+2SD	+3SD
3岁	36	86.3	90.0	93.7	97.5	101.4	105.3	109.4
	39	87.5	91.2	94.9	98.8	102.7	106.7	110.7
	42	89.3	93.0	96.7	100.6	104.5	108.6	112.7
	45	90.9	94.6	98.5	102.4	106.4	110.4	114.6
4岁	48	92.5	96.3	100.2	104.1	108.2	112.3	116.5
	51	94.0	97.9	101.9	105.9	110.0	114.2	118.5
	54	95.6	99.5	103.6	107.7	111.9	116.2	120.6
	57	97.1	101.1	105.3	109.5	113.8	118.2	122.6
5岁	60	98.7	102.8	107.0	111.3	115.7	120.1	124.7
	63	100.2	104.4	108.7	113.0	117.5	122.0	126.7
	66	101.6	105.9	110.2	114.7	119.2	123.8	128.6
	69	103.0	107.3	111.7	116.3	120.9	125.6	130.4
6岁	72	104.1	108.6	113.1	117.7	122.4	127.2	132.1
	75	105.3	109.8	114.4	119.2	124.0	128.8	133.8
	78	106.5	111.1	115.8	120.7	125.6	130.5	135.6
	81	107.9	112.6	117.4	122.3	127.3	132.4	137.6

注：表中 3 岁前为身长，3 岁及 3 岁后为身高。

二、7岁以下女童身高（长）标准值（cm）

见附表C-2。

附表C-2　7岁以下女童身高（长）标准值

单位：cm

年龄	月龄	-3SD	-2SD	-1SD	中位数	+1SD	+2SD	+3SD
出生	0	44.7	46.4	48.0	49.7	51.4	53.2	55.0
	1	47.9	49.8	51.7	53.7	55.7	57.8	59.9
	2	51.1	53.2	55.3	57.4	59.6	61.8	64.1
	3	54.2	56.3	58.4	60.6	62.8	65.1	67.5
	4	56.7	58.8	61.0	63.1	65.4	67.7	70.0
	5	58.6	60.8	62.9	65.2	67.4	69.8	72.1
	6	60.1	62.3	64.5	66.8	69.1	71.5	74.0
	7	61.3	63.6	65.9	68.2	70.6	73.1	75.6
	8	62.5	64.8	67.2	69.6	72.1	74.7	77.3
	9	63.7	66.1	68.5	71.0	73.6	76.2	78.9
	10	64.9	67.3	69.8	72.4	75.0	77.7	80.5
	11	66.1	68.6	71.1	73.7	76.4	79.2	82.0

续表

年龄	月龄	-3SD	-2SD	-1SD	中位数	+1SD	+2SD	+3SD
1岁	12	67.2	69.7	72.3	75.0	77.7	80.5	83.4
	15	70.2	72.9	75.6	78.5	81.4	84.3	87.4
	18	72.8	75.6	78.5	81.5	84.6	87.7	91.0
	21	75.1	78.1	81.2	84.4	87.7	91.1	94.5
2岁	24	77.3	80.5	83.8	87.2	90.7	94.3	98.0
	27	79.3	82.7	86.2	89.8	93.5	97.3	101.2
	30	81.4	84.8	88.4	92.1	95.9	99.8	103.8
	33	83.4	86.9	90.5	94.3	98.1	102.0	106.1
3岁	36	85.4	88.9	92.5	96.3	100.1	104.1	108.1
	39	86.6	90.1	93.8	97.5	101.4	105.4	109.4
	42	88.4	91.9	95.6	99.4	103.3	107.2	111.3
	45	90.1	93.7	97.4	101.2	105.1	109.2	113.3

年龄	月龄	-3SD	-2SD	-1SD	中位数	+1SD	+2SD	+3SD
4岁	48	91.7	95.4	99.2	103.1	107.0	111.1	115.3
	51	93.2	97.0	100.9	104.9	109.0	113.1	117.4
	54	94.8	98.7	102.7	106.7	110.9	115.2	119.5
	57	96.4	100.3	104.4	108.5	112.8	117.1	121.6
5岁	60	97.8	101.8	106.0	110.2	114.5	118.9	123.4
	63	99.3	103.4	107.6	111.9	116.2	120.7	125.3
	66	100.7	104.9	109.2	113.5	118.0	122.6	127.2
	69	102.0	106.3	110.7	115.2	119.7	124.4	129.1
6岁	72	103.2	107.6	112.0	116.6	121.2	126.0	130.8
	75	104.4	108.8	113.4	118.0	122.7	127.6	132.5
	78	105.5	110.1	114.7	119.4	124.3	129.2	134.2
	81	106.7	111.4	116.1	121.0	125.9	130.9	136.1

注：表中 3 岁前为身长，3 岁及 3 岁后为身高。

三、7岁以下男童体重标准值（kg）

见附表 C-3。

附表 C-3　7岁以下男童体重标准值

单位：kg

年龄	月龄	-3SD	-2SD	-1SD	中位数	+1SD	+2SD	+3SD
出生	0	2.26	2.58	2.93	3.32	3.73	4.18	4.66
	1	3.09	3.52	3.99	4.51	5.07	5.67	6.33
	2	3.94	4.47	5.05	5.68	6.38	7.14	7.97
	3	4.69	5.29	5.97	6.70	7.51	8.40	9.37
	4	5.25	5.91	6.64	7.45	8.34	9.32	10.39
	5	5.66	6.36	7.14	8.00	8.95	9.99	11.15
	6	5.97	6.70	7.51	8.41	9.41	10.50	11.72
	7	6.24	6.99	7.83	8.76	9.79	10.93	12.20
	8	6.46	7.23	8.09	9.05	10.11	11.29	12.60
	9	6.67	7.46	8.35	9.33	10.42	11.64	12.99
	10	6.86	7.67	8.58	9.58	10.71	11.95	13.34
	11	7.04	7.87	8.80	9.83	10.98	12.26	13.68

年龄	月龄	−3SD	−2SD	−1SD	中位数	+1SD	+2SD	+3SD
1岁	12	7.21	8.06	9.00	10.05	11.23	12.54	14.00
	15	7.68	8.57	9.57	10.68	11.93	13.32	14.88
	18	8.13	9.07	10.12	11.29	12.61	14.09	15.75
	21	8.61	9.59	10.69	11.93	13.33	14.90	16.66
2岁	24	9.06	10.09	11.24	12.54	14.01	15.67	17.54
	27	9.47	10.54	11.75	13.11	14.64	16.38	18.36
	30	9.86	10.97	12.22	13.64	15.24	17.06	19.13
	33	10.24	11.39	12.68	14.15	15.82	17.72	19.89
3岁	36	10.61	11.79	13.13	14.65	16.39	18.37	20.64
	39	10.97	12.19	13.57	15.15	16.95	19.02	21.39
	42	11.31	12.57	14.00	15.63	17.50	19.65	22.13
	45	11.66	12.96	14.44	16.13	18.07	20.32	22.91

年龄	月龄	-3SD	-2SD	-1SD	中位数	+1SD	+2SD	+3SD
4岁	48	12.01	13.35	14.88	16.64	18.67	21.01	23.73
	51	12.37	13.76	15.35	17.18	19.30	21.76	24.63
	54	12.74	14.18	15.84	17.75	19.98	22.57	25.61
	57	13.12	14.61	16.34	18.35	20.69	23.43	26.68
5岁	60	13.50	15.06	16.87	18.98	21.46	24.38	27.85
	63	13.86	15.48	17.38	19.60	22.21	25.32	29.04
	66	14.18	15.87	17.85	20.18	22.94	26.24	30.22
	69	14.48	16.24	18.31	20.75	23.66	27.17	31.43
6岁	72	14.74	16.56	18.71	21.26	24.32	28.03	32.57
	75	15.01	16.90	19.14	21.82	25.06	29.01	33.89
	78	15.30	17.27	19.62	22.45	25.89	30.13	35.41
	81	15.66	17.73	20.22	23.24	26.95	31.56	37.39

四、7岁以下女童体重标准值（kg）

见附表C-4。

附表C-4　7岁以下女童体重标准值

单位：kg

年龄	月龄	-3SD	-2SD	-1SD	中位数	+1SD	+2SD	+3SD
出生	0	2.26	2.54	2.85	3.21	3.63	4.10	4.65
	1	2.98	3.33	3.74	4.20	4.74	5.35	6.05
	2	3.72	4.15	4.65	5.21	5.86	6.60	7.46
	3	4.40	4.90	5.47	6.13	6.87	7.73	8.71
	4	4.93	5.48	6.11	6.83	7.65	8.59	9.66
	5	5.33	5.92	6.59	7.36	8.23	9.23	10.38
	6	5.64	6.26	6.96	7.77	8.68	9.73	10.93
	7	5.90	6.55	7.28	8.11	9.06	10.15	11.40
	8	6.13	6.79	7.55	8.41	9.39	10.51	11.80
	9	6.34	7.03	7.81	8.69	9.70	10.86	12.18
	10	6.53	7.23	8.03	8.94	9.98	11.16	12.52
	11	6.71	7.43	8.25	9.18	10.24	11.46	12.85

年龄	月龄	-3SD	-2SD	-1SD	中位数	+1SD	+2SD	+3SD
1岁	12	6.87	7.61	8.45	9.40	10.48	11.73	13.15
	15	7.34	8.12	9.01	10.02	11.18	12.50	14.02
	18	7.79	8.63	9.57	10.65	11.88	13.29	14.90
	21	8.26	9.15	10.15	11.30	12.61	14.12	15.85
2岁	24	8.70	9.64	10.70	11.92	13.31	14.92	16.77
	27	9.10	10.09	11.21	12.50	13.97	15.67	17.63
	30	9.48	10.52	11.70	13.05	14.60	16.39	18.47
	33	9.86	10.94	12.18	13.59	15.22	17.11	19.29
3岁	36	10.23	11.36	12.65	14.13	15.83	17.81	20.10
	39	10.60	11.77	13.11	14.65	16.43	18.50	20.90
	42	10.95	12.16	13.55	15.16	17.01	19.17	21.69
	45	11.29	12.55	14.00	15.67	17.60	19.85	22.49

年龄	月龄	−3SD	−2SD	−1SD	中位数	+1SD	+2SD	+3SD
4 岁	48	11.62	12.93	14.44	16.17	18.19	20.54	23.30
	51	11.96	13.32	14.88	16.69	18.79	21.25	24.14
	54	12.30	13.71	15.33	17.22	19.42	22.00	25.04
	57	12.62	14.08	15.78	17.75	20.05	22.75	25.96
5 岁	60	12.93	14.44	16.20	18.26	20.66	23.50	26.87
	63	13.23	14.80	16.64	18.78	21.30	24.28	27.84
	66	13.54	15.18	17.09	19.33	21.98	25.12	28.89
	69	13.84	15.54	17.53	19.88	22.65	25.96	29.95
6 岁	72	14.11	15.87	17.94	20.37	23.27	26.74	30.94
	75	14.38	16.21	18.35	20.89	23.92	27.57	32.00
	78	14.66	16.55	18.78	21.44	24.61	28.46	33.14
	81	14.96	16.92	19.25	22.03	25.37	29.42	34.40

五、7岁以下男童头围标准值（cm）

见附表 C-5。

附表 C-5　7 岁以下男童头围标准值

单位：cm

年龄	月龄	−3SD	−2SD	−1SD	中位数	+1SD	+2SD	+3SD
出生	0	30.9	32.1	33.3	34.5	35.7	36.8	37.9
	1	33.3	34.5	35.7	36.9	38.2	39.4	40.7
	2	35.2	36.4	37.6	38.9	40.2	41.5	42.9
	3	36.7	37.9	39.2	40.5	41.8	43.2	44.6
	4	38.0	39.2	40.4	41.7	43.1	44.5	45.9
	5	39.0	40.2	41.5	42.7	44.1	45.5	46.9
	6	39.8	41.0	42.3	43.6	44.9	46.3	47.7
	7	40.4	41.7	42.9	44.2	45.5	46.9	48.4
	8	41.0	42.2	43.5	44.8	46.1	47.5	48.9
	9	41.5	42.7	44.0	45.3	46.6	48.0	49.4
	10	41.9	43.1	44.4	45.7	47.0	48.4	49.8
	11	42.3	43.5	44.8	46.1	47.4	48.8	50.2

年龄	月龄	-3SD	-2SD	-1SD	中位数	+1SD	+2SD	+3SD
1岁	12	42.6	43.8	45.1	46.4	47.7	49.1	50.5
	15	43.2	44.5	45.7	47.0	48.4	49.7	51.1
	18	43.7	45.0	46.3	47.6	48.9	50.2	51.6
	21	44.2	45.5	46.7	48.0	49.4	50.7	52.1
2岁	24	44.6	45.9	47.1	48.4	49.8	51.1	52.5
	27	45.0	46.2	47.5	48.8	50.1	51.4	52.8
	30	45.3	46.5	47.8	49.1	50.4	51.7	53.1
	33	45.5	46.8	48.0	49.3	50.6	52.0	53.3
3岁	36	45.7	47.0	48.3	49.6	50.9	52.2	53.5
	42	46.2	47.4	48.7	49.9	51.3	52.6	53.9
4岁	48	46.5	47.8	49.0	50.3	51.6	52.9	54.2
	54	46.9	48.1	49.4	50.6	51.9	53.2	54.6
5岁	60	47.2	48.4	49.7	51.0	52.2	53.6	54.9
	66	47.5	48.7	50.0	51.3	52.5	53.8	55.2
6岁	72	47.8	49.0	50.2	51.5	52.8	54.1	55.4

六、7岁以下女童头围标准值（cm）

见附表 C-6。

附表 C-6 7 岁以下女童头围标准值

单位：cm

年龄	月龄	-3SD	-2SD	-1SD	中位数	+1SD	+2SD	+3SD
出生	0	30.4	31.6	32.8	34.0	35.2	36.4	37.5
	1	32.6	33.8	35.0	36.2	37.4	38.6	39.9
	2	34.5	35.6	36.8	38.0	39.3	40.5	41.8
	3	36.0	37.1	38.3	39.5	40.8	42.1	43.4
	4	37.2	38.3	39.5	40.7	41.9	43.3	44.6
	5	38.1	39.2	40.4	41.6	42.9	44.3	45.7
	6	38.9	40.0	41.2	42.4	43.7	45.1	46.5
	7	39.5	40.7	41.8	43.1	44.4	45.7	47.2
	8	40.1	41.2	42.4	43.6	44.9	46.3	47.7
	9	40.5	41.7	42.9	44.1	45.4	46.8	48.2
	10	40.9	42.1	43.3	44.5	45.8	47.2	48.6
	11	41.3	42.4	43.6	44.9	46.2	47.5	49.0

年龄	月龄	-3SD	-2SD	-1SD	中位数	+1SD	+2SD	+3SD
1岁	12	41.5	42.7	43.9	45.1	46.5	47.8	49.3
	15	42.2	43.4	44.6	45.8	47.2	48.5	50.0
	18	42.8	43.9	45.1	46.4	47.7	49.1	50.5
	21	43.2	44.4	45.6	46.9	48.2	49.6	51.0
2岁	24	43.6	44.8	46.0	47.3	48.6	50.0	51.4
	27	44.0	45.2	46.4	47.7	49.0	50.3	51.7
	30	44.3	45.5	46.7	48.0	49.3	50.7	52.1
	33	44.6	45.8	47.0	48.3	49.6	50.9	52.3
3岁	36	44.8	46.0	47.3	48.5	49.8	51.2	52.6
	42	45.3	46.5	47.7	49.0	50.3	51.6	53.0
4岁	48	45.7	46.9	48.1	49.4	50.6	52.0	53.3
	54	46.0	47.2	48.4	49.7	51.0	52.3	53.7
5岁	60	46.3	47.5	48.7	50.0	51.3	52.6	53.9
	66	46.6	47.8	49.0	50.3	51.5	52.8	54.2
6岁	72	46.8	48.0	49.2	50.5	51.8	53.1	54.4

七、46～110cm 身长的体重标准值（男）

见附表 C-7。

附表 C-7　46～110cm 身长的体重标准值（男）

身长/cm	体重/kg						
	-3SD	-2SD	-1SD	中位数	+1SD	+2SD	+3SD
46	1.80	1.99	2.19	2.41	2.65	2.91	3.18
48	2.11	2.34	2.58	2.84	3.12	3.42	3.74
50	2.43	2.68	2.95	3.25	3.57	3.91	4.29
52	2.78	3.06	3.37	3.71	4.07	4.47	4.90
54	3.19	3.51	3.87	4.25	4.67	5.12	5.62
56	3.65	4.02	4.41	4.85	5.32	5.84	6.41
58	4.13	4.53	4.97	5.46	5.99	6.57	7.21
60	4.61	5.05	5.53	6.06	6.65	7.30	8.01
62	5.09	5.56	6.08	6.66	7.30	8.00	8.78
64	5.54	6.05	6.60	7.22	7.91	8.67	9.51

身长/cm	体重/kg						
	-3SD	-2SD	-1SD	中位数	+1SD	+2SD	+3SD
66	5.97	6.50	7.09	7.74	8.47	9.28	10.19
68	6.38	6.93	7.55	8.23	9.00	9.85	10.81
70	6.76	7.34	7.98	8.69	9.49	10.38	11.39
72	7.12	7.72	8.38	9.12	9.94	10.88	11.93
74	7.47	8.08	8.76	9.52	10.38	11.34	12.44
76	7.81	8.43	9.13	9.91	10.80	11.80	12.93
78	8.14	8.78	9.50	10.31	11.22	12.25	13.42
80	8.49	9.15	9.88	10.71	11.64	12.70	13.92
82	8.85	9.52	10.27	11.12	12.08	13.17	14.42
84	9.21	9.90	10.66	11.53	12.52	13.64	14.94
86	9.58	10.28	11.07	11.96	12.97	14.13	15.46
88	9.96	10.68	11.48	12.39	13.43	14.62	16.00

身长/cm	体重/kg						
	−3SD	−2SD	−1SD	中位数	+1SD	+2SD	+3SD
90	10.34	11.08	11.90	12.83	13.90	15.12	16.54
92	10.74	11.48	12.33	13.28	14.37	15.63	17.10
94	11.14	11.90	12.77	13.75	14.87	16.16	17.68
96	11.56	12.34	13.22	14.23	15.38	16.72	18.29
98	11.99	12.79	13.70	14.74	15.93	17.32	18.95
100	12.44	13.26	14.20	15.27	16.51	17.96	19.67
102	12.89	13.75	14.72	15.83	17.12	18.64	20.45
104	13.35	14.24	15.25	16.41	17.77	19.37	21.29
106	13.82	14.74	15.79	17.01	18.45	20.15	22.21
108	14.27	15.24	16.34	17.63	19.15	20.97	23.19
110	14.74	15.74	16.91	18.27	19.89	21.85	24.27

八、46～110cm身长的体重标准值（女）

见附表 C-8。

附表 C-8　46～110cm身长的体重标准值（女）

身长/cm	体重/kg							
	−3SD	−2SD	−1SD	中位数	+1SD	+2SD	+3SD
46	1.89	2.07	2.28	2.52	2.79	3.09	3.43
48	2.18	2.39	2.63	2.90	3.20	3.54	3.93
50	2.48	2.72	2.99	3.29	3.63	4.01	4.44
52	2.84	3.11	3.41	3.75	4.13	4.56	5.05
54	3.26	3.56	3.89	4.27	4.70	5.18	5.73
56	3.69	4.02	4.39	4.81	5.29	5.82	6.43
58	4.14	4.50	4.91	5.37	5.88	6.47	7.13
60	4.59	4.99	5.43	5.93	6.49	7.13	7.85
62	5.05	5.48	5.95	6.49	7.09	7.77	8.54
64	5.48	5.94	6.44	7.01	7.65	8.38	9.21

身长/cm	体重/kg							
	-3SD	-2SD	-1SD	中位数	+1SD	+2SD	+3SD
66	5.89	6.37	6.91	7.51	8.18	8.95	9.82
68	6.28	6.78	7.34	7.97	8.68	9.49	10.40
70	6.64	7.16	7.75	8.41	9.15	9.99	10.95
72	6.98	7.52	8.13	8.82	9.59	10.46	11.46
74	7.30	7.87	8.49	9.20	10.00	10.91	11.95
76	7.62	8.20	8.85	9.58	10.40	11.34	12.41
78	7.93	8.53	9.20	9.95	10.80	11.77	12.88
80	8.26	8.88	9.57	10.34	11.22	12.22	13.37
82	8.60	9.23	9.94	10.74	11.65	12.69	13.87
84	8.95	9.60	10.33	11.16	12.10	13.16	14.39
86	9.30	9.98	10.73	11.58	12.55	13.66	14.93
88	9.67	10.37	11.15	12.03	13.03	14.18	15.50

身长/cm	体重/kg						
	-3SD	-2SD	-1SD	中位数	+1SD	+2SD	+3SD
90	10.06	10.78	11.58	12.50	13.54	14.73	16.11
92	10.46	11.20	12.04	12.98	14.06	15.31	16.75
94	10.88	11.64	12.51	13.49	14.62	15.91	17.41
96	11.30	12.10	12.99	14.02	15.19	16.54	18.11
98	11.73	12.55	13.49	14.55	15.77	17.19	18.84
100	12.16	13.01	13.98	15.09	16.37	17.86	19.61
102	12.58	13.47	14.48	15.64	16.98	18.55	20.39
104	13.00	13.93	14.98	16.20	17.61	19.26	21.22
106	13.43	14.39	15.49	16.77	18.25	20.00	22.09
108	13.86	14.86	16.02	17.36	18.92	20.78	23.02
110	14.29	15.34	16.55	17.96	19.62	21.60	24.00

九、80~140cm 身高的体重标准值（男）

见附表 C-9。

附表 C-9 80~140cm 身高的体重标准值（男）

身高/cm	体重/kg						
	-3SD	-2SD	-1SD	中位数	+1SD	+2SD	+3SD
80	8.61	9.27	10.02	10.85	11.79	12.87	14.09
82	8.97	9.65	10.41	11.26	12.23	13.34	14.60
84	9.34	10.03	10.81	11.68	12.68	13.81	15.12
86	9.71	10.42	11.21	12.11	13.13	14.30	15.65
88	10.09	10.81	11.63	12.54	13.59	14.79	16.19
90	10.48	11.22	12.05	12.99	14.06	15.30	16.73
92	10.88	11.63	12.48	13.44	14.54	15.82	17.30
94	11.29	12.05	12.92	13.91	15.05	16.36	17.89
96	11.71	12.50	13.39	14.40	15.57	16.93	18.51
98	12.15	12.95	13.87	14.92	16.13	17.54	19.19

身高/cm	体重/kg						
	-3SD	-2SD	-1SD	中位数	+1SD	+2SD	+3SD
100	12.60	13.43	14.38	15.46	16.72	18.19	19.93
102	13.05	13.92	14.90	16.03	17.35	18.89	20.74
104	13.52	14.41	15.44	16.62	18.00	19.64	21.61
106	13.98	14.91	15.98	17.23	18.69	20.43	22.54
108	14.44	15.41	16.54	17.85	19.41	21.27	23.56
110	14.90	15.92	17.11	18.50	20.16	22.18	24.67
112	15.37	16.45	17.70	19.19	20.97	23.15	25.90
114	15.85	16.99	18.32	19.90	21.83	24.21	27.25
116	16.33	17.54	18.95	20.66	22.74	25.36	28.76
118	16.83	18.10	19.62	21.45	23.72	26.62	30.45
120	17.34	18.69	20.31	22.30	24.78	27.99	32.34
122	17.87	19.31	21.05	23.19	25.91	29.50	34.48

身高/cm	体重/kg						
	-3SD	-2SD	-1SD	中位数	+1SD	+2SD	+3SD
124	18.41	19.95	21.81	24.14	27.14	31.15	36.87
126	18.97	20.61	22.62	25.15	28.45	32.96	39.56
128	19.56	21.31	23.47	26.22	29.85	34.92	42.55
130	20.18	22.05	24.37	27.35	31.34	37.01	45.80
132	20.84	22.83	25.32	28.55	32.91	39.21	49.23
134	21.53	23.65	26.32	29.80	34.55	41.48	52.72
136	22.25	24.51	27.36	31.09	36.23	43.78	56.20
138	23.00	25.40	28.44	32.44	37.95	46.11	59.62
140	23.79	26.33	29.57	33.82	39.71	48.46	62.96

十、80～140cm 身高的体重标准值（女）

见附表 C-10。

附表 C-10　80～140cm 身高的体重标准值（女）

身高/cm	体重/kg						
	-3SD	-2SD	-1SD	中位数	+1SD	+2SD	+3SD
80	8.38	9.00	9.70	10.48	11.37	12.38	13.54
82	8.72	9.36	10.08	10.89	11.81	12.85	14.05
84	9.07	9.73	10.47	11.31	12.25	13.34	14.58
86	9.43	10.11	10.87	11.74	12.72	13.84	15.13
88	9.80	10.51	11.30	12.19	13.20	14.37	15.71
90	10.20	10.92	11.74	12.66	13.72	14.93	16.33
92	10.60	11.36	12.20	13.16	14.26	15.51	16.98
94	11.02	11.80	12.68	13.67	14.81	16.13	17.66
96	11.45	12.26	13.17	14.20	15.39	16.76	18.37
98	11.88	12.71	13.66	14.74	15.98	17.42	19.11

身高/cm	体重/kg							
	−3SD	−2SD	−1SD	中位数	+1SD	+2SD	+3SD
100	12.31	13.17	14.16	15.28	16.58	18.10	19.88
102	12.73	13.63	14.66	15.83	17.20	18.79	20.68
104	13.15	14.09	15.16	16.39	17.83	19.51	21.52
106	13.58	14.56	15.68	16.97	18.48	20.27	22.41
108	14.01	15.03	16.20	17.56	19.16	21.06	23.36
110	14.45	15.51	16.74	18.18	19.87	21.90	24.37
112	14.90	16.01	17.31	18.82	20.62	22.79	25.45
114	15.36	16.53	17.89	19.50	21.41	23.74	26.63
116	15.84	17.07	18.50	20.20	22.25	24.76	27.91
118	16.33	17.62	19.13	20.94	23.13	25.84	29.29
120	16.85	18.20	19.79	21.71	24.05	26.99	30.78
122	17.39	18.80	20.49	22.52	25.03	28.21	32.39

身高/cm	体重/kg							
	-3SD	-2SD	-1SD	中位数	+1SD	+2SD	+3SD
124	17.94	19.43	21.20	23.36	26.06	29.52	34.14
126	18.51	20.07	21.94	24.24	27.13	30.90	36.04
128	19.09	20.72	22.70	25.15	28.26	32.39	38.12
130	19.69	21.40	23.49	26.10	29.47	33.99	40.43
132	20.31	22.11	24.33	27.11	30.75	35.72	42.99
134	20.96	22.86	25.21	28.19	32.12	37.60	45.81
136	21.65	23.65	26.14	29.33	33.59	39.61	48.88
138	22.38	24.50	27.14	30.55	35.14	41.74	52.13
140	23.15	25.39	28.19	31.83	36.77	43.93	55.44

附录 D
生长曲线图

世界卫生组织儿童生长曲线图见附图 D-1～附图 D-4。

0~5 岁 BMI 曲线图（男孩）

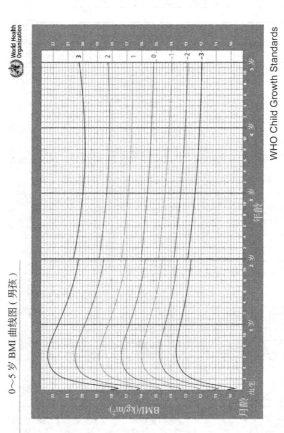

WHO Child Growth Standards

附图 D-1　世界卫生组织儿童生长曲线图（一）

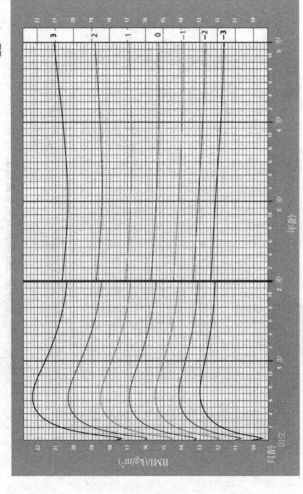

0～5 岁 BMI 曲线图 (女孩)

附图 D-2 世界卫生组织儿童生长曲线图 (二)

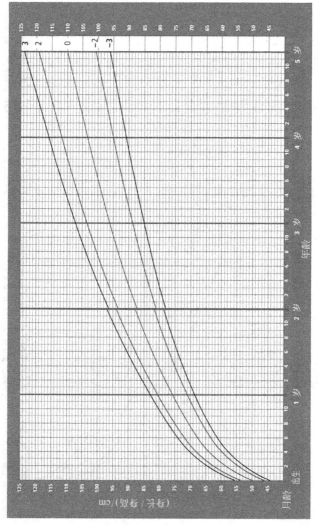

0～5岁身长/身高曲线图（男孩）

附图 D-3　世界卫生组织儿童生长曲线图（三）

0~5岁身长/身高曲线图(女孩)

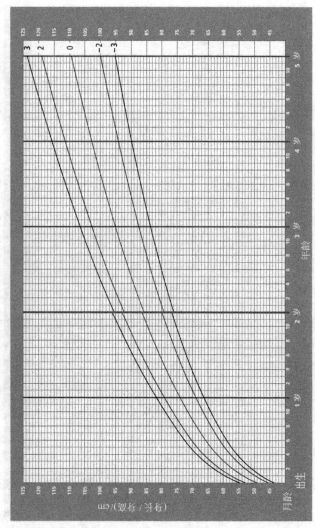

附图 D-4 世界卫生组织儿童生长曲线图（四）

参 考 文 献

[1]　杨月欣.食物血糖生成指数（一个关于调节血糖的新概念）[M].北京：北京医科大学出版社，2004.

[2]　杨月欣，等.中国食物成分表（第二册）[M].北京：北京大学医学出版社，2005.

[3]　中国营养学会.中国居民膳食营养素参考摄入量[M].北京：中国轻工业出版社，2006.

[4]　葛可佑，等.公共营养师：基础知识[M].北京：中国劳动社会保障出版社，2007.

[5]　编委会.中华食物便典[M].广州：广东科技出版社，2007.

[6]　中国就业培训技术指导.国家职业资格培训教程·公共营养师（国家职业资格4级）[M].北京：中国劳动社会保障出版社，2007.

[7]　朱建华，等.新编营养师手册[M].北京：化学工业出版社，2007.

[8]　中国就业培训技术指导.国家职业资格培训教程·公共营养师（国家职业资格3级）[M].北京：中国劳动社会保障出版社，2007.

[9]　中国就业培训技术指导.国家职业资格培训教程·公共营养师（国家职业资格2级）[M].北京：中国劳动社会保障出版社，2008.

[10]　杨月欣，等.营养配餐和膳食评价实用指导：营养师必读[M].北京：人民卫生出版社，2008.

[11]　翁维健.中医饮食营养学[M].上海：上海人民出版社，2008.

[12]　欧钰婷.食物营养成分大全[M].广州：广东科技出版社，2008.

[13]　段玛瑙，等.营养科手册[M].北京：科学出版社，2008.

[14]　刘克玲.食物营养完全手册[M].北京：北京出版社，2008.

[15]　苗明三.常用食物功效速查表[M].北京：人民军医出版社，2008.

[16]　杨月欣，等.中国食物成分表（第一册）（第二版）[M].北京：北京大学医学出版社，2009.

[17]　Moore.营养评估与营养治疗手册[M].北京：人民军医出版社，2009.

[18]　蔡东联.实用营养师手册[M].北京：人民卫生出版社，2009.

[19]　李清亚，等.营养师手册[M].北京：人民军医出版社，2009.

[20]　中国营养学会.中国居民膳食指南（2011年全新修订）[M].拉萨：西藏人民出版社，2010.

[21]　何志谦.实用营养治疗手册[M].北京：科学出版社，2010.

[22]　胡敏.食物相宜相克2000例[M].北京：中国轻工业出版社，2010.

[23]　蔡东联.营养师必读（第2版）[M].北京：人民军医出版社，2011.

[24]　王作生.食物相克与相宜速查手册（第3版）[M].青岛：青岛出版社，2011.

[25]　孙耀军. 营养与配餐 [M]. 上海：上海交通大学出版社，2011.

[26]　孙耀军. 营养与配餐（第二版）[M]. 上海：上海交通大学出版社，2016.

[27]　中国营养学会. 中国居民膳食指南 [M]. 北京：人民卫生出版社，2016.

[28]　中国营养学会. 中国居民膳食营养素参考摄入量速查手册（2013版）[M]. 北京：中国标准出版社，2014.